Clarkin
Yeomans
Kernberg

Psychotherapie der Borderline-Persönlichkeit

2. Auflage

John F. Clarkin
Frank E. Yeomans
Otto F. Kernberg

Psychotherapie der Borderline-Persönlichkeit

Manual zur psychodynamischen Therapie

2., aktualisierte und neubearbeitete Auflage

Übersetzung von Petra Holler

Mit einem Anhang zur Praxis der TFP im deutschsprachigen Raum
von Peter Buchheim, Stephan Doering, Susanne Hörz, Petra Holler, Mathias Lohmer, Philipp Martius, Michael Rentrop, Agnes Schneider-Lehmann und Flora von Spreti

Mit 14 Abbildungen und 13 Tabellen

Schattauer

Bibliografische Information der Deutschen Nationalbibliothek
Die Deutsche Nationalbibliothek verzeichnet diese Publikation in der Deutschen Nationalbibliografie; detaillierte bibliografische Daten sind im Internet über http://dnb.d-nb.de abrufbar.

Besonderer Hinweis:
Die Medizin unterliegt einem fortwährenden Entwicklungsprozess, sodass alle Angaben, insbesondere zu diagnostischen und therapeutischen Verfahren, immer nur dem Wissensstand zum Zeitpunkt der Drucklegung des Buches entsprechen können. Hinsichtlich der angegebenen Empfehlungen zur Therapie und der Auswahl sowie Dosierung von Medikamenten wurde die größtmögliche Sorgfalt beachtet. Gleichwohl werden die Benutzer aufgefordert, die Beipackzettel und Fachinformationen der Hersteller zur Kontrolle heranzuziehen und im Zweifelsfall einen Spezialisten zu konsultieren. Fragliche Unstimmigkeiten sollten bitte im allgemeinen Interesse dem Verlag mitgeteilt werden. Der Benutzer selbst bleibt verantwortlich für jede diagnostische oder therapeutische Applikation, Medikation und Dosierung.
In diesem Buch sind eingetragene Warenzeichen (geschützte Warennamen) nicht besonders kenntlich gemacht. Es kann also aus dem Fehlen eines entsprechenden Hinweises nicht geschlossen werden, dass es sich um einen freien Warennamen handelt.

Titel der amerikanischen Originalausgabe: Psychotherapy for Borderline Personality
Clarkin JF, Yeomans FE, Kernberg OF
First published in the United States by American Psychiatric Publishing, Inc., Washington D. C. and London, UK.

Schattauer
www.schattauer.de

Printed in Germany
Lektorat: Claudia Campisi, Stuttgart
Umschlagabbildung: „Borderline", © Paulapipa, Sammlung Demirel „Outsider-Bildwelten"
Gesetzt von Eberl & Koesel Studio, Kempten
Gedruckt und gebunden von Esser printSolutions GmbH, Bretten
ISBN 978-3-608-40167-7

1. Nachdruck, 2023

Auch als E-Book erhältlich.

Vorwort

Das vorliegende Buch ist das Ergebnis von mehr als 25 Jahren theoretischer und empirischer Forschungs- und Entwicklungsarbeit im Bereich psychotherapeutischer Behandlungstechnik für Patienten mit schweren Persönlichkeitsstörungen. Das Hauptaugenmerk der meisten psychotherapeutischen und pharmakologischen Ansätze ist gegenwärtig auf die kurzfristige Behandlung von Symptomen gerichtet. Im Gegensatz dazu gilt unser Interesse der Behandlung von Patienten, deren Symptome in eine abnorme Entwicklung und Persönlichkeit eingebettet sind. Aus diesem Grund widmen wir uns der theoretischen und empirischen Erforschung der Persönlichkeitsentwicklung – in ihren normalen Ausprägungen ebenso wie in ihren Variationen und Abweichungen. Der Behandlungsansatz, den wir im Laufe der Jahre entwickelt haben, verfolgt das ehrgeizige Ziel, nicht nur eine Veränderung auf Symptomebene herbeizuführen, sondern auch die der jeweiligen Symptomatik zugrunde liegende Persönlichkeitsstruktur und damit auch die Lebensqualität des oder der Betroffenen nachhaltig zu verändern.

Obgleich unsere theoretische Grundorientierung psychodynamisch und objektbeziehungstheoretisch ausgerichtet ist, war es unser Anliegen, eine wirksame Methode zur Behandlung von Charakterpathologien zu entwickeln – und nicht nur bereits existierende psychodynamische Ansätze zu adaptieren. Dazu haben wir uns die theoretischen und empirischen Weiterentwicklungen aus den Bereichen klinischer Psychotherapie und Psychotherapieforschung zunutze gemacht. Als besonders hilfreich erwiesen sich dabei Entwicklungen aus der Objektbeziehungstheorie und der Bindungstheorie. Unser Ziel war es, Theorie, praktische Erfahrung und empirisches Datenmaterial zu einem Behandlungsansatz zu verbinden, bei dem die neu gewonnenen Informationen in entsprechende Behandlungstechniken umgesetzt sind.

Die Idee, ein Therapiemanual (Clarkin 1998) zu entwickeln, dessen detaillierte Beschreibungen es Klinikern unterschiedlicher Settings ermöglicht, dieselbe psychotherapeutische Behandlung durchzuführen, entstand in der Psychotherapieforschung. Im Rahmen experimenteller Forschung ist es unerlässlich, die unabhängige Variable (in unserem Fall eine bestimmte Form der Behandlung) zu objektivieren und einheitlich zu gestalten, um ihre Auswirkungen auf die abhängigen Variablen (Verbesserungen auf Patientenseite) zu untersuchen. So entstanden eine ganze Reihe von Psychotherapiemanualen, die kognitiv-behaviorale, interpersonelle und psychodynamische Behandlungsansätze beschreiben (s. Caligor 2005), welche innerhalb einer kurzen Zeitspanne durchgeführt werden und sich dabei häufig an eine spezifische Patientenpopulation richten, die in Bezug auf einen bestimmten Symptomkomplex (z.B. Depression) homogen ist.

Aus Forschungsperspektive ist es umso besser, je größer der relative Grad an Spezifität in einem Manual und je kleiner die Variabilität unter den verschiedenen Therapeuten. Kliniker haben gegenüber Manualisierungen häufig den Einwand vorgebracht, sie opferten die Intuition des einzelnen Therapeuten zugunsten von Klarheit und Uniformität in der Forschung. Manuale wurden nicht selten als die eigene Kreativität und Intuition einengend erlebt statt als Chance zur Erweiterung der eigenen therapeutischen Fertigkeiten.

Als manualisierte Form einer psychodynamischen Therapie ähnelt dieses Buch den meisten bislang veröffentlichten Therapiemanualen, unterscheidet sich aber auch in einigen wesentlichen Punkten von ihnen. Übersteigt die Dauer einer Therapie 12–15 Sitzungen, so ist es unmöglich zu beschreiben oder genau vorherzusagen, was in jeder einzelnen Sitzung passieren wird. In der Behandlung schwerer gestörter Patienten – die häufig agieren anstatt zu sprechen und dazu neigen, den Fluss einer Sitzung zu unterbrechen – ebnet Uniformität den Weg für unerwartete Vorkommnisse in der Interaktion zwischen Patient und Therapeut. Wir sind uns völlig darüber im Klaren, dass es im Rahmen einer Behandlung von Borderline-Patienten, die ein Jahr oder länger dauert, zu vielen unvorhergesehenen Situationen kommen wird, für die kein Behandlungsmanual eine jeweils genaue Handlungsanweisung für den Therapeuten liefern kann.

Das Buch, das wir hier vorstellen möchten, ist ein Therapiemanual, das bestimmte Interventionsprinzipien im Umgang mit Borderline-Patienten beschreibt und nicht beabsichtigt, jede Situation abzudecken, die zwischen Therapeut und Patient entstehen kann, bzw. vorgibt vorhersagen zu können, in welcher Reihenfolge genau die Therapie voranschreiten wird. Die Interventionsprinzipien sind als Orientierung für den Therapeuten gedacht, im Gegensatz zu jenen Therapiemanualen, die das jeweilige Vorgehen des Therapeuten Sitzung für Sitzung im Voraus exakt festlegen. Die Prinzipien der Übertragungsfokussierten Psychotherapie (TFP) finden sich wieder in den Strategien, taktischen Vorgehensweisen und Techniken, wie wir sie im vorliegenden Band beschreiben.

Unserer Überzeugung nach lässt die Effektivität psychotherapeutischer Lehre ganz empfindlich zu wünschen übrig. Sich ausschließlich auf die persönlichen Aufzeichnungen des Therapeuten zu verlassen, die nur noch vom Supervisor überprüft werden, wird dem pädagogischen Anspruch nicht gerecht. Aus diesem Grund sind wir dazu übergegangen, Sitzungen auf Video aufzuzeichnen, die anschließend in unserer klinischen Forschungsgruppe vorgestellt und diskutiert werden. Auf diese Art und Weise ist über die Zeit hinweg eine manualisierte Form unseres Behandlungsansatzes entstanden, mit entsprechenden Ratingskalen, anhand derer die therapeutische Kompetenz (*competence*) des Behandlers sowie das Einhalten der Therapieprinzipien (*adherence*) überprüft werden. Auszüge aus ausgewählten Stundenprotokollen sollen den Behandlungsverlauf illustrieren.

Im vorliegenden Band beschreiben wir das strategische, taktische und technische Vorgehen in der Übertragungsfokussierten Psychotherapie, wie es im Verlauf einer Behandlung und der jeweiligen – frühen, mittleren oder fortgeschrittenen – Therapiephase Anwendung findet. Wir haben allerdings im Laufe unserer Arbeit festgestellt, dass Patienten mit einer Borderline-Persönlichkeitsorganisation (BPO), die ja eine sehr heterogene Gruppe darstellen, an sehr unterschiedlichen Punkten ihrer Entwicklung und ihrer Pathologie eine Therapie beginnen.

Aus diesem Grund stellen wir in dieser aktualisierten Neufassung unseres Buches (Clarkin et al. 2001) Behandlungsverläufe von Patienten vor, deren Persönlichkeitsorganisation sich auf einem hohen bzw. niedrigem Borderline-Strukturniveau befindet. Unsere Beschreibung der frühen Behandlungsphase trifft somit eher auf Patienten auf einem niedrigen Niveau der Persönlichkeitsorganisation zu (d.h. akut suizidale, selbstdestruktive Patienten, deren psychische Verfassung von heftigen Aggressionen durchdrungen ist). Auch wenn die Therapie von Patienten mit einer höher entwickelten Persönlichkeitsorganisation mit einer Vertragsphase eingeleitet werden sollte, so ähnelt doch der Behandlungsverlauf dieser Patientengruppe schon von Beginn an eher der mittleren Behandlungsphase. Damit lassen sich, so hoffen wir, unsere Ausführungen auf eine größere Patientenpopulation in der täglichen klinisch-therapeutischen Praxis anwenden.

Die überarbeitete Neuauflage unseres Buches spiegelt auch unsere Erfahrungen der letzten Jahre wider, in denen wir mehr und mehr dazu übergegangen sind, die Methode der Übertragungsfokussierten Psychotherapie auch in anderen klinisch-therapeutische Bereichen anzuwenden. Dies hat uns ermöglicht, unsere Lehrmethoden auszuweiten und uns einen Eindruck davon vermittelt, wie TFP in anderen kulturellen Bezügen gelehrt und angewandt wird. Auf diese Weise haben wir mehr Erfahrungen in der Erforschung von TFP sammeln können, anhand derer Ergebnisse sich die Veränderungsprozesse einer TFP-Behandlung wiederum genauer untersuchen lassen. Den Bemühungen um wissenschaftliche Anerkennung von Psychotherapie und -forschung haben wir uns angeschlossen und die Ergebnisse unserer Forschungsarbeiten in diesem Band vorgelegt. Wir müssen uns jedoch gleichzeitig darüber im Klaren sein, dass es sich bei Psychotherapie um eine besondere Fertigkeit handelt – ein Unterfangen, das dazu dient, tief greifende Veränderungen im Leben eines Patienten herbeizuführen, ohne dass dies immer entlang klar abgesteckter wissenschaftlicher Richtlinien vonstatten gehen könnte.

Aufbau des Buches

In den ersten vier Kapiteln beschreiben wir die Theorie und grundlegenden Elemente der Übertragungsfokussierten Psychotherapie (Transference Focused Psychotherapy TFP). Nach einer Einführung in eine psychodynamische Objektbeziehungstheorie der Persönlichkeitsorganisation und ihrer Desorganisation (Kap. 1) erläutern wir die Hauptelemente der TFP-Behandlung: Strategien, Behandlungstechniken und taktisches Vorgehen (Kap. 2–4). Einem Verständnis von Persönlichkeitspathologie kann man sich von unterschiedlichen Perspektiven her nähern. Die psychodynamische, interpersonelle sowie kognitive Sichtweise gehören hier zu den bekanntesten (Lenzenweger u. Clarkin 2005). TFP legt die Betonung seines strategischen Vorgehens auf ein psychodynamisch und objektbeziehungstheoretisch orientiertes Verständnis von Persönlichkeitspathologien (vgl. Kap. 1). Das übergeordnete Ziel einer TFP-Behandlung mit einem Patienten, dessen Persönlichkeit auf Borderline-Niveau organisiert ist, liegt in der Veränderung der psychischen Struktur dieses Patienten, dessen internalisierte Objektbeziehungen wiederholt zu maladaptiven Verhaltensmustern sowie chronischen affektiven und kognitiven Störungen führen. Nachhaltige Veränderungen in der zugrundeliegenden psychischen Struktur eines Patienten erfordert die Auflösung fixierter, primitiver internalisierter Objektbeziehungen sowie die Integration abgespaltener Selbstkonzepte bzw. Konzepte bedeutsamer Anderer zu reiferen und flexibleren Konzepten.

Die Phasen einer TFP-Behandlung lassen sich abgrenzen durch die Dauer einer Behandlungsepisode, durch die Strategien, Techniken und taktischen Vergehensweisen (die in den einzelnen Behandlungsphasen unterschiedlich eingesetzt werden) und durch den Behandlungsfortschritt des Patienten (z.B. Ausagieren in der frühen Therapiephase, das im späteren Therapieverlauf zu mehr Reflektion führt).

Da Patienten eine Behandlung auf unterschiedlichen Entwicklungsebenen beginnen und diese mit unterschiedlichen Zielen unterschiedlich schnell durchlaufen, mutet eine allgemeine Unterteilung der Behandlung in einzelne Abschnitte etwas willkürlich an. Aus didaktischen Gründen haben wir uns jedoch zur Abgrenzung verschiedener Behandlungsabschnitte entschieden und sprechen von einer Phase zur diagnostischen Beurteilung (Kap. 5 u. 6), einer frühen Therapiephase (Kap. 7), einer mittleren Therapiephase (Kap. 8), sowie einer fortgeschrittenen Therapiephase und Beendigung der Behandlung (Kap. 9). Für jede Behandlungsphase beschreiben wir die spezifischen Aufgaben des Therapeuten sowie Reaktionsfolgen aufseiten des Patienten. Kapitel 10 widmet sich den für eine Borderline-Behandlung typischen und häufig anzutreffenden Problemstellungen und Komplikationen. In Kapitel 11 schließlich stellen wir einen allgemeinen Überblick über die im Rahmen einer Behandlung stattfindenden Veränderungen aus theoretischer und empirischer Sicht vor.

Danksagung

Wir danken dem Vorsitzenden unseres Departments, Dr. Jack Barchas, für seine anhaltende und umfassende Unterstützung, die er dem Personality Disorders Institute hat zuteil werden lassen. Das gleiche gilt für die Borderline Personality Disorders Research Foundation und ihren Begründer, Dr. Marco Stoffel, der unsere Arbeit ganz wesentlich unterstützt hat. Wir hoffen außerdem, dass all die begabten Kolleginnen und Kollegen – Psychiater, Psychologen, Sozialpädagogen und Angehörige des Pflegepersonals –, die wir in TFP ausgebildet haben, ebenso von unseren Anleitungen und Vorschlägen profitiert haben wie wir wiederum von ihren Bestreben, sich diese Behandlungsmethode anzueignen. Unser Dank gilt auch unseren Patienten, die, trotz ihrer Schwierigkeiten, vielen Stunden diagnostischer Interviews und Videoaufzeichnungen zugestimmt haben. Die in der heutigen Zeit nicht unbedingt selbstverständliche sehr lange Zusammenarbeit mit unseren Fachbereichskollegen hatte zum Ziel, einen langfristigen Beitrag zur Behandlung von Patienten sowie psychoanalytischer Theoriebildung zu leisten. Unser Dank gilt hier ganz besonders unseren Kollegen am Personality Disorders Institute Dr. Ann Appelbaum, Eve Caligor, Monica Carsky, Jill Delaney, Diana Diamond, Eric Fertuck, Pamela Foelsch, Kay Haran, Simone Hoermann, James Hull, Paulina Kernberg, Harold Koenigsberg, Ken Levy, Joel McClough, Larry Rockland, Barry Stern und Michael Stone. Sie haben die Patienten behandelt, den Behandlungsfortschritt evaluiert, und unser Drängeln ausgehalten. Nina Huza hat mit Geduld und Umsicht für die Organisation der diagnostischen Gespräche und Protokollierung der Therapiesitzungen gesorgt.

Wir können uns zudem glücklich schätzen, dass wir über unsere lokalen Grenzen hinaus zahlreiche Kolleginnen und Kollegen haben, die mit Scharfsinn und kritischem Geist zur Entwicklung von TFP beigetragen haben: Dr. Lina Normandin und ihre Kollegen, Quebec; Drs. David Lopez, Pablo Cuevas, und Jorge Cassab, Mexico City. Dr. Peter Buchheim und Kollegen, München; Dr. Henk-Jan Dalwwijk und Bert Van Luyn, Amersfoort; Drs. Leo Swaab, Nel Drajer, Amsterdam; Dr. Paul Wijts, Maastricht; Dr. Kees Koorman, Leiden; Dr. Michael Steigler, Lausanne; Drs. George Brownstone und Bernhard Brömmel, Wien; sowie Drs. Peter Fonagy und Anthony Bateman, London.

John F. Clarkin, Ph.D.
Frank E. Yeomans, M.D., Ph.D.
Otto F. Kernberg, M.D.

Inhalt

Anhang

1 Die Borderline-Persönlichkeitsorganisation

„Im Dialog zwischen Theorie und Erfahrung ergreift die Theorie immer zuerst das Wort. Sie bestimmt die Form der Frage und setzt damit der Antwort Grenzen" (Jacob 1971).

Das Modell der Persönlichkeitsstörung und ihrer Behandlung, das der Übertragungsfokussierten Psychotherapie (Transference-Focused Psychotherapy TFP) zugrunde liegt, basiert auf der zeitgenössischen psychoanalytischen Objektbeziehungstheorie, wie sie von Otto Kernberg (1985; 1997) entwickelt und von aktuellen entwicklungspsychologischen und neurobiologischen Forschungsbefunden (Clarkin u. Posner 2005; Depue u. Lenzenweger 2001) ergänzt wurde. Im ersten Kapitel des vorliegenden Buches wollen wir das Wesen von Persönlichkeit näher untersuchen und, davon ausgehend, ein psychoanalytisches Verständnis von Persönlichkeitsstörung sowie einer verwandten Nosologie von Persönlichkeitsstörungen anhand dimensionaler und kategorialer Konstrukte entwickeln.

Die psychoanalytische Objektbeziehungstheorie

Eine grundlegende Prämisse psychodynamischer Konzeptualisierung und Behandlungstechnik von Patienten mit Persönlichkeitsstörungen besagt, dass beobachtbares Verhalten und subjektive Störung dieser Patienten – so wie sie im Kriterienkatalog der Achse-II-Störungen im DSM-IV-TR (American Psychiatric Association 2003) enthalten sind – pathologische Merkmale zugrundeliegender psychischer Strukturen widerspiegeln. Eine psychische Struktur ist ein dauerhaft bleibendes Muster mentaler Funktionen, welche Verhalten, Wahrnehmung und subjektives Erleben eines Menschen organisieren. Ein zentrales Merkmal der psychischen Organisation von Patienten mit schweren Persönlichkeitsstörungen ist eine mangelnde Integration psychischer Strukturen. Das Niveau der Persönlichkeitsorganisation (s. u.) hängt weitgehend vom jeweiligen Integrationsgrad der Persönlichkeitsstruktur ab.

In der Objektbeziehungstheorie (Jacobson 1973; Kernberg 1988; Klein 1983c; Mahler 1971) wird davon ausgegangen, dass die von Freud beschriebenen Triebe – Libido und Aggression – immer in Bezug auf einen spezifischen Anderen – ein Objekt – erlebt werden. Innere Objektbeziehungen sind die Bausteine psychischer Strukturen und dienen als Organisatoren von Motivation und Verhalten. Bei den Grundelementen psychischer Struktur wiederum handelt es sich um Einheiten, die sich aus Repräsentanzen des Selbst, einem Trieb-bezogenen bzw. -repräsentiereneden Affekt sowie einer Repräsentanz des Anderen (das Objekt des Triebes) zusammensetzt. Das *Selbst*, der *Andere* und der sie verbindende *Affekt* bilden eine *Objektbeziehungsdyade* (Abb. 1-1), wobei unbedingt zu beachten ist, dass weder „Selbst" noch „Objekt" genaue innere Wiedergaben der Gesamtheit des Selbst bzw. des Anderen sind, sondern Repräsentanzen, wie sie zu bestimmten Zeitpunkten im Verlauf der frühen Entwicklung erlebt wurden.

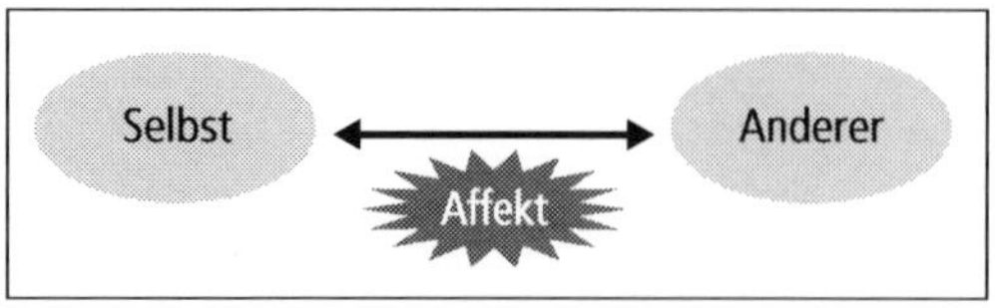

Abb. 1-1. Die Objektbeziehungsdyade

Die normale Persönlichkeit: Deskriptive und strukturelle Merkmale

Deutlich wird die Pathologie einer Persönlichkeit, wenn man sie einer klaren Konzeption der normalen Persönlichkeit und deren Funktionsweise gegenüberstellt. Im Verlauf der Diagnose (vgl. Kap. 5, S. 123) und Behandlung überprüft der TFP-Therapeut das, was der Patient tut, kontinuierlich auf der Matrix normaler Persönlichkeitsorganisation. Die Behandlungsziele entsprechen den Schritten, die der Patient auf dem Weg von einer abnormen hin zu einer normal funktionierenden Persönlichkeit zurücklegt (s. Tab. 1-1).

Menschen mit einer normalen Persönlichkeitsorganisation verfügen zuallererst über ein *integriertes Selbst- und Fremdkonzept*, das wiederum in ihrem Identitätskonzept enthalten ist. Dieses umfasst sowohl ein kohärentes inneres Gefühl für das eigene Selbst und ein Muster von Verhaltensweisen, die diese Selbstkohärenz widerspiegeln. Selbstkohärenz ist von grundlegender Bedeutung für das eigene Selbstwertempfinden, für Lebensfreude sowie für die Fähigkeit, Beziehungen zu anderen Menschen und das Ausüben einer Arbeit lustvoll zu erleben. Ein kohärentes und integriertes Selbstgefühl trägt dazu bei, eigene Talente und Fähigkeiten, Wünsche und langfristige Ziele zu verwirklichen. Ebenso dient ein kohärentes und integriertes Fremdkonzept der realistischen Einschätzung Anderer, Einfühlungsvermögen und sozialen Takt miteingeschlossen. Die Verbindung eines integrierten Selbst- und Fremdkonzeptes fördert reife Interdependenz, die mit der Fähigkeit einhergeht, sich emotional auf andere einzulassen und gleichzeitig ein Gefühl für die eigene Autonomie beizubehalten.

Ein weiteres strukturelles Merkmal der normalen Persönlichkeitsorganisation ist eine *große Bandbreite affektiven Erlebens.* Ein Mensch mit normaler Persönlichkeitsorganisation verfügt über die Fähigkeit, eine ganze Reihe komplexer und wohlmodulierter Affekte ohne Verlust der Impulskontrolle zu erleben.

Ein drittes Merkmal normaler Persönlichkeitsorganisation ist schließlich die *Existenz eines integrierten Systems internalisierter Werte.* Dies ist ein stabiles und individuelles System, das trotz seiner entwicklungspsychologischen Verwurzelung in den elterlichen Ge- und Verboten nicht starr an diesen Wertekanon gebunden ist, sondern unabhängig von äußeren Beziehungen zu anderen funktioniert. Diese innere Wertestruktur kommt in einem Gefühl persönlicher Verantwortung zum Tragen, sowie in der Fähigkeit zu realistischer Selbstkritik und flexibler Entscheidungsfindung, die auf verbindlich wahrgenommenen Normen, Werten und Idealen basiert.

Entwicklungsfaktoren

Um die Theorie der Objektbeziehung mit dem Konzept der Persönlichkeitsstruktur zu verknüpfen, gehen wir von der Annahme aus, dass sich im Verlauf der kindlichen Entwicklung zahlreiche innerpsychische Dyaden bilden, die auf prototypischen Erfahrungen basieren.

Laut Objektbeziehungstheorie sind die Moment-zu-Moment-Erfahrungen der frühen Kindesentwicklung unterschiedlich in ihrer affektiven Intensität. Während relativ ruhiger Phasen mit geringer affektiver Intensität nimmt der Säugling die ihn umgebende Welt in Form kognitiven Lernens auf, das vom Alter und neuropsychologischem Entwicklungsstand des Kindes abhängig ist. Es gibt jedoch auch Phasen mit hoher affektiver Intensität,

Tab. 1-1 Veränderungsmechanismen in der Übertragungsfokussierten Psychotherapie

Interventionen des Therapeuten	Verhalten und Reaktionsweisen des Patienten
Aushandeln des Therapierahmens; Position technischer Neutralität; Halten von Gegenübertragungsgefühlen Identifizierung und Exploration pathologischer Objektbeziehungen, die in der Therapie aktiviert werden, entlang folgender Schritte:	Rückgang impulsiven Agierens im Alltag des Patienten; Aktivierung pathologischer Objektbeziehungen in Bezug auf den Therapeuten
Klärung: Erkennen und Benennen kognitiver Inhalte, die mit intensiven Affektzuständen einhergehen, sowie Differenzierung dieser Zustände auf der Matrix von Objektbeziehungen	Umwandlung und Containment von hochaufgeladenen Affektzuständen und agierenden Verhaltensweisen durch kognitive Bearbeitung; führt bis zu einem gewissen Grad zu Affektmodulation und Containment
Konfrontation: Exploration von Diskrepanzen in Kommunikation, Verhalten und inneren Erlebenszuständen des Patienten	Patient wird sich der Spaltung und Widersprüchlichkeit seines Erlebens sowie des Oszillierens zwischen idealisierten und als verfolgend wahrgenommenen Erfahrungen bewusst; erhöhte Fähigkeit, das eigene psychische Erleben zu beobachten sowie Momente der gedanklichen Triangulierung und deren Symbolcharakter zu erkennen und wertzuschätzen; führt zu Steigerung des affektiven Containments und Reduzierung des überwältigenden Charakters affektiven Erlebens
Deutung von Abwehrbewegungen wie Spaltung und anderen primitiven Abwehrmechanismen	Vertieftes Verständnis für die Symbolhaftigkeit psychischen Erlebens (d. h. erhöhte Wertschätzung des symbolhaften und triangulierenden Charakters von Gedanken)
Deutung von Spaltungsvorgängen	Zunehmendes Containment von negativen Affekten und Wertschätzung des Symbolcharakters von Gedanken mit der Fähigkeit zur Selbstreflexion; allmähliche und vorübergehende Integration idealisierter und als verfolgend erlebter Erfahrungen bei gleichzeitiger Abschwächung negativen Affekterlebens; Zyklen, in denen sich verminderte Angst und Spaltungsbedürfnisse mit Phasen regressiver Bewegung und paranoider Ängste abwechseln, was zu erhöhter Integrationsfähigkeit führt (diese Zyklen können als paranoide Abwehr/Orientierung aufgefasst werden, die sich mit einer Zunahme an depressiver Abwehr/Orientierung abwechseln)
Deutung von Spaltungsvorgängen als Abwehr von depressiven Ängsten	Allmähliche Auflösung von Spaltungsvorgängen und primitiver Projektion; zunehmende Integration von Repräsentanzen und Affekten innerer Objektbeziehungen, wie sie im Rahmen der Behandlung zum Tragen kommen; erhöhte Fähigkeit, Aggression zu erkennen und zu meistern; erhöhte Fähigkeit, (unangemessene) Objektbeziehungen, die unverändert stark besetzt sind, zu unterdrücken; Konsolidierung von Selbst- und Objektrepräsentanzen; partielles Durcharbeiten depressiver Ängste, allmähliche Auflösung der Identitätsdiffusion

die in der Regel an ein Bedürfnis oder einen Wunsch nach Lustbefriedigung geknüpft sind („ich brauche Hilfe!", „ich will mehr!"), oder aber an eine Angst oder den Wunsch nach Schmerzbeseitigung („mach das weg!"). Mit einer typischen Erfahrung von Lust oder Befriedigung haben wir es zu tun, wenn die Mutter oder Bezugsperson auf das akute Hungergefühl des Kindes unmittelbar reagiert, während eine typische Erfahrung von Schmerz oder Frustration dann entsteht, wenn, aus welchen Gründen auch immer, auf die Bedürfnisse des Säuglings nicht eingegangen wird.

Diese Phasen affektiver Spitzen binden das Selbst in die Beziehung zu einem Anderen ein. Sie sind an der Entstehung affektiver Erinnerungsstrukturen in der sich entwickelnden Psyche des Kindes beteiligt (Abb. 1-2). Kernberg (1997) beschreibt diesen Prozess folgendermaßen:

„Mit starken Affekten verbundene Erfahrungen erleichtern das Verinnerlichen primitiver Objektbeziehungen, die sich in befriedigende oder nur-gute auf der einen und aversive oder nur-schlechte auf der anderen Seite gruppieren. Mit anderen Worten, das Anlegen affektiver Erinnerungsstrukturen geht leichter vor sich, wenn das Kind Selbst und Objekt erlebt, während es sich in einem Affektzustand hoher Intensität befindet" (S. 25).

Diese affektgeladenen Gedächtnisstrukturen beeinflussen die Entwicklung des Motivationssystems des Kindes, welches in Zuständen von Affektspitzen das internalisiert, was ihm zum Überleben wichtig erscheint: zu erhalten, was gebraucht wird und zu vermeiden, was Schmerz oder Bedrohung verursacht.

Im Hinblick auf die Objektbeziehungsdyaden gehen die befriedigenden Erfahrungen des Kindes mit dem idealen Bild eines perfekt nährenden Anderen sowie eines zufriedenen Selbst einher, während frustrierende Erfahrungen ein ausschließlich negatives Bild eines versagenden oder gar missbrauchenden Anderen sowie eines bedürftigen, hilflosen Selbst entstehen lassen. Obwohl diese Bilder lediglich bestimmte Momentaufnahmen widerspiegeln und weniger das Objekt als solches, werden sie in den Erinnerungsstrukturen als Teilrepräsentanzen einer umfassenderen Realität gespeichert. Dies ist der Grund, warum trotz einer im Allgemeinen aufmerksamen und nährenden Bezugsperson das Kind Erfahrungen einer zeitweiligen Frustration und Versagung als Bilder eines sadistischen und versagenden Objekts internalisiert. In ähnlicher Weise kann es im Falle vernachlässigender oder missbrauchender Bezugspersonen zu seltenen befriedigenden Erfahrungen kommen, die, in Verbindung mit einem starken Bedürfnis nach Befriedigung, die Internalisierung des Bildes ei-

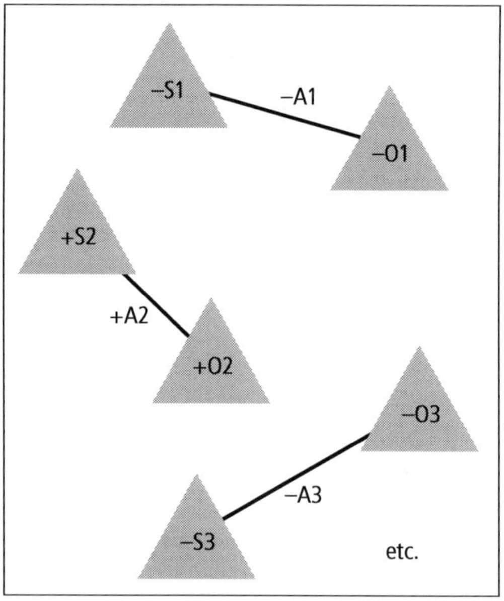

Abb. 1-2 Die innere Welt des Säuglings.
S = Selbstrepräsentanz; O = Objektrepräsentanz; A = Affekt

S1 = hungriges, depriviertes Selbst
O1 = sadistischer, deprivierender Anderer
A1 = Angst
S2 = hungriges, dann zufriedenes Selbst
O1 = idealer, responsiver Anderer
A2 = Liebe
S3 = mächtiges, kontrollierendes Selbst
O2 = schwacher, sklavenähnlicher Anderer
A3 = Zorn

nes liebenden und nährenden Objekts nach sich ziehen.
Die Intensität der kindlichen Affekte erklärt sich aus ihrer biologischen Funktion, unreifen Säugern das Überleben zu sichern, indem Befriedigung (Lust und Nahrung) gesucht und Schmerz vermieden wird, und der jeweiligen Bezugsperson durch affektive Äußerungen Bedürfnisse signalisiert werden.

Motivationale Aspekte: Affekte und innere Objektbeziehungen

Affekte sind angeborene Dispositionen, die sich in den frühen Phasen der menschlichen Entwicklung manifestieren. Sie sind konstitutionell und genetisch determiniert und werden nach und nach als Triebe organisiert, welche wiederum mit einem Teil der sich früh bildenden Objektbeziehungen verknüpft bzw. als solche integriert sind. Befriedigende und lustvolle Affekte werden als Libido organisiert; schmerzliche, aversive und negative Affekte als Aggression. Affekte steuern die Entwicklung von tatsächlichen und phantasierten Objektbeziehungen, und diese affektiv besetzten Bilder von Selbst- und Objektrepräsentanzen sind als innere Welt im Gedächtnis festgeschrieben. Affekte sind somit die Bausteine der Triebe, deren Aktivierung sie im Kontext bestimmter internalisierter Objektbeziehungen signalisieren.

Im Laufe der kindlichen Entwicklung werden verschiedenste, affektiv besetzte Erfahrungen internalisiert, indem sich ein Teil der Psyche aus idealisierten Bildern (basierend auf befriedigenden Erfahrungen) einerseits, ein anderer Teil aus negativen, aversiven und entwerteten Bildern andererseits zusammensetzt und diese aktiv getrennt gehalten werden (Abb. 1-3).
Verläuft die Entwicklung normal, kommt es im Laufe der ersten Lebensjahre zu einer allmählichen Integration dieser extrem guten und schlechten Selbst- und Objektrepräsentanzen, was in komplexere und realistischere innere Repräsentanzen des Selbst und des Anderen mündet und die Anerkennung der Tatsache nach sich zieht, dass Menschen eine Mischung aus guten und schlechten Attributen darstellen und die Fähigkeit besitzen, in manchen Momenten befriedigend, in anderen frustrierend zu sein (Abb. 1-4).
Kinder, die eine Borderline-Persönlichkeitsstörung ausbilden, lassen diesen Integrationsprozess vermissen. Stattdessen wird die Trennung zwischen idealisierten und verfolgenden Anteilen der hochaffektiv besetzten Erfahrungen zu einer stabilen, wenngleich pathologischen intrapsychischen Struktur (s. Abb. 1-3). Mithilfe dieser Trennung sollen die idealisierten Repräsentanzen (durchzogen von warmen und liebenden Gefühlen gegenüber einem als optimal befriedigend erlebten Objekt) vor den negativen Repräsentanzen (an die Affekte von Wut und Hass gegenüber einem als verfolgend

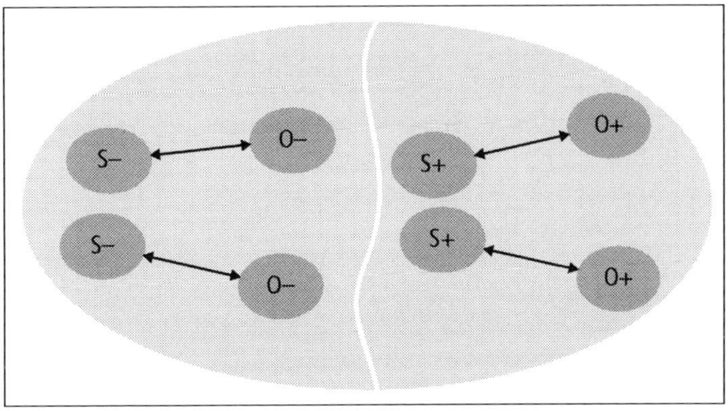

Abb. 1-3 Organisation der Persönlichkeit auf der Basis von Spaltung: Bewusstsein für „nur gut" und „nur schlecht"

S– = von negativen Affekten durchzogene Selbstrepräsentanz
O– = von negativen Affekten durchzogene Objektrepräsentanz
S+ = von positiven Affekten durchzogene Selbstrepräsentanz
O+ = von positiven Affekten durchzogene Objektrepräsentanz

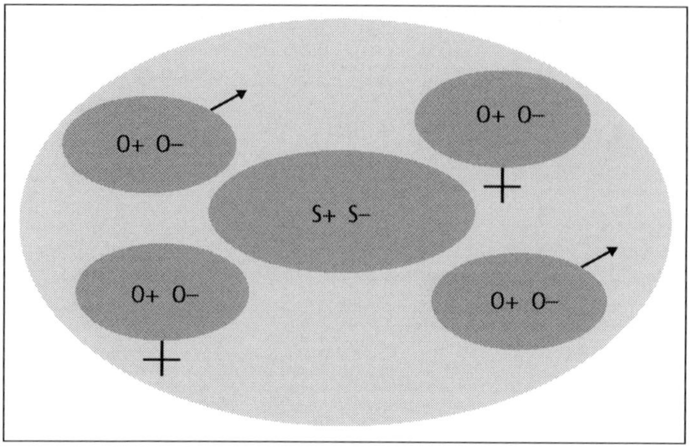

Abb. 1-4 Normale Persönlichkeitsorganisation: Bewusstsein für Integration/Komplexität S + S = Komplexe Selbstrepräsentanz, die positive und negative Merkmale und Affekte gleichermassen miteinschliesst; O + O = Objektrepräsentanz, die komplexer und differenzierter ist als die frühen primitiven Objektrepräsentanzen. Umfasst sowohl positive als auch negative Merkmale und Affekte, sowie Merkmale der Geschlechterdifferenzierung.

und verletzend wahrgenommenen Objekt geknüpft sind) geschützt werden.

Ein Aspekt, der die Objektbeziehungstheorie von rein kognitiven Ansätzen unterscheidet, liegt in der Betonung des Konzepts, dass es sich bei den genannten Repräsentanzen nicht nur um kognitive Bilder handelt, sondern um Repräsentanzen, die an heftige primitive Affekte gebunden sind, welche Hass auf das versagende Objekt miteinschließen. Da Hass als der Wunsch definiert ist, zu zerstören, was als schädigend wahrgenommen wird, ist im Rahmen dieser frühen psychischen Organisation eine Trennung der guten und schlechten Segmente notwendig, um die guten Selbst- und Objektrepräsentanzen vor der Zerstörungswut zu schützen, die mit den schlechten Selbst- und Objektrepräsentanzen in Verbindung gebracht wird. Bei dieser Trennung handelt es sich um den inneren Mechanismus der Spaltung, der als paradigmatisch für die primitiven Abwehrmechanismen anzusehen ist und eine zentrale Stellung in der Pathologie der Borderline-Persönlichkeit einnimmt.

Melanie Klein (1983a) sprach von dieser Spaltung der inneren Welt als der paranoid-schizoiden Position, die von nur-guten bzw. nur-schlechten inneren Repräsentanzen gekennzeichnet sei. Die paranoide Qualität resultiere aus der Tendenz, das schlechte und verfolgende Objekt auf äußere Objekte zu projizieren und aus diesem Grund diese Aggression aus dem Außen zu fürchten. Die depressive Position wiederum werde nach der Integration guter und schlechter Anteile erreicht. Sie impliziere den Verlust des Bildes eines idealen versorgenden Objekts, das abgetrauert werden müsse, sowie das Erleben von Schuldgefühlen angesichts der Aggression, mit der jene bedacht wurden, die als ausschließlich böse und nicht als komplexe Andere mit sowohl guten als auch negativen Qualitäten wahrgenommen wurden.

Ein Ziel von TFP besteht darin, dem Patienten dabei zu helfen, sich von der paranoid-schizoiden hin zur depressiven Position zu entwickeln, an der es dann gilt, die mit dieser Position verbundenen Schwierigkeiten weiterzubearbeiten.

Gelingt es dem Kind nicht, sich dem Schlechten zu entziehen und das Gute zu erlangen, so signalisiert es der Bezugsperson sein Bedürfnis nach Hilfe. Eine Bezugsperson, die in der Lage ist, diese Signale zu lesen, weiß, wie sie affektiv und verhaltensmäßig auf das Kind zu reagieren hat. Ist jedoch das Interaktionssystem zwischen Kind und Bezugsperson durch eine abnorme Bindung verzerrt, erfährt das Kind überwältigende negative Affekte. Wie bereits beschrieben, schlägt in diesem Fall die

Integration affektiv gegenteiliger Erfahrungen fehl. Bei einer Anhäufung derartiger negativer Erfahrungen führt ein insgesamt dissoziiertes motivationales System – welches unabhängig vom positiven und belohnenden motivationalen System funktioniert – zu einer ganzen Reihe von psychischen Mechanismen, mit deren Hilfe die Intensität negativer Affekte bewältigt werden soll. Projektive Abwehrmechanismen sollen von negativen Affekten befreien und diese als von außen kommend identifizieren. Andere primitive Abwehrformationen idealisieren manche Beziehungen als Schutz vor der Gefahr negativer Gedanken. Unrealistische idealisierte Verzerrungen wechseln sich ab mit unrealistischen paranoiden Verzerrungen.

Dieser Prozess beeinträchtigt Beziehungen: Jemand, der sich trotz innerer Konflikte eigentlich wohl fühlen könnte („ich fühle mich sicher"), erlebt statt dessen die Aggression als etwas Bedrohliches und von außen Kommendes und sieht sich selbst als deren Opfer, dessen einzige Überlebenschance darin besteht, sich zurückzuziehen oder zum Gegenschlag auszuholen. Vor diese Wahl gestellt, fällt die Identifizierung mit Anderen schwer und führt zu Defiziten in der Ausbildung eines inneren Moralsystems, was wiederum Brüche im sich entwickelnden Sozialsystem nach sich zieht.

Im Laufe der normalen Entwicklung kommt es zu einer Festigung von Verhaltensmustern, indem sich das sehr starke motivationale System der Abspaltung und Projektion negativer Affekte abschwächt und in die adaptiven Mechanismen und allgemeinen Strebungen des Einzelnen integriert wird, was wiederum die Anpassung an die Komplexität der realen Welt fördert. Menschen mit einer Borderline-Persönlichkeit tun sich damit jedoch schwer, da sie kein integriertes Gefühl ihrer Person entwickeln und ihre Beziehungen zu Anderen ernsthaft gestört sind. Es gelingt ihnen nicht, ein integriertes Selbstgefühl zu erlangen, das es ihnen erlauben würde, ihre eigene psychische Befindlichkeit und die Anderer im Lichte einer positiv getönten Sicht menschlicher Interaktionen und ihrer selbst zu erkunden.

Gesunde und adaptive Selbstreflexion basiert somit auf einer ganzen Reihe von Mechanismen, nämlich der Internalisierung dyadischer Beziehungen, die mit der Integration eines Selbstkonzepts sowie eines Konzepts bedeutsamer Anderer einhergeht. Letztere versetzt uns in die Lage, eine tiefgreifende Sichtweise von einem anderen Menschen zu erlangen und sein konkretes Verhalten im Lichte seiner übergreifenden Verhaltensmuster zu beurteilen. Die Interpretation des eigenen Selbstkonzepts befähigt uns, einen momentanen Affektzustand im Kontext überdauernder Affektdispositionen zu beschreiben und zu differenzieren. Ist jedoch die Beurteilung des Anderen durch die Projektion innerer Bilder insgesamt verzerrt, kann über ihn nicht realistisch nachgedacht werden, sodass sein momentanes Verhalten nicht als ein aktueller emotionaler, zu abstrahierender Zustand, sondern als allgemeingültig interpretiert wird.

Temperamentsbedingte und kognitive Aspekte der Entwicklung

Persönlichkeit ist die Integration von Verhaltensmustern – welche ihre Wurzeln in Temperament, kognitiven Fähigkeiten und Charakter haben – sowie internalisierten Wertesystemen (Kernberg u. Caligor 2005). **Temperament** ist die konstitutionell bedingte Disposition, auf innere und äußere Stimuli mit einem bestimmten Reaktionsmuster zu antworten. Dieses Muster umfasst die Intensität, den Rhythmus und die Schwelle affektiver Reaktionen. Konstitutionell bedingte Schwellen für die Aktivierung positiver, lustvoller und belohnender, aber auch schmerzlicher Affekte stellen die wichtigste Verknüpfung zwischen biologischen und psychologischen Persönlichkeitsaspekten dar (Kernberg 1994). Intensität, Typus und Bandbreite affektiver Reaktionen bei Kindern in einem bestimmten Entwicklungsabschnitt sind für das Verständnis der Borderline-Persönlichkeitsorganisation (BPO) von großer Bedeutung. Es überrascht dabei nicht, dass die Affektentwicklung mit der Pflege des Kindes in Zusammenhang steht (Kochanska 2001). Wie man im Rahmen experimenteller Säuglingsbeobachtung feststellen konnte, sind Bindungsmuster zwischen Mutter und Kind bereits beim 14-Monate alten Säugling an einen bestimmten Affektausdruck geknüpft. Sicher gebundene Kinder werden weniger wütend, wohingegen unsicher gebundene Kinder mehr negative Affekte an den Tag legen.

Kognitive Prozesse spielen eine zentrale Rolle bei der Wahrnehmung von Realität und bei der Organisation von Verhalten gegenüber eindeutig benannten Zielen. Sie spielen eine ebenso zentrale Rolle in der Entwicklung und Modulierung affektiver Reaktionen. Kognitive Repräsentanzen von Affekten beeinflussen wiederum deren Aktivierungsschwelle. Diese kognitiven Prozesse sind von zentraler Bedeutung, wenn es um die Umwandlung primitiver Affektzustände in komplexe emotionale Erfahrungen geht. Über die Integration von „Lernen am Modell" sowie temperamentsbedingten Dispositionen bilden sich kognitive Fähigkeiten zur Aufmerksamkeitsregulierung und dadurch bedingten bewussten Verhaltens- und Affektkontrolle heraus (*effortful control*).

Von einer Reihe von Forschern (Ahadi u. Rothbart 1994, Rothbart et al. 2000) wird *effortful control* als ein Aspekt der Selbstregulation von Temperament angesehen und als Fähigkeit, dominante Reaktionen zugunsten einer subdominanten Reaktion zu hemmen (Posner u. Rothbart 2000; Posner et al. 2002; Rothbart u. Bates 1998). Die Fähigkeit zu *effortful control* bedeutet, die eigene Aufmerksamkeit aus freien Stücken hemmen, aktivieren oder verändern und die daran geknüpften nachfolgenden Affekte potenziell modifizieren bzw. modulieren zu können. Es gibt zunehmend empirische Belege dafür, dass die Ausbildung der Fähigkeit zu *effortful control* bei Säuglingen und Kleinkindern von zentraler Bedeutung ist für die Regulierung von Affekten sowie die Entwicklung von sozialen Beziehungen und des Bewusstseins (Eisenberg et al. 2004).

Charakter – die auf der Ebene des Verhaltens sich manifestierende Identität eines Menschen – ist die dynamische Organisation von Verhaltensmustern, die einzigartig für ein bestimmtes Individuum sind. Charakter umfasst das Organisationsniveau von Verhaltensmustern sowie den Grad an Flexibilität oder Rigidität von Verhaltensmustern über unterschiedliche Umweltbedingungen hinweg. **Identität** wiederum (welche sich aus Selbstkonzepten und den Konzepten bedeutsamer Anderer zusammensetzt) stellt jene psychische Struktur zur Verfügung, die die dynamische Organisation des Charakters bestimmt. Die Ausbildung von Selbst- und Fremdkonzepten setzt bereits früh in der Entwicklung ein und ist vom Auftauchen der Sprache sowie der Enkodierung des semantischen und episodischen Gedächtnisses abhängig. Als autobiografisches Gedächtnis gilt jene Form des episodischen Gedächtnisses, das persönliche und überdauernde Konzeptionen der eigenen Geschichte über die Zeit hinweg bildet (Nelson u. Fivulsh 2004). Die Entwicklung von Selbstrepräsentanzen wiederum durchläuft unterschiedliche Phasen, beginnend bei unrealistisch positiven Einschätzungen, die durch ein Ganz-oder-gar-nicht-Denken gekennzeichnet sind, bis hin zur Präsenz positiver und negativer Einschätzungen in der mittleren und späten Kindheit, die mit der Fähigkeit einhergehen, gegensätzliche Attribute zu integrieren (Harter 1999).

Störungen in der Beziehung zwischen einem Kind und seiner Bezugsperson sowie Traumata haben tiefgreifende Auswirkungen auf die sich entwickelnden Selbst- und Fremdkonzepte (Harter 1999). Obwohl sexueller Missbrauch in der Geschichte mancher Borderline-Patienten eine Rolle spielt, so stimmen wir doch mit jenen Forschern überein, die gerade in Vernachlässigung, Gleichgültigkeit und Empathiemängeln seitens der Bezugspersonen zusätzliche Faktoren mit verheerenden Auswirkungen auf die psychische Entwicklung des Kindes sehen (Cicchetti et al. 1990; Westen 1993). Die auf dieser Basis entstehenden unsicheren Bindungen interferieren mit der Entwicklung von Fähigkeiten zur *effortful control* und Selbstregulation. Darüber hinaus wird die Internalisierung von Selbst- und Fremdkonzepten durch heftige negative Affekte sowie Abwehrbewegungen beeinträchtigt, die das Informationssystem zur Vermeidung von Schmerz verzerren.

Schließlich ist auch das **System internalisierter Werte** für die Organisation und Leitung von Verhaltensmustern von Bedeutung. Entwicklungspsychologisch entsteht dieser moralische Kompass aus elterlichen Verboten und Werten. Kochanska und ihre Kollegen untersuchten in einer Reihe von Studien die Entwicklung von *effortful control* im Zusammenhang mit dem auftauchenden Bewusstsein eines Kindes. Im Alter von 45 Monaten, so die Forscherin, erscheine *effortful control* als *trait*-ähnlicher Persönlichkeitszug. Kinder, deren Fähigkeit zu *effortful control* besser ausgebildet ist, seien auch in ihrer Bewusstseinentwicklung weiter fortgeschritten und zeigten weniger Externalisierungsprobleme. Bemerkenswert ist in diesem Zusammenhang die Tatsache, dass die Entwicklung einer besseren Aufmerksamkeitskontrolle (*effortful control*) mit geringerer Affektintensität korreliert – ein Ergebnis, das auch dann zu beobachten ist, wenn man das spezifische Verhalten von Kindern im Umgang mit Schwierigkeiten in Betracht zieht (Kochanska u. Knaack 2003).

Wir können somit das Bild eines Entwicklungsweges nachzeichnen, das durch das Zusammenfließen von *effortful control* und anderen selbstregulativen Fertigkeiten charakterisiert ist, die wiederum einer nährenden und auf sicherer Vorhersehbarkeit und Regelmäßigkeit basierenden Mutter-Kind-Beziehung entspringt. Die Interaktion einer wohlwollenden, empathischen und aufmerksamen Bezugsperson mit ihrem Kind gibt den Weg frei für wachsende Selbstregulation, das Vorherrschen positiver über negative Affekte, die einsetzende Entwicklung des Bewusstseins sowie problemloses In-Beziehung-Treten mit Gleichaltrigen. Dieser normale Entwicklungsweg wird von einer Umgebung, die durch körperliche oder emotionale Vernachlässigung sowie körperliche Misshandlung und sexuellen Missbrauch gekennzeichnet ist, unterbrochen. Die Folge sind schlechte Selbstregulation, negative Affekte, Brüche in den Selbst- und Fremdkonzepten des Kindes sowie gestörte Beziehungen zu Gleichaltrigen. Bislang liegen keine Entwicklungsstudien von Borderline-Patienten vor, doch ähnelt das Bild der Erwachsenenversion einer Borderline-Persönlichkeitsorganisation mit der für sie typischen Identitätsdiffusion, dem Vorherrschen negativer Affekte, schlecht ausgebildeter Fähigkeit zur Selbstregulation sowie Beziehungsstörungen.

Ein psychoanalytisches Nosologie-Modell

Im Bemühen, die Reliabilität von Diagnosen zu erhöhen, versucht das DSM, diagnostische Kriterien in beobachtbaren Verhaltensstrukturen zu verankern. Dieser Ansatz ist insofern begrenzt, als die gleichen Verhaltensweisen sehr unterschiedliche Funktion und Bedeutung haben können (Horowitz 2004), je nachdem, welche Persönlichkeitsorganisation ihnen zugrunde liegt (Kernberg u. Caligor 2005). So kann Schüchternheit oder Gehemmtheit im öffentlichen Raum auf eine schizoide oder ängstlich-vermeidende Persönlichkeitsstörung hinweisen.

Das gleiche, nach außen hin zu beobachtende Verhalten kann jedoch auch paranoide Vorsicht oder aber die Zurückhaltung einer narzisstisch-grandiosen Persönlichkeit widerspiegeln, die davor zurückschreckt, ihre große Bedürftigkeit preiszugeben. Im DSM-IV-TR wurde diesem Umstand implizit Rechnung getragen, indem identische Kriterien unter verschiedenen Achse-II-Persönlichkeitsstörungen aufgelistet werden.

Unsere grundlegende Prämisse ist, dass sich Persönlichkeit und ihre Pathologie nur verstehen lassen, indem beobachtbares Verhalten zum jeweils subjektiven Erleben und der zugrunde liegenden psychischen Strukturen in Bezug gesetzt wird. Entsprechend haben wir ein psychoanalytisches Nosologie-Modell entworfen, das auf diesen Elementen basiert. Die Abbildungen 1-5 und 1-6 zeigen eine theoretische Klassifikation von Persönlichkeitsstörungen. Diese umfasst die kategorialen (d. h. Störungsbilder, wie sie im DSM-IV-TR aufgeführt sind) und dimensionalen Konstrukte (d. h. den relativen Grad an aggressiver Durchdrin-

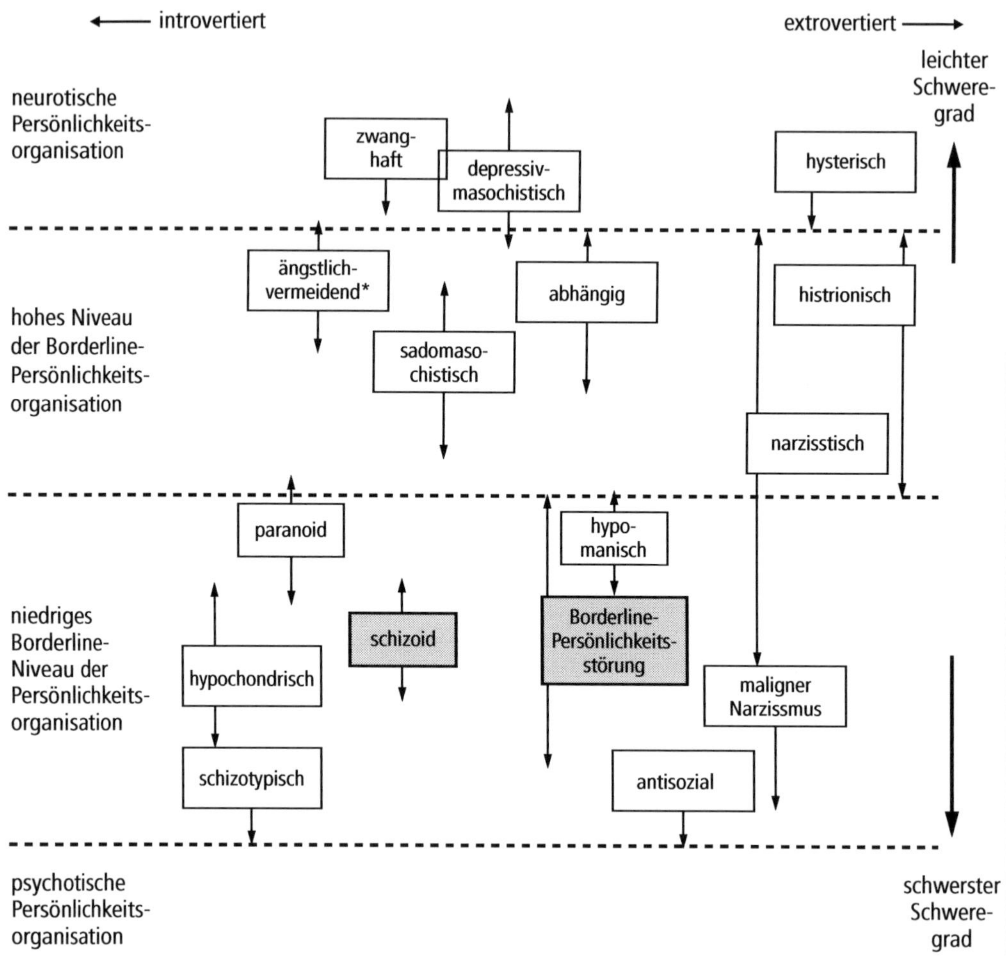

* In Anlehnung an das DSM IV TR haben wir auch die vermeidende Persönlichkeitsstörung in unser Schema mitaufgenommen. Unsere klinische Erfahrung hat uns jedoch gelehrt, dass Patienten mit der Diagnose „vermeidende Persönlichkeitsstörung" letztlich an einer anderen Persönlichkeitsstörung leiden, die für das vermeidende Verhalten verantwortlich ist. Demzufolge stellen wir die Existenz einer vermeidenden Persönlichkeit im Sinne einer eigenständigen klinischen Einheit infrage. Allerdings bedarf diese kontroverse Frage noch weiterer Untersuchung.

Abb. 1-5 Die Beziehungen zwischen den bekannten Persönlichkeitsprototypen und strukturellen Diagnosen untereinander; der durch die Pfeile angezeigte Schweregrad der beeinträchtigten Persönlichkeitsorganisation reicht von der mildesten Form (ganz oben in der Abbildung) bis hin zur extremsten Ausprägung (ganz unten in der Abbildung).

gung des psychischen Lebens; Introversion versus Extraversion), um die gesamte Bandbreite an Persönlichkeitsstörungen verstehbar zu machen.

In Kapitel 11 (Veränderungsprozesse in der Übertragungsfokussierten Psychotherapie – Theorie und Empirie, S. 279) werden wir empirisches Datenmaterial vorstellen, das mit dieser allgemeinen Topografie der Persönlichkeitspathologie konsistent ist.

Auf der Verhaltensebene zeigt sich die Pathologie einer Persönlichkeit entweder durch

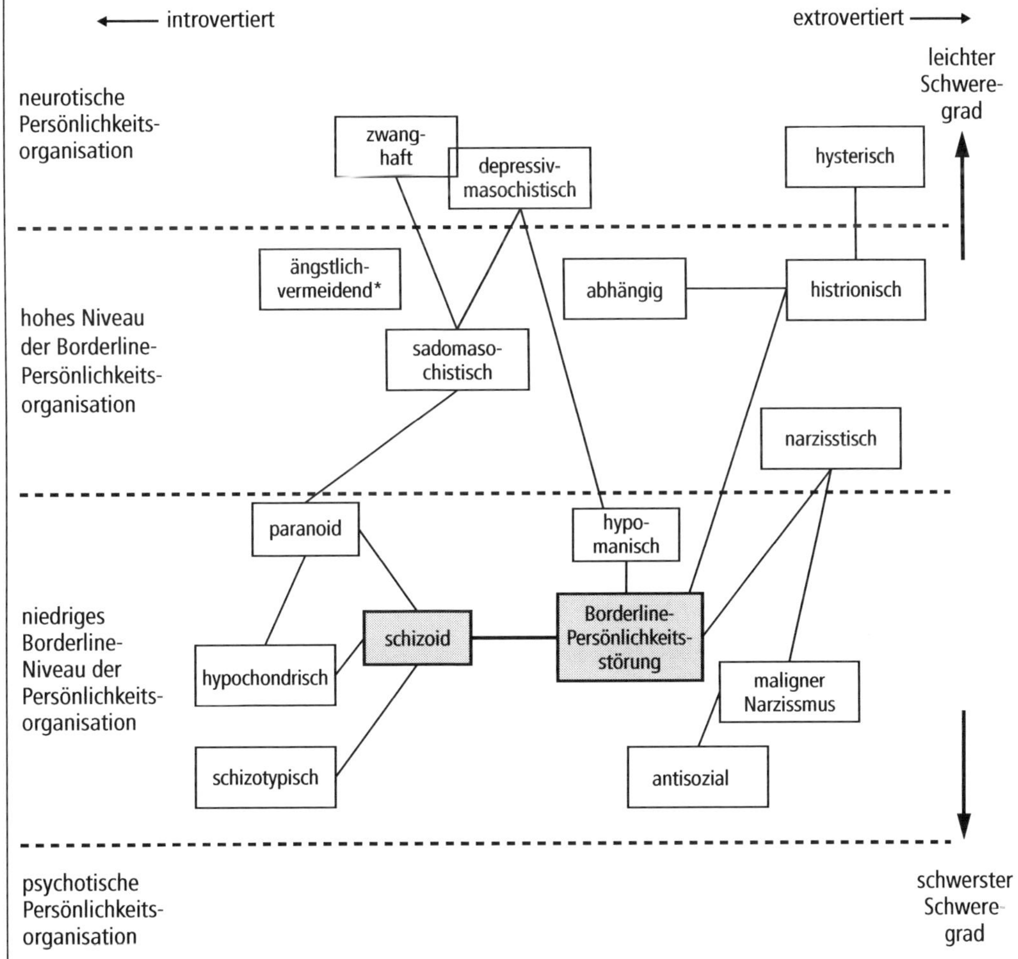

* In Anlehnung an das DSM IV TR haben wir auch die vermeidende Persönlichkeitsstörung in unser Schema mitaufgenommen. Unsere klinische Erfahrung hat uns jedoch gelehrt, dass Patienten mit der Diagnose „vermeidende Persönlichkeitsstörung" letztlich an einer anderen Persönlichkeitsstörung leiden, die für das vermeidende Verhalten verantwortlich ist. Demzufolge stellen wir die Existenz einer vermeidenden Persönlichkeit im Sinne einer eigenständigen klinischen Einheit infrage. Allerdings bedarf diese kontroverse Frage noch weiterer Untersuchung.

Abb. 1-6 Übergänge und klinisch relevante Beziehungen der Persönlichkeitsstörungen untereinander; die grauen Linien zeigen die klinisch relevanten Beziehungen der einzelnen Störungen untereinander an.

entstehende Angst auf ein Minimum und erhöht die Fähigkeit des Einzelnen zu innerer und äußerer Flexibilität sowie seine Fähigkeit, in der Liebe und bei der Arbeit erfolgreich zu sein. Im Laufe der normalen psychischen Entwicklung werden die unreifen, in der Kindheit vorherrschenden Abwehrmechanismen von reiferen Formationen abgelöst, z. B. von Rationalisierung, Intellektualisierung, Humor und Sublimierung.

Auch wenn unreife Abwehrmechanismen immer einen ersten Versuch der Angstbewältigung darstellen, verhindern ihre Rigidität und Inflexibilität die erfolgreiche Anpassung an die äußere Realität. Ihre Entstehung geht auf die ersten Lebensjahre zurück, in denen das Kind versucht, mit dem Aufeinandertreffen heftiger Affekte in Beziehung zu den damit verbundenen Trieben und zur äußeren Realität fertig zu werden. Die ursprüngliche Strategie, sich vor der Angst vor kollidierenden libidinösen und aggressiven Affekten zu schützen, besteht darin, diese streng voneinander getrennt zu halten, sie aber auch von den Objekten fernzuhalten. Unreife Abwehrmechanismen organisieren sich um den Modus der Spaltung, jener radikalen Trennung von guten und schlechten Affekten sowie guten und bösen Objekten. Mithilfe dieser Trennung sollen idealisierte Anteile der inneren Welt vor aggressiven Anteilen geschützt werden, was jedoch nur auf Kosten einer Integration dieser Bilder möglich ist (s. Abb. 1-3, S. 5). Da diese Abwehroperationen eine erfolgreiche kognitive Verarbeitung der äußeren Welt sowie der inneren Affekte behindern, kommt es auf der Verhaltensebene oft nicht zu einer innerpsychischen Bewältigung, sondern zu Stress.

Eine auf Spaltung basierende innerpsychische Organisation prägt die Wahrnehmung der Welt im Sinne kategorischer Festschreibungen. Meinungen und Ansichten werden vehement, aber inkonsequent vertreten. Die Dinge sind entweder gut oder schlecht. Was jedoch gut oder schlecht ist, kann sich – je nach Situation – sehr schnell ändern. Es sind gerade diese abrupten Veränderungen, die zum chaotischen Lebensstil von Menschen mit einer Borderline-Persönlichkeitsorganisation beitragen. So kann eine vermeintliche Enttäuschung durch einen Freund zum sofortigen Beziehungsabbruch führen. Genauso schnell jedoch wird die Beziehung wieder aufgenommen, wenn es zu positiven Erfahrungen kommt. Diese Positiv-/Negativhaltung gegenüber der Welt wirkt sich auf die Stimmung der betreffenden Person aus: Eine einzige Frustration kann in eine depressive Verstimmung münden, in der alles nur noch schwarz gesehen wird. Ein glücklicher Umstand wiederum kann zu vorübergehender Euphorie führen. Was bleibt, ist die rigide Aufteilung von „gut“ und „schlecht“, in der wenig Flexibilität herrscht im Umgang mit der Komplexität der Welt, vor allen Dingen aber mit den Interaktionen und Beziehungen der Menschen untereinander. Die feinen Schattierungen einer Situation werden nicht erkannt, ebenso wenig wie Ambiguität ausgehalten wird. Dies erhöht die Anfälligkeit für Wahrnehmungsverzerrungen, da die äußere Realität durch eine rigide und unreife innere Struktur gefiltert (d. h. ihr angepasst) wird. Spaltung trägt also nicht zu einer erfolgreichen Anpassung an das Leben bei, sondern erklärt einen Großteil des emotionalen und interpersonellen Chaos sowie der Symptomatik von Patienten mit einer Borderline-Persönlichkeitsorganisation.

Nichtsdestotrotz haben alle Segmente der Spaltung Zugang zum Bewusstsein, wenngleich in einer zusammenhangslosen, abrupten und dissoziierten Form. Widersprüchlichkeit in Denken, Affekt und Verhalten wird durchaus toleriert, jedoch auf chaotische Art und Weise. Ein gesünderer, neurotischer Mensch erlebt den Durchbruch verdrängten Materials in Form von Träumen oder Phantasien rein kognitiv, ohne die entsprechende Heftigkeit des Affekts oder des Wunsches. (In der Regel geht die Bewusstwerdung verdrängten Materials mit einer unspezifischen Angst einher.) Im Falle einer Borderline-Persönlichkeitsorganisation hingegen erfolgt die Bewusstwerdung abgespaltenen Materials mit der ganzen affektiven Heftigkeit, die für das emotionale Chaos verantwortlich ist, das die betreffende Person in dieser Situation erlebt. Der Mechanismus der Spaltung (oder primitiven Dissoziation) wird durch Vorgänge der projektiven Identifizierung verstärkt – eine in der BPO vorherrschende Abwehrformation, die einer unreifen Form der Projektion entspricht. Sie ist charakterisiert durch die unbewusste Tendenz, das Projizierte in einen bedeutsamen Anderen zu induzieren, um ihn – bzw. den projizierten Selbstanteil des Patienten – zu kontrollieren. Omnipotenz, omnipotente Kontrolle (Kernberg 1995b), primitive Idealisierung, Entwertung und Verleugnung stellen allesamt unreife Abwehrmechanismen dar, die die Vorgänge der Spaltung und projektiven Identifizierung ergänzen bzw. verstärken.

Realitätsprüfung

Menschen mit einer Borderline-Persönlichkeitsorganisation (BPO) oder einer neurotischen Persönlichkeitsorganisation (NPO) verfügen über eine intakte Realitätsprüfung, d. h. die Fähigkeit, sich mit den herkömmlichen Kriterien der sozialen Realität zu identifizieren. Allerdings unterliegt im Falle von Borderline-Patienten die Realitätsprüfung Schwankungen, die man so bei neurotischen Patienten nicht antrifft. In sozialen Interaktionen, insbesondere unter Stress, kann das Gespür für Takt verloren gehen, und Patienten mit BPO regredieren rascher auf eine Ebene paranoiden Denkens. Im Gegensatz dazu verfügen Menschen mit einer neurotischen Persönlichkeitsorganisation über ein sehr viel feineres Gespür für Takt, Einfühlung, Diskretion und Selbstreflexion.

Objektbeziehungen

Wenn es im Zuge der normalen Entwicklung zur Integration früher innerer Objektbeziehungen kommt, verknüpfen sich die inneren Objektbeziehungsdyaden zu umfassenderen Organisationsstrukturen, die letztlich den psychischen Apparat – Ich, Es, Überich – bilden (Kernberg 1988). Die relativ stabilen Konflikte zwischen diesen psychischen Strukturen unterliegen neurotischen Symptomen. Im Falle einer Borderline-Organisation hingegen wurden diese organisierteren psychischen Strukturen nicht konsolidiert, sondern es bleibt bei jenen unreifen, nicht unbedingt akkuraten, inneren Selbst- und Objektrepräsentanzen der ersten Lebensjahre. Dies hat zum einen eine Weltsicht zur Folge, in der sich nährende und bestrafend-versagende Objekte abwechseln, ohne sich in einem realistischen Mittelbereich zu treffen; zum anderen ein nur schwach ausgebildetes Selbstgefühl, das zwischen den Extrempolen eines (mehr oder weniger bewusst) bedürftig-hilflosen und eines omnipotenten Selbst hin und her schwankt.

Eine Störung der Objektbeziehungen zeigt sich in einem Mangel an Einfühlung und reifer Einschätzung anderer Menschen. Andere werden entweder idealisiert, entwertet oder als verfolgend erlebt. Menschen mit einer BPO tun sich schwer, Liebesbeziehungen einzugehen und aufrechtzuerhalten. Sexualität ist häufig entweder gehemmt oder aber chaotisch.

Moralische Werte

Das Überich konstituiert sich entwicklungspsychologisch durch aufeinander folgende Schichten internalisierter Selbst- und Objektrepräsentanzen (Jacobson 1973; Kernberg 1985). Die erste Entwicklungsschicht spiegelt das fordernde und unreife Moralempfinden des Kindes wider, das auf das von der Bezugsperson geforderte Verbot zurückgeht, aggressive und sexuelle Triebwünsche sowie Abhängigkeitsimpulse zu äußern. Die zweite Schicht stellt die idealisierten Selbst- und Objektrepräsentanzen dar, die die frühen Kindheitsideale widerspiegeln. Die dritte Schicht schließlich entwickelt sich aus der Integration und Mäßigung frühester verfolgender und idealisierender Überich-Funktionen, die dadurch eher der Realität entsprechen und so die Internalisierung realistischer elterlicher Ge- und Verbote erleichtern. Diese dritte Schicht eines integrierten Überichs, die als internalisiertes Wertesystem fungiert, ermöglicht es dem Einzelnen, sich von äußerer Bestätigung und Verhaltenskontrolle unabhängiger zu machen und sich verbindlicher auf Werte und andere Menschen einzulassen.

Je schwerwiegender die Überich-Pathologie – in ihrer extremsten Ausprägung haben wir es mit der Antisozialen Persönlichkeitsstörung zu tun –, desto schlechter die Prognose. Dieser Befund bleibt über die verschiedenen Ansätze zur Behandlung von Persönlichkeitsstörungen hinweg stabil. Eine ähnliche Bedeutung im Sinne eines zentralen prognostischen Faktors kommt in diesem Zusammenhang nur noch dem Vorhandensein (oder Fehlen) intensiver Beziehungen zu bedeutsamen Anderen zu, wie chaotisch oder gestört diese auch immer sein mögen. Mit anderen Worten, je schwerer das antisoziale Verhalten und je isolierter ein Patient über einen längeren Zeitraum hinweg, desto schlechter die Prognose. Umgekehrt sind die Aufrechterhaltung von Beziehungen und das Fehlen antisozialer Merkmale in allen psychotherapeutischen Behandlungsverfahren als prognostisch günstig zu werten.

Aggression

Die zentrale Rolle unserer konstitutionell bedingten Affekte, die die frühesten mächtigen Antriebskräfte menschlichen Verhaltens darstellen, wurde bereits an anderer Stelle des vorliegenden Kapitels ausgeführt (siehe „Motivationale Aspekte und innere Objektbeziehungen“, S. 5 sowie „Entwicklungsfaktoren“, S. 2). Affekte manifestieren sich bereits in den frühesten Phasen der Entwicklung. Über die Interaktion mit der Umwelt, vor allem aber den wichtigsten Bezugspersonen werden befriedigende Affekte als Libido, und schmerzliche bzw. negative Affekte als Aggression organisiert. Wut ist der Basisaffekt der Aggression und liegt weiteren Differenzierungen in Hass, Neid, Ärger und Reizbarkeit zugrunde. Ähnlich bildet sexuelle Erregung den Kernaffekt der Libido, die sich aus den frühen Erfahrungen von Hochstimmung und sinnlichem Lustempfinden an der Körperoberfläche entwickelt.

Die innere Objektwelt von Menschen, deren Persönlichkeit auf Borderline-Niveau organisiert ist, ist verzerrt und wird von negativen Affekten beherrscht. Affekte können insofern als die primären psychischen Antriebskräfte bezeichnet werden, als sie dafür sorgen, dass wir das suchen, was befriedigend ist, und das fliehen, das unbefriedigend, schmerzlich oder verletzend ist. Unabhängig davon, was dem negativen Affekt zugrunde liegt (eine konstitutionell bedingte negative Affekthyperreaktivität, oder aber umweltbedingte Erfahrungen von Traumata, von gestörten Beziehungen zu den wichtigsten Bezugspersonen oder von überwältigendem Schmerz) – die inneren Verzerrungen definieren für den Einzelnen, was er oder sie fühlt, und was die Dinge bedeuten.

Die schwereren Borderline-Störungen auf niedrigem Organisationsniveau (s. Abb. 1-5 unten) sind durch einen höheren Grad an aggressiver Durchdringung charakterisiert. Patienten auf einem niedrigen BPO-Nivau erleben mehr offene Aggression, die auch ihre Objektbeziehungen durchdringt, und weisen schwerwiegende Lücken in ihrer Überich-Entwicklung auf. Um in der Terminologie des DSM-IV-TR (Achse II) zu sprechen: Ein niedriges Borderline-Strukturniveau geht häufig einher mit einer narzisstischen, paranoiden und antisozialen Persönlichkeitsstörung bzw. entsprechenden Persönlichkeitszügen. Wie wir in nachfolgenden Kapiteln noch näher ausführen werden, sind Patienten mit niedrigem BPO-Niveau schwerer zu behandeln als Patienten mit einer höher strukturierten Borderline-Persönlichkeit, bzw. bewegen sich an der Grenze der Therapiefähigkeit (Koenigsberg et al. 2000b; Stone 2006). Wessen Störungsgrad weniger stark ausgeprägt ist

(s. Abb. 1-5 oben), kann Abhängigkeit gegenüber wichtigen Bezugspersonen besser ertragen, sich mehr auf das Berufliche und die sozialen Kontakte einlassen und zeigt insgesamt weniger unspezifische Merkmale einer Ich-Schwäche.

Die neurotische Persönlichkeitsorganisation

Im Gegensatz zur BPO verfügen Menschen mit neurotischer Persönlichkeitsorganisation (NPO) über eine integrierte Identität (d. h. ein integriertes Gefühl für sich selbst und andere). Ihre Abwehr ist im Allgemeinen reifer und bewegt sich auf der Ebene der Verdrängung, weniger auf der der Spaltung. Sie geht nicht mit bestimmten Verhaltensmerkmalen einher, die die Interaktionen im zwischenmenschlichen Bereich des Patienten unmittelbar verzerren, sondern impliziert, im Gegensatz zur Spaltung, integrierte, ich-syntone und im Charakter verankerte Dyaden, die ein konsistentes Selbstkonzept definieren und dadurch eine Stabilität sicherstellen, die der BPO fehlt. Ein typisches Beispiel dieser Abwehrformation ist die *Reaktionsbildung*. Ein neurotischer Aggressionskonflikt kann auf bewusster Ebene bedeuten, sich als höflich, jedoch unterwürfig gegenüber einer mächtigen Autorität zu erleben, während gleichzeitig eine andere Dyade konsistent verdrängt wird, in der ein rebellisches Selbst eine sadistische Autorität aggressiv herausfordert. (Diese Deutung wird auf bewusst-vorbewussten Erfahrungsebenen reflektiert, wobei die Verdrängung an sich ein Hinweis dafür ist, dass die als bedrohlich erlebte Objektbeziehung nicht mehr mit den Selbst- und Fremdkonzepten des Betreffenden kompatibel ist.) Diese zweite Dyade unterliegt der konsequenten Verdrängung und hat keinen Zugang zum Bewusstsein, außer im Falle der Regression, wie etwa in explosiven, ärgerlichen Wutausbrüchen oder aber in der Bildung neurotischer Symptome. Neurotische Persönlichkeitsorganisationen bilden weniger schwere Persönlichkeitsstörungen aus, insbesondere die hysterische, zwanghafte und depressiv-masochistische (s. Abb. 1-5).

Die Psychopathologie des Hasses: Haupthindernis der libidinösen Entwicklung

Mehr als andere Theorien fokussiert der objektbeziehungstheoretische Behandlungsansatz der Borderline-Pathologie die Rolle der Aggression (Beck et al. 2004; Linehan 1993; Young 1994). Andere Konzeptualisierungen, zu denen auch einige psychodynamische Ansätze gehören (Bateman u. Fonagy 2004; Buie u. Adler 1982/3; Kohut 1973; Masterson u. Rinsley 1975) sehen die Aggression als wütende Reaktion auf schlechte Behandlung, ohne die Rolle endogener Aggression näher zu erläutern. In der Tat wird uns zuweilen vorgehalten, die Bedeutung von Wut und Aggression übermäßig zu betonen und Borderline-Patienten als schlechte Menschen darzustellen. Wir möchten an dieser Stelle unsere Position wie folgt klarstellen:

Wir sehen Aggression als konstitutionelle Komponente eines jeden Individuums, d. h. als ein Ergebnis der menschlichen Evolution, das neurobiologisch verankert ist (Panksepp 1998).

Darüber hinaus ist es eine unzulässige Vereinfachung, Aggression mit „Schlechtigkeit" gleichzusetzen. Evolutionsgeschichtlich diente Aggression dem Schutz der Jungen und der Sicherung von Nahrungsquellen und Lebensraum. In einem zivilisierten Kontext können aggressive Triebe kontrolliert und in den Dienst von Selbstbehauptung, Kreativität und Führungsqualitäten gestellt werden. Die simplifizierte Vorstellung, Aggression sei nur schlecht, hat zur Folge, dass nur die gute Seite der frühen psychischen Entwicklung ein wünschenswerter Zustand sei. Da jedoch die nur-guten Selbst- und Objektrepräsentanzen ebenso wenig realistisch sind wie die nur-schlechten, müssen auch sie überwunden werden, um eine Anpassung an die Realität zu ermöglichen. Schließlich sind wir der Auffassung, dass man einem Patienten oft helfen muss, seine Aggression anzuerkennen, zu verstehen und zu integrieren, um eine Entwicklung zu mehr Liebesfähigkeit zu ermöglichen, die durch unverarbeitete und unintegrierte Aggression blockiert sein kann.

Im Laufe der normalen Entwicklung kommt es zu einer Integration der abgespaltenen und schlechten psychischen Anteile, was wiederum eine innere Welt entstehen lässt, die nicht mehr durch Spaltung charakterisiert ist – sondern durch Selbst- und Objektrepräsentanzen, die sowohl gut als auch schlechte Merkmale in sich vereinigen – und von daher einen flexibleren Umgang mit den Komplexitäten der äußeren Welt erlaubt (Abb. 1-4, S. 6). Aus idealen Versorgern einerseits und sadistischen Verfolgern andererseits werden realistische Gegenüber, die „gut genug" sind. Diese Integration innerer Bilder verdankt sich zwei Faktoren: erstens der kognitiven Entwicklung, die uns befähigt zu erkennen, dass die Aufspaltung in extreme Pole der Komplexität realer Menschen nicht gerecht wird und zweitens der Tatsache, dass bei den meisten Menschen gute und befriedigende Erfahrungen in der persönlichen Entwicklung überwiegen, was wiederum die Tolerierung von schlechten Erfahrungen ohne die extreme Reaktion von Hass erleichtert. Diese Entwicklungsstufe entspricht Melanie Kleins (1983c) depressiver Position, die so benannt ist, weil die betreffende Person den Verlust primitiver idealer Versorgung betrauert, während sich ihr die Möglichkeit realer Liebe mit all ihren Unzulänglichkeiten eröffnet, und weil es zu Schuldgefühlen kommt angesichts des aggressiven Hasses, der auf das „schlechte Objekt" projiziert wurde, bevor dieses Teil einer komplexeren, integrierten Beziehung wurde. Auch der Affekt, der dem komplexeren Anderen der depressiven Position entspricht, ist vielschichtiger – und nicht der nur-liebevolle versus nur-hasserfüllte der frühen gespaltenen psychischen Struktur.

Diese unreife Spaltung der psychischen Struktur entspricht der **paranoid-schizoiden Position**, in der die innere Welt auf der Grundlage abgespaltener Repräsentanzen von nur guten und nur schlechten Objekten (bzw. entsprechenden Selbstrepräsentanzen) organisiert ist. Die paranoide Position schützt das unrealistische und idealisierte Bild eines perfekten Versorgtwerdens vor der Kontaminierung durch Unzulänglichkeit oder Zerstörung, indem die gesamte „Schlechtigkeit" auf das gleichermaßen unrealistische verfolgende Objekt projiziert wird. Der Betreffende existiert in einer Welt, in der er sich Verfolgung ausgeliefert sieht, um die inneren Bilder des perfekten Anderen und des perfekten Selbst aufrechtzuerhalten, die in der Realität niemals angetroffen werden. Dieses Modell entspricht der inneren Welt von Menschen mit einer BPO. Ziel der Therapie ist die Entwicklung in Richtung **depressive Position**, in deren Verlauf der Patient lernt, mit dem Verlust des frühen idealen Objekts fertig zu werden und sich die Möglichkeit wahrer Bezogenheit in der realen Welt zu eröffnen, wenn er erkennt, dass ihm echte – wenn auch nicht perfekte – Liebe und Zuneigung entgegen gebracht werden und dass nicht-ausbeuterische, auf gegenseitiger Fürsorge basierende Beziehungen möglich sind.

Bleibt die psychische Integration aus, die die depressive Position ermöglicht, so mündet die Spaltung der innerpsychischen Organisation im späteren Verlauf in eine Borderline-Persönlichkeit. Identitätsdiffusion ist die Folge dieser fragmentierten inneren Organisation. Das bedeutet, dass mannigfaltige unintegrierte Selbstobjektdyaden zu jedem Zeitpunkt auf unterschiedlichste Art und Weise das subjektive Erleben bestimmen und so ein Gefühl von Diskontinuität entstehen lassen bzw. es dem Betreffenden erschweren, sich auf Beziehungen, sinnvolle Tätigkeiten, Ziele oder Werte einzulassen.

Libido und Aggression – Lebens- und Todestrieb in der Freudschen Metapsychologie

(1920) – konstituieren die Integration von Affekten, die mit lustvollen, befriedigenden, positiven Gefühlszuständen (Libido) oder aber entsprechend negativen, aversiven, schmerzlichen und aggressiven Gefühlszuständen (Aggression) einhergehen. Sexuelle Erregung lässt sich somit als ein Basisaffekt verstehen, der sich allmählich aus dem frühen erogenen Potenzial des Körpers des Säuglings und der lustvollen Stimulierung von Körperoberflächen und Schleimhäuten herausbildet.

Demgegenüber steht Wut als weiterer früher Basisaffekt im Zentrum der Aggression – nicht jedoch als solcher, wenn Aggression pathologische Züge annimmt. In diesem Fall kommt es zu einer Umwandlung von temporärer Wut in Hass. Dieser chronische, strukturierte Affekt setzt eine bestimmte internalisierte Objektbeziehung voraus, die eine zentrale Rolle in der Psychopathologie der Aggression einnimmt. Die ursprüngliche Funktion von Wut liegt in der Übermittlung einer Basisbotschaft an die Bezugsperson, eine Quelle des Ärgers oder ein Hindernis, das der Befriedigung im Weg steht, zu beseitigen. Das Bild eines bösen, frustrierenden Objekts oder, genauer, einer internalisierten Objektbeziehung zwischen einem leidenden Selbst und einem Objekt, das willentlich Schmerz zufügt, kann in diesem Zusammenhang Hass entstehen lassen. Auf einer sehr frühen Ebene spiegelt Hass den Wunsch wider, das böse Objekt zu zerstören. Später, auf einer reiferen Ebene – wenn frühe Aspekte sexueller Erregung und Hass miteinander verschmelzen – ist es das Ziel des Hasses, im Objekt Leiden zu erzeugen. In diesem Fall haben wir es mit einer strukturierten, sadistischen Beziehung zum Objekt zu tun. Schließlich gibt es eine Form von umschriebenem Hass, dem der Wunsch zugrunde liegt, das schlechte Objekt um der Sicherheit des eigenen Selbst willen zu beherrschen und zu kontrollieren.

Hass impliziert stets intensives Leiden, die Furcht vor einem möglichen Angriff seitens des bösen Objekts, sowie unreife projektive Mechanismen, insbesondere den der projektiven Identifizierung. Die Schwierigkeit, mithilfe der projektiven Identifizierung einen schmerzlichen Affekt zu bewältigen, schafft einen Teufelskreis: die Projektion von (in diesem Fall) Aggression erhöht die Angst vor dem Objekt, auf das die Aggression projiziert wurde, was wiederum die Gegenaggression als Reaktion auf diese phantasierte Aggression seitens des Objekts steigen lässt, während gleichzeitig versucht wird, im Objekt eine hasserfüllte Reaktion zu induzieren, um genau dieses kontrollieren zu können. Die Aktivierung von Hass in der Behandlung geht für gewöhnlich mit Versuchen omnipotenter Kontrolle einher, die an ein Gefühl – implizit oder explizit – drohender Gewalt sowie einer Verwirrung im Patienten über deren Herkunft geknüpft ist.

Diese Konzeptualisierung der Beziehung zwischen Affekten und Trieben ermöglicht eine schärfere Fokussierung der Beziehung zwischen genetisch-konstitutionell bedingten Faktoren einerseits, die zur Aktivierung von aggressiven Affekten einerseits beitragen, und jenen Mechanismen andererseits, durch die es durch frühe Traumatisierungen immer wieder zu intensiver und chronischer Wut sowie dem Teufelskreis internalisierter, von Hass beherrschter Objektbeziehungen kommt. Die bei manchen Menschen genetisch bedingte und angeborene Disposition für heftige Aggression wird womöglich durch abnorme neurohormonelle Systeme übertragen und mündet in eine pathologische Affektaktivierung. Unsere wachsenden Erkenntnisse über die Fehlerhaftigkeit dopaminerger, adrenerger, noradrenerger, cholinerger und insbesondere serotonerger Neurotransmittersysteme und deren Einfluss auf die Hypothalamus-Hypophysen-Nebennierenrinde-Achse verdanken wir den aktuellen Entwicklungen in der Erforschung der Biologie der Affekte und des Temperaments – d. h. angeborener Dispositionen hinsichtlich Intensität, Rhythmus und Schwellen der Affektaktivierung (vgl. Kernberg u. Caligor 2005).

Die Forschungsergebnisse zum Einfluss früh einsetzender, intensiver und chronisch körperlicher Schmerzerfahrung auf das aggressive Verhalten des Säuglings sowie die Auswirkungen chronisch aggressiver und provokativer Mutter-Kind-Interaktionen auf das Entstehen pathologisch aggressiven Verhaltens in der frühen und mittleren Kindheit ergänzen frühere Studien zum Syndrom des misshandelten Kindes, in denen festgestellt wurde, dass Kinder, die geschlagen wurden, eine erhöhte Abhängigkeit von ihren misshandelnden Eltern entwickeln und selbst zu körperlich misshandelnden Eltern werden (Kernberg 2004). Die spezifische affektgeladene Beziehung zwischen Selbst- und Objektrepräsentanzen, in der es abwechselnd zu einer Identifizierung mit Opfer und Täter gleichermaßen kommen kann, ist oft ein zentrales Merkmal der Borderline-Persönlichkeitsstörung.

Die Beziehung zwischen Trauma, Hass und Neid

Unsere klinische Erfahrung hat uns geholfen, die Beziehung zwischen Trauma, Hass und Neid genauer zu verstehen. Hass – insbesondere jener primitive, intensive Hass, der alle Facetten des Erlebens des Patienten durchdringt – löst häufig Neid auf all jene aus, die nicht von einer derart schmerzlichen, destruktiven und selbstzerstörerischen Beziehung zum Leben kontrolliert werden. Unter weniger extremen Umständen zieht eine traumatische Erfahrung relativ reine Formen klinischen Hasses nach sich, jedoch ohne die Psychopathologie des Neides. In wieder anderen Fällen rührt Hass aus extrem chaotischen frühen Erfahrungen her oder aber aus einer Hypersensitivität für Frustration, die einen intensiven Neid auf ein gutes Objekt auslöst, das sich willentlich und sadistisch zu entziehen scheint. In diesen Situationen wird Hass von Neid beherrscht und ist – sowohl bewusst als auch unbewusst – gegen das beneidete, gleichzeitig aber auch befriedigende Objekt gerichtet.

Die genuin narzisstische Persönlichkeitsstruktur kann als massive charakterologische Abwehrformation gegen die Aktivierung eines ungewöhnlich stark ausgeprägten Neides angesehen werden. In diesem Fall richtet sich der Hass nicht nur gegen ein als sadistisch und traumatisierend wahrgenommenes Objekt, sondern auch gegen ein gutes Objekt, das, so die Wahrnehmung des Betreffenden, absichtlich ersehnte Zuwendung zurückhält, um zu quälen. Die Psychopathologie des Neides – die Neigung, Liebe und Güte zu entwerten und zu vergiften, weil diese vom beneideten Objekt stammen – mündet schließlich in eine sich selbst perpetuierende Erzeugung von Frustration und Hass.

Antisoziale Struktur und Übertragung

Auf die extremsten Ausprägungen eines überdauernden, unverstellten und unkontrollierbaren Hasses treffen wir im Falle der *Antisozialen Persönlichkeitsstörung*. Völlige Indifferenz und Kälte gegenüber zwischenmenschlichen Beziehungen, gepaart mit gelegentlichen Gewaltausbrüchen kennzeichnen die betreffenden Persönlichkeiten. Wir unterscheiden zwischen Antisozialer Persönlichkeitsstörung – die dem klassischen *Psychopathen* entspricht, wie er in der Britischen Fachliteratur und im DSM-I und DSM-II (American Psychiatric Association 1952, 1968; Hare 1986; Kernberg 1997; Stone 1993) beschrieben wurde – und dem weniger schweren Syndrom des *malignen Narzissmus*. Hiervon wiederum ist die *Narzisstische Persönlichkeitsstörung mit antisozialen Zügen* zu unterscheiden. Das völlige Fehlen von Überich-Funktionen sowie die Unfähigkeit, Schuld und Sorge zu empfinden und Beziehungen einzugehen, die nicht ausbeuterisch sind, schließen die Möglichkeit einer therapeutischen Beziehung mit der antisozialen Persönlichkeit praktisch aus, so dass dieses Störungsbild derzeit als nicht behandelbar angesehen werden muss. Das chronische Misstrauen, das die zwischenmenschlichen Beziehungen der antisozialen Persönlichkeit kennzeichnet, zeigt sich in der Behandlungssituation als psychopathische Übertragung, d. h. als chronische und unveränderbare Unehrlichkeit gegenüber dem Therapeuten. Die psychopathische Übertragung ist eine wirksame Abwehr gegen zugrunde liegende, schwere paranoide Übertragungsformationen, die im Extremfall in eine paranoid-psychotische Regression münden kann. Die in diesen Fällen entstehende Phantasiewelt von Objektbeziehungen ist durchdrungen von gegenseitiger Manipulation und Unehrlichkeit als dünner Schutzmantel über der eigentlichen Welt voller Rücksichtslosigkeit und Gewalt, die als einzig denkbare bedeutsame menschliche Interaktion erscheint.

Außer in den Fällen einer antisozialen Persönlichkeitsstörung mündet die systematische Analyse psychopathischer Übertragungsmuster schließlich in die Manifestation der zugrunde liegenden paranoiden Übertragung und fördert jene abgewehrte Beziehung zutage, in der ein hasserfülltes, sadistisches Objekt abwechselnd auf den Therapeuten projiziert oder vom Patienten selbst inszeniert wird. In weiter fortgeschrittenen Behandlungsphasen wechselt die paranoide Übertragung in depressive Übertragungsmuster: Projektive Mechanismen gehen zurück; Gefühle von Schuld und Sorge angesichts des nunmehr als aggressiv erkannten Verhaltens gegenüber dem guten Objekt lassen in der Folge Wiedergutmachungswünsche entstehen; die Fähigkeit zur Ambivalenztoleranz steigt.

Die Analyse paranoider Übertragungen

Paranoide Übertragungen sind charakterisiert durch das Vorherrschen hasserfüllter Objektbeziehungen, die vom idealisierten Gegenpart (eine sich aus dem guten Selbst das Patienten und einem ideal nährenden Objekt zusammensetzen) dissoziiert oder abgespalten sind. Paranoide Übertragungen, auf die wir in den folgenden Abschnitten näher eingehen werden, sind die häufigsten Übertragungsmuster, die wir bei Borderline-Patienten antreffen. Ihre systematische Analyse soll dem Patienten helfen, seine Sicht des Therapeuten als potenziell gefährlichen Feind, vor dem er sich in Acht nehmen muss, aufzudecken und zu verbalisieren. Ohne zunächst zu versuchen, diese Sichtweise zu ändern, exploriert der Therapeut diese von einer Position technischer Neutralität aus, was dazu führt, dass die Angst des Patienten vor dem Therapeuten als potenzieller Bedrohung zurückgeht, während das stringente Einhalten des Behandlungsrahmens ebenfalls die Sicherheit im Patienten wachsen lässt, dass seine Befürchtungen hinsichtlich des als gefährlich wahrgenommenen Therapeuten unbegründet sind.

Es ist wichtig, dass der Therapeut den Patienten weder vorzeitig beruhigt – und dadurch die hasserfüllte Objektbeziehung zum Verschwinden bringt –, noch vorzeitig die projektive Identifizierung deutet, bevor der Patient in der Lage ist, seinen projizierten Hass anzuerkennen. Die Etablierung und Aufrechterhaltung eines klaren Behandlungsrahmens stellt sicher, dass Aggression nicht außer Kontrolle gerät oder als überwältigend gefährlich erlebt wird, sondern ohne Angst exploriert werden kann. Es ist in diesem Zusammenhang von Bedeutung, sich André Greens (1993) Feststellung ins Gedächtnis zu rufen, wonach Ausagieren und Somatisierung jene Wege darstellen, über die ein Patient des bewusste Erleben psychischer Realität zu vermeiden sucht. Über eine Kanalisierung der Affekte des Patienten in die Behandlungssituation und deren Deutung in der Übertragung sei es möglich, diese beiden Abwehrbewegungen in bewusstes psychisches Erleben umzuwandeln. In der Praxis bedeutet dies, dass jedes Mal, wenn der Patient einen Affekt äußert (z. B. „ich habe Angst"), der Therapeut von der innerpsychischen Aktivierung einer bestimmten Objektbeziehungsdyade ausgeht. Die Bewusstmachung der Selbst- und Fremdbilder, die sich hinter diesem Erleben verbergen, erfolgt am effektivsten über das Erleben des Patienten im Hier und

Jetzt – mit anderen Worten, über die Bearbeitung der Übertragung.

Struktur und Übertragungsmuster des malignen Narzissmus

Das Syndrom des malignen Narzissmus – der, klinisch gesehen, durch die Verknüpfung einer narzisstischen Persönlichkeitsstruktur, ichsyntoner Aggression, paranoider Merkmale sowie antisozialer Verhaltensmuster gekennzeichnet ist – unterscheidet sich von der antisozialen Persönlichkeitsstörung insofern, als die betreffende Persönlichkeit in der Lage ist, Gefühle von Schuld zu empfinden und anderen Menschen auf eine Art und Weise zu begegnen, die nicht nur von Hass gekennzeichnet ist. Nichtsdestotrotz zeichnet sich der maligne Narzissmus durch ein ungewöhnlich hohes Maß an Aggression aus, die weit über die libidinösen Affekte in der Beziehung zu anderen Menschen hinausgehen, so dass Hass und Neid das klinische Bild beherrschen. Die Identifizierung mit extrem sadistischen frühen Objekten einerseits, und einem Selbst, das diesen Objekten als Opfer ausgeliefert ist, andererseits, manifestiert sich klinisch gesehen als extrem gewalttätiges und selbst- und fremdaggressives Verhalten. Diese Verknüpfung von antisozialen, selbstverletzenden und suizidalen Tendenzen kann – als einziger positiver Indikator potenzieller Therapierbarkeit – dazu führen, dass der Therapeut als gehasstes Objekt hoch besetzt wird, jedoch zum eigenen Überleben gebraucht wird.

Narzisstische Struktur und Übertragung

Im Falle von Patienten mit narzisstischer Persönlichkeit und antisozialen Verhaltensmustern, die jedoch keine Züge des malignen Narzissmus aufweisen, ist das klinische Bild häufig von Aggression in unterschiedlichster, aber für das Störungsbild sehr charakteristischer Form geprägt.

Das am schwierigsten zu diagnostizierende Muster ist die Entwicklung einer perversen Übertragung. Perversität besteht darin, die Liebe, die von einem Objekt erfahren wird, in den Dienst der eigenen Aggression zu stellen – im Gegensatz zu masochistischen Syndromen, bei denen Aggression im Dienste der Liebe steht. Perversität unterscheidet sich auch insofern von herkömmlichen Manifestationen des Sadismus, als der Patient im Therapeuten den Wunsch zu helfen und somit dessen emotionale Verfügbarkeit stimuliert, um jedoch genau diese Liebesfähigkeit zu zerstören – ein Muster, das wir am häufigsten bei Patienten mit malignem Narzissmus antreffen. Das Ausagieren von Hass, der an unbewussten Neid geknüpft ist, mündet bei weniger schwer gestörten narzisstischen Persönlichkeiten in negative therapeutische Reaktionen, die im Allgemeinen zugänglich für entsprechende Deutungen sind. So geht es dem Patienten typischerweise schlechter, nachdem er den Therapeuten als hilfreich erlebt hat. (Eine Therapiestunde, in der der Patient anscheinend Fortschritte gemacht hat, führt beispielsweise zu einem verstärkten Gefühl der Leere und Hoffnungslosigkeit.) Die Analyse einer negativen therapeutischen Reaktion fördert für gewöhnlich unbewussten Neid auf den Therapeuten zutage, der sich als hilfreich erwiesen hat, was der Patient jedoch als Demütigung und Hinweis auf seine eigene Minderwertigkeit auffasst. Die Bewusstmachung dieses Neides und seiner negativen Auswirkungen auf die Fähigkeit des Patienten, Hilfe anzunehmen, sind wesentlich für seine Überwindung.

Hass gepaart mit raschen Rollenwechseln

Im Gegensatz zu den spezifischen Manifestationen von Hass in der Übertragung und den entsprechenden Abwehrformationen, wie sie in den vorherigen Abschnitten beschrieben wurden, gibt es ein Übertragungsmuster, das sich durch das gesamte Spektrum schwerer Charakterpathologie zieht – die Inszenierung einer von Hass dominierten Objektbeziehung mit raschem Rollenwechsel: Auf die Identifizierung mit einem sadistischen Objekt, das zu Angriffen auf den Therapeuten führt, folgt im nächsten Moment die Identifizierung mit dem hilflosen und paralysierten Opfer des sadistischen Therapeuten. Dieses Wechselspiel mündet in sadomasochistische Übertragungsformen unterschiedlichster Art. In diesem Zusammenhang ist es erstaunlich, dass sich die Identifizierung des Patienten mit dem sadistischen Objekt in dessen Verhalten manifestiert, ihm jedoch bewusst nicht zugänglich ist, wohingegen die Identifizierung mit dem Opfer sehr bewusst erlebt wird.

So reagiert eine Patientin auf die fünfminütige Verspätung ihres Therapeuten wutentbrannt und laut fluchend. Wild gestikulierend und mit Drohgebärde marschiert sie vor ihm auf und ab. Dass er sie habe warten lassen, sei der Beweis dafür, so ihr Vorwurf, dass er sie insgeheim hasse und sie nicht sehen wolle. Er verhalte sich absolut unprofessionell und man müsse ihm die Therapeutenlizenz entziehen.
In diesem Beispiel erfolgt auf bewusster Ebene eine Identifizierung mit dem Opfer aggressiven Verhaltens, während sich im Verhalten der Patientin ein rascher Wechsel hin zur Identifizierung mit dem Aggressor sichtbar wird. Es ist wichtig, dass der Therapeut diese Rollenwechsel erkennt und dem Patienten aufzeigt, um dessen Bewusstsein für seine innere Welt zu vertiefen.

Das Muster des Rollenwechsels zeigt sich auch in der Identifizierung mit einem sadistischen Objekt, während das angegriffene Selbst auf den eigenen Körper projiziert wird – wie etwa in schweren selbstverletzenden Tendenzen, parasuizidalen oder selbstzerstörerischen Verhaltensweisen wie Anorexia Nervosa. Damit einhergehen oder davon abgelöst werden können Phasen von Aggression gegenüber dem Therapeuten, oder aber die Wahrnehmung des Therapeuten als sadistischen Angreifer. Eine zentrale therapeutische Aufgabe des Therapeuten besteht in diesem Fall darin, die Teilrepräsentanzen zurückzuverfolgen, da sich diese sonst gegen den Patienten selbst richten oder aber auf den Therapeuten oder ein anderes äußeres Objekt projiziert werden.

So tadelt sich eine Patientin erbarmungslos für all die Fehler, die sie in ihrem Leben begangen hat. Die Bemühungen des Therapeuten, den sadistischen Charakter dieser Selbstbezichtigungen aufzuzeigen, münden wiederum in heftige Angriffe auf den Therapeuten als nutzlos, unverständig und intolerant. Den Hinweis, dass das Objekt ihrer Angriffe austauschbar war, ohne dass sie ihre hyperkritische Haltung hinterfragt, erlebt die Patientin als grausamen Angriff. Sie fühlt sich missverstanden und vom Therapeuten schlecht behandelt. Mit zunehmender Einsicht in den Rollenwechsel zwischen Kritisierendem und Kritisiertem, den sie in ihrer Beziehung zum Therapeuten inszeniert, gelingt es der Patientin in der Folge jedoch, die für dieses Muster verantwortlichen Anteile in ihr besser in den Griff zu bekommen.

Die Täter-Opfer-Beziehung bleibt in der Regel von libidinös besetzten Dyaden abgespalten. Der Patient hält idealisierte Beziehungen und Beziehungen, die von Hass und Verfolgung beherrscht werden, strikt getrennt, wobei der Therapeut über einen längeren Zeitraum hinweg entweder die Rolle des Verfolgers oder des idealisierten Beschützers übertragen bekommt. Im ersten Fall überdeckt eine chronisch paranoide Übertragung, in der der Therapeut ein gefährliches, sadistisches Objekt repräsentiert, die Spaltung von Liebe und Aggression, so dass Liebe in der Behandlung gar kein Thema zu sein scheint, was wiederum die Analyse der verzweifelten Suche des Patienten nach einem idealen Objekt verhindert. In einer offenkundig idealisierten Beziehung, in der der Patient sich als Opfer anderer Verfolger erlebt, während der Therapeut von Aggression verschont bleibt, besteht die Gefahr, dass

die Identifizierung des Patienten mit dem Aggressor „außen vor" bleibt, da die aggressive Objektrepräsentanz von der Binnenübertragung abgespalten und in die Außenübertragung verschoben wird.
Diese Situation ist typisch für Fälle von Inzest, in denen der Patient oder die Patientin den Täter als Verkörperung des Bösen wahrnimmt, den Therapeuten wiederum als freundlichen und verständnisvollen Retter, und sich selbst als ewiges Opfer. Die Wiederholung der Opfersituation weist auf die Persistenz der unbewussten Identifizierung mit beiden Anteilen der dominanten, von Hass durchdrungenen Beziehung hin.

Mildere Formen von Hass in der Übertragung

Je näher wir uns den milderen Formen von Hass in der Übertragung nähern, desto mehr kommt es hier zu Überschneidungen mit dem breiten Spektrum negativer Übertragungen unterschiedlichster Genese und Funktion. Im Gegensatz zum ostentativen Ziel, das schlechte Objekt zu zerstören, zu kontrollieren oder leiden zu lassen, treten nunmehr Ambivalenz und die entsprechenden Abwehrbewegungen sowie der sich hinter einer offenkundig hasserfüllten und verfolgenden Objektbeziehung verbergende Wunsch nach einer idealen Objektbeziehung sehr viel deutlicher zutage. Der Therapeut ist nicht mehr mit den bewussten und unbewussten Versuchen des Patienten konfrontiert, seine Arbeit und seine Bedeutung zu zerstören.
Die Fokussierung von Übertragung erfordert auf behandlungstechnischer Ebene konsequentes Reflektieren im Sinne von „warum erzählt mir der Patient dies zum jetzigen Zeitpunkt?", „wie sieht mich der Patient?", „wie behandelt mich der Patient?", „was macht der Patient mit mir?", und „wie reagiere ich auf den Patienten?". Es gilt, die eigene Gegenübertragung ebenso im Blick zu haben wie die Auswirkungen unreifer Abwehrmechanismen, insbesondere der projektiven Identifizierung. Unsere Bemühungen, mögliche Übertragung auszumachen, sollten auch von der Frage geleitet sein, ob die Reaktion eines Patienten dem entspricht, was wir im Normalfall von unserem Gegenüber in einer bestimmten Situation erwarten würden. Wenn etwa ein Patient auf ein „Guten Morgen" des Therapeuten so reagiert, als würde sich der Therapeut lustig über ihn machen oder aber ihn reich beschenkt haben, so kann von einer Übertragungsbildung ausgegangen werden.

2 Behandlung der Borderline-Pathologie

Die Strategien der Übertragungsfokussierten Psychotherapie

Die Welt ist ein Spiegel, in dem jeder sein eigenes Antlitz erblickt. Wer sauer hineinblickt, sieht ein saures Gesicht. Wer hineinlächelt, findet einen fröhlichen Gefährten. Also, meine jungen Herrschaften – trefft eure Wahl" (Thackeray WM, Vanity Fair).

Behandlungsmodelle im Kontrast

Es gibt viele Möglichkeiten, Patienten mit einer Borderline-Persönlichkeitsorganisation (BPO) und den damit verbundenen spezifischen Schwierigkeiten zu behandeln. Ein Weg, sich den Betroffenen zu nähern, ist gesunder Menschenverstand:

> „Ihre Wahrnehmung der Situation ist verzerrt. Logisch betrachtet, passiert im Moment genau ... dieses ... oder ... jenes. Ihrer Wahrnehmung ist das jedoch nicht zugänglich. Wenn Sie aber darüber nachdenken, werden Sie sehen, dass die Situation ganz anders ist, als Sie ursprünglich dachten. Darüber hinaus ist die Art und Weise, wie Sie reagieren, nicht hilfreich; sie schadet Ihnen eher. Wir werden Ihnen zeigen, wie Sie anders reagieren können. Wenn es Ihnen gelingt, sich zu kontrollieren und anders zu reagieren, werden Sie sehr viel weiter kommen und das Leben sehr viel mehr genießen können."

Dies ist die Vorgehensweise im Rahmen kognitiver Verhaltenstherapie und supportiver Psychotherapie. Viele Patienten sprechen jedoch nicht auf diese Art der Intervention an, da ihre innerpsychischen Kräfte zu mächtig sind.

Es herrscht allgemeine Übereinstimmung darüber, dass ein zentrales Element in der Behandlung von Borderline-Patienten in der Verbesserung der Emotionsregulierung besteht, um die eigenen emotionalen Reaktionsweisen zu modifizieren (Campos u. Sternberg 1981; Gross 1998). **Fünf Typen der Emotionsregulationsstrategie** werden in diesem Zusammenhang beschrieben (Ochsner u. Gross 2004):

1. Die betreffende Person kann den *Bewertungsprozess kontrollieren* (d. h. die Art und Weise, wie sie eine Situation wahrnimmt), bevor eine Entscheidung oder Positionierung in einem bestimmten Kontext eine bestimmte Emotion nach sich zieht. Mithilfe dieser Strategie können bestimmte emotionsauslösende Situationen gemieden werden.
2. Bei der Strategie *Modifizierung der Situation* werden mit der Situation auch deren emotionalen Folgen verändert.
3. Die Strategie des *Aufmerksamkeitswechsels* wiederum impliziert eine Verschiebung der Aufmerksamkeit von bestimmten Umweltreizen auf andere, mit dem Ziel der Emotionsmodulierung.
4. Im Rahmen von *kognitiven Veränderungen* wird die Bedeutung bestimmter Reize, nachdem diese in den Bewertungsprozess eingeflossen sind, modifiziert.
5. Eine fünfte Strategie schließlich betrifft das Ergebnis des Bewertungsprozesses. Im Zuge von Kontrollprozessen – oder *Reakti-*

onsmodulierung – werden Verhaltensmanifestationen, die bestimmten emotionalen Zuständen entspringen, unterdrückt oder verstärkt.

Mehr und mehr empirisches Datenmaterial unterstützt mittlerweile die These, wonach die kognitive Kontrolle von Emotionen ein Zusammenspiel von präfrontalem Kortex sowie subkortikalen und posterior-kortikalen Gehirnregionen impliziert (Silbersweig, unveröffentliches Manuskript 2005). Unseres Erachtens kommen in den verschiedenen Ansätzen zur Behandlung der Borderline-Störung immer eine oder mehrere der genannten Strategien zur Emotionsregulierung zum Einsatz (Tab. 2-1). Was die Übertragungsfokussierte Psychotherapie (TFP) angeht, so nutzt sie das gesamte Spektrum, wobei die Betonung besonders auf die Strategie des *Aufmerksamkeitswechsels* und der *kognitiven Veränderung* gelegt wird. Durch die tiefgreifende Exploration der komplexen kognitiven und emotionalen Prozesse in den Interaktionen des Hier und Jetzt gelingt es der TFP, das kognitive Selbstkonzept des Patienten in seiner Beziehung zu

Tab. 2-1 Vergleich der wichtigsten Behandlungsansätze zur Therapie der Borderline-Störung

Behandlungsaspekt	Kognitive Therapie	Dialektische Verhaltenstherapie	Mentalisierungsgestützte Behandlung	Übertragungsfokussierte Psychotherapie
Patientenpopulation	Persönlichkeitsstörungen	Untergruppe von Borderline-Patienten mit suizidalem Verhalten	Borderline-Persönlichkeitsstörung	Borderline-Persönlichkeitsorganisation
Patient-Therapeut-Beziehung	Ausgewogenheit von Nähe und Distanz	Dialektische Beziehung von Akzeptanz und Veränderung	Taktvolle Exploration der Beziehung	Therapeutische Neutralität und Exploration der Beziehung
Behandlungsziele	Symptomreduzierung und Verbesserung interpersonellen Funktionierens	Symptomreduzierung	Symptomreduzierung	Symptomreduzierung; Identitätsintegration; Reintegration in Liebe, Arbeit und Freizeit.
Behandlungstechniken	Identifizierung von Schemata unter Anleitung des Therapeuten; Konfrontierung mit Schemata; Rollenspiel	Validierung; Fertigkeiten-Training	Verbesserung der Mentalisierungsfähigkeit; Verknüpfung von Affekten und ihren Repräsentanzen; Fokussierung aktueller psychischer Zustände; Berücksichtigung der Defizite des Patienten	Klärung, die an Konfrontation geknüpft ist; Klärung, die an die Integration abgespaltener psychischer Zustände geknüpft ist, mithilfe der Deutung unreifer Abwehrmechanismen und der zugrundeliegenden Motive
Veränderungsmechanismen	Veränderung maladaptiver Schemata		Verbesserte Mentalisierungsfähigkeit	Zunehmende Kohärenz und Integration von Selbst- und Fremdkonzepten

anderen, den Therapeuten miteingeschlossen, in den Fokus der Aufmerksamkeit zu rücken und zu modifizieren.

Kognitiv-verhaltenstherapeutische Behandlungsansätze

Kognitive Ansätze

Aaron T. Beck zählt zu den zentralen Befürwortern des kognitiven und verhaltenstherapeutischen Ansatzes zur Behandlung von *Symptomstörungen* bzw. *klinischen Störungen* (Achse-I-Störungen im DSM-IV-TR) sowie, seit kurzem, *Persönlichkeitsstörungen* (Beck et al. 2004). Im Hinblick auf die dysfunktionalen Anpassungs- und Überlebensstrategien von Patienten mit Persönlichkeitsstörungen, richtet sich der Fokus dieses Ansatzes auf den selektiven Informationsverarbeitungsprozess des Betreffenden, der jeder Reaktion auf die Umwelt vorausgeht. Menschen mit Persönlichkeitsstörungen, so die Annahme, bilden maladaptive Überzeugungen aus, die in bestimmte *Strukturen* oder *Schemata* eingebettet sind, die wiederum die eintreffenden Reize auswählen und miteinander verbinden. Bei diesen Schemata handelt es sich um Basisstrukturen, auf die die individuellen kognitiven, affektiven und emotionalen Prozesse des Einzelnen aufbauen. Die theoretischen Wurzeln des Schemakonzeptes sind die Arbeiten von Bartlett (1958) und Piaget (1926, 1975), sowie das Konzept der persönlichen Konstrukte von George Kelly (1955).

Nach Auffassung von Beck ähneln sich Kognitive Therapie und Psychoanalyse in ihrer Fokussierung von Kernproblemen bei Menschen mit einer Persönlichkeitsstörung, sie unterscheiden sich jedoch in der Konzeptualisierung dieser Kernprobleme. Während die Psychoanalyse die Strukturen des Patienten als unbewusst auffasst, geht der kognitive Ansatz davon aus, dass diese Strukturen sehr wohl im Bewusstsein des Patienten liegen. Im Zentrum fehlerhaft ausgebildeter Schemata sieht der kognitive Ansatz einen Attributionsbias, die Psychoanalyse hingegen einen Motivationsbias (Beck et al. 2004, S. 4). Mit anderen Worten, das Problem habe mit bestimmten Charakteristika zu tun, die die betreffende Person einer bestimmten Situation zuschreibt und nicht mit der Beschaffenheit der Affekte, die in einer bestimmten Situation ein bestimmtes Verhalten auslösen. Die zugrunde liegenden Strukturen, so Beck weiter, manifestierten sich in bestimmten Persönlichkeitszügen. Anhand dieser Konzeptualisierung werden die jeweiligen Grundüberzeugungen, Schemata und Strategien, wie sie im Falle der verschiedenen Persönlichkeitsstörungen zum Tragen kommen, identifiziert.

Ein Patient mit einer Borderline-Persönlichkeitsstörung sehe sich selbst als verletzlich, zu kurz gekommen, machtlos, defizitär, nicht liebenswert und schlecht, während er andere entweder (als mächtig und vollkommen) idealisiert oder (als abweisend, kontrollierend und vernachlässigend) entwertet. Diese typischen Selbst- und Fremdkonzeptualisierungen führten wiederum zu Kernüberzeugungen, z. B.: *„Ich brauche jemanden, auf den ich mich verlassen kann“*, aber *„wenn ich mich auf einen anderen Menschen verlasse, werde ich schlecht behandelt werden“* und *„ich verdiene es, bestraft zu werden“*.

In der Kognitiven Verhaltenstherapie kommen auch Selbsteinschätzungsbögen zu dysfunktionalen Kognitionen und Überzeugungen zum Einsatz. Aus den Fragebögen und Narrativen des Patienten zu täglichen Interaktionen mit Anderen leitet der Kognitive Therapeut Selbstkonzept und Schemata eines Patienten ab. Seine Beziehung zum Patienten ist von aktiver Zusammenarbeit, aktivem Fragen (z. B. Aufdeckung der Bedeutung von Erfahrungen), Konfrontation mit den Schemata, indem dem Patienten auf nicht-wertende Art und Weise sein Glaubenssystem vor Augen geführt wird, sowie der Exploration von Übertragungsreaktionen gekennzeichnet. Patient und Therapeut begegnen sich auf der Basis ausgewogener Nähe und Distanz. Ziel der Behandlung ist die

Symptomveränderung mithilfe der Untersuchung und Infragestellung fehlerhafter Schemata, die in die Interaktionen des Patienten einfließen.

In einer Variante dieses kognitiven Ansatzes konzeptualisiert Young (1999; Young et al. 2003) die Borderline-Pathologie als Regression auf intensive emotionale Zustände, die als Kind erlebt wurden, und die wiederum relativ unabhängig von anderen, weniger regressiven Schema-Modi sein können. Ein Borderline-Patient könne somit abrupt von einem Modus in den anderen wechseln. Young beschreibt eine genaue Anzahl (16) von Schemata, auf die Patienten mit Persönlichkeitsstörungen zurückgreifen.

Dialektische Verhaltenstherapie

Marsha Linehan (1993) verbindet kognitive und verhaltenstherapeutische Techniken zur sogenannten Dialektischen Verhaltenstherapie (Dialectical Behavior Therapy, DBT), die gegenwärtig große Aufmerksamkeit erfährt, insbesondere für jene Untergruppe von Borderline-Patienten, die wiederholt suizidal oder parasuizidal sind.

In ihrem Modell geht sie von einer biologisch begründeten Schwierigkeit emotionaler Reaktivität bzw. Emotionsregulierung aus – eine Schwierigkeit, die von den Bezugspersonen der betreffenden Patienten nicht erkannt werde, was in einen Teufelskreis chronischer Invalidierung emotionaler Reaktionen münde, die dadurch noch heftiger und, in den Augen anderer, noch unangemessener ausfallen. Der Betreffende lerne nicht, mit dem normalen Stress und den Wechselfällen des Lebens umzugehen. Um mit heftigen Gefühlen fertig zu werden, könne er daher nur auf bereits zur Verfügung stehende Strategien – wie z. B. Selbstverletzung – zurückgreifen, obwohl diese von anderen keineswegs als Copingstrategien verstanden werden.

Wie die Übertragungsfokussierte Psychotherapie unterstreicht die Dialektische Verhaltenstherapie die Bedeutung eines klaren und strikten Behandlungsrahmens. Der DBT-Therapeut validiert die Erfahrungen und Reaktionen des Patienten – je nachdem, wo der Patient gerade steht – und versucht ihn bei der Entwicklung angemessene Techniken im Umgang mit Emotionen zu unterstützen. In der therapeutischen Beziehung nimmt der DBT-Therapeut eine dialektische Haltung ein, die auf der einen Seite die Akzeptanz des emotionalen Stresses des Patienten impliziert, ohne diesen verändern zu wollen, auf der anderen Seite die Erforschung von Stressauslösern und die Unterstützung beim Erlernen von Fertigkeiten zur emotionalen Toleranz und Regulierung.

Psychodynamische Behandlungsansätze

Die meisten Autoren, die einen psychodynamischen Behandlungsansatz der Borderline-Störung verfolgen, haben Zetzels (1971) Sichtweise hinter sich gelassen, wonach die Behandlung im Grunde supportiv und frei von der Erwartung erfolgen sollte, dass diese Patienten in der Lage sein werden, Autonomie zu erlangen. In einer Zusammenfassung von Waldinger (1987) stimmen die wichtigsten Vertreter eines psychodynamischen Ansatzes in folgenden Punkten überein:

- Betonung eines stabilen Behandlungsrahmens;
- eine im Vergleich zur Arbeit mit neurotischen Patienten erhöhte Aktivität des Therapeuten in den Sitzungen (eine Haltung, die durch die typischen Schwierigkeiten der Borderline-Patienten mit Realitätsprüfung, projektiven Mechanismen und Verzerrungen notwendig wird);
- Toleranz der Feindseligkeit des Patienten, wie sie sich in der negativen Übertragung manifestiert;
- Reduzierung selbstdestruktiven Verhaltens durch Klärung und Konfrontation, mit dem Ziel, dieses Verhalten ichdyston und unbefriedigend zu machen;

- Einsatz von Deutungen, die dem Patienten helfen sollen, Handeln und Fühlen miteinander zu verbinden;
- Unterbinden von agierendem Verhalten durch Grenzsetzung, die den Patienten, andere oder die Behandlung gefährden;
- Fokussierung der frühen therapeutischen Arbeit und Deutungen auf das Hier und Jetzt, weniger auf genetisches Material;
- sorgfältige Überprüfung von Gegenübertragungsgefühlen.

Die verschiedenen Schulen psychodynamischer Therapie der Borderline-Störung unterscheiden sich in ihrem Verständnis, was die Ätiologie der Borderline-Pathologie angeht, und legen von daher einen unterschiedlichen Schwerpunkt auf bestimmte behandlungstechnische Aspekte. Masterson u. Rinsley (1975) sowie Buie und Adler (1982/3) verstehen Instabilität und Wut des Borderline-Patienten primär als Reaktion auf eine real erfahrene defizitäre Bemutterung, die internalisiert wurde. Buie und Adlers Sichtweise einer *haltenden Umgebung* in der Behandlung unterscheidet sich am deutlichsten von unserer Herangehensweise. Sie gehen davon aus, dass die Borderline-Pathologie einem Entwicklungsdefizit entspringt (d. h. einem Mangel an haltenden und beruhigenden Introjekten) und schlagen daher vor, dass die haltenden und beruhigenden Funktionen, über die der Patient ja selbst nicht verfügt, vom Therapeuten übernommen werden sollten. Die Rolle des *haltenden Therapeuten* erstrecke sich über die Therapiesitzungen hinaus in das reale Leben des Patienten, wie etwa in Form von Telefonaten zwischen den Sitzungen oder Postkarten, die der Therapeut dem Patienten in Behandlungspausen schreibe. Diesen therapeutischen Handlungen, bzw. den Erfahrungen des Patienten dabei, kommen nach Buie und Adler größere Bedeutung zu als Deutungen. Ziel sei es, dass der Patient den Therapeuten als haltendes Objekt in seinem evokativem Gedächtnis speichert, was wiederum die Grundlage für die Entwicklung angemessener haltender Introjekte bilde. Erschwert werde die therapeutische Arbeit durch die Wut des Patienten, die aber als Teil des therapeutischen Prozesses toleriert werden müsse, um dem Patienten eine Beziehungserfahrung zu ermöglichen, die das gesamte Spektrum inneren Erlebens in sich vereinige und halten könne. Die Schwäche dieses Modells liegt in der Interferenz heftiger negativer Übertragungen, die nach unserem Dafürhalten bereits in der Frühphase der Therapie sehr viel stringentere Übertragungsdeutungen notwendig machen als Buie und Adler dies empfehlen.

Manualisierte Ansätze

Von Caligor (2005) liegt eine Übersicht über bislang existierende Behandlungsmanuale im Bereich psychodynamischer Langzeittherapien vor, deren Detailgenauigkeit sie für Lehre und Forschung geeignet erscheinen lässt. Den frühesten psychodynamischen Ansatz in Manualform bildet die supportiv-expressive Therapie nach Luborsky (1984) – eine im ambulanten Setting erforschte Behandlungsmethode, die auf die Bearbeitung verschiedener Symptom- und Persönlichkeitsstörungen abzielt, die allesamt als Ausdruck innerpsychischer Konflikte aufgefasst werden. Luborsky sieht die sich wiederholenden und maladaptiven Beziehungsmuster in sogenannten Kernbeziehungskonflikten vereinigt, die sich aus den Narrativen der Patienten ableiten lassen. Ziel der Behandlung ist die Modifizierung dieser Kernbeziehungskonfliktthemen, die im Zentrum der Beschwerden eines Patienten stehen.

Die beiden anderen Ansätze einer manualisierten psychodynamischen Langzeittherapie sind zum einen die hier beschriebene Übertragungsfokussierte Psychotherapie (TFP), zum anderen die Mentalisierungsgestützte Psychotherapie (MBT) nach Bateman u. Fonagy (2004), die auf der Basis einer stringenten Entwicklungspsychopathologie an tagklinisch und ambulant behandelten Patienten entwickelt wurde. Die Betonung dieses Ansatzes liegt auf dem zentralen psychischen Prozess der Mentalisierung – d. h. der Fähigkeit, eigene psychische Zustände sowie die des Therapeuten zu erkennen und genau zu erfassen. Die Generierung dieser Fähigkeit, so die Autoren, gehe mit einem Rückgang der Symptomatik sowie einer Verbesserung des sozialen Funktionsniveaus einher.

Supportive Ansätze

Neben anderen Modellen explorativ-psychodynamischer Psychotherapie werden gegenwärtig in Literatur und Praxis *supportiv-psychodynamische* Psychotherapie und *nicht-psychodynamische* Therapien zusammengefasst. Über die erste Gruppe liegt eine Übersicht von Rockland (1992) vor, der wie die meisten anderen Autoren, jedoch im Gegensatz zu uns, Psychotherapie als „veränderbare Mischung aus supportiven und explorativen Interventionen" ansieht (S. 39) und den Therapeuten mit der Aufgabe betraut sieht, „eine angemessene Mischung aus stützenden und explorativen Elementen für den einzelnen Patienten zu einem bestimmten Zeitpunkt zu finden" (S. 39ff). Supportive Psychotherapie kann als der Versuch beschrieben werden, die adaptive Abwehr des Patienten zu stärken, maladaptive unreife Abwehrbewegungen zu reduzieren sowie über affektive und kognitive Unterstützung und direkte Einflussnahme eine als hilfreich erlebte Identifizierung mit dem Therapeuten zu fördern.

Obwohl wir uns der supportiven Elemente der TFP bewusst sind – sicherer Rahmen, konsequentes Sich-Einsetzen für den Patienten, Aufmerksamkeit und Interesse aufseiten des Therapeuten – empfehlen wir im Rahmen einer TFP-Behandlung keinen Einsatz supportiver *Techniken*, wie etwa aktive Ermunterung oder das Erteilen von Ratschlägen, da diese nach unserer Auffassung ein Abweichen von der technischen Neutralität bedeuten. Auch wenn Abweichungen dieser Art in der Therapie mit Borderline-Patienten zuweilen notwendig sind (s. Kap. 3, S. 59), betrachten wir den Einsatz supportiver Techniken, ja selbst die Versuchung, darauf zurückzugreifen, als ein Moment, das zur Überprüfung der Gegenübertragung Anlass gibt, um zu verstehen, welche Rolle der Patient dem Therapeuten gerade anträgt. Der Einsatz supportiver Techniken kann dazu führen, dass der Therapeut im Leben des Patienten zu einer sehr viel realeren Person wird (und so mit der Fokussierung der Übertragung interferiert) oder einen Anteil der inneren Welt des Patienten austrägt. Darüber hinaus verstärken supportive Techniken die Abhängigkeit des Patienten vom Therapeuten und kollidieren von daher mit dem therapeutischen Ziel der Autonomieförderung.

Das TFP-Behandlungsmodell

Aktivierung von Objektbeziehungen in einem sicheren Rahmen

Im Gegensatz zu den bislang beschriebenen Ansätzen ermöglicht TFP die vollständige Aktivierung der verzerrten inneren Selbst- und Objektrepräsentanzen des Patienten in der gegenwärtigen Patient-Therapeut-Beziehung. Man kann von einer Aktivierung früher Objektbeziehungen ausgehen, da diese, ebenso wie die dominanten motivationalen Systeme, im Leben des Patienten unverändert wirksam sind. In der Behandlung haben die Patienten die Gelegenheit, ihre Objektbeziehungen zu entfalten, während der Therapeut versucht, kognitiv zu analysieren und zu klären, was der Patient auf tiefster Ebene wahrnimmt. Bei diesen Szenarien handelt es sich nicht einfach um buchstäbliche Wiederholungen dessen, was sich in der Vergangenheit zugetragen hat, sondern um eine Kombination dessen, was geschehen ist, was der Patient meint, das geschehen ist, und was der Patient defensiv zu vermeiden sucht.

Im Rahmen einer TFP-Behandlung wird die therapeutische Beziehung unter kontrollierten Bedingungen strukturiert, um eine völlige Explosion der Affekte und die Zerstörung der Kommunikation zu verhindern. Wir schaffen einen sicheren Behandlungsrahmen (s. Kap. 6, S. 143), in dem pathogene innere Beziehungen wiederbelebt werden können. Die Sicherheit und Stabilität des therapeutischen Settings erlaubt dem Patienten die Reflektion über die Gegenwart sowie über das, was in der Vergangenheit passiert ist, da seine Wahrnehmungen stärker auf inneren Repräsentanzen basieren als auf den tatsächlichen momentanen Geschehnissen. Die *technische Neutralität* des Therapeuten unterstützt die Reaktivierung und das Containment internalisierten vergangenen Erlebens.

TFP fördert Veränderung durch Wiederbelebung früher Objektbeziehungen unter kontrollierten Bedingungen, ohne jedoch jenen Teufelskreis in Gang zu setzen, in dem die emotionale Dysregulation des Patienten die gefürchtete Reaktion seitens der Umwelt hervorruft. Die TFP setzt so die herkömmliche Reaktion einer normalen Umgebung auf einen gestörten Patienten außer Kraft und gestattet diesem, seine inneren Repräsentanzen auszuleben. Dies ist der zentrale Ansatzpunkt der Übertragung. Unangemessene Verhaltensweisen werden vom Therapeuten nicht mithilfe edukativer Mittel verhindert, sondern zu deren Verständnis zugelassen.

Diesem Prozess sind jedoch auch Grenzen gesetzt. Aufgrund der Verdichtung vergangener Ereignisse im Gedächtnis und der dabei involvierten Umwandlungsprozesse, Progression, Regression und Fixierung[1] kann der Therapeut niemals davon ausgehen, dass es sich bei der Reaktivierung um eine genaue Wiederholung der Geschehnisse handelt. Eine Behandlung reproduziert kein spezifisches Erleben in der Zeit, sondern vielmehr eine innere Konstruktion, deren eigentlicher Ursprung nicht exakt benannt werden kann. Was dabei Phantasie und was exakte Vergangenheitsbeschreibung ist, diese Frage beschäftigt den Therapeuten nicht. Die innere Repräsentanz ist eine aktuelle psychische Realität, die als grundlegender motivationaler Faktor und Widerspiegelung einer psychischen Struktur im Leben des Patienten wirksam ist. Genau diese Struktur steht im Fokus der Veränderung. Aus diesem Grund stellt die Aktivierung dissoziierter, verdrängter oder projizierter internalisierter Objektbeziehungen unter kontrollierten Bedingungen einen grundlegenden Veränderungsmechanismus dar. Man könnte auch sagen, dass es sich dabei um die Förderung eines regressiven Prozesses handelt – Regression im Sinne von Zeit, Funktionsmodus, Erleben sowie der Entwicklung von Introspektion oder Selbstreflexion. Der Zuwachs an reflexiven Fähigkeiten ist ebenfalls ein wesentlicher Veränderungsmechanismus.

Die Reaktivierung innerer Objektbeziehungen in Bezug auf den Therapeuten bezeichnen wir als *Übertragung*, die kognitive Formulierung dieses Erlebens seitens des Therapeuten als *Deutung*. Der (im Therapievertrag beschriebene) schützende Behandlungsrahmen trägt ganz wesentlich zum *Containment* oder *Holding* bei. Gemeint ist damit das Halten/*Containment* von Affekten, nicht die Tatsache, ob ein Therapeut warmherzig oder mitfühlend ist (wobei das Verhalten des Therapeuten natürlich von Takt und Höflichkeit geleitet ist und nicht von jener kühlen Neutralität, wie sie uns in den Karikaturen psychoanalytischer Therapeuten begegnet). *Containment* bezieht sich also eher auf die kognitive Strukturierung dessen, was kognitiv und affektiv zunächst chaotisch wirkt.

Zerstörung des Denkens

Die Desorganisation eines Patienten betrifft nicht nur seine Selbst- und Fremdkonzepte,

---

1 Hierbei handelt es sich um ein Beispiel dessen, was die französischen Autoren *après coup* nennen. In der deutschen Literatur wird dieses Konzept als retrospektive Modifizierung des Traumas bezeichnet.

seine Beziehung zu sich selbst und anderen, sowie das Vorherrschen primitiver Affekte, sondern auch die Schutz- bzw. Abwehrprozesse, die ein vollständiges Eindringen ins Bewusstsein verhindern bzw. Bewusstwerdung und Denken verzerren und ausschalten. Gesündere neurotische Patienten versuchen, unerträgliche Gedanken, Affekte und Erinnerungen mittels Verdrängung zu eliminieren. Bei Patienten auf niedrigerem Strukturniveau finden wir eine Fragmentierung und Unterbrechung des Denkens, die mit Angriffen auf das Verknüpfen von Gedanken (Bion 1967a) einhergeht, so dass der Vorgang des Denkens selbst beeinträchtigt ist. Diese Angriffe können so mächtig sein, dass – insbesondere negative – Affekte ausagiert werden, ohne dass sich der Betreffende ihrer Existenz kognitiv bewusst wäre. Mit anderen Worten: Diese Patienten können sich extrem aggressiv verhalten, ohne sich dessen aktiv bewusst zu sein. Im Gegensatz zu höher strukturierten Patienten (wie z. B. den zwanghaften, die zwar über Affekte nachdenken, aber kein Gefühl dazu haben, oder den hysterischen, die fühlen, ohne zu denken) liegt bei ihnen der Affekt im Handeln.

Im Rahmen einer TFP-Behandlung versucht der Therapeut, Handeln und Affekt in die zugrunde liegenden und im Verhalten des Patienten ausagierten Objektbeziehungen zu retransformieren. Hierbei handelt es sich um einen weiteren Veränderungsmechanismus in der TFP: die Transformation von Handlungen in ihre konstituierenden internalisierten Objektbeziehungen, die das motivationale System des Patienten begründen, oder anders: Internalisierte Objektbeziehungen, auf denen die Charakterstruktur und das agierende Verhalten beruhen, werden in der Übertragung aktiviert und erläutert, und Verhaltensautomatismen somit in die ihnen zugrunde liegenden innere(n) Beziehung(en) retransformiert – Bindungstheoretiker sprechen hier von inneren Arbeitsmodellen. Das Konzept eines internalisierten Beziehungsszenarios, das sowohl ein Bild des eigenen Selbst in Interaktion mit Anderen als auch Erwartungen zwischenmenschlichen Interagierens umfasst, ist Teil innerer Objektbeziehungsdyaden und bindungsrelevanter Arbeitsmodelle.

Angesichts der primitiven Desorganisation von Affekten und ihrer Verbindung mit kognitiven Prozessen entspricht das Bemühen des Therapeuten, diese primitiven Szenarien aufzuzeigen, deren affektivem *Containment*. Gleichzeitig werden dadurch die kognitiven Fähigkeiten des Patienten, eben diese Affekte zu repräsentieren, gefördert. Das heißt, der Therapeut hilft dem Patienten, Kognition und Affekt, die bislang abnorm dissoziiert und desorganisiert waren, zusammenzubringen.

Behandlungsablauf

TFP-Behandlungen unterliegen einer gewissen Ordnung und Entwicklung. Der therapeutische Rahmen trägt zum *Containment* bei, indem eine Atmosphäre von Sicherheit geschaffen wird, die die Wiederbelebung internalisierter Dyaden in der Übertragung ermöglicht. Der Patient wird der therapeutischen Beziehung Widerstand entgegensetzen und versuchen, die dadurch entstehende affektive Intensität durch Agieren aufzulösen. Über die Analyse dieses Widerstands können die zugrunde liegenden Beziehungsannahmen und -erwartungen aufgedeckt und durch die Aufforderung an den Patienten, frei zu sprechen, die Beziehungswirren reaktiviert werden.

Der erste TFP-Behandlungsschritt besteht in der Analyse der Abwehr des Patienten. Dies mag gefährlich anmuten, da die Abwehr eines Patienten ja dessen Angst bindet. Doch Therapierahmen und *Containment* helfen, die Dinge unter Kontrolle zu halten und stellen einen offenen Raum zur Verfügung, in dem der Patient regredieren kann. In einem nächsten Schritt folgen analytische Deutung oder Interpretation sowie die Entwicklung von Selbstreflexion. TFP ist ein Wiederholungsprozess, in dem nichts sofort beim ersten Mal gelöst wird. Veränderung und Modifizierung geschehen ganz

allmählich in zyklischen Wiederholungen. Affektstürme beispielsweise scheinen zunächst unkontrollierbar, verändern sich dann aber mit der Zeit bis sie schließlich verschwinden. Negative Affekte organisieren sich bei Borderline-Patienten hierarchisch. Im Allgemeinen tendieren sie dazu, sich vor Schmerz und Leid zu schützen, indem sie die vermeintliche Ursache zerstören. Dabei richtet sich die Zerstörungswut sowohl gegen andere Menschen als auch gegen die eigene Person. Der Patient hasst die Objekte, die er als Quelle seines Leids wahrnimmt. Das vorrangige Ziel besteht zunächst darin, diese Quelle zu eliminieren, zu zerstören oder zu töten, anschließend Rache zu nehmen, den anderen leiden zu lassen und die Situation umzukehren. Lust und Schmerz sind mit Aggression und dem Ursprung von Sadismus verknüpft. Auf einer weniger schwer gestörten Ebene existiert das Bedürfnis, den anderen zu kontrollieren. Man fühlt sich sicher, solange man die Kontrolle hat.
Die Aggression kann so stark sein, dass primitive Mechanismen die Beziehung zu bedeutsamen Anderen so tiefgreifend verzerren, dass sie sich über einen *Wechsel der Persönlichkeit* und über das Chaos aus projektiver Identifizierung und Reintrojektion schließlich gegen sich selbst richtet. Unter extremen Umständen können die bestehenden autoaggressiven Tendenzen in den Wunsch münden, der dann zum vorherrschenden Drang wird, sich selbst zu zerstören.
Die Aggression gegen sich selbst zu richten (in Form von Suizid und parasuizidalem Verhalten), ist ein im Handeln zum Ausdruck gebrachter tiefer Drang, der in der Übertragung auftaucht. Es gibt nicht nur eine Form von Suizid, sondern mehrere. Manchmal weist Suizid auf Identifizierung mit einem sadistischen Elternteil hin. Hierzu passt Fairbairns (1952) Ausspruch: *„Es ist besser, Sünder in einer Welt Gottes zu sein, als in einer vom Teufel beherrschten Welt zu leben“* (S. 66ff). Mit anderen Worten, es ist besser zu wissen, dass es einen Gott gibt, der grausam ist, aber Sinn verleiht und dem man sich unterwerfen kann, als sich der Unberechenbarkeit des Teufels auszusetzen. Masochismus kann auf diese Art und Weise ein Sicherheitssystem darstellen, über das heftige Angriffe internalisiert werden: „Richte die Aggression gegen dich selbst und schon bist du in Sicherheit.“ Ein anderes Mal wird ein sadistisches Objekt einfach internalisiert: Will man die Beziehung zum angreifenden Elternteil aufrechterhalten, versucht man sich umzubringen; denn so kann man sich mit diesem vereinen (identifizieren) – Beispiele für unreife und pathologische Mechanismen.
Im Leben eines jeden Patienten gibt es einige wenige dominante Beziehungen, die mit den wichtigsten Bezugspersonen der ersten Lebensjahre zu tun haben, in der Regel Eltern und Geschwister. Verläuft eine Therapie erfolgreich, können die dominanten Objektbeziehungen in der mittleren Behandlungsphase erkannt, geklärt und wiederholt werden. Der Patient ist nunmehr zur Introspektion in der Lage und vermag auch gegenteilige Affekte zusammenzubringen. Der Zuwachs an Introspektion und die allmähliche Integration widersprüchlicher Affekte fördert deren Modulierung und somit wiederum introspektive Fähigkeiten.

Die Rolle der Beziehung

Wie wichtig ist die direkte und hilfreiche menschliche Beziehung zwischen Therapeut und Patient? Diese Frage wurde in der Literatur ausführlich diskutiert (Mitchell u. Aaron 1999). Unter normalen Bedingungen sind menschliche Beziehungen hilfreich für uns. Je gestörter jedoch der Patient, desto weniger ist er in der Lage, diese Hilfe für sich zu nutzen. Hierin liegt die Tragik schwerer Pathologie: Die herkömmlichen Kanäle, sich des Grolls auf andere zu entledigen, sind verzerrt oder zerstört. Im Gegensatz zu der Annahme, dass eine warme und wohltuende menschliche Beziehung das Wachstum des Patienten ermöglicht, gehen wir davon aus, dass es die Analyse der Übertragung ist, die dem Patienten eine neue Beziehung als etwas Wertvolles erkennen lässt, das er für sein persönliches Wachstum nutzen kann. Dieser eher unspezifische Therapieeffekt, der wahrscheinlich in allen Behandlungen zu beobachten ist, kommt besonders im Rahmen der TFP und anderer analytischer Verfahren zum Tragen, weil unsere Patienten sonst alle Beziehungen zerstören, durch die Behandlung jedoch auf Beziehungen sich einlassen und für ihr Wachstum nutzen können. Wirksam wird dieser Faktor in der Behandlungsendphase. Im Gegensatz zur Auffassung, dass die gute Beziehung zum Patienten als Erstes hergestellt werden müsse, ist bei diesen Patienten das therapeutische Bündnis nicht Vorbedingung, sondern Folge der Therapie: Ergebnis der systematischen Auflösung der negativen Übertragungsaspekte.

Behandlungsdauer

Obwohl es schwierig ist, einen genauen Zeitrahmen für die Behandlung abzustecken, haben wir zahlreiche Fälle beobachtet, in denen das Ausagieren der Patienten innerhalb von sechs Monaten unter Kontrolle gebracht werden konnte und unreife Abwehrmechanismen im Laufe des zweiten Behandlungsjahres signifikant zurückgingen. Dies schafft die Voraussetzung dafür, direkter an der Identitätsdiffusion des Patienten bzw. an der Konsolidierung seiner integrierten Identität zu arbeiten und den Verstehensprozess hinsichtlich seiner Probleme mit Liebe, Arbeit und Freizeit zu vertiefen (s. Kap. 9 „Die fortgeschrittene Therapiephase und Beendigung der Therapie", S. 227).

Vergleich mit anderen Behandlungsmodellen

TFP integriert eine ganze Reihe von Elementen aus unterschiedlichen psychoanalytischen Therapierichtungen (Diamond et al. 2003a). Ähnlich der Kleinianischen Theorie und Behandlungstechnik geht TFP vom Erleben äußerer Realität über die Struktur innerer Objektbeziehungen aus. Behandlungstechnisch betonen beide Ansätze frühe Übertragungsdeutungen im Hier und Jetzt als Weg zur inneren Welt der Objektbeziehungen. In dieser Hinsicht unterscheidet sich TFP von der auf dem Mentalisierungskonzept basierenden *Mentalization Based Treatment* (MBT) bei Borderline-Patienten (Bateman u. Fonagy 2004). MBT bedient sich zwar ebenfalls der Technik der Klärung und Fokussierung des interpersonellen und aktuellen psychischen Kontextes, verzichtet jedoch auf Deutungen, mit denen Borderline-Patienten, so die Auffassung der genannten Autoren, aufgrund ihrer mangelnden Symbolisierungsfähigkeit emotionaler Zustände überfordert seien. Wiederum in Übereinstimmung mit der „unabhängigen" Gruppe der britischen Psychoanalyse betont TFP die Bedeutung von Gegenübertragung als eine wichtige Informationsquelle über die Objektbeziehungen des Patienten.

Ein Leitprinzip der TFP besteht darin, sowohl das äußere Verhalten eines Patienten (d. h. Art und Weise der Beziehungen mit Anderen, Eingebundensein in produktive Tätigkeiten) als auch seine innere Realität (d. h. Selbst- und Fremdkonzepte) in den Fokus der Betrachtung zu stellen. In dieser Zweigleisigkeit ähnelt TFP dem ichpsychologischen Ansatz der Charakteranalyse. Die Fokussierung der inneren Schwierigkeiten eines Patienten setzt ganz pragmatisch an der unmittelbaren Realität seines äußeren Erlebens und Verhaltens an, um in der Folge mehr in die Tiefe zu gehen. Das Realitätsempfinden, das Patient und Therapeut teilen, ist die Basis einer tieferen Exploration des Materials. So beklagen viele Borderline-Patienten, sie seien depressiv, was sie zu einem inaktiven Leben verdammen würde; bei näherer Betrachtung jedoch stellt sich heraus, dass sie sich langweilen, weil sie allein sind, zu anderen Menschen keine Beziehungen unterhalten, dass es ihnen an einem Fokus in ihrem Leben fehlt, oder aber sie unfähig sind, einen Zustand zu erreichen, den sie als zufriedenstellend akzeptieren könnten.

Im Gegensatz zu dynamischen Ansätzen, die das Borderline-Syndrom als Reaktion auf tatsächliche Lebensereignisse betrachten (z. B. Buie u. Adler 1982/3; Masterson u. Rinsley 1975) geht das TFP-Modell von einem Zusammenwirken von Umwelteinflüssen einerseits und konstitutionell bedingter emotionaler Reaktivität des Einzelnen andererseits aus. Die dadurch entstehende psychische Struktur ist charakterisiert durch die Verzerrung und Abspaltung früher innerer Bilder, die unverändert in der erwachsenen Psyche überdauern.

Im Hinblick auf die Behandlungstechnik unterstützen wir im Rahmen der TFP frühe Übertragungsdeutungen, während andere Behandlungsansätze zu diesem Zeitpunkt eher die Bedeutung der haltenden Funktion des Therapeuten und des Aufbaus des therapeutischen Bündnisses hervorheben. Man kann darüber diskutieren, wie das therapeutische Bündnis am effektivsten gefördert und gestärkt wird. Manche Autoren halten eine Betonung der positiven Übertragungsaspekte hier am erfolgversprechendsten. Wir hingegen vertreten die Auffassung, dass sich das therapeutische Bündnis ganz allmählich entwickelt, indem sich der Therapeut in das gesamte subjektive Erleben des Patienten einfühlt, das auch die extrem negativen, wütenden und feindseligen Anteile beinhaltet, und dass diese keineswegs vermieden oder auf den Bereich außerhalb des Behandlungssettings verschoben werden müssen. Ein Therapeut, der sich als fähig und bereit erweist, mit diesen Anteilen zu arbeiten, vermittelt dem Patienten, dass die Beziehung zwischen ihnen die Heftigkeit und Verwirrung seines Erlebens zu halten und zu tragen vermag.

Im Rahmen der TFP registriert der Therapeut nicht nur, wie er auf den Patienten reagiert (z. B. ängstlich, aufgeregt), sondern er *beobachtet* auch, wie er diese Reaktion erlebt. Er analysiert, was er in diesem Zusammenhang von einer außenstehenden Position her fühlt, um zu verstehen, wie seine Reaktion bestimmte Objektbeziehungsanteile des Patienten dynamisch widerspiegelt. Kurz gesagt, der Therapeut befindet sich zeitgleich sowohl *innerhalb* als auch *außerhalb* der Interaktion mit dem Patienten. Er wird in der Lage sein, die komplizierte innerpsychische Dynamik des Patienten zu verstehen, wenn er die verschiedenen Rollenzuschreibungen des Patienten innerlich zulässt, um diese bzw. die dadurch in ihm ausgelösten Reaktionsmuster in einem nächsten Schritt gleichsam von außen zu beobachten und als wichtige Informationsquelle zu nutzen.

Im Vergleich zur DBT ist in unserem psychodynamischen Modell der Konfrontation und Interpretation/Deutung verzerrter Inhalte behandlungstechnisch ein Schritt vorgeschaltet, in dem wir die verzerrte Wahrnehmung des Patienten validieren. Diese könnte folgendermaßen lauten: „Wenn ich tatsächlich dieses Ungeheuer bin, als das Sie mich wahrnehmen, dann wäre es vernünftig, sich mir gegenüber nicht zu öffnen. Wenn diese Wahrnehmung jedoch nicht zutrifft, dann sollten wir untersuchen, woher dieses Gefühl der Bedrohung in Ihnen kommen könnte."

Das kognitiv-behaviorale Modell postuliert keine innere psychische Struktur, noch sieht sie die Borderline-Störung mit einem spezifischen Aggressionsproblematik behaftet. Im Gegensatz dazu richten wir unser Augenmerk besonders auf die unterschiedlichen Manifestationen von Aggression eines Patienten und versuchen ihm dabei zu helfen, sich dieser für gewöhnlich abgespaltenen aggressiven Selbstanteile bewusst zu werden, um sie in ein ausgewogeneres Ganzes integrieren zu können. Im Rahmen der DBT wiederum gelten Handlungen, die man als aggressiv ansehen könnte, als der „beste" Weg, der dem Patienten bislang zur Verfügung stand, mit bestimmten Situationen umzugehen, und der Therapeut versucht, den Patienten dabei zu unterstützen, adäquatere Coping-Strategien zu entwickeln. Demgegenüber bedeutet eine Fokussierung abgespaltener aggressiver Affekte, dass wir sie als Teil einer größeren Struktur verstehen, in der sich ein Patient als schwach und bedroht wahrnimmt, vielleicht gerade wegen der abgespaltenen Aggression.

Die strategischen Prinzipien der TFP

Die Integration von Teil-Selbst- und Teil-Objektrepräsentanzen erfolgt im Laufe eines Prozesses, bei dem der Therapeut die zugrunde liegenden Repräsentanzen des Patienten identifiziert, benennt und den Einfluss ermittelt, den sie auf sein Erleben zwischenmenschlicher Beziehungen ausüben. Hat der Patient begonnen, charakteristische Beziehungsmuster zu erkennen, und wird das Auftreten widersprüchlicher Selbst- und Objektrepräsentanzen vorhersagbar, kann der Therapeut dem Patienten nach und nach aufzeigen, wie sehr er diese aktiv getrennt zu halten versucht (d. h. die Spaltung, die der Vermeidung von Angst dient, welche aufkommt, wenn gegensätzliche Eigenschaften zeitgleich erlebt werden würden). Die Therapie umfasst hierbei vier strategische Prinzipien (s. Tab. 2-2), die im Folgenden vorgestellt werden.

Strategisches Prinzip 1: Definieren der dominanten Objektbeziehungen

Umwandlung von Handlung und Affekt in Objektbeziehungen

Das erste strategische Prinzip der Therapie sieht vor, dem Patienten aufmerksam zuzuhören, seine Art der Beziehungsaufnahme zum Therapeuten zu beobachten und schrittweise die dominanten Objektbeziehungen des Patienten im Hier und Jetzt der therapeutischen Interaktion zu definieren. Praktisch orientiert sich dieses Vorgehen an Abbildung 1-2 (s. Kap. 1, S. 4), das die Identifizierung der Selbst- und Objektrepräsentanzen der aktuellen Interaktion beschreibt. Dabei lassen sich mehrere Schritte unterscheiden.

Schritt 1: Erleben und Tolerieren der Verwirrung

In der Arbeit mit Borderline-Patienten macht sich oft schon in der ersten Stunde eine bestürzende, beunruhigende, konfuse oder frustrierende Atmosphäre breit. Diese Erfahrung kann sehr quälend sein, insbesondere dann, wenn sie mit einem Gefühl besonderer Dringlichkeit einhergeht, das Borderline-Patienten häufig vermitteln. Die Verwirrung verursacht beim Therapeuten außerdem ein Gefühl der Unfähigkeit.

Obwohl die Patienten ganz offensichtlich therapeutische Hilfe suchen, kann es durchaus passieren, dass sie in Schweigen verfallen, sich dem Therapeuten gegenüber verhalten, als hege dieser böse Absichten, ihn heftig beschimpfen oder aber für den Therapeuten völlig unverständlich „ausrasten". Zuweilen werden Behauptungen aufgestellt, die in sich widersprüchlich sind, bzw. dem aktuellen Affekt oder Verhalten widersprechen. Für die Anfangsphase in der Arbeit mit einem Borderline-Patienten ist solch eine Atmosphäre typisch. Erste Aufgabe des Therapeuten ist es, sich seiner eigenen Gefühle bewusst zu werden.

Anstatt sich dem Gefühl der Verwirrung zu widersetzen, es zu verdrängen oder sofort im Keim ersticken zu wollen, sollte der Therapeut diese Erfahrung unvoreingenommen auf sich wirken lassen. Das aufmerksame Beobachten spezifischer Gegenübertragungsgefühle kann als wichtiger Hinweis auf einen aktuell im Patienten wirksamen gleichartigen oder komplementären Gefühlszustand dienen. Ohnmächtige Wut etwa, die ein unkooperativer, aber gleichzeitig überaus fordernder Patient im Therapeuten auslöst, entspricht dann womöglich dem im Patienten selbst vorherrschenden Empfinden von Bedrohung, die er mit einem als gefährlich und allmächtig erlebten Therapeuten in Verbindung bringt. Umgekehrt könnte die vom Therapeuten erlebte ohnmächtige Wut eine Reaktion auf die gegenwärtige mächtige, sadistische Kontrolle des Patienten sein. Ein Therapeut, der sich nicht vorzeitig

Tab. 2-2 Strategische Prinzipien der TFP

Strategisches Prinzip 1	Definieren der dominanten Objektbeziehungen Schritt 1: Erleben und Tolerieren der Verwirrung der inneren Welt des Patienten, wie sie sich in der Übertragung offenbart Schritt 2: Erkennen der dominanten Objektbeziehungen Schritt 3: Benennen der Akteure Schritt 4: Beachten der Reaktion des Patienten
Strategisches Prinzip 2	Beobachten und Deuten der Rollenwechsel des Patienten
Strategisches Prinzip 3	Beobachten und Deuten der Zusammenhänge zwischen sich gegenseitig abwehrenden und damit den inneren Konflikt und die Fragmentierung aufrechterhaltenden Objektbeziehungsdyaden
Strategisches Prinzip 4	Durcharbeiten der Fähigkeit des Patienten, eine Beziehung in der Übertragung anders wahrzunehmen, und Betrachten der anderen signifikanten Beziehungen des Patienten im Lichte dieser Veränderung

verschließt, zeigt seine Fähigkeit, auch heftige und gegensätzliche Gefühlszustände zu tolerieren – eine Qualität, die in vielen Fällen eine beruhigende Wirkung auf Patienten hat: Ein Therapeut, der Verwirrungszustände aushält, wird womöglich auch den Patienten aushalten und in der Lage sein, dessen innere Welt kennenzulernen und zu verstehen.

Folgendes Beispiel eines Erstgesprächs beschreibt, wie der Therapeut sein eigenes Erleben einer anfangs verwirrenden und widersprüchlichen Atmosphäre nutzt, um eine aktivierte primitive Selbst-Objekt-Dyade zu identifizieren.

Herr C. wird von seinem Therapeuten zu einem psychiatrischen Konsiliargespräch überwiesen, das er mit der Bemerkung eröffnet, er wolle eigentlich gar nicht hier sein und habe nichts zu sagen. Er verhält sich abweisend, als habe man ihn zu einer Zwangsmaßnahme geschleppt. Der psychiatrische Kollege wiederum ist verwirrt angesichts dieser ablehnend-trotzigen Haltung, weil der Patient selbst um den Termin gebeten hat und sie sich noch gar nicht kennen. Er verspürt den heftigen Impuls, den Patienten zum Reden zu bringen, um keine Zeit zu vergeuden. Allerdings scheint dann ein Streit vorprogrammiert.

Andererseits, so der Psychiater in Gedanken, wäre es vielleicht am besten, wenn Herr C. einfach wieder ginge, wenn er denn das Gespräch gar nicht wolle. Bei all dieser Verwirrung spürt der Arzt einen starken Drang, den Patienten zwingen zu wollen, sich etwas Gutes zu tun.

Er entschließt sich, die Stunde fortzusetzen, ohne seinem Impuls, den Patienten zum Sprechen zu bringen, nachzugeben. Er erklärt Herrn C., ihm nicht helfen zu können, wenn er nicht wisse, was ihn zu ihm führe. Herr C. erwidert, dass er auf einer bestimmten Ebene wohl schon ein Gespräch wünsche. Ansonsten wäre er ja nicht hier. Dies, so der Psychiater, ergebe durchaus Sinn. Der Patient erzählt dann, dass sein Therapeut auf einem Konsiliargespräch bestanden habe, da er sich in der letzten Zeit zunehmend depressiv gefühlt, allerdings alles verweigert habe, was zu einer Besserung seines Zustandes hätte führen können. Er habe sogar schon mit dem Gedanken gespielt, seine Therapie abzubrechen. Eine medikamentöse Behandlung habe ihm einige Monate zuvor in einer ähnlich depressiven Phase sehr geholfen. Er sei nun davon ausgegangen, dass man ihm auch dieses Mal zu einer medikamentöse Behandlung raten würde, zumal diese beim letzten Mal hilfreich gewesen sei, doch wolle er zum jetzigen Zeitpunkt keine Medikamente einnehmen.

Wiederum empfindet der Psychiater einen starken Impuls zu handeln, nämlich die Einnahme des Medikaments anzuordnen, da es ihm ja schon einmal geholfen hat. Verwundert fragt er sich nach der Ursache dieses Impulses. Braucht der Patient zur Zeit unbedingt Medikamente? Oder will er selbst seine große therapeutische Kompetenz unter Beweis stellen? Wäre es denkbar, dass der Patient diesen Handlungsdrang in ihm induziert?
Während er diese unterschiedlichen Möglichkeiten überdenkt, beginnt er langsam zu spüren, dass der Patient ihn zu irgendeiner Handlung zu drängen sucht, um anschließend darüber einen Streit vom Zaun zu brechen. Beeindruckt von der Heftigkeit dieser für ihn sehr untypischen Empfindungen, wird er sich bewusst, dass offenbar eine sehr frühe Objektbeziehungsdyade aktiviert worden war. Der Patient will ihn offenbar provozieren, ihm Hilfe aufzudrängen, während er sich als ein in die Ecke gedrängtes Opfer erlebt, das jede angebotene Hilfe wütend zurückweist. An dieser Stelle fällt ihm die Parallele zwischen dieser Interaktion und der Schilderung des Patienten auf, dass sein Therapeut frustriert sei, da der Patient nichts für eine Besserung seines Zustandes unternehme.
Der Psychiater erläutert daraufhin dem Patienten, dass etwas Interessantes zwischen ihnen abzulaufen scheine. Er spüre, dass der Patient wie ein Boxer in Abwehrstellung nur darauf warte, ihn zu attackieren, sobald er ihm Hilfe anbiete. An dieser Stelle ändert sich die Haltung des Patienten. Er verstehe, was der Psychiater meine. Auch mit seiner Frau schien er früher immer dann in Streit geraten zu sein, wenn es ihm schlecht gegangen sei. Sie habe dann immer versucht, ihm zu helfen, indem sie seine Stärken herausgestellt habe, während er wütend jedes von ihr vorgebrachte Beispiel zurückgewiesen habe. Eine Variante dieser Selbst-Objekt-Dyade eines wütenden Opfers, das seinen Helfer bekämpft, als sei er der Angreifer, schien also auch in der Ehe des Patienten wirksam gewesen zu sein. Das Aufzeigen dieser Selbst-Objekt-Dyade half dem Patienten, jenen Teil seiner als minderwertig und vielleicht auch ohnmächtig erlebten Selbstrepräsentanz zu verstehen, der die Ursache seiner selbstzerstörerischen Verhaltensweisen in wichtigen Beziehungen war – zu seiner Exfrau, aber auch zu seinem Therapeuten.

Schritt 2: Erkennen der dominanten Objektbeziehungen

Die Repräsentanzen, welche die innere Objektwelt bilden, sind nicht direkt beobachtbar. Lediglich aus den sich wiederholenden Interaktionsmustern des Patienten in seinen Beziehungen zu anderen Personen, insbesondere zum Therapeuten, können Rückschlüsse auf die internalisierten Objekte gezogen werden. Für ein Verständnis der ablaufenden Verhaltensmuster ist es hilfreich, sich die Interaktionen als Szenen eines Dramas mit unterschiedlich verteilten Rollen vorzustellen, die wiederum die aktivierten Teil-Selbst- und Teil-Objektrepräsentanzen widerspiegeln. Indem der Therapeut sich die Rollen vor Augen führt, die der Patient gerade einnimmt bzw. dem Therapeuten zuschreibt, kann er ein lebendiges Bild der inneren Repräsentanzenwelt des Patienten gewinnen. Eine mögliche Rollenaufteilung wäre etwa die eines strengen, angewiderten Elternteils und eines bösen, ekelhaften Kindes, umgekehrt aus einem liebevollen, toleranten Elternteil und einem spontanen, ungehemmten Kind.
In Tabelle 2-3 sind weitere Beispiele dieser karikierten Rollenaufteilungen aufgeführt. Diese Aufstellung ist in keiner Weise vollständig. Vielmehr sollte sich der Therapeut für jeden Patienten eine Liste von Rollen zusammenstellen und hierbei die einzelnen Akteure durch Adjektive so genau wie möglich beschreiben. Die Rollen sind in der Tabelle in komplementären Paaren aufgelistet, jedoch sind für den individuellen Patienten unterschiedliche Rollenpaare denkbar.
Um die Besetzung der Rollen zu definieren, die der Patient in sein interpersonelles Drama einbringt, benötigt der Therapeut ausführliche Angaben über die momentanen Gefühle, aktiven Wünsche und Befürchtungen des Patien-

ten. Er muss dessen Erwartungen an ihn kennen und wissen, wie der Patient ihn erlebt. Der Therapeut erhält diese Informationen, indem er den Patienten ermutigt, präzise sein Erleben in der Interaktion mit dem Therapeuten und im Hier und Jetzt zu beschreiben. Dieser Prozess ist Teil der Klärung und beinhaltet zum einen aktive Erkundigungen nach dem unmittelbaren Erleben des Patienten, zum anderen teilt der Therapeut dem Patienten mit, wie er die therapeutische Interaktion erlebt, mit dem Ziel, dass der Patient dies korrigieren und verbessern kann. Beispielsweise kann der Therapeut sagen:

> „Seit Beginn der heutigen Sitzung wirken Sie verschlossen und ausweichend auf mich, als ob Sie mich für gefährlich halten. Stimmt dieser Eindruck?" Der Patient kann den Therapeuten korrigieren bzw. wichtige Hinweise hinzufügen: „Warum sollte ich mit Ihnen reden? Sie beantworten nie meine Fragen, sondern wiederholen immer nur in anderen Worten, was ich Ihnen schon gesagt habe." Der Therapeut kann daraufhin seine ursprüngliche Hypothese ändern: „Ihre Verschlossenheit ist also eine Reaktion darauf, dass Sie mich als jemanden erleben, von dem nichts kommt. Trifft dies den Sachverhalt besser?"

Dieser Klärungsprozess setzt sich so lange fort, bis Patient und Therapeut sich darüber einig sind, in welcher Weise der Therapeut verzerrt wahrgenommen wird, oder aber bis sie sich darüber klar werden, dass sie zu keiner Einigung finden können. Die aktuell vorherrschende Selbstrepräsentanz wird in ähnlicher Weise herausgearbeitet. Gelegentlich kommen Patient und Therapeut zu keiner Übereinstim-

Tab. 2-3 Beispiele von Rollenpaaren für Patient und Therapeut

Patient	Therapeut
destruktives, böses Kind[1]	strafender, sadistischer Elternteil[1]
kontrolliertes, wütendes Kind	kontrollierender Elternteil
ungewolltes Kind	liebloser, egozentrischer Elternteil
unvollkommenes, wertloses Kind	verachtender Elternteil
missbrauchtes Opfer	sadistischer Angreifer/Verfolger
vernachlässigtes Kind	selbstsüchtiger Elternteil
außer Kontrolle geratenes, wütendes Kind	ohnmächtiger Elternteil
attackierendes Kind	ängstlicher, unterwürfiger Elternteil
sexuell erregtes Kind	verführerischer Elternteil
sexuell erregtes Kind	kastrierender Elternteil
abhängiges, gefälliges Kind	ideal versorgender Elternteil
liebeshungriges Kind	versagender Elternteil
kontrollierendes, omnipotentes Selbst	abgöttisch bewundernder Elternteil
freundliches, unterwürfiges Selbst	bestrafender, rachsüchtiger Elternteil

Die linke Spalte repräsentiert geläufige Selbst-, die rechte Spalte geläufige Objektrepräsentanzen. Es darf jedoch nicht vergessen werden, dass diese Rollenpaare ständig alternieren. Der Therapeut und der Patient werden in schnellem Wechsel zu Trägern der Teil-Selbst- und Teil-Objektrepräsentanzen.

1 Die Eltern werden häufig nicht klar als Vater und Mutter unterschieden, sondern verschmelzen zu einem einzigen Elternfragment.

mung. Der Therapeut stellt dem Patienten dann seine Sichtweise der Interaktion so gut wie möglich dar, jedoch mit der Feststellung, dass sie beide im Augenblick eine unterschiedliche Wahrnehmung haben. Der Versuch, die Ursachen für die voneinander abweichenden Wahrnehmungen zu verstehen, fördert häufig bedeutsames Material zutage.

Manchmal weist ein Patient reflexhaft und ohne darüber nachgedacht zu haben jeden Vorschlag des Therapeuten zurück. Eine derartige Entwertung all dessen, was vom Therapeuten kommt, ist allein schon charakteristisch für die Aktivierung einer primitiven Objektbeziehung in der Übertragung. Der Patient sollte hiermit konfrontiert und die Bedeutung seines Verhaltens interpretiert werden.

Der innere Zustand des Therapeuten liefert oft Hinweise auf vorhandene, durch Patienten aktivierte Objektrepräsentanzen. Aus diesem Grund überprüft der Therapeut immer wieder seinen eigenen Gefühlszustand und registriert vor allem „fremde" Gefühle, den Drang, von seiner Rolle abzuweichen sowie heftige Affekte, sich aufdrängende Phantasien oder Rückzugswünsche.

Schritt 3: Benennen der Akteure

Sobald der Therapeut eine Vorstellung davon hat, welche bedeutsamen Selbst- und Objektrepräsentanzen im Augenblick wirksam sind, teilt er diesen Eindruck seinem Patienten mit. Der beste Zeitpunkt hierfür sind solche Momente, in denen der Patient selbst eine spontane Neugier bezüglich der Interaktion mit dem Therapeuten an den Tag legt und sich damit bereits ein Stück weit davon distanziert hat. (Deutungen erfolgen am besten dann, wenn der Patient emotional beteiligt, die Intensität des Affekts jedoch im Abnehmen begriffen ist.) Auch der Therapeut braucht eine gewisse Distanz zur Intensität des Geschehens, um einen prägnanten und nachvollziehbaren Kommentar abgeben zu können.

Der Therapeut sollte den Prozess so genau wie möglich beschreiben und Details erfassen, welche die Individualität des Patienten widerspiegeln. Um deutlich zu machen, dass er nicht allwissend ist, der Therapieprozess nichts Magisches an sich hat und dass der Patient das Seine an Informationen beizusteuern hat, sollte der Therapeut erklären, wie er zu seiner jeweiligen Einschätzung gekommen ist. Zum Beispiel:

> „Sie haben zunehmend leiser gesprochen, obwohl ich Ihnen wiederholt gesagt habe, dass ich Sie so nicht verstehen kann. Das deckt sich mit meinem Gefühl, dass Sie wütend auf mich sind."

Hierbei ist es wichtig, sowohl den dazugehörigen Affekt als auch die beteiligten Selbst- und Objektrepräsentanzen zu benennen.

Oft kann eine Metapher, die vom Patienten selbst stammt, sich als besonders anschaulich, prägnant oder emotional bedeutungsvoll erweisen, um über die Komplexität von Selbst- und Objektrepräsentanzen zu sprechen. Die folgenden Äußerungen illustrieren den Gebrauch solcher Metaphern und vergleichbarer Ansätze sowie den Versuch des Therapeuten, die aktivierten Teil-Selbst- und Teil-Objektrepräsentanzen ganz spezifisch zu charakterisieren:

- „Mir ist aufgefallen, dass Sie auf mich reagieren, als sei ich ein Gegner mit absoluter Macht über Sie, als sei ich Ihr Kerkermeister und Sie nichts weiter als ein wehrloses, zusammengekauertes Etwas."
- „Ich bin also ein Gegner, von dem nichts kommt und der Ihnen nichts gibt, und die einzige Möglichkeit Ihrerseits, darauf zu reagieren, ist zu schweigen."
- „Alles wäre (für Sie) womöglich in Ordnung, wenn ich Ihnen gehorchen würde ... und aus diesem Grund wirke ich wie ein störrisches Kind, das sich gegen eine dominante, unnachgiebige Mutter auflehnt."

- „Und Sie verhalten sich so, als hätten Sie ein Recht darauf, ein Kind zu sein, das für seine Handlungen nicht verantwortlich ist ... bei dem die Mutter dafür verantwortlich ist, hinter dem Kind her zu räumen, egal, was es macht."

Der Therapeut sollte diesen Prozess der Rollenzuschreibung zunächst als Hypothese formulieren, die zu überprüfen und entsprechend der Reaktion des Patienten anzupassen ist, und nicht als Wahrheit, die es zu akzeptieren gilt. Er sollte in den anschließenden Assoziationen aufmerksam auf manifeste Zustimmung oder Ablehnung seitens des Patienten achten. Wenn er feststellt, dass seine Formulierung unzutreffend oder völlig abwegig ist, sollte er dies offen zugeben und eine korrigierte Version anbieten.

Arten von Übertragungsthemen

Ganz allgemein kann das Übertragungsmuster eines Patienten entweder als überwiegend **antisozial** (Mangel an aufrichtiger Kommunikation und Aufnahmebereitschaft), **paranoid** (ängstlich und misstrauisch) oder **depressiv** (selbstanklagend und schuldbewusst) charakterisiert werden. Darüber hinaus gibt es Varianten dieser Themenbereiche wie **narzisstische**, **erotische** und **abhängige** Übertragungen. Obwohl die Psyche von Borderline-Patienten durch eine fragmentierte Struktur, bestehend aus einer theoretisch unbegrenzten Anzahl von Objektbeziehungsdyaden, gekennzeichnet ist, beobachten wir in der Praxis, dass jeder Patient im Allgemeinen nur eine begrenzte Anzahl an dominanten Dyaden aufweist. Dies hat zur Folge, dass trotz rascher Rollenwechsel jeder Patient zu Beginn der Therapie in der Regel über eine zugrunde liegende Übertragungsdisposition verfügt. Je nachdem, welche internalisierte Beziehung gerade wieder erlebt wird und je nachdem, welche Rolle innerhalb dieser Beziehung unbewusst dem Patienten und dem Therapeuten zugeschrieben wird, kann es zu schnellen Wechseln in den dargebotenen Übertragungsmustern kommen. Allerdings beginnt jeder Patient – trotz dieser rasch wechselnden Übertragungen – die Behandlung mit einer vorherrschenden Grundübertragung, die sich, ist die Therapie erfolgreich, verändern wird. Die schnellen Übertragungswechsel können Ausdruck einer Variante dieser Grundübertragung sein oder eine Alternative darstellen, die diese zeitweilig überlagert.

Aus entwicklungspsychologischer Perspektive sind die Kernthemen in den frühen Behandlungsphasen mit Borderline-Patienten um präödipale Themen organisiert, wie das Erleben von Befriedigung oder Frustration gegenüber der Bezugsperson und den Einfluss dieser Erfahrungen und konstitutionellen Faktoren auf die Entwicklung libidinöser und aggressiver Triebe.

Schritt 4: Beobachten der Reaktion des Patienten

Nach Benennung der aktivierten Teil-Selbst-/Teil-Objektrepräsentanzen sollte der Therapeut aufmerksam auf die Reaktion des Patienten achten. Eine manifeste Zustimmung oder Ablehnung ist weniger wichtig als der Verlauf der anschließenden Assoziationen oder Veränderungen im Interaktionsgeschehen mit dem Therapeuten.

Eine zutreffende Formulierung der dominanten Objektbeziehung kann unterschiedliche Entwicklungen zur Folge haben. Zum einen kann es zu einer Verstärkung der soeben benannten Selbst-Objekt-Interaktion kommen. Zum anderen ist ein plötzlicher Rollentausch denkbar, in dem das benannte Selbstbild auf den Therapeuten projiziert und das Objektbild in den Patienten zurück introjiziert wird. So kann der soeben als kontrollierende Mutter beschriebene Patient, der den Therapeuten wie ein ungezogenes, aber wehrloses kleines Kind behandelt, sich plötzlich selbst wehrlos und von einer übermächtigen Therapeuten-Mutter kontrolliert fühlen. Zum Dritten könnte eine korrekte Charakterisierung der Objektbeziehungsdyade zu erkennbarer Einsicht führen. Der Patient könnte, emotional stimmig, einräumen, dass er sich in der Beschreibung des Therapeuten wiedererkennt, und spontan auf andere Interaktionen zu sprechen kommen, die ein gleiches Muster aufweisen. Somit kann eine zutreffende Beschreibung der dominanten Objektbeziehung bislang unbekanntes Material oder neue Erinnerungen zutage fördern, die mit der beschriebenen Selbst-Objekt-Dyade in Zusammenhang stehen. Eine vierte Möglichkeit wäre die plötzliche Aktivierung einer neuen Objektbeziehungsdyade. Schließlich kann eine zutreffende Formulierung auch auf völlige Ablehnung stoßen.

Liegt der Therapeut falsch mit seiner Rollenbeschreibung, kann der Patient offen widersprechen, sie als unzutreffend zurückweisen, aber auch zustimmen, wenn er dem Therapeuten gefallen will. Der Patient kann auch erleichtert sein, wenn durch eine unzutreffende Beschreibung eine zuvor chaotische Erfahrung eine neue Ordnung erhält. Selbst die inkorrekte Formulierung kann vom Patienten als Geschenk des Therapeuten erlebt werden – als Zeichen, dass dieser ein Verstehen für möglich hält. Andererseits kann der Patient mit Bestürzung reagieren, wenn er feststellen muss, dass der Therapeut ihn nicht immer versteht, dass er nicht allwissend und eine von ihm getrennte, eigenständige Person ist. Folglich lässt sich die Richtigkeit einer Intervention nicht sofort überprüfen. In solchen Fällen sollte sich der Therapeut eingestehen, dass er sich geirrt haben könnte, und auf weiteres Material achten, das seine Hypothese bestätigt oder widerlegt. Gelegentlich muss er diese Unsicherheit über einen langen Zeitraum ertragen.

Mit Fortschreiten der Therapie führen zutreffende Interventionen immer häufiger zu einer Verlagerung weg von den geschilderten Dyaden und hin zur Aktivierung einer entgegengesetzten Dyade führen. Einander entgegengesetzte Selbst- und einander entgegengesetzte Objektrepräsentanzen können dann innerhalb einer einzigen Sitzung manifest werden. In diesem Fall kann die Deutung der Spaltung für den Patienten besonders bedeutsam sein. Der Patient kann sich beispielsweise dem Therapeuten gegenüber in einer Sitzung so verhalten, als sei dieser eine kalte, distanzierte Mutter, um ihn wenig später als warmherzige, liebevolle Mutter zu erleben. Hier kann der Therapeut darauf hinweisen, wie die Gefühle gegenüber der Therapeuten-Mutter als „verhasste, kaltherzige Hexe“ von den Gefühlen getrennt gehalten werden, in denen der Patient den Therapeuten als nährende Mutter erlebt. Er kann darstellen, wie diese Spaltung für den Patienten notwendig erscheint, um seinen Hass gegen jemanden, den er liebt, zu vermeiden – ein Zustand, der unerträgliche Angst zur Folge hätte. Zutreffende Deutungen führen nicht sofort zu vermehrter Einsicht. Die Deutungen müssen für gewöhnlich wiederholt werden, sobald das gleiche Muster erneut auftritt.

Strategisches Prinzip 2: Beobachten und Deuten der Rollenwechsel beim Patienten

Wie bereits beschrieben, sind die vom Patienten in der Interaktion mit dem Therapeuten inszenierten Zerrbilder zwar zahlreich, aber dennoch identifizierbar, da sie sich ständig wiederholen und für den betreffenden Patienten charakteristisch sind. Der Therapeut sollte für jeden Patienten eine Reihe von Charakteren festlegen und die einzelnen Akteure mithilfe von Adjektiven so genau wie möglich beschreiben.

Ein zentrales Merkmal der Selbst- und Objektrepräsentanzen, die eine Dyade bilden, besteht darin, dass sie sich im Laufe einer Sitzung (wie im realen Leben) häufig abwechseln (Abb. 2-1). Für den Therapeuten ist es besonders wichtig, auf Rollenwechsel, die dem Patienten selbst häufig nicht bewusst sind, zu achten. Ein erster Schritt, dem Patienten bewussten Zugang zu seiner inneren Welt zu verschaffen, besteht somit darin, ihn darauf hinzuweisen, dass er eine Rolle übernimmt und inszeniert, die er für gewöhnlich dem Anderen zuschreibt. So kann sich der Patient beispielsweise als wehrloses Opfer darstellen, das von einer omnipotenten Kraft, dem Therapeuten, beherrscht wird. Innerhalb weniger Minuten kann der Patient dann plötzlich beginnen, den Therapeuten anzugreifen, ihn heftig zu beschimpfen und ihn am Reden zu hindern, wobei er sich dieses Wandels gar nicht bewusst sein muss. In der Tat ist sich der Patient häufig nicht im Klaren, welche Rolle er gerade einnimmt und spielt. Vielmehr ist er der Überzeugung, sich „vernünftig" zu verhalten, weil sein Verhalten bezogen auf seine innere Vorstellungswelt einleuchtend erscheint. Nun fühlt sich der Therapeut vom Patienten beherrscht und zu Unrecht in die Rolle eines Opfers gedrängt. Es ist zu einem Rollenwechsel gekommen, wobei dieselbe Selbst-Objekt-Dyade aktiviert bleibt, aber mithilfe von projektiven und introjektiven Mechanismen die Rollen vertauscht wurden. Ein solcher Rollenwechsel ereignet sich häufig dann, wenn der Therapeut plötzlich den Eindruck hat, den Faden verloren zu haben. Wenn die eigenen Gefühle den Therapeuten überraschen, sollte er die Möglichkeit in Betracht ziehen, dass ein Wechsel von Selbst- und Objektrollen stattgefunden hat.

Strategisches Prinzip 3: Beobachten und Deuten der Zusammenhänge zwischen sich gegenseitig abwehrenden Objektbeziehungsdyaden

Nachdem der Therapeut begonnen hat, die Gesamtheit der inneren Objektbeziehungsdyaden des Patienten darzulegen, versucht er, tiefer in dessen innere Welt vorzudringen. Die Selbst-Objekt-Dyaden existieren nicht bloß als fragmentierte, abgespaltene und gänzlich voneinander unabhängige Elemente. Vielmehr ist die innere Welt eines Menschen sehr viel komplexer organisiert als wir bislang beschrieben haben und umfasst eine ganze Reihe von Objektbeziehungsdyaden. Unsere Betonung lag dabei auf den einzelnen und unzusammenhängenden Selbst- und Objektrepräsentanzen – Repräsentanzen, die innerlich voneinander abgespalten sind. Allerdings handelt es sich hierbei nicht um ein statisches System, sondern die Teil-Selbst- und Teil-Objektrepräsentanzen stehen in bestimmten Mustern miteinander in Beziehung. Ein erstes Muster innerhalb dieses Systems wurde unter „Strategisches Prinzip 2" beschrieben: Jede Dyade kann *oszil-*

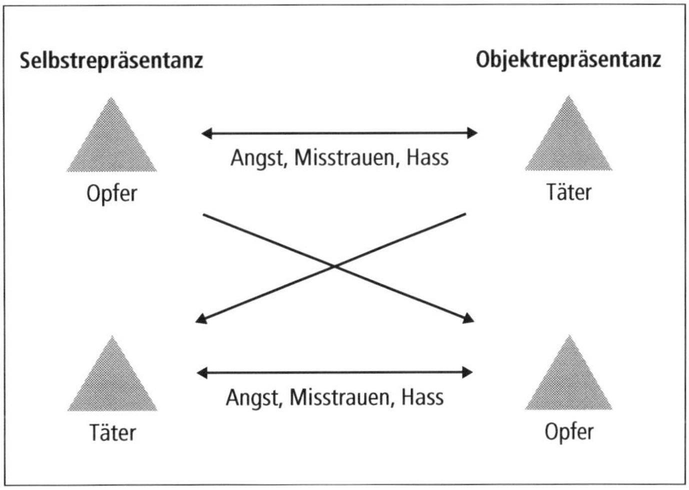

Abb. 2-1 Oszillieren der Objektbeziehungsinteraktionen

lieren, so dass die dem Selbst zugeschriebenen Merkmale plötzlich zum Objekt wechseln können und umgekehrt. Dieses abrupte Oszillieren erklärt auch einen Teil der Verwirrung im subjektiven Erleben des Borderline-Patienten, in seiner Affektdysregulation sowie in seinen zwischenmenschlichen Beziehungen – zumal er sich in vielen Fällen dieses Rollenwechsels nicht bewusst ist. Ein Patient kann sich beispielsweise als hilfloses Opfer erleben, während er selbst schon längst genau jenes wütendes und attackierendes Verhalten an den Tag legt, das er bei seinem als Verfolger erlebten Gegenüber auszumachen glaubt.

Ein zweites Muster besteht in der Gegensätzlichkeit der inneren Repräsentanzen bzw. Dyaden (Abb. 2-2), wobei ein Teil der Dyade bewusster sein kann als die entgegengesetzte. Genau hierin besteht die Krux der Spaltung. Spaltung bedeutet nicht nur, dass zwischen einer guten Selbstrepräsentanz und einer schlechten Objektrepräsentanz innerhalb der gleichen Dyade ein starker Kontrast besteht, sondern beschreibt auf einer sehr viel tieferen Ebene die Unüberbrückbarkeit zwischen einer mit negativen und hasserfüllten Affekten durchdrungenen Dyade einerseits und einer Dyade, die mit positiven und liebenden Affekten erfüllt ist. Diese Dyaden existieren zwar gleichzeitig, jedoch aus Abwehrzwecken völlig getrennt voneinander, um sie vor Zerstörung oder Kontaminierung der jeweils entgegengesetzten Dyade zu schützen. Auf den ersten Blick mag es schwer nachvollziehbar erscheinen, warum eine hasserfüllte Dyade geschützt werden soll. Doch kann reiner und unverfälschter Hass im Rahmen der Borderline-Pathologie vorübergehend vor Identitätsdiffusion und Schuldgefühlen bewahren, die der Aggression des Patienten gegenüber dem in anderen Momenten als gut empfundenen Objekt entspringen.

In der Anfangsphase der Behandlung ist die hasserfüllte Dyade für gewöhnlich mehr bewusst. Die innere Erfahrung, geliebt und umsorgt zu werden, ist fragiler und existiert eher im Verborgenen. Wenn sie sich äußert, dann in kurzen sehnsüchtigen Momenten, auf die der Therapeut sehr achten muss. Wenn es dem Therapeuten gelingt, dem Patienten diese innere Möglichkeit zu lieben (anstatt zu hassen) bewusst zu machen, so kann dieser die Intensität seines Hasses als verzweifelten Versuch begreifen lernen, seine zerbrechliche Sehnsucht nach Liebe zu verbergen und so vor der befürchteten Zerstörung zu schützen, sobald sie ans Tageslicht gelangt.

Hierbei handelt es sich um das klassische Beispiel einer Objektbeziehungsdyade schlechthin, die eine entgegengesetzte Dyade abzuwehren versucht. Im System innerer Objektbeziehungen kann jedoch jede Objektbeziehungsdyade als Abwehr gegen eine andere eingesetzt werden, wobei beide Dyaden die

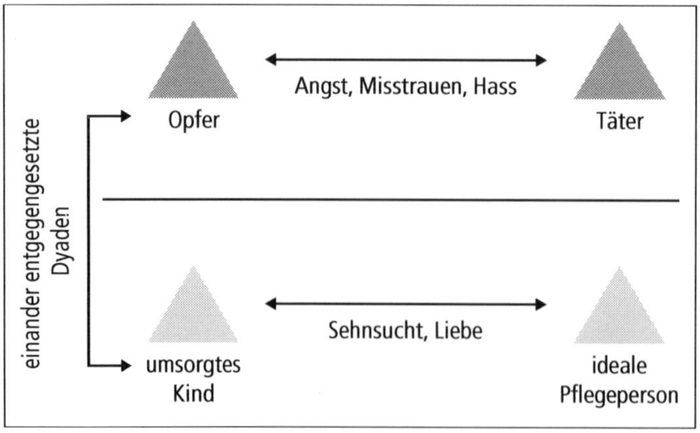

Abb. 2-2 Objektbeziehungsinteraktionen: Abwehr

Gegenpole eines intrapsychischen Konflikts repräsentieren. Innere Dyaden, die jeweils an spezifische Affekte gebunden sind, können libidinöse oder aggressive Triebregungen repräsentieren, die entweder mit inneren Verboten oder untereinander in Konflikt stehen. So kann beispielsweise eine libidinös besetzte Dyade, die ein sexuell erregtes Selbst und eine mütterliche Andere repräsentiert, in Konflikt stehen mit einer angstbesetzten Dyade, die ein ängstliches Selbst und einen bedrohlichen väterlichen Anderen repräsentiert.

In einem anderen Beispiel steht eine libidinös besetzte Dyade (passive und unterwürfige Selbstrepräsentanz und sehnsüchtig begehrte mächtige, aber distanzierte väterliche Objektrepräsentanz) mit einer aggressiv besetzten Dyade (unbarmherzige, rivalisierende Selbstrepräsentanz und bedrohliche, tyrannische väterliche Objektrepräsentanz) in Konflikt. Der verbindende Affekt ist hierbei die Wut (Abb. 2-2). Je nach psychischer Verfassung des Betreffenden kann eine dieser beiden Dyaden vorherrschen und bewusstseinsnäher sein und als Abwehr gegenüber der anderen eingesetzt werden. Ein Borderline-Patient kann sich nicht gleichzeitig beider Dyaden bewusst sein, auch wenn die abgespaltene, verdrängte Dyade in agierenden Verhaltensweisen zutage treten kann, und auch wenn es durchaus Momente gibt, in denen er sich dessen bewusst ist. Konflikte, die außerhalb des Bewusstseins gehalten werden, manifestieren sich erstens entweder auf der Verhaltensebene, d. h. durch Ausagieren, oder zweitens als körperliche Symptome im Rahmen einer Somatisierung. Gelegentlich kommt es auch zu einem Zwischenstadium in Form von Pseudohalluzinationen.

Spaltung heißt, dass eine Dyade unbewusst zur Abwehr einer anderen Dyade eingesetzt wird, wobei beide die Gegenpole eines inneren Konfliktes repräsentieren. Der Grund hierfür ist, dass die inneren Impulse und die gegen sie gerichteten Verbote intrapsychisch durch korrespondierende, affektiv besetzte Paare von Selbst- und Objektrepräsentanzen dargestellt werden.

Ein Beispiel hierfür wäre eine Patientin, die sich häufig als geängstigtes und gelähmtes Opfer erlebt und dem Therapeuten wütend vorwirft, er sei ein sadistischer Gefängniswärter, dessen willkürlichen und eigennützigen Regeln sie sich zu unterwerfen habe. In anderen Momenten erlebt die gleiche Patientin den Therapeuten als perfekte, aufopferungswillige Mutter und sich selbst als zufriedenes, glückliches und geliebtes Baby, das im Mittelpunkt der mütterlichen Aufmerksamkeit steht. In der ersten Dyade verkörpert der Gefängniswärter eine böse, frustrierende, quälende und zurückweisende Pflegeperson/Mutter, während das Opfer ein wütendes Baby darstellt, das sich rächen möchte, aber aufgrund der Projektion seiner eigenen Wut auf die Mutter fürchtet, von dieser vernichtet zu werden. Diese Beziehung zwischen schrecklicher Mutter und leidendem Kleinkind wird von der idealisierten Beziehung vollkommen getrennt gehalten aus Angst, die idealisierte mit der verfolgenden Beziehung zu kontaminieren und jede Hoffnung zu zerstören, dass – trotz der wütenden, rachsüchtigen Angriffe auf die böse Mutter – die perfekte Beziehung zur idealen Mutter wiederhergestellt werden kann. Aus triebtheoretischer Sicht ist die letzte Dyade libidinös besetzt, wohingegen die Dyade zwischen Opfer/Kind und sadistischer Mutter aggressiv besetzt ist. Jede Dyade wehrt, sobald sie ins Bewusstsein gelangt, die gleichzeitige Wahrnehmung der anderen Dyade ab.

Die Funktion dieser Dyaden zu verstehen, Triebe zu repräsentieren und abzuwehren, erhöht die Komplexität der therapeutischen Leistung. Triebe entstammen primären Affektzuständen. Praktisch lassen sich Triebe definieren als übergeordnete, allgemeine Motivationskräfte gleichartiger Affektzustände. Die beiden fundamentalsten Triebe sind der libidinöse und der aggressive Trieb. Im Falle der mangelnden inneren Integration bei Patienten mit Borderline-Persönlichkeitsorganisation bleiben die Triebe in der Regel gespalten und werden zur gegenseitigen Abwehr eingesetzt. Dies wurde im vorangegangenen Beispiel

deutlich, in dem die von einem übermäßig aggressiven Affekt besetzte Dyade zur Abwehr einer gegensätzlichen, mit einem libidinösen Affekt besetzten Dyade diente. Ein solches System ist instabil und von abrupten Wechseln zwischen bewusster Dyade (Affekt, Impuls) und abgewehrter Dyade (Affekt, Impuls) gekennzeichnet.
In der Arbeit mit Borderline-Patienten muss der Therapeut nicht nur die unterschiedlichen Zerrbilder, aus denen sich die Dyaden zusammensetzen, und das Oszillieren zwischen Selbst- und Objektrepräsentanzen innerhalb dieser Dyaden herausarbeiten, sondern er muss außerdem die Funktion erkennen, die eine Dyade in der Beziehung zu einer anderen ausüben kann, um die Fragmentierung und die Konflikte in der inneren Welt des Patienten vollständig verstehen zu können. Um diese Verständnisebene zu erreichen, muss der Therapeut zunächst ständig auf die verschiedenen Rollen achten, die der Patient erlebt oder inszeniert, ebenso auf die in der Gegenübertragung sich manifestierenden Rollen. Er muss sodann prüfen, wie diese Rollenpaare oder Dyaden Triebe und Abwehr verkörpern und so organisieren, dass ein gewisses Maß an innerer Stabilität entsteht – auch wenn dadurch ein innerlich fragmentierter, nicht integrierter Zustand aufrechterhalten bleibt.

Strategisches Prinzip 4: Arbeit an der Fähigkeit des Patienten, Beziehung anders zu erleben

Die Beziehung zum Therapeuten zu ergründen und sich seiner Zerrbilder, die er davon hat, bewusst zu werden, hilft dem Patienten, eine gesündere, realistischere und ausgewogenere Wahrnehmung dieser Beziehung zu entwickeln, d. h.: weg von einer Beziehung, die durch extreme Gegenpole gekennzeichnet ist, hin zu einer Beziehung, die sich durch Komplexität und Spielraum auszeichnet. Durch diesen Prozess, der auch mit einer Modulierung der extremen Affekte des Patienten einhergeht, wird dem Patienten klar, wie die neue Fähigkeit zu komplexeren und differenzierteren Beziehungen nun auch auf andere wichtige Beziehungen (z. B. Ehepartner oder Eltern) übertragen werden kann.

Die Integration abgespaltener Teil-Objekte

Die Integration abgespaltener Teil-Objekt- und Teil-Selbstrepräsentanzen ist ein sich wiederholender Prozess. Immer wieder muss der Therapeut in der Interaktion im Hier und Jetzt die gegensätzlichen Selbstanteile des Patienten identifizieren, die im Verlauf der Sitzungen zum Vorschein kommen. Zunächst innerhalb von Monaten, dann in Wochen und schließlich innerhalb einer einzelnen Sitzung kann der Therapeut zwei gegensätzliche Paare von Selbst- und Objekrepräsentanzen zusammenführen, die typischerweise aus einer idealisierenden, nur-guten Selbst-/Objektrepräsentanzen-Einheit und einer verfolgenden, nur-bösen Selbst-/Objektrepräsentanzen-Einheit bestehen. Auf diese Weise kann er dem Patienten helfen, die Gründe für die abwehrende Spaltung dieser beiden Einheiten zu verstehen. Im Verlauf des Prozesses wird sich schließlich sowohl ein integriertes Selbstkonzept als auch ein integriertes Konzept wichtiger Anderer herauskristallisieren.

Kennzeichen der Integration

Die Änderungen, die sich im Verhalten des Patienten in den Sitzungen zeigen und auf einen Fortschritt in der Integration der abgespaltenen Selbst- und Objektanteile hinweisen, sind kumulativ, aber subtil. Anfangs vollziehen sie sich kaum merklich und nur in kleinen Schritten, können aber zu hilfreichen Anhaltspunkten für die Formulierung der Gesamtstrategie in der Therapie werden. Im Folgenden wollen wir die Änderungsmarker nur kurz darstellen. Eine ausführliche Beschreibung findet sich in Kapitel 9 (S. 228).

- **Äußerungen des Patienten, die entweder eine Erweiterung oder eine zusätzliche Klärung der Kommentare des Therapeuten enthalten:** Die Kernfrage ist hierbei nicht, ob der Patient einer Deutung zustimmt oder mit der näheren Untersuchung eines bestimmten Themas einverstanden ist. Bedeutsam ist vielmehr, ob und inwieweit der Patient die Chance ergreift, über die Äußerungen des Therapeuten nachzudenken, oder aber inwieweit er dessen Kommentare automatisch zurückweist oder ablehnt. Es geht also nicht darum, ob die Übertragung positiv oder negativ ist, sondern darum, ob beim Patienten eine gewisse Bereitschaft zur Zusammenarbeit besteht, das, was vor sich geht, zu klären.
- **Tolerieren und Aushalten von bewusstgewordenen Gefühlen der Aggression und des Hasses:** Bewusst gewordene Aggression und Hassgefühle nicht in autodestruktivem Verhalten, in Somatisierung oder einer Zerstörung der Kommunikation mit dem Therapeuten auszudrücken, sondern sie zu *containen*, ist für die Entwicklung des Patienten vor allem in der frühen Therapiephase von wesentlicher Bedeutung. Es signalisiert, dass nur-böse Selbst- und Objektrepräsentanzen toleriert werden – ein erster Schritt zur Integration mit nur-guten Repräsentanzen.
- **Tolerieren von Phantasien und Öffnung eines Übergangsraums:** Hier geht es darum, inwieweit sich der Patient freien Assoziationen öffnen kann, die nicht seiner Kontrolle unterliegen, auch auf die „Gefahr" hin, dass der Therapeut erfasst, was im Patienten vor sich geht, noch ehe dieser selbst sich dessen bewusst wird. Beispielsweise neigen Borderline-Patienten mit narzisstischen Persönlichkeitszügen aus einem Bedürfnis nach omnipotenter Kontrolle dazu, freies Assoziieren nicht zuzulassen und die Verfügbarkeit von phantasiertem Material einzuschränken.
- **Fähigkeit zur Integration von Deutungen primitiver Abwehrmechanismen, insbesondere der projektiven Identifizierung, und deren Tolerierung:** Wegen des Vorherrschens der projektiven Identifizierung und verwandter primitiver Abwehrmechanismen in der Übertragung ist es von ganz zentraler Bedeutung, ob der Patient erkennen kann, inwieweit er dem Therapeuten eigene Anteile einer unbewussten Identifizierung, z. B. mit sadistischen Figuren als Ausdruck eines pathologischen Größenselbst, zuschreibt.
- **Durcharbeiten des pathologischen Größenselbst in der Übertragung:** Dieser Punkt ist nur bei denjenigen Borderline-Patienten von Bedeutung, bei denen gleichzeitig auch ausgeprägte narzisstische Persönlichkeitszüge vorliegen und deren Selbstkonzept ganz wesentlich von einem pathologischen Größenselbst bestimmt wird. In diesem Fall bildet eine grandiose Selbstrepräsentanz in Beziehung zu einer entwerteten Objektrepräsentanz (oder umgekehrt eine entwertete Selbstrepräsentanz in Beziehung zu einer grandiosen Objektrepräsentanz) über weite Strecken hinweg das vorherrschende Übertragungsmuster. Dieses muss mithilfe von Deutungen systematisch bearbeitet und behoben werden, bevor die charakteristischeren zugrundeliegenden und abgespaltenen Teile der Selbst- und Objektrepräsentanzen in der Übertragung zum Vorschein kommen. Ein solcher Wandel, d. h. die Auflösung des pathologischen Größenselbst, ist ein wesentlicher Wendepunkt in der Therapie dieser Patientenuntergruppe. Die chronifizierte Übertragungsposition muss komplexeren, fragmentierteren akuten Übertragungserfahrungen weichen.
- **Wechsel in den dominanten Übertragungsthemen:** Über viele Monate hindurch werden immer wieder dieselben wechselseitig abgespaltenen Anteile von

Selbst- und Objektrepräsentanzen in der Übertragung aktiviert. Daher deutet ein signifikanter Wechsel in solchen dominanten Einheiten in Richtung stärker integrierter Übertragungsmuster, die sich in früheren Phasen der Therapie nicht finden, auf einen bedeutsamen Wandel der intrapsychischen Struktur hin.

- **Die Fähigkeit, Schuldgefühle zu erleben und in die depressive Position einzutreten:** Der Begriff der „depressiven Position" bezieht sich auf einen Zustand, in dem die aggressiv besetzten, verfolgenden Anteile der Selbst- und Objektrepräsentanzen des Patienten mit seinen idealisierten, nur-guten Selbst- und Objektrepräsentanzen integriert werden. Diese Position ist insofern depressiv, als das Individuum den Verlust des primitiven idealen Objekte betrauern und die Realität akzeptieren muss, dass es kein ideales Objekt gibt. Jetzt kristallisiert sich eine besser integrierte, realistischere, gleichzeitig gute und böse Selbstrepräsentanz heraus, die ein reiferes Selbstkonzept zur Folge hat. In gleicher Weise führt die Integration nur-guter und nur-böser Repräsentanzen wichtiger Bezugspersonen zu integrierten, verfeinerten und differenzierten Repräsentanzen eben dieser Bezugspersonen. Daraus resultiert ein weit reichendes Verständnis für andere und eine bessere Beziehung zu ihnen. Dieses Entwicklungsstadium ist dadurch gekennzeichnet, dass die eigene Ambivalenz gegenüber wichtigen, benötigten und geliebten Objekten eingestanden wird und sich Schuldgefühle ebenso wie die Sorge entwickeln, die abhängigen und liebevollen Beziehungen könnten durch Aggression bedroht werden. Dieses Gefühl von Schuld und Sorge geht einher mit dem Bemühen, ambivalent geliebten Objekten gegenüber wieder etwas gut zu machen; es bildet die Grundlage für eine reifere Abhängigkeit, für Dankbarkeit und Engagements in der Arbeit mit dem Therapeuten, aber auch in Beziehungen außerhalb der Therapie.

Anhand folgender Fallvignette sollen sowohl die Behandlungsstrategien als auch einige der Integrationsmarker illustriert werden:

> Frau A. weist sowohl lebensgeschichtlich als auch im Hinblick auf ihre aktuelle Symptomatik zahlreiche Merkmale einer typischen Borderline-Pathologie auf: wiederkehrende Selbstverletzungen (Schneiden) und chronische Suizidalität (wiederholte Suizidversuche durch Tabletteneinnahme), anorektisches Essverhalten sowie chaotische zwischenmenschliche Beziehungen. Ihre anfängliche Haltung ihrem Therapeuten gegenüber fasst sie folgendermaßen zusammen: „Ich bin hier, weil ich mein verrücktes Verhalten überwinden möchte, das mich immer wieder in Schwierigkeiten bringt. Ich möchte so stark sein, dass ich von niemandem mehr abhängig bin. Man kann sich auf niemanden verlassen. Die Menschen sind böse und selbstsüchtig und nützen sich nur gegenseitig aus. Mein Problem ist, dass ich das nicht gut kann. Ich bin schwach und ich bin verletzbar. Ich werde wütend und verletze mich selbst. Ich möchte das überwinden, um selbst für mich sorgen zu können, viel Geld zu verdienen, mich von meinem Mann zu trennen und allein zu leben, ohne an irgendjemanden gebunden zu sein."

Aus den Äußerungen der Patientin lassen sich die in Abbildung 2-3 und Abbildung 2-4 illustrierten Dyaden ableiten, wobei die zweite Dyade weitgehend eine Umkehrung der ersteren ist. Das Vorgehen des Therapeuten orientiert sich somit an den Strategien 1 und 2, was sich auch in dessen Interventionen widerspiegelt.

Wie bei den meisten Borderline-Patienten ist das von Frau A. präsentierte Material eine chaotische Mischung aus ihren Gefühlen dem Therapeuten gegenüber und Schilderungen ihrer Ehekrise, beruflichen Problemen, lebensgeschichtlichen Zusammenhängen sowie Beschreibungen heftiger, unerträglicher Affektzustände. Da wir davon ausgehen, dass ein Verständnis der inneren Struktur der Objektbeziehungen helfen kann, dieses gesamte Problemspektrum zu lösen, leiten wir in unserem

Manual die Therapeuten dazu an, ihr Hauptaugenmerk auf genau diese innere Struktur zu richten.

Immer wieder kommt es in der Behandlung von Frau A. zu heftigen Klagen über ihren Therapievertrag, dem sie lediglich zugestimmt habe, weil sie nur so an eine Behandlung habe kommen können. Die im Vertrag festgehaltenen Bedingungen betrachte sie als Ausdruck von Herzlosigkeit und Verachtung seitens ihres Therapeuten. Dieser habe nur deshalb auf dem Vertrag bestanden, um sich das Leben zu erleichtern und „seinen Arsch zu retten", sollte irgendetwas mit der Behandlung schief laufen. Frau A. geht sogar so weit, Dr. D.s Berufsethos infrage zu stellen. Sie nennt ihn einen Scharlatan und macht sich über ihn lustig. In seinem Bemühen, die Aufmerksamkeit der Patientin darauf zu lenken, was zwischen ihnen beiden vorgeht, erkennt Dr. D. das subjektive Selbsterleben der Patientin als schwach und verletzlich an, weist aber gleichzeitig auf Aspekte hin, die ihr nicht zugänglich zu sein schienen, so z. B. ihre Überzeugung, sie habe von anderen nur Herzlosigkeit und Boshaftigkeit zu erwarten. Die Patientin weist diese Hypothese mit dem Einwand zurück, sie habe sich so verhalten müssen, um sich zu schützen.

Wovor musste sich Frau A. schützen? Wenn man davon ausgeht, dass es sich hier um eine Intensivierung der bewussten Selbstrepräsentanz handelte und projektive Mechanismen am Werk waren, dann erlebt die Patientin zwar den Therapeuten als bedrohlich, trägt jedoch die reale Be-

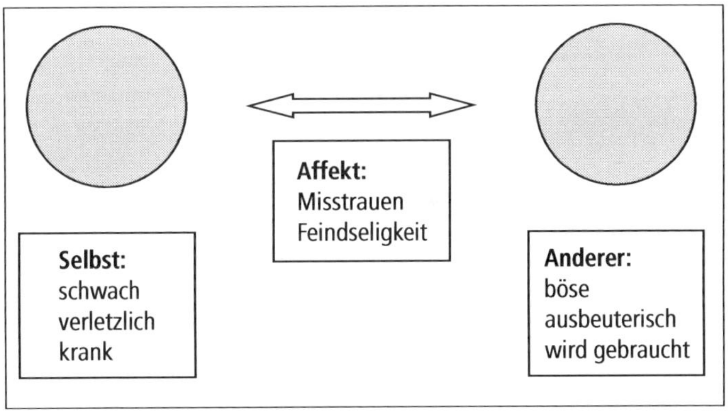

Abb. 2-3 Die im Erstgespräch vorherrschende Selbst-Objekt-Dyade

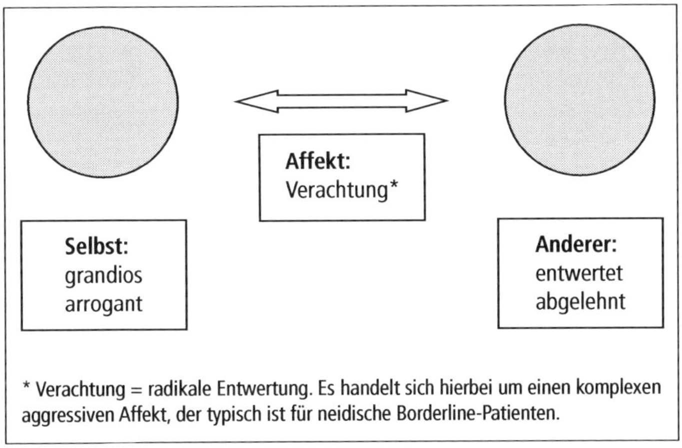

Abb. 2-4 Aus dem Verhalten der Patientin und der Gegenübertragung des Therapeuten abgeleitete Dyade

drohung in sich selbst. Gibt es Gefühle in der Patientin, die mit dem offen geäußerten Misstrauen in Konflikt stehen? In manchen Momenten scheint sie sich ihrem Ehemann sehr nahe zu fühlen, ein Gefühl, das offenbar auch bei Dr. D. möglich war – wenn sie etwa das Ende mancher Sitzungen hinauszuzögern schien, um nicht gehen zu müssen. Diese Möglichkeit weist Frau A. jedoch pauschal zurück, dies sei ein weiterer Beweis für seine Inkompetenz und mangelnde Fürsorge: Er habe nicht die leiseste Ahnung, wer sie sei!

In den ersten beiden Monaten der Therapie kommt dieses Thema immer wieder auf. Andere Themen kreisen wiederholt um ihr Gefühl, eine schlechte Mutter und dumm zu sein. Innerlich verknüpft Frau A. diese Gefühle mit ihrem Anspruch, einfach nur mehr Stärke entwickeln zu müssen, damit es ihr besser gehen könne. Dr. D.s Bemerkung, hinter diesen Selbstbezichtigungen könne sich ein grausamer Anteil ihres Selbst verbergen, der dafür verantwortlich sei, weist sie zurück. Außerhalb der Sitzungen kommt es weiterhin zu zeitweiligem Ausagieren in Form von oberflächlichen Schnittverletzungen an Armen und Beinen.

Im dritten Behandlungsmonat kündigt Dr. D. eine einwöchige Unterbrechung der Therapie für den folgenden Monat an, was die Patientin mit Gleichgültigkeit quittiert. Sie macht sich lustig über ihn, dass er so viel Aufhebens um seine Abwesenheit mache. Nach seiner Rückkehr berichtet Frau A., die Woche sei wie immer gewesen, es sei ihr sogar etwas besser gegangen, weil sie keinen Druck gehabt habe, zu den Sitzungen zu erscheinen. Dr. D. war gewissermaßen erleichtert, dass sie nicht so ängstlich und aggressiv auf seine Abwesenheit reagiert hatte wie manch andere Patienten.

Nach zwei weiteren Monaten, in denen es in den Therapiestunden um ähnliche Themen ging wie vor der Unterbrechung, kündigt Dr. D. erneut eine einwöchige Abwesenheit an. Dieses Mal reagiert die Patientin ungleich heftiger. „Das dürfen Sie nicht!", als ob sie ihn damit am Gehen hindern würde. Der sich hier manifestierende Durchbruch der abgespaltenen Seite des inneren Konflikts der Patientin ermöglichte nun dem Therapeuten, stärker zu Strategie 3 überzugehen. Über die Monate hatte Frau A. eine intensive Bindung entwickelt, die sie allerdings erfolgreich hatte abwehren können. Das nun plötzlich auftauchende Material stützte Dr. D.s Hypothese, dass seine Patientin innerlich von einem schrecklichen Konflikt hin und her gerissen wurde, nämlich zwischen dem Wunsch, gebunden zu sein und umsorgt zu werden einerseits und dem Bedürfnis, andere zurückzuweisen und unabhängig zu sein.

„Hier zeigt sich ein Teil von Ihnen, der sehr wichtig ist, den Sie aber nur sehr schwer akzeptieren und tolerieren können. Obwohl Sie Andere als bedrohlich und gefährlich wahrnehmen, können Sie sich binden. Und ich glaube, dass Sie diese Bindung entwickeln, weil Sie sich tief in Ihrem Innern nach etwas Gutem und Wertvollem sehnen. Aber genau diese Sehnsucht macht Ihnen am meisten Angst, und zwar deshalb, weil Sie glauben, dass Sie nur verletzt und enttäuscht werden. Es könnte sogar sein, dass Ihre Angst wächst, je mehr Sie sich vorstellen können, dass jemand sich fürsorglich und freundlich Ihnen gegenüber verhalten könnte. So schlimm es sich auch anfühlen mag, andere für böse und ausbeuterisch zu halten, es scheint immer noch weniger ängstigend zu sein als sich vorzustellen, der andere könnte sich kümmern, denn dann wären Sie am verletzbarsten: Ihr Vertrauen könnte enttäuscht werden – Sie könnten verführt und benutzt werden." (Abb. 2-5).

Die Arbeit an dieser inneren Spaltung gestaltete sich weiterhin als richtungsweisend. Frau A. räumt ein, dass es einen Wunsch in ihr geben könnte, sich jemandem nahe zu fühlen, führt jedoch die Abwesenheit ihres Therapeuten als Bestätigung ihres Bedürfnisses an, Gefühle dieser Art auszumerzen und völlig unabhängig zu werden: „Sehen Sie, ich habe doch recht! Ich kann mich auf niemanden verlassen. Sie gehen weg – genau in dem Augenblick, in dem ich anfange, Ihnen Vertrauen entgegen zu bringen. Wie können Sie nur? Sie sind genau wie alle anderen. Sie warten darauf, bis ich Sie brauche und dann verschwinden Sie."

Nun ging es um das Bedürfnis der Patientin nach einem perfekten Objekt, um ein Gefühl des Vertrauens entwickeln zu können.
Die folgende Deutung ist ein Versuch des Therapeuten, diesen Aspekt mit der Rolle der Aggression in Zusammenhang zu bringen, die das Gefühl des Verlassenwerdens in der Patientin auslöst: „Wir können jetzt besser verstehen, warum es Ihnen schwer fällt, Ihre Sehnsucht nach Bindung zuzulassen. Beim leisesten Hinweis darauf, dass der Andere nicht perfekt auf Sie eingestellt ist, erleben Sie das sofort als Beleg dafür, dass Sie ihm vollkommen egal sind. Und ich glaube, dass an dieser Stelle noch etwas anderes passiert. Sie werden wütend und zornig angesichts der Enttäuschung, die Sie empfinden, und Sie attackieren das Bild, das Sie innerlich vom Anderen haben. Die Tatsache, dass ich für eine Woche nicht da bin, ist ja richtig. Doch anstatt am Bild festzuhalten, das Sie innerlich von mir haben, löschen Sie es mit Ihrem Zorn aus, was wiederum dazu führt, dass Sie sich alleingelassen und leer fühlen. Ich glaube, dass es letztlich nicht meine einwöchige Abwesenheit ist, die Sie so völlig leer fühlen lässt, sondern Ihr eigener Angriff auf das Bild, das Sie innerlich von mir haben."

Diese Form der Bearbeitung kann über einen langen Zeitraum – Monate bis Jahre – in Anspruch nehmen. Natürlich gibt es Variationen und natürlich findet Entwicklung statt, doch der Kampf zwischen den inneren Repräsentanzen eines Patienten und einer realistischeren Darstellung von Selbst- und Objektrepräsentanzen ist für gewöhnlich zäh und langwierig.

Frau A. klagte ihren Therapeuten weiter an, so zu sein „wie alle anderen" und sie zu enttäuschen und zu betrügen. Nichtsdestotrotz erscheint sie zuverlässig zu den Stunden, wodurch eine andere Seite in ihr mit ganz anderen Gefühlen zum Vorschein kommt. Dr. D. wiederum versucht

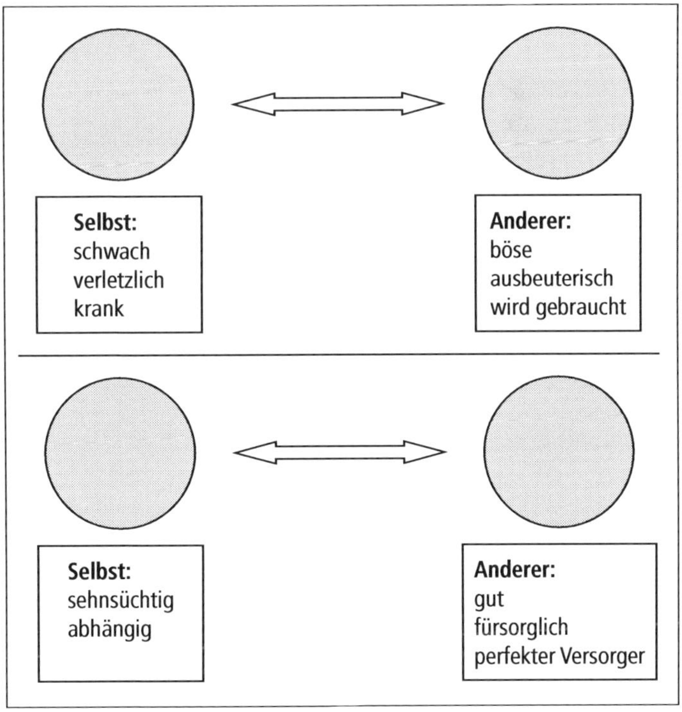

Abb. 2-5 Einander entgegengesetzte Dyaden, die nach einer mehrmonatigen Behandlungsphase zum Vorschein kommen – wobei jede der Dyaden der Abwehr der jeweils anderen dient

nicht, seine Patientin von seiner Aufrichtigkeit und Vertrauenswürdigkeit zu überzeugen, sondern arbeitet an der Übertragung. Wenn er wirklich nur ihr Vertrauen gewinnen wollte, um sie auszutricksen, was war sein Motiv für dieses Verhalten? Ließ es auf Unaufrichtigkeit schließen, wenn er sich als Therapeut zeigte, der seiner Patientin helfen will? War er womöglich sadistisch und weidete sich an ihrem Leid?

In manchen Augenblicken gelang es der Patientin durchaus zu erkennen, dass manche dieser Vorstellungen übertrieben waren und nicht der Realität entsprachen, dass Dr. D. zuverlässig für sie da war, wie man es zu Beginn der Therapie vereinbart hatte. In anderen Momenten wiederum schien diese Realität kaum von Belang und es konnte passieren, dass bestimmte Dinge, wie etwa das Ende einer Therapiestunde erneut als Beleg für die Gleichgültigkeit und schlechte Behandlung seitens ihres Therapeuten herangezogen wurde. Dieses Hin und Her zwischen verzerrter und realistischerer Wahrnehmung kann über einen langen Zeitraum anhalten und erfordert vom Therapeuten Geduld und Fingerspitzengefühl.

Wie integriert nun der Therapeut Material aus der Vergangenheit in den Übertragungsfokus? Durch das Aufzeigen der inneren Repräsentanzen, wenn sie in der Übertragung zum Vorschein kommen, verfügt der Therapeut über Material aus der Vergangenheit, um sein Verständnis hinsichtlich der Repräsentanzen Anderer zu vertiefen. Dabei gilt es jedoch zu beachten, dass es sich bei der Beschreibung der Vergangenheit nicht um eine objektive Darstellung vergangener Realität handelt, sondern um das, was ein Patient internalisiert hat. Das heißt nicht, dass die Beschreibungen des Patienten nicht mit der vergangenen Realität in Zusammenhang stehen. Doch die Strukturlosigkeit der Borderline-Psyche kann in Charakterisierungen münden, die bruchstückhaft und widersprüchlich sind. Aus diesem Grund würde er eher *„eine Mutter, die ...“* sagen als *„Ihre Mutter“*.

Im Falle von Frau A. war dem Therapeuten bekannt, dass die Mutter der Patientin wiederholt an Depressionen litt, die sie mit Alkohol und Drogen zu bekämpfen versuchte, anstatt sich um eine Behandlung zu bemühen. In seiner Auseinandersetzung mit Frau A. über deren Überzeugung, er sei gleichgültig, bezog er sich auf diesen Teil der inneren Welt der Patientin, um die Objektrepräsentanz zu beschreiben, die in diesen Momenten in der Übertragung aktiv war. „Sie reagieren auf mich, als sei ich eine bekiffte Mutter, die in keinster Weise auf das bedürftige kleine Mädchen eingeht, das vor ihr steht. Sie erleben mich als jemand völlig Nichtsagendes, der wie zugedröhnt und ausdruckslos vor Ihnen sitzt ... und der nur unter extremen Umständen zu einer Reaktion zu bewegen sei. Hierbei könnte es sich durchaus um die Wiederholung einer Erfahrung handeln, wie sie für die zahlreichen Interaktionen mit einer mit Drogen vollgepumpten Mutter typisch sind."

Hinweise dieser Art erweitern den Spielraum, in welchem sich innere Bilder entwickeln können, die sich auf die Vergangenheit bzw. vergangenes Material beziehen, das unterdrückt oder verdrängt wurde. Elemente der Vergangenheit können in der Übertragung wiederbelebt werden, ohne dass der Patient bewusste Erinnerungen daran haben muss. Wenn es allerdings dazu kommt, dass sich der Patient aufgrund der Reaktivierung in der Übertragung bestimmter Anteile seiner inneren Welt bewusst wird, so verfügt er über mehr Möglichkeiten, diese Anteile in ein bedeutungsvolleres und vollständigeres Selbstempfinden zu integrieren. Für sich genommen führt jedoch die Verknüpfung von Material, das in der Übertragung auftaucht, mit inneren Bildern aus der Vergangenheit noch nicht zur Integration oder Lösung von Konflikten.

Frau A. beispielsweise stimmte durchaus mit Dr. D.s Hinweis auf eine „zugedröhnte Mutter" überein, ohne dass dies jedoch unmittelbar zur

Auflösung ihrer heftigen negativen Übertragung geführt hätte. Statt dessen antwortete sie: „Ich lebe jeden Tag 24 Stunden mit diesen tausend kleinen Interaktionen. Ich komme davon nicht los! Nur in der Kirche, wenn jemand für mich betet, fühle ich mich für einen Moment lang entlastet." Die Erwähnung der Kirche war für Dr. D. weiteres Material, anhand dessen er die innere Spaltung der Patientin ansprechen konnte: „Es ist, als ob Sie nur dann an das Wohlwollen eines anderen Menschen glauben können, wenn es in einem Rahmen geäußert wird, der reine Güte repräsentiert. Aber selbst dann ist dieses Gefühl nur von sehr kurzer Dauer. Beim kleinsten Hinweis auf Ambiguität oder Unsicherheit – wie sie nun mal in den meisten Lebenssituationen, also auch in dieser hier, zum Tragen kommt – schwenken Sie sofort auf Ihre „Fehlerposition", auf der Sie den Anderen als kalt und gleichgültig erleben, also wie ‚zugedröhnt'."

Ein Grund dafür, warum eine Verknüpfung von Übertragung und internalisierter Vergangenheit nicht notwendigerweise zur Integration führt, liegt natürlich darin, dass es sich bei den internalisierten Bildern um voneinander abgespaltene und bruchstückhafte Elemente handelt.

Wie bei vielen Patienten der Fall, bereitete es Frau A. keine Mühe, von einem negativen Bild ihrer Mutter zu einer idealisierten Vorstellung zu wechseln. „Aber sie war behindert ... was konnte man da erwarten? Ich wusste immer, dass sie nur mein Bestes wollte. Es muss eher mit mir etwas nicht gestimmt haben, dass ich sie nicht zufriedenstellen konnte. Ich bin einfach zu blöd ... das war ich schon als Kind, und jetzt auch."
An dieser Stelle kommt erneut das strategische Prinzip 2 zum Tragen (Beobachten und Deuten der Rollenwechsel des Patienten).
Im dritten Jahr ihrer Therapie gab es erste Anzeichen einer innerpsychischen Integration. In ihren eigenen Worten beschreibt Frau A. Melanie Kleins Konzept des Wechsels von der paranoid-schizoiden zur depressiven Position: „Ich weiß, dass die Menschen nicht perfekt sind. Vielleicht waren meine Ansprüche zu groß, aber je älter ich wurde, desto mehr habe ich gemerkt, dass niemand perfekt ist. Ich wollte immer eine Liebe wie aus dem Märchen, die einen high macht. Ich war überzeugt, dass das möglich ist ... Manchmal war es so, aber das bleibt ja nicht ewig. Es bricht mir das Herz. Ich bin zutiefst romantisch ..., wenn mir jemand etwas bedeutet, dann 500%. Ich habe viel von Ihnen in dieser Therapie bekommen – ich verstehe mich mit meinem Mann. Wir lieben uns. Aber Sie haben mir auch etwas genommen – meinen Glauben an die ideale Liebe."
Diese Worte lassen ein höheres Maß an Bewusstheit erkennen, vermitteln aber auch etwas von der Trauer, die mit dem Verlust des idealen Objekts verbunden ist.

Wiederholen in der therapeutischen Arbeit

Die Notwendigkeit wiederholter Klärung, Konfrontation und Deutung der dominanten abgespaltenen Objektrepräsentanzen in den Therapiestunden kann selbst für den erfahrenen Therapeuten etwas Zermürbendes haben. Nicht nur, dass er sich mit dieser Form der Entmutigung befassen und auseinandersetzen muss, darüber hinaus gilt es auch Art und Verlauf des wiederholt stattfindenden Durcharbeitens zu bewerten. Diagnostisch kann man sicher unterscheiden zwischen einem fruchtbaren Wiederholen und Durcharbeiten, das therapeutische Wirkung zeigt, und einem Durcharbeiten, das wie eine sich endlos wiederholende Schleife anmutet und auf die unverändert starre Abwehr des Patienten zurückzuführen ist, der das therapeutische Unterfangen zunichte machen möchte. Ein fruchtbares und produktives Durcharbeiten manifestiert sich auf mindestens zweierlei Weise:

- in einer schrittweisen Reduzierung impulsiver und selbstzerstörerischer Verhaltensweisen des Patienten außerhalb der Sitzungen, während sich gleichzeitig die affektiven Kräfte der pathologischen Objektbeziehungen in den Übertragungsreaktionen innerhalb der Sitzungen wiederholen;

- in einem Übergang des therapeutischen Prozesses von frühen zu fortgeschrittenen Behandlungsphasen, wie er sich in Therapiestunden, wie oben beschrieben, manifestiert.

3 Behandlungstechniken

Die spezifischen Interventionen

„Den Gegenwartsmoment zu erforschen und zu begreifen ist der erste Schritt zum Verständnis subjektiven Erlebens“ (Stern 2004).

Patienten mit einer Borderline-Persönlichkeitsorganisation erleben ihren Therapeuten auf der Matrix ihrer fragmentierten inneren Welt, die sich aus voneinander abgespaltenen, verzerrten Teilrepräsentanzen des Selbst und der Anderen zusammensetzt. Dieses Erleben kann sich von einem Augenblick zum nächsten dramatisch wandeln. In der Übertragungsbeziehung verschiebt der Patient internalisierte Reaktionsmuster aus der Vergangenheit in Form von Wahrnehmungen, Haltungen, Affekten und Phantasien auf den Therapeuten. Diese in der Übertragung wiederholten Objektbeziehungsmuster (s. Kap. 1, S. 21 ff.) beruhen auf frühen – häufig in verzerrter Form – internalisierten Erfahrungen; die so entstandenen Strukturen bestimmen das gegenwärtige Erleben der Realität des Betreffenden, vor allem aber seine Beziehungen. Bei Borderline-Patienten enthalten die internalisierten Beziehungsmuster primitive Anteile, die den ungelösten Konflikten zwischen Liebe und Hass in der Kindheit entspringen und zu pathologischen Beziehungen zum Selbst und zu anderen Personen führen. Die pathologischen Muster entfalten sich in den Reaktionen des Patienten auf den Therapeuten und stellen von daher den wichtigsten Zugang zur inneren Welt des Patienten dar.

Aus Sicht der Objektbeziehungen lassen sich die komplexen Zusammenhänge der Übertragungsregression auf tiefem psychopathologischen Niveau klären und deuten. Die Objektbeziehungstheorie geht davon aus, dass die Übertragungsaktivierung basale dyadische Einheiten von Selbst und zugehörigen Objektrepräsentanzen umfasst, die wiederum durch einen spezifischen Affekt miteinander verknüpft sind. Diese dyadischen Einheiten spielen eine wichtige Rolle in der Ausgestaltung von Triebimpulsen und im affektiven Erleben eines Menschen; über sie wird ein Triebimpuls, aber auch dessen Hemmung erfahren. Die Objektbeziehungsdyaden sind also das Medium, über welches intrapsychische Konflikte erlebt werden.

An dieser Stelle möchten wir dem Konzept aktivierter Dyaden in der Übertragung einen wichtigen Punkt hinzufügen. Wenn der Patient dem Therapeuten diese Beziehung vermittelt, so ist darin auch immer eine mögliche oder implizite – an dieser Stelle meist noch unbewusste – Hoffnung enthalten, der Therapeut möge dic Schwierigkeiten der Vergangenheit nicht fortsetzen, sondern einen neuen Akteur in das Beziehungsgeschehen einführen. Die Aufgabe des Therapeuten besteht somit darin, sich vorübergehend mit den Selbst- oder Objektrepräsentanzen zu identifizieren, die der Patient auf ihn projiziert, und gleichzeitig eine beobachtende Distanz zu sich selbst und seinem Part wahren, den er in der Reinszenierung der emotionalen Beziehung zum Patienten einnimmt. Der Therapeut handelt als unabhängiger Dritter, der die primitive Objektbeziehung mithilfe von Gegenübertragungsanalyse und Deutungen durchbricht. Die dyadischen Beziehungen in der Übertragung sind somit kontinuierlich einer potenziell triadischen Beziehungsstruktur ausgesetzt. Auf symbolischer Ebene bedeutet dies den Über-

gang von einer präödipalen zu einer ödipalen Beziehungsstruktur.
Die in der Übertragung aktivierten Dyaden können Triebimpulse oder Abwehr ausdrücken. Typischerweise wird die Triebabwehr in der Übertragungsreaktion zuerst in Form einer Objektbeziehung aktiviert, die den abwehrenden Anteil des Konflikts repräsentiert. Beispielsweise kann ein Patient, der auf den Therapeuten wütend-verächtlich reagiert, weil er ihn als kalt und herzlos erlebt, damit einen libidinösen Impuls abwehren, der einer abgespaltenen Dyade zugrunde liegt, in welcher der Therapeut als ersehntes versorgendes Gegenüber erlebt wird. Ein anderes Beispiel wäre die anfängliche Idealisierung des Therapeuten, durch die abgespaltene paranoide und aggressive Gefühle abgewehrt werden sollen. Zu einem späteren Zeitpunkt tritt die Objektbeziehung, welche die Seite der Impulse im Konflikt repräsentiert, in der Übertragung in den Vordergrund.
Das Konzept von Objektbeziehungen hilft dem Therapeuten, die zunächst chaotisch anmutende Beziehung zu verstehen und das Muster im Oszillieren und Verändern der Beziehungsdyaden zu erkennen, die in der Übertragung in Szene gesetzt werden. Ein solches Verständnis bildet die Grundlage für die Anwendung der Interventionstechniken, die in diesem Kapitel vorgestellt werden.
Deutungen fokussieren die Ausarbeitung der inneren Objektbeziehungen des Patienten und die Rolle, die sie bei der Darstellung der intrapsychischen Konflikte des Patienten spielen. Besonders bei Borderline-Patienten sollten die internalisierten Objektbeziehungen nicht als historisch genaue Wiedergabe von Objektbeziehungen aus der Vergangenheit verstanden werden, sondern eher als Mischung aus realen und phantasierten, verzerrten Repräsentanzen von früheren Beziehungen zu wichtigen anderen Personen. Aus diesem Grund unterscheiden sich die Übertragungsdeutungen bei Borderline-Patienten von denjenigen bei Patienten auf neurotischem Niveau. Bei neurotischen Patienten sind die primitiveren, verzerrten, abgespaltenen inneren Repräsentanzen der frühen Entwicklungsphasen zu komplexeren, zusammenhängenden intrapsychischen Strukturen integriert, die das Selbst, die innere Objektwelt (mit einem relativ klaren Identitätsgefühl) und das Überich (mit einem relativ konstanten Empfinden für moralische Werte und innere Verbote) konstituieren. In der Therapie neurotischer Patienten aktiviert die Widerstandsanalyse in der Übertragung relativ globale Eigenschaften dieser Strukturen (beispielsweise Verbote des Überich gegenüber Impulsen des Es). Diese Strukturen verfügen über eine einheitliche Qualität, da bei einem neurotischen Individuum die Selbst- und Objektanteile jeweils verbunden sind. Mit anderen Worten: Jede Selbstrepräsentanz bleibt dem Rest des Selbst „treu". Das Gleiche gilt für die Objektrepräsentanzen. Ein Austausch von Selbst- und Objektrepräsentanzen findet sich bei einem neurotischen Patienten nur in Zeiten extremer Regression.
Bei Borderline-Patienten hingegen bleiben die primitiven inneren Repräsentanzen von anderen Selbst- und Objektrepräsentanzen abgespalten. Sie sind nicht in eine umfassende und kohärente psychische Struktur integriert. Daraus resultieren ein chaotisches subjektives Erleben, ein sprunghaftes Verhalten und schwerer gestörte zwischenmenschliche Beziehungen. Innere Konflikte kommen nicht in einem einheitlichen Muster mit ganz bestimmten Impulsen und Verboten zum Ausdruck, sondern in dissoziierten Ich-Zuständen, die auf der primitiven Abwehr der Spaltung basieren. Diese dissoziierten Ich-Zustände können abrupt umschlagen, so dass sich der Patient in einem Moment ausschließlich mit einer Seite des Konflikts identifiziert und im nächsten Augenblick ausschließlich mit der anderen Seite. Die Diskussion der primitiven Abwehrmechanismen (s. u. S. 81) liefert ein Beispiel für eine solche Spaltung.
In der Übertragungsfokussierten Psychotherapie (TFP) gibt es **fünf Basistechniken**:
- Umgang mit technischer Neutralität
- Integration von Gegenübertragungsmaterial in die interpretativen Prozesse

- Sicherung des Therapierahmens
- Übertragungsanalyse
- Interpretative Prozesse: Klärung, Konfrontation und Deutung

Bevor wir uns diesen im Detail zuwenden, möchten wir jedoch auf einen wichtigen Punkt verweisen: Übertragungsdeutungen werden in der psychotherapeutischen Literatur nach wie vor kontrovers diskutiert. Dies gilt auch für Deutungen in der Behandlung von Borderline-Patienten (Bateman u. Fonagy 2004; Gabbard u. Weston 2003). Befunde aus der empirischen Psychotherapieforschung weisen darauf hin, dass Übertragungsdeutungen sowohl schaden als auch nützen können (Piper et al. 1991). Unserer Auffassung nach kann man sie nicht vom therapeutischen Prozess isoliert verstehen und beurteilen, da sie, wie wir im vorliegenden Manual aufzeigen, immer im Kontext einer bestimmten Interaktionssequenz zwischen Patient und Therapeut stehen. Diese Abfolge im Interaktionsgeschehen umfasst

1. die vollkommene Einsicht des Patienten (unterstützt durch das klärende Vorgehen des Therapeuten),
2. das Auftreten widersprüchlicher Aspekte in den Darstellungen des Patienten und die Aufforderung des Therapeuten, darüber nachzudenken (Konfrontation), *und erst im Anschluss daran*
3. das Formulieren einer Hypothese durch den Therapeuten (Deutung) über die Bedeutungen und Beweggründe des Verhaltens des Patienten.

Der Umgang mit technischer Neutralität

Expressive Psychotherapie wird häufig als ein Verfahren missverstanden, das vom Therapeuten verlangt, sich dem Patienten gegenüber passiv und unbeteiligt zu verhalten. Tatsächlich aber ist der erfolgreiche Therapeut immer aktiv, selbst dann, wenn er schweigend zuhört. Seine wache Aufmerksamkeit vermittelt sein anhaltendes Interesse, zu verstehen und Hindernisse, die einer gesünderen Beziehung zum Patienten entgegenstehen, zu erkennen und aus dem Weg zu räumen.

Der Therapeut ist eindeutig verbündet mit dem gesunden, beobachtenden Ich-Anteil des Patienten. Neutralität bedeutet, eine Position gleicher Distanz zum Es, Überich und handelnden Ich des Patienten einzunehmen. Von dieser Warte aus steht es dem Therapeuten frei, alles, was vom Patienten kommt, mit Nachdruck zu kommentieren, solange er mit dem gesunden und beobachtenden Ich des Patienten verbündet bliebt. Das beobachtende Ich ist jener Teil in uns, welcher innere Kräfte (Triebimpulse und Verbote) ebenso wahrzunehmen und einzuschätzen in der Lage ist wie Elemente der äußeren Realität, die sich auf Motivation und Verhalten auswirken. Es unterscheidet sich von abwehrenden Aspekten des Ich, d. h. den höher strukturierten Abwehrmechanismen wie Intellektualisierung, Rationalisierung, Verdrängung und Reaktionsbildung.

Bei Borderline-Patienten kann das beobachtende Ich mitunter von stärkeren Kräften so sehr in den Hintergrund gedrängt werden, dass es den Anschein hat, als spräche der Therapeut von einer Außenseiterposition aus ohne jeden Bezug zu irgendeinem Anteil im Patienten. In solchen Situationen muss der Therapeut dann erläutern, dass er stellvertretend für einen Anteil im Patienten spricht, den dieser gegenwärtig abgespalten hat. Als ausgeschlossener und beobachtender Dritter, als der er die Szenerie betritt, bricht der Therapeut auch mit der totalen Kontrolle durch die dyadische Beziehungsstruktur.

Die Fähigkeit des Therapeuten, zu jedem Zeitpunkt in der Behandlung die aktiven dominanten Übertragungsmuster zu erkennen, zu klären und zu deuten, ist von seiner Position als neutraler Beobachter abhängig, der sich mit keiner der Konfliktseiten im Patienten verbündet. Wie bereits beschrieben, meint technische Neutralität im Falle von neurotischen

Patienten die Einhaltung einer gleich bleibenden Distanz zum Es und Überich des Patienten, zu seinen abwehrenden Ich-Aspekten sowie zur äußeren Realität, während er sich in den Dienst des beobachtenden Ich des Patienten stellt. Im Falle von Borderline-Patienten wiederum bezieht sich technische Neutralität auf die gleich bleibende Distanz zu Selbst- und Objektrepräsentanzen, die miteinander in Konflikt stehen, sowie abgespaltenen nur-guten und nur-bösen dyadischen Einheiten.

Interventionen, die zu den miteinander in Konflikt stehenden Impulsen/Abwehrmanifestationen (d. h. den inneren Konflikten, mit denen ein Patient zu kämpfen hat) gleichermaßen Abstand halten, erfolgen von einer Position der technischen Neutralität aus. Dies ist nicht mehr der Fall, sobald sich der Therapeut in seinen Interventionen mit einer Seite des Konflikts verbündet. Das Prinzip der technischen Neutralität in der TFP ist deshalb von so grundlegender Bedeutung, weil es dem Therapeuten die Möglichkeit gibt, alle Kräfte, die in den Konflikten des Patienten einen Rolle spielen, zu beobachten, zu verstehen und ihre Dynamik untereinander zu analysieren.

Folgendes Beispiel illustriert, wie sich die Position technischer Neutralität von einer supportiven Haltung des Therapeuten unterscheidet:

Einer jungen intelligenten Bankangestellten mit höher strukturierter Borderline-Persönlichkeitsstörung wird aufgrund heftiger Auseinandersetzungen mit ihren Vorgesetzten wiederholt gekündigt. Auf Vorschlag ihres stützend arbeitenden Therapeuten bemüht sie sich um eine Anstellung im Verkaufsbereich, der seiner Meinung nach besser zu ihrer „draufgängerischen und selbstbewussten Art" passen würde. Doch auch hier kommt es zu ähnlichen Zerwürfnissen. Der Therapeut hat in diesem Fall seine Position der Neutralität verlassen und sich mit den Abwehranteilen im Ich der Patientin verbündet, die deren Aggression durch Rationalisierung zu akzeptieren versuchen, anstatt ihren Abwehrcharakter im Kontext der inneren Konflikte genauer zu untersuchen.

Als die Patientin zu einem dem Prinzip der Neutralität folgenden Therapeuten wechselt und eine genauere strukturelle Exploration erfolgt, wird deutlich, dass ihre Aggression Ausdruck einer an der Oberfläche liegenden Selbstrepräsentanz ist, die eine tiefer liegende, äußerst abhängige Selbstrepräsentanz abwehren muss. Solange dieser Selbstanteil verborgen bleibt, wiederholt die Patientin ihr erfolgloses, aggressives Verhalten, das nicht genuinem Konkurrenzstreben entspringt, sondern dem Wunsch nach Abhängigkeit. Dieser Abhängigkeitswunsch verwandelt die aggressive Selbstbehauptung unbewusst in Fehlschläge mit Kompromissbildungscharakter: Zum einen handelt es sich um einen indirekten und unbeholfenen Versuch, um Hilfe zu bitten – wozu die Patientin direkt nicht in der Lage ist. Zum anderen bedeutet der hergestellte Kompromiss eine wiederholte Bestrafung, welche die Patientin sowohl wegen ihrer Abhängigkeitsbedürfnisse als auch aufgrund ihrer aggressiven Handlungen für gerechtfertigt hält. Hätte der Therapeut seine neutrale Position nicht aufrechterhalten, wäre die Komplexität dieser Kräfte nicht verstanden worden.

Zusammenfassend ist zu sagen, dass die technische Neutralität es dem Therapeuten erlaubt, die unbewussten Konflikte des Patienten, vor allem die Übertragungen, aus einer Position teilnehmender Objektivität zu erforschen, ohne durch Parteinahme mit einer Seite des Konflikts den Überblick zu verlieren. Ein klassisches Beispiel hierfür ist der Therapeut, der nicht etwa sagt: „Weil Sie so viele Schuldgefühle äußern, dass Sie Ihre Frau betrügen, denke ich, Sie sollten es lieber bleiben lassen", sondern der eher das Verlangen, die Schuldgefühle und deren tiefere Bedeutung exploriert.

Die technische Neutralität beizubehalten bedeutet nicht, mit dem Patienten oberflächlich oder besonders schonungsvoll umzugehen. Gerade weil das beobachtende Ich des Borderline-Patienten so schwach ist, muss der Therapeut bisweilen sehr energisch auftreten und seine Sichtweise mit Wärme und Anteilnahme vermitteln. Der Therapeut verbündet sich mit dem gesunden und beobachtenden Teil des Patienten und muss sich gerade dann einer deutlichen Sprache bedienen, wenn die gesunden Anteile des Patienten von den destruktiven Anteilen überwältigt werden. Gelegentlich wird der Therapeut auch gezwungen sein, von der technischen Neutralität abzuweichen (wobei eine klare und deutliche Sprache allein noch keine Abweichung von der Neutralität bedeutet).

Abweichen von der technischen Neutralität

Während sich das Prinzip technischer Neutralität in der psychodynamischen Behandlung gesünderer Patienten nahezu konstant aufrechterhalten lässt, erfordert die typische Neigung von Borderline-Patienten zu gefährlichem Agieren sich selbst, anderen Personen oder der Therapie gegenüber bisweilen ein strategisches Verlassen der technischen Neutralität. Somit stellt technische Neutralität eine erwünschte Ausgangsposition dar, von der immer wieder abgewichen werden kann. Anschließend muss sie durch Deutungen wieder hergestellt werden.

Abweichungen von der Neutralität leiten sich meist von der Notwendigkeit ab, Agieren, das den Patienten, andere Personen oder die Therapie gefährden würde, Einhalt zu gebieten. Die herkömmlichen stützenden Elemente einer Therapie (wie das Bemühen des Therapeuten, den Patienten zu verstehen, die Häufigkeit und Regelmäßigkeit der Sitzungen oder Zuwendung und Verständnis) genügen unter Umständen nicht als haltende Umgebung, sondern können gerade von Borderline-Patienten als aufdringlich, gefährlich oder überwältigend erlebt werden. Aus diesem Grund kann der Therapeut dazu gezwungen sein, seine Position technischer Neutralität zu verlassen und strukturierende Parameter zur Kontrolle des Agierens einzuführen, z. B. folgender Art:

> „Ich finde, dass Sie wieder zur Schule gehen und Ihren Abschluss machen sollten. Was nach außen hin wie eine Rebellion aussieht, scheint mir vielmehr eine selbstzerstörerische Bestrafung für eine solche Rebellion zu sein, und Sie sollten dieser Versuchung nicht nachgeben. Die Schule zu verlassen würde auch den finanziellen Rückhalt gefährden, den Sie gerade jetzt brauchen, um ihren Lebensunterhalt zu sichern und die Therapie fortsetzen zu können."

Während der Phasen, in denen diese Parameter zur Anwendung kommen (im Sinne spezifischer Vereinbarungen, die sich auf ein bestimmtes Problemverhalten des Patienten beziehen und übergangsweise festgelegt werden), kann eine Deutung des unbewussten Konfliktes, der durch dieses Vorgehen kontrolliert wird, nur begrenzt erfolgen. Der Fokus muss vielmehr darauf liegen, zu klären, was den Patienten veranlasst, den Therapeuten zu dieser Reaktion zu bewegen. Der Therapeut kann dabei sowohl herausarbeiten, welche Bedeutungen der Patient dem Verhalten des Therapeuten beimisst, als auch sein eigenes Verständnis der stattfindenden Interaktion darlegen. Hierdurch kommt ein Prozess in Gang, der eine schrittweise Aufhebung der Parameter erlaubt und aus einer neuen Perspektive heraus eine Deutung des ursprünglichen Konfliktes ermöglicht.

Wiederherstellen der technischen Neutralität

Da technische Neutralität die Übertragungsdeutungen erleichtert, muss der Therapeut, wann immer möglich, zu ihr zurückkehren. In dem zuvor beschriebenen Beispiel etwa sollte der Therapeut in dem Augenblick, in dem der Patient signalisiert, dass er wieder zur Schule gehen möchte, offen zugeben, dass er für eine Seite des Konfliktes Partei ergriffen hat, und

ihm die Gründe dafür erklären. Auf diese Weise nähert sich der Therapeut wieder einer neutralen Position.
Ein Beispiel:

> „Im vergangenen Monat riet ich Ihnen, wieder zur Schule zu gehen und Ihren Abschluss zu machen, da es mir vorkam, als ob Sie Ihre Sorge für sich selbst an mich abgegeben hätten, mich aber gleichzeitig auf die Probe stellten, ob ich es zulassen würde, dass Sie vor die Hunde gehen. Jetzt, da Sie wieder zur Schule gehen, halte ich es für wichtig, dass wir *alle* Gefühle diskutieren, die mit der Rückkehr zur Schule zusammenhängen, sowohl die positiven als auch die negativen. Und wir sollten auch besprechen, was es für Sie bedeutet, dass ich zu dieser Empfehlung gedrängt wurde."

Beim Abweichen von der technischen Neutralität besteht die Gefahr, dass der Therapeut vom Patienten als restriktiv, wertend, autoritär und sadistisch erlebt wird, was in einen Teufelskreis von Projektion und Introjektion der Selbst- und Objektrepräsentanzen des Patienten münden kann. Der Therapeut kann dieser Gefahr entgegensteuern, indem er die Übertragungen deutet, dann die erforderlichen strukturierenden Parameter einführt, um anschließend erneut die Übertragung zu deuten, ohne die Parameter aufzugeben.
Ein Beispiel:

> „Ich habe Ihnen die Gefahr deutlich machen müssen, in die Sie sich begeben, wenn Sie sich in Ihrer exponierten Position mit Männern einlassen, mit denen Sie im Rahmen Ihrer gesellschaftlichen Verpflichtungen zu tun haben. Sie zu warnen war erforderlich, da Sie sich zum damaligen Zeitpunkt nicht ausreichend um sich selbst gekümmert haben. Sie mussten die Echtheit meiner Sorge für Sie und Ihre Therapie auf die Probe stellen."

Um sich einen optimalen Grad an innerer Freiheit zur Exploration der eigenen Gefühlsreaktionen und Phantasien in Bezug auf das Material des Patienten zu bewahren, muss der Therapeut besonders sorgfältig mit seinen Interventionen sein. Ein Abweichen von der technischen Neutralität durch die Einführung technischer Parameter muss sich auf die Situationen beschränken, in denen der Patient mit seinem Verhalten die Therapie gefährdet. Ansonsten ist es unerlässlich, eine gleichmäßige Zurückhaltung zu bewahren, d. h. den Wünschen des Patienten nach Befriedigung unreifer abhängiger, aggressiver und sexueller Bedürfnisse in der Übertragung nicht nachzugeben, sondern diese Bedürfnisse vollständig und konsequent zu deuten. Die Menschlichkeit, Wärme und Anteilnahme des Therapeuten werden sich dem Patienten mitteilen durch die anhaltende Hinwendung zu seiner Person und durch das Bearbeiten seiner Schwierigkeiten in der Übertragung, ferner durch die Fähigkeit des Therapeuten, die Wünsche, die den primitiven Bedürfnissen des Patienten entstammen, zwar in sich aufzunehmen, ihnen aber nicht nachzugeben.
Es muss unbedingt vermieden werden, dass die therapeutische Beziehung mit ihrem befriedigenden und schützenden Charakter das normale Leben des Patienten ersetzt. Primitive Wünsche sollten nicht durch Ausagieren der Übertragung (z. B. Abhängigkeit) innerhalb und außerhalb der Sitzungen befriedigt werden. Obwohl Patienten die Therapie häufig mit einem ausdrücklichen Wunsch nach Veränderung beginnen, ist ihr Verhalten oft genau entgegengesetzt: Sie benutzen sie zur Befriedigung der Bedürfnisse, deren Erfüllung ihnen im realen Leben außerhalb der Therapie versagt bleibt. Man muss dem Patienten deutlich machen, dass sie damit vom eigentlichen Sinn und Zweck einer Therapie abweichen:

> „Obwohl Sie die Sitzung heute mit der Mitteilung begonnen haben, Sie hätten Ihren Arbeitsplatz verloren und möglicherweise auch keine Bleibe mehr, sitzen Sie nun hier

und strahlen mich an, als ob sich alle Ihre Probleme plötzlich in Luft aufgelöst hätten. Mir scheint, als ließen Sie dadurch ein wesentliches Ziel der Therapie aus den Augen, nämlich mehr auf eigenen Beinen zu stehen und selbstständiger zu werden. Statt dessen wollen Sie bei mir genau die Art von Abhängigkeit, die Sie in anderen Lebensbereichen bis jetzt zurückgehalten hat."

Der Therapeut muss dieses sekundäre Behandlungsziel sorgsam im Auge behalten, es gegebenenfalls auch deuten und, falls es einer äußeren Grenzsetzung bedarf, zusätzliche Hilfsangebote des sozialen Netzwerkes miteinbeziehen (wie etwa die Betreuung durch einen Sozialarbeiter oder Pfleger, Berufsberatung, etc.), anstatt direkt in das äußere Leben des Patienten einzugreifen und dadurch die technische Neutralität aufzugeben. Tritt eine solche Situation ein, muss sie sorgfältig beobachtet werden, um zu vermeiden, dass der Patient das soziale System zur Befriedigung von Abhängigkeitsbedürfnissen benutzt.
Folgendes Beispiel soll illustrieren, wie mit der Gefahr selbstdestruktiven Verhaltens aus der Position technischer Neutralität heraus umgegangen werden kann:

Eine Patientin berichtet, dass sie schon seit längerem jeden Morgen, anstatt zur Arbeit zu gehen, mehrere Stunden auf dem nahe gelegenen U-Bahnhof zubringe und mit dem Gedanken spiele, sich vor einen Zug zu werfen. Angesichts dieser bedrohlichen Mitteilung verspürt der Therapeut den unmittelbaren Impuls, mithilfe von Telefonkontakten mit der Patientin selbst und ihrem Ehemann das selbstdestruktive Verhalten zu stoppen. Anstatt jedoch seiner spontanen Gegenübertragungsreaktion nachzugeben, entschließt er sich zu folgender Deutung:
„Sie wissen, dass ich möchte, dass Sie am Leben bleiben" (Verbünden mit dem gegenwärtig nicht spürbaren oder sichtbaren gesunden Anteil der Patientin), „doch kann ich das weder kontrollieren noch garantieren. Sie Ihrerseits versuchen, den Teil in Ihnen, der leben möchte, in mich zu verlagern, um sich so besser mit dem Teil in Ihnen zu identifizieren, der Sie angreift und zu zerstören droht. Hier gibt es eine ganze Reihe von Faktoren, die es zu verstehen gilt. Zunächst einmal scheinen Sie die Phantasie zu haben, dass, solange mir daran gelegen ist, dass Sie am Leben bleiben, ich Sie retten kann – ganz egal, was Sie tun. Zum zweiten verhalten Sie sich so, als ob der zerstörerische Teil in Ihnen irgendwie überleben könnte und es genießen wird, Sie tot zu sehen, während doch auch dieser Teil dann tot wäre. Bevor wir diese Punkte näher untersuchen, muss ich jedoch deutlich machen, dass Ihr Versuch, den Teil in Ihnen, der leben will, in mich zu verlagern, um sich selbst ungehindert mit Ihrem zerstörerischen Teil zu identifizieren, einer falschen Überzeugung entspringt. Er verleugnet, dass Sie sich in einem Dilemma befinden. Obwohl der destruktive Teil in Ihnen jenen anderen Teil, der leben will, zum Schweigen bringt, ist es meine Aufgabe aufzuzeigen, dass beides Teile in Ihnen sind und dass es genau darum geht, diesen Konflikt in Ihnen zu bearbeiten."
In der Tat räumt die Patientin ein, dass es einfacher für sie gewesen sei, so zu tun, als gebe es keinen Konflikt in ihr; in Wirklichkeit müsse es jedoch so etwas wie ein Dilemma in ihr geben, denn sonst hätte sie ihr Vorhaben wahr gemacht und sich vor den Zug geworfen. Dieses Eingeständnis eröffnet nunmehr die Möglichkeit, der Frage nachzugehen, welche innere Dynamik diesen sadistischen Angriffen zugrunde liegt und wie diese in der Übertragung inszeniert werden, wenn die Patientin ihren Therapeuten mit Berichten eines drohenden Suizids quält.

In diesem Beispiel bezieht der Therapeut eindeutig Stellung („Ich möchte, dass Sie am Leben bleiben"), behält jedoch seine Position technischer Neutralität bei, indem er das Dilemma der Patientin benennt, anstatt es zum Konflikt zwischen ihm und der Patientin werden zu lassen.

Vermeiden von Parteinahme

Patienten versuchen häufig, ihren Therapeuten dazu zu bewegen, sich mit einem Aspekt ihres Selbst gegen einen anderen zu verbünden bzw. gegen eine andere Person Partei zu ergreifen. In jedem Fall würde das Nachgeben des Therapeuten ein Verlassen der technischen Neutralität gleichkommen, es sei denn, er tritt für die Seite ein, die eindeutig dem gesunden, beobachtenden Ich des Patienten entspricht.

Grundsätzlich sollte jeder Patient als ein verantwortungsbewusster, reflektierender Erwachsener behandelt werden. Auf diese Weise kommuniziert der Therapeut mit dem gesunden, beobachtenden Ich des Patienten und vermeidet es, in das Agieren einer primitiven Beziehung hineingezogen zu werden. Mit anderen Worten: Der Therapeut vermeidet ein Übertragungs-Gegenübetragungs-Agieren, wenngleich er die Versuchung, diesem Impuls nachzugeben, im Auge behält und seine Beobachtungen nutzt, um die Dynamik der Interaktion zu deuten.

Es gibt allerdings Situationen, in denen ein Therapeut eindeutig Stellung beziehen *muss*: wenn es darum geht, den Patienten, eine andere Person, oder aber sich selbst vor aggressiven Impulsen zu schützen. Dies ist hauptsächlich in der Anfangsphase der Behandlung der Fall, wenn über Therapievertrag und Rahmensetzung verhandelt wird, gilt aber auch in Situationen, in denen eine eindeutige Grenzziehung vonnöten ist. Sieht sich der Therapeut konsequent dazu aufgerufen, das Leben über die Aggression zu stellen, sollte er eine angemessene Deutung dieses externalisierten inneren Konfliktes, wie er im o.g. Beispiel beschrieben wurde, in Erwägung ziehen.

In einem weniger dramatischen Beispiel spricht eine Patientin über ihre Wut auf sich selbst angesichts ihrer Entscheidung gegen ein Jurastudium: „Das ist nicht normal, dass ich so wütend auf mich selbst bin. Kein normaler Mensch würde so reagieren." Anstatt in ihre Selbstanklagen miteinzustimmen, könnte der Therapeut antworten: „Ob ein normaler Mensch so reagieren würde oder nicht, sei dahingestellt. Wir sollten eher versuchen, Ihr Dilemma zu verstehen."

Integration von Gegenübertragungsmaterial in den Deutungsprozess

Neben den verbalen Äußerungen des Patienten sowie seinem Verhalten auf nonverbaler Ebene stellt die Gegenübertragung des Therapeuten den dritten Kommunikationskanal zwischen Patient und Therapeut dar. Unter Gegenübertragung verstehen wir – entsprechend der aktuellen Auffassung in der psychoanalytischen Literatur – alle emotionalen Reaktionen des Therapeuten auf den Patienten zu jedem beliebigen Zeitpunkt. Folgende Faktoren bestimmen die Gegenübertragung:

- die Übertragung des Patienten;
- die Lebensumstände des Patienten (die im Therapeuten durchaus Sorge oder andere Reaktionen wachrufen können);
- die eigene Übertragungsdisposition des Therapeuten, die seiner inneren Welt entspringt (der Therapeut muss sich bewusst sein, zu welchen Reaktionen er unter bestimmten Umständen neigt; dies ist auch der Grund, warum Selbsterfahrung bzw. Eigenanalyse für den Therapeuten sinnvoll sind);
- die Lebensumstände des Therapeuten (ist der Therapeut z. B. in seiner Partnerschaft frustriert, was seine Reaktionen auf das verführerische Verhalten einer Patientin beeinflussen könnte?).

Da die Gegenübertragung von *allen vier* Faktoren beeinflusst wird, muss der Therapeut den genauen Ursprung seines eigenen inneren Erlebens in Bezug auf den Patienten herausarbeiten. Die Grundregel lautet: Je kränker der Patient, umso heftiger wirkt sich die Übertragung auf die Gegenübertragungsreaktionen des Therapeuten aus. Patienten mit schwerer Pathologie bedienen sich primitiver Abwehrmechanismen, vor allem der projektiven Identifizierung, durch die Anteile der inneren Welt des Patienten in den Therapeuten verlagert werden. Auf diesem Weg versucht der Patient, die eigenen inneren Konflikte nicht in ihrer vollen Intensität wahrnehmen zu müssen. Folglich wird gerade bei Borderline-Patienten, vor allem bei solchen auf niedrigen Organisationsniveau, die Gegenübertragung zu einem großen Teil durch die internalisierten Objektbeziehungen, wie sie in der Übertragung ihren Ausdruck finden, bestimmt.

Die Gegenübertragung des Therapeuten lässt sich entweder als *konkordant* oder *komplementär* klassifizieren (Racker 1957).

Konkordante Gegenübertragung bedeutet, dass sich der Therapeut affektiv mit dem aktuellen subjektiven Erleben des Patienten identifiziert (dessen dieser sich mehr oder weniger bewusst sein kann). Anders ausgedrückt, das innere Erleben des Therapeuten entspricht dem Selbsterleben des Patienten. (Man könnte auch von einer „Probeidentifizierung" des Therapeuten sprechen.)

Komplementäre Gegenübertragung heißt, dass sich der Therapeut mit den Anteilen (Selbst- oder Objektrepräsentanzen) identifiziert, die der Patient zu einem bestimmten Zeitpunkt auf den Therapeuten projiziert. Einer Identifizierung mit der Selbstrepräsentanz des Patienten steht dann die entsprechende Identifizierung mit der Objektrepräsentanz des Therapeuten gegenüber. Eine komplementäre Gegenübertragung kann zu einem besseren Verständnis für die abgespaltenen inneren Objekte und somit der aktuell wirksamen Dyade führen.

Wenn beispielsweise ein Patient berichtet, „ich bin durch die Prüfung gefallen" und dann schweigt, kann sich im Therapeut ein Gefühl von Traurigkeit breit machen. Dies entspräche einer konkordanten Gegenübertragung: „Und nun haben Sie das Gefühl, dass alles aus ist." Die gleiche Situation könnte aber auch ärgerliche Gefühle im Therapeuten auslösen, woraufhin er wie folgt intervenieren könnte: „Und nun schweigen Sie, weil Sie glauben, dass ich Sie kritisieren werde." In diesem Fall entspricht der Ärger des Therapeuten einer Identifizierung mit dem verfolgenden Objekt, das der Patient in der Übertragung auf ihn projiziert.

Konkordante Gegenübertragung bedeutet, dass sich der Therapeut mit dem Teil der Psyche des Patienten identifiziert, den dieser als Selbst erlebt, d. h. das innere Erleben des Therapeuten entspricht demjenigen des Patienten – also der Selbstrepräsentanz, deren sich der Patient bewusst ist. *Komplementäre* Gegenübertragung besteht darin, dass sich der Therapeut mit der Objektrepräsentanz identifiziert, die der aktuellen Selbstrepräsentanz des Patienten entspricht.

Die Gegenübertragung des Therapeuten kann jederzeit zwischen konkordant und komplementär wechseln, je nachdem welche spezifische Objektbeziehungsdyade gerade im Patienten aktiviert ist. Darüber hinaus kann sich die Gegenübertragung entsprechend dem Dyadenwechsel im Erleben des Patienten von einem Moment auf den anderen ändern. Das Wissen des Therapeuten um seine Gegenübertragung und deren Beziehung zur inneren Objektwelt des Patienten spielt bei der Durchführung der in Kapitel 2 beschriebenen Interventionsprinzipien (s. S. 36) eine wichtige Rolle.

Gegenübertragungsreaktionen lassen sich auch als akut oder chronisch klassifizieren. *Akute* Gegenübertragungsreaktionen können sehr hilfreich sein, wenn es darum geht, bestimmte Anteile in der inneren Welt des Patienten zu erkennen. *Chronische* Gegenübertragungsreaktionen sind problematischer und für gewöhnlich ein Hinweis auf eine chronische ungelöste Übertragungs-Gegenübertragungsentwicklung bzw. einen Stillstand in der Behandlung.

In der Praxis hilft dem Therapeuten die gründliche Kenntnis der im Therapievertrag vereinbarten Bedingungen, sich seiner Gegenübertragungsreaktionen bewusst zu werden. Jede Versuchung, vom Therapierahmen abzuweichen oder aber eine Abweichung aufseiten des

Patienten zu akzeptieren, sollte als Hinweis auf eine Gegenübertragung in Reaktion auf einen Anteil der inneren Welt des Patienten angesehen werden. Wenn z. B. der Therapeut mit der Zeit die Überzeugung des Patienten annimmt, dass die Vereinbarung, zuverlässig zu allen Sitzungen zu erscheinen, übermäßig streng und rigide sei, sollte er sich jeglicher Reaktion auf Handlungsebene enthalten und in der Übertragung nach einer Objektbeziehungsdyade suchen, die eine strenge, rigide und möglicherweise auch sadistische Komponente enthält. Der Therapeut könnte dann etwa folgende Überlegungen anstellen:

> „Allmählich empfinde ich mich diesem Patienten gegenüber als strafend und sadistisch. Ich sollte den mit dieser Objektbeziehungsdyade verbundenen Affekt im Auge behalten und mich darauf gefasst machen, dass sich die Positionen dieser Dyade verlagern können, so dass ich auf einer tieferen Ebene oder zu einem späteren Zeitpunkt möglicherweise derjenige bin, der Strafe und Sadismus ausgesetzt ist."

Ist sich ein Therapeut seiner Gegenübertragung nicht bewusst bzw. missachtet er die Notwendigkeit, sie aus objektbeziehungstheoretischer Perspektive zu untersuchen, so läuft er Gefahr, den Widerstand des Patienten mitzuagieren. Er könnte zu dem Schluss kommen, dass ein regelmäßiges und zuverlässiges Erscheinen zu den Sitzungen in der Tat zu viel verlangt sei. Es bliebe in diesem Fall bei einer oberflächlich positiven Beziehungsdyade, während die auf einer tieferen Ebene wirksame negative Beziehungsrepräsentanz unerforscht bleibt. Mit anderen Worten, sobald sich der Therapeut die Position des Patienten zu eigen macht, gibt er seine Bemühungen, ihm zu helfen, auf. Die therapeutische Situation würde in der Folge auf den ersten Blick freundlich und supportiv anmuten, auf einer tieferen Ebene jedoch eine unverantwortliche und missbräuchliche Behandlungssituation abwehren.

Da Gegenübertragungsreaktionen ihren Ursprung sowohl in der inneren Welt des Patienten als auch in derjenigen des Therapeuten haben können, muss der Therapeut gewillt sein, den Auslösern seiner Reaktionen nachzugehen, insbesondere dann, wenn der Patient sein Verhalten kommentiert (z. B.: „Sie scheinen wütend zu sein" oder: „Sie schauen auf meinen Ausschnitt").

Die konsequente Beobachtung der eigenen Gegenübertragung ist der Schlüssel für das Verständnis primitiver Abwehrmechanismen (wie z. B. projektive Identifizierung und Spaltung) und Teil-Objekt-Repräsentanzen in der inneren Welt des Patienten. Kurzum, die Reaktion des Therapeuten liefert Hinweise auf das aktuell vorherrschende Thema in der frühen Phase der Therapie. Die Frage „Wie erlebt mich dieser Patient?" lässt sich häufig mit der Frage „Welches Gefühl wird in mir ausgelöst?" beantworten.

> Eine erfahrene Kollegin fühlt sich in der Gegenwart einer Borderline-Patientin völlig paralysiert: Deren Alltag ist ein einziges Chaos aus chronisch sadomasochistischen Männerbeziehungen, Gewaltausbrüchen, instabiler Arbeitssituation sowie bulimischem Essverhalten. In den Therapiestunden lümmelt die Patientin in ihrem Sessel und beklagt weinerlich, was alles falsch laufe in ihrem Leben. Dabei springt sie von einem Thema zum nächsten, ohne ihren monotonen Tonfall zu verändern oder Augenkontakt zur Therapeutin aufzunehmen. Die Therapeutin ihrerseits fühlt sich durch diese endlosen Litaneien völlig außer Gefecht gesetzt, zunehmend aber auch ärgerlich angesichts des resignativen und passiven, indirekt aber auch arrogant-anmaßenden Verhaltens der Patientin in den Sitzungen.
>
> Die Mutter der Patientin wurde als sadistische, überheblich-selbstbezogene, arrogante und nachlässige Person beschrieben, was auch die Klagen der Patientin implizieren, dass die Therapeutin nichts unternähme, um das Leben der Patientin zu verändern und sich ganz wie ihre Mutter verhielte. Nur mithilfe einer konsequenten Gegenübertragungsanalyse vermag die The-

rapeutin zu erkennen, dass sich die Patientin ihr gegenüber so verhält, wie deren Mutter ihr gegenüber, was wiederum den Weg frei macht für die Analyse der dominanten Übertragungssituation. So wandelt die Therapeutin einen endlosen Strom an Klagen um in eine aktive Exploration der Beziehung zwischen einer sadistischen, arroganten und vernachlässigenden Mutter einerseits und ihrem hilflosen, gelähmten Opfer andererseits, wobei die Patientin in der therapeutischen Situation abwechselnd beide Seiten der Beziehung in Szene setzt.

Weitere Anmerkungen zur Gegenübertragung

In seinem Bemühen, sich mit dem beobachtenden Ich des Patienten zu verbünden, ist es wichtig, dass der Therapeut in seinem Patienten etwas entdeckt, was ihm liebenswert oder nur allzu menschlich erscheint, einen Bereich potenzieller Ich-Entwicklung, der zunächst als ein kleinster gemeinsamer Nenner anmuten mag, der jedoch die essenzielle Grundlage für eine authentische Kommunikation zwischen Therapeut und Patient bildet. Anders ausgedrückt: Technische Neutralität heißt immer auch, dass der Therapeut die Hoffnung oder Erwartung in sich trägt – und in der Behandlung sich entsprechend dafür engagiert –, dass sich im Patienten eine von Menschlichkeit geprägte Kernobjektbeziehung entwickeln kann, welche die Fähigkeit zu reifer Abhängigkeit und Aufnahme einer therapeutischen Beziehung überhaupt erst möglich macht.

Die Interventionen des Therapeuten setzen an am impliziten Bündnis zwischen seiner Rolle als Therapeut und dem nach Beziehung verlangenden Persönlichkeitsanteil des Patienten. Sie stehen damit im Gegensatz zur konsequenten Interpretation derjenigen Anteile im Patienten, die abgespaltene, primitive und ausschließlich sadistische oder idealisierte Selbst- und Objektrepräsentanzen widerspiegeln. Zu Beginn kann der Therapeut die Existenz einer einigermaßen normalen Selbstrepräsentanz inmitten einer albtraumhaften Welt lediglich annehmen. Dadurch kann er den Patienten systematisch mit dem Gefangensein in seiner Welt konfrontieren, ohne ihn mit entsprechenden Deutungen anzugreifen. Trotz der auf ihn projizierten primitiven Überich-Vorläufer und der daraus folgenden Wahrnehmung des Patienten, dass alle kritischen Bemerkungen des Therapeuten wilde Angriffe auf ihn seien, die abgewehrt werden müssen, muss der Therapeut – ohne zu moralisieren – einen moralischen Standpunkt einnehmen. Er muss kritisch bleiben, ohne sich in eine Identifizierung mit den projizierten sadistischen Bildern hinein ziehen zu lassen oder der Versuchung eines defensiven Kommunikationsstils zu erliegen, der die Verleugnung der schweren Aggression in der inneren Welt des Patienten nur noch weiter verstärken würde.

Das provozierende Verhalten des Patienten drängt den Therapeuten dazu, seine technisch neutrale Haltung und die echte menschliche Sorge aufzugeben und zu einem sadistischen Verfolger bzw. zu dessen masochistischem Opfer zu werden, oder aber sich in emotionaler Gleichgültigkeit vollkommen vom Patienten zurückzuziehen. Paradoxerweise kann solch ein Pseudoengagement – eine freundliche Fassade, welche entweder die Aggression in der Gegenübertragung verleugnet, oder aber eine zugrunde liegende Gleichgültigkeit gegenüber dem Patienten widerspiegelt – zu einem scheinbaren „Erwärmen" der therapeutischen Beziehung führen. Damit wird jedoch die Möglichkeit verpasst, die zugrunde liegende Verleugnung und Spaltung, mit der die aggressiven Aspekte im Verhalten des Patienten abgewehrt werden sollen, aufzulösen.

Angesichts der heftigen emotionalen Kräfte, denen sich der Therapeut ausgesetzt sieht, ist es unerlässlich, dass sein ehrliches Engagement geschützt wird bzw. er sich in der Behandlung sicher fühlen kann. Wann immer sich der Therapeut bedroht fühlt, muss er als Erstes seine körperliche, psychische und rechtliche Unversehrtheit sicherstellen. Diese Unversehrtheit muss Vorrang vor allen anderen Überlegungen haben, da sie die Grundvoraussetzung für genuines Engagement in der Therapie bzw. deren Überleben darstellt. Echtes therapeutisches Engagement bedeutet, ein realistisches Gefühl dafür zu entwickeln, was möglich ist und was nicht.

Im Gegensatz dazu bergen messianische Heilsphantasien zur Rettung aussichtsloser Fälle – die womöglich so weit gehen, dem provokativem Verhalten des Patienten mit der „korrigierenden emotionalen Erfahrung" völliger Hinwendung zu begegnen – das Risiko, dass der Therapeut die negativen Aspekte seiner Gegenübertragung leugnet. In der Folge kann es zu einer allmählichen unbewussten (und schließlich bewussten) Anhäufung und zu einem plötzlichen Agieren negativer Gegenübertragung kommen, welches das vorzeitige Ende der Therapie heraufbeschwört. Diese heftige negativen Gegenübertragungsreaktionen muss man unbedingt ertragen, um die Bedeutung des massiven Hasses in der Übertragung des Patienten zu verstehen.

Ein fester und konstanter Behandlungsrahmen sollte ausreichend Sicherheit bieten, die eigene Gegenübertragung ohne Handlungsdruck zu explorieren. Es wird Momente in der Behandlung geben, in denen das extrem provozierende Verhalten eines Patienten bis zu einem gewissen Grad Gegenübertragungsagieren im Therapeuten induziert, d. h. seine Interventionen sind von eigenen emotionalen Reaktionen beeinträchtigt. Hasserfüllte Patienten können dann triumphierend auf die Wut des Therapeuten hinweisen – was auch nicht geleugnet, sondern ohne übermäßige Schuldgefühle eingestanden werden sollte. Gelegentliches Abweichen von der Position technischer Neutralität, etwa wenn der Therapeut wütend wird, kann vermitteln, dass auch er nur ein Mensch ist und dass ein extrem sadistisches und provozierendes Verhalten seitens des Patienten nicht ohne Folgen bleibt.

Es ist wichtig, dass Therapeuten strenge Grenzen setzen, wenn Patienten versuchen, auf ihre Freizeit, ihre Privatsphäre und äußere Lebenssituation Einfluss zu nehmen. Diese Grenzen müssen konsequent gewahrt und dürfen nicht als Reaktion auf besondere „Hilferufe" in der Übertragung aufgegeben werden. Konsequenz im Verhalten ermöglicht dem Therapeuten, die Versuchung zur Gegenübertragungsreaktion zu erkennen und im Kontext der jeweiligen Übertragungs-/Gegenübertragungskonstellation zu analysieren. Es ist absolut unerlässlich, dass der Therapeut das therapeutische Setting, die physische Integrität, sein Umfeld und die Privatsphäre außerhalb der therapeutischen Beziehung schützt. Die Aggression des Patienten richtet sich naturgemäß gegen die Grenzen der gemeinsamen Beziehung, um den Therapeuten dazu zu bewegen, seine Position technischer Neutralität zu verlassen und Teile der inneren Konflikte des Patienten auszuagieren.

Die Wahrung des therapeutischen Rahmens

Die Aufrechterhaltung der Grenzen einer therapeutischen Behandlung ist in der Regel eine Frage der Wahrung der Vereinbarungen, wie sie im Therapievertrag festgelegt wurden.

Vermeiden von Agieren während der Sitzung

Manche Verhaltensweisen, selbst wenn sie bedeutungsvoll sind, lenken so sehr von der explorativen Arbeit ab, dass ihnen Einhalt geboten werden muss, um den Fortgang der Therapie zu gewährleisten. Es gibt Situationen, in denen der Therapeut das Verhalten des Patienten zügeln muss. Ein erster Schritt besteht in der Deutung der fraglichen Verhaltensweisen. Wenn der Patient die Beweggründe für sein Verhalten versteht, kann er eine angemessenere Form, sich mitzuteilen, finden. In einem Beispiel aus der Zeit, in der Patienten in den Sitzungen noch rauchen konnten, gab ein Therapeut die folgende Deutung: „Die Tatsache, dass Sie ständig Asche Ihrer Zigarette auf meine Couch und meinen Teppich fallen lassen, könnte ein Weg sein, mir mitzuteilen, dass Sie mich und das, was ich zu sagen habe, verachten.“ Die Patientin, deren Benehmen ansonsten höflich und kooperativ gewesen war, räumte ein, dass sie eine bisher nicht ausgesprochene Ablehnung gegenüber dem Therapeuten verspüre. Sie konnte ihr Verhalten stoppen und vermochte nun den bis dahin nicht ausgesprochenen Affekt zu erörtern.

Wenn eine Deutung das störende Verhalten nicht beendet, kann der Therapeut auf eine aktivere Grenzsetzung zurückgreifen, muss das Geschehen anschließend jedoch deuten, um die technische Neutralität wieder herzustellen. Folgendes Beispiel soll dies verdeutlichen:

> Nach ungefähr der Hälfte einer Sitzung beginnt ein Patient plötzlich, dem Therapeuten Obszönitäten an den Kopf zu werfen, während er sich gleichzeitig die Ohren zuhält. Die Versuche des Therapeuten, dieses Verhalten zu deuten, quittiert der Patient mit fortlaufendem Schreien, was jeglichen Dialog zwischen den beiden unmöglich macht. Die nächste Intervention des Therapeuten könnte nun sein: „Sie müssen mit dem Schreien aufhören, bevor wir mit der Stunde fortfahren können. Wenn Sie schreien und sich die Ohren zuhalten, können sie mich nicht hören und machen es mir unmöglich, Ihnen zu helfen.“ Sobald der Patient mit dem Schreien aufgehört hat, muss der Therapeut dieses Verhalten deuten, indem er z. B. sagt: „Sie sind sehr wütend auf mich und versuchen gleichzeitig, mich in eine Position zu drängen, in der ich Ihnen nicht helfen kann, damit Sie dann noch wütender auf mich sein können.“
>
> Der Patient könnte nun widersprechen, indem er sagt, dass der Therapeut ihm doch schließlich aufgetragen hat, seine tiefsten Gefühle zum Ausdruck zu bringen. Die Antwort des Therapeuten hierauf könnte nun wiederum lauten, dass der Ausdruck von Gefühlen und Gedanken zwar in der Tat wesentlich für den therapeutischen Prozess sei, dass aber eine Grenze gezogen werden müsse, wenn die Art, seine Gefühle auszudrücken, diesen Prozess beeinträchtige.

Der Schutz des therapeutischen Rahmens beginnt mit der Vereinbarung eines Therapievertrags (s. Kap. 6, S. 143), den der Therapeut mit dem Patienten bespricht. Festgelegt werden die Grundvoraussetzungen einer Therapie, wie Terminvereinbarungen, Bezahlung und Verantwortlichkeit des Patienten und des Therapeuten hinsichtlich des Therapieablaufes. Verhält sich der Patient im Laufe der Therapie auf eine Weise, die den Rahmen bedroht oder von ihm abweicht, so muss der Therapeut zum Schutze des Rahmens intervenieren. Solche Angriffe müssen gedeutet werden, da sie oftmals auf einen destruktiven Teil hinweisen, der den auf Heilung abzielenden therapeutischen Prozess bedroht oder aber die Angst vermeiden helfen soll, die entsteht, wenn die primitiven Abwehrmechanismen des Patienten nicht mehr greifen.

Grenzen muss der Therapeut setzen, wenn der Patient gegen physische, zeitliche oder räumliche Bedingungen des Therapierahmens agiert: körperliche Gewalt sich selbst, dem Therapeuten oder Gegenständen gegenüber; die Weigerung, am Ende der Sitzung die Praxis zu verlassen; sexuelle Anstößigkeit oder Übergriffe auf den Therapeuten; Schreien oder Drohen, das ein Miteinander-Sprechen verhindert.

Die Notwendigkeit, agierendes Verhalten zu begrenzen, kann sich auch auf Situationen außerhalb der Therapie beziehen. Es wäre zwar unrealistisch anzunehmen, dass jedes Agieren aufhört, sobald ein Patient dem Therapievertrag zugestimmt hat; dennoch sind manche Verhaltensweisen so gefährlich oder störend, dass sie die Therapie bedrohen. Vermag der Patient sein Verhalten im Rahmen der vereinbarten Grenzen nicht von sich aus zu kontrollieren, so ist unter Umständen die Unterstützung durch einen Kollegen erforderlich. Da Therapeuten die Fähigkeiten ihrer Patienten eher unterschätzen, empfehlen wir, nach Möglichkeit eine Regel aufzustellen, für deren Einhaltung der Patient verantwortlich ist. Nur wenn er eindeutig nicht in der Lage ist, diese Vereinbarung einzuhalten, sollte ein zusätzlicher Therapeut hinzugezogen werden.

Trotz einer entsprechender Regelung im Behandlungsvertrag verliert eine Patientin im Laufe der Therapie zusehends an Gewicht. Versuche des Therapeuten, sich diesem Thema mithilfe von Deutungen zu nähern, bleiben ohne Wirkung. Schließlich ist die Patientin so abgemagert, dass die Sorge um ihren körperlichen Zustand es unmöglich macht, dieses Thema in Ruhe weiter zu verfolgen. Der Therapeut erklärt der Patientin daraufhin, dass eine erfolgreiche Fortführung der Therapie nur dann möglich sei, wenn eine gezielte Behandlung der Anorexie erfolge. Das bedeute, dass die Patientin einen Spezialisten für Essstörungen aufsuchen müsse, mit dem sie einen Plan zur Gewichtszunahme und Gewichtsstabilisierung über einem bestimmten Minimum erarbeiten müsse.

Ausschalten von sekundärem Krankheitsgewinn

Entwickelt wurde das Konzept des sekundären Krankheitsgewinns nach dem von der Psychoanalyse eingeführten Konzept des primären Krankheitsgewinns, d. h. dem Gewinn, den ein Patient durch ein Symptom erfährt. Basierend auf der Vorstellung, dass Symptome einen Kompromiss zwischen einem Impuls und seiner Abwehr darstellen – wobei beide bis zu einem gewissen Grad befriedigt werden –, besteht der primäre Krankheitsgewinn in der durch diesen Kompromiss erreichten Angstreduktion, auch wenn der Patient nach wie vor unter dem Symptom leidet. Schnittverletzungen, die der Patient sich zufügt, können auf diese Weise den unbewussten Kompromiss zwischen dem Erleben eines aggressiven Impulses (oder eines gemischt aggressiven und sexuellen Impulses; s. Kap. 8, S. 210) und seiner Bestrafung darstellen. Der primäre Gewinn durch das Symptom (die Schnittverletzung) besteht in der Angstreduktion, da der Impuls selbst als auch das Verbot dieses Impulses gleichzeitig bis zu einem gewissen Grad befriedigt werden. Daneben kann der Patient aber auch einen sekundären Krankheitsgewinn erfahren, wenn etwa das Schneiden die Aufmerksamkeit, die Besorgnis oder das Eingreifen anderer provoziert. Der sekundäre Krankheitsgewinn beinhaltet also auch äußere Vorteile, die den „Wert“ des Symptoms für den Patienten erhöhen.

Diese äußeren Vorteile können sehr variieren und die Therapie bedrohen, da eine Besserung des Zustandes für den Patienten den Verlust des sekundären Krankheitsgewinns bedeuten würde. Die schwersten Formen eines solchen sekundären Krankheitsgewinns, wie sie sich im Allgemeinen bei Borderline-Patienten zeigen, sind zum einen die Manipulation und Kontrolle anderer Personen über selbstzerstörerische oder suizidale Handlungen (s. Fallbeispiel in Kap. 10, S. 256, wo die Patientin Suizidgedanken äußert, als der Therapeut ein Telefongespräch mit ihr beenden will), zum anderen in Selbstzufriedenheit mit einer passiv-abhängigen Patientenrolle, die infolge der Diagnose Borderline-Pathologie als chronische Erkrankung dem Patienten umfangreiche soziale Unterstützung zur Verfügung stellt (z. B. spezielle Therapieangebote, finanzielle Unterstützung; s. Kap. 6, S. 156). Diese zweite Form sekundären Krankheitsgewinns lässt sich bei Patienten beobachten, welche die Therapie nicht als Weg in die Autonomie ansehen, sondern eher als Lebensform, als Ersatz für ein aktives, unabhängiges Leben und andere Beziehungen. Die Therapie kann somit selbst zu einem sekundären Krankheitsgewinn werden. Um diese Risiken zu vermeiden, sollte der Therapeut darauf achten, einem möglichen sekundären Krankheitsgewinn durch den therapeutischen Rahmen keinen Vorschub zu leisten. Dies geschieht bereits zu Beginn der Behandlung, wenn es um die Vereinbarung des Therapievertrags geht. Im Laufe dieser Vereinbarungen macht der Therapeut erstens klar, dass er sich nicht in die autodestruktiven Handlungen des Patienten „hineinziehen" lässt, d. h. dass er sich bei agierendem Verhalten dem Patienten nicht vermehrt zuwenden wird, und zweitens, dass er nur dann zur Behandlung des Patienten bereit ist, wenn dieser außerhalb der Therapie irgendeiner sinnvollen Beschäftigung nachgeht. Auch wenn diese Bedingungen fester Bestandteil des Therapievertrags sind, können sie durchaus im Laufe der Therapie virulent werden, wenn ein Patient plötzlich beginnt, sich ihnen zu widersetzen.

Wie wir immer wieder beobachten konnten, neigen Therapeuten im Laufe einer Behandlung dazu, unmerklich Toleranz gegenüber der Pathologie und dem Verhalten eines Patienten zu entwickeln, insbesondere gegenüber dessen „passiver Symptomatik" (z. B. Inaktivität). Von daher raten wir den Therapeuten, sich von Zeit zu Zeit folgende Frage zu stellen: „Warum soll ich, ohne es zu hinterfragen, akzeptieren, dass der Patient den ganzen Tag fernsieht (bzw. keine Anstalten macht, abzunehmen oder sich immer dann ins Bett verkriecht, wenn er Stress ausgesetzt ist, etc.)?" In solchen Fällen kann es hilfreich sein, einem Patienten in einfachen Worten zu erläutern, was sekundärer Krankheitsgewinn bedeutet und warum er den Zielen einer Therapie entgegensteht. Hierzu ein Beispiel:

> „Ich stelle fest, dass Sie seit einigen Wochen wieder in Ihr altbekanntes Muster verfallen, nämlich, dass Sie innerhalb der Sitzungen sehr engagiert erscheinen, sich außerhalb der Therapie jedoch um keine sinnvolle Beschäftigung bemühen. Sie wissen, dass ich es für wesentlich halte, dass Sie in der Therapie engagiert mitarbeiten, aber ich mache mir Sorgen, wenn die Therapie zu Ihrer einzigen Beschäftigung wird. Meiner Erfahrung nach gibt es zwei Gründe, warum jemand eine Therapie wünscht: Der erste Grund ist der, dass er sich ändern möchte und dass es ihm besser gehen soll. Der zweite Grund besteht darin, dass es ein gutes Gefühl ist, in einer Therapie zu sein, in der einem Beachtung, etc. geschenkt wird. Oft dürfte es wohl eine Mischung aus beiden Gründen sein, die dem Wunsch nach einer Therapie zugrunde liegt. Im Moment befürchte ich bei Ihnen, der zweite Grund könnte überhand nehmen, so wie damals, als Sie vier Jahre lang ohne irgendeine Veränderung eine Therapie machten. Wir müssen uns diesem Thema zuwenden und es besprechen, weil diese Behandlung zum Ziel hat, Ihnen bei Ihrer Weiterentwicklung behilflich zu sein. Sie ist nicht dazu da, Ihnen einen Ersatz für andere Aktivitäten in Ihrem Leben zu bieten. Den jetzigen Zustand einfach hinzunehmen würde Ihnen mehr schaden als nutzen."

Das Problem des sekundären Krankheitsgewinns berührt das grundlegende Verständnis der Borderline-Pathologie und die Reaktion der Gesellschaft auf diese Störung. Wenn Borderline-Patienten als chronisch kranke oder behinderte Menschen angesehen werden, ist es nur allzu verständlich, wenn ihnen mit Angeboten lang anhaltender sozialer Unterstützung begegnet wird (z. B. Invalidenrente).

Wir hingegen vertreten die Auffassung, dass die meisten Patienten mit Borderline-Pathologie in der Lage sind, auch zum Zeitpunkt der Therapieaufnahme einigermaßen zielgerichtet zu handeln (und sei es nur im Sinne eines tagesstrukturierenden Programms oder einer ehrenamtlichen Beschäftigung) und sich grundlegend weiterzuentwickeln, d. h. selbstständig zu werden und einer produktiven Tätigkeit nachzugehen. Aus diesem Grund erachten wir eine unbegrenzte soziale Unterstützung für diese Patienten als schädlich.

Unsere Erfahrung hat gezeigt, dass Patienten, die zum Zeitpunkt des Behandlungsbeginns als „behindert" eingestuft werden, eine schlechtere Prognose aufweisen, was Engagement und persönlichen Einsatz in der Thera-

pie angeht. Sekundärer Krankheitsgewinn entsteht in diesem Zusammenhang häufig durch anhaltende finanzielle Hilfe seitens der Familie, weniger durch Sozialhilfeprogramme des Staates.
Eine spezifische Untergruppe von Patienten, die von sekundärem Krankheitsgewinn profitieren, sind Patienten mittleren Alters mit ausgeprägten narzisstischen Zügen. Obgleich sie durchaus arbeitsfähig sind, haben ihre narzisstischen Persönlichkeitsmerkmale im Laufe der Zeit zu zwischenmenschlichen Schwierigkeiten im Arbeitsumfeld geführt und eine Weiterentwicklung in diesem Bereich verhindert. Angesichts ihres Alters sind sie nunmehr vor die Alternative gestellt, eine Arbeit zu verrichten, die sie als unter ihrem Niveau betrachten, oder aber gar nicht zu arbeiten. Häufig entscheiden sich diese Patienten für letztere Option.

Übertragungsanalyse

Analyse der negativen Übertragung

Der direkte Umgang mit den primitiven Konflikten, die Borderline-Patienten in puncto Aggression und Intoleranz ambivalenter Gefühle haben, ist das wirksamste Mittel, die therapeutische Allianz zu stärken. Die negative Übertragung sollte so vollständig wie möglich gedeutet und – wie alles Material in dieser Therapiephase – systematisch nur im Hier und Jetzt herausgearbeitet werden. Die Analyse der negativen Übertragung ermöglicht das Auftauchen positiverer Gefühle in der Übertragung und die Entwicklung von Ambivalenz. Wenn der Patient spürt, dass der Therapeut die negative Übertragung meidet, so wird ihn dies in seiner Furcht bestärken, dass seine Affekte zu destruktiv seien, um ertragen werden zu können. Der Patient kann daraufhin versuchen, seine negativen Gefühle zu unterdrücken oder zu verlagern oder aber den Therapeuten in einem triumphierenden und/oder destruktiven Ausbruch „fertigzumachen“.
Es ist wichtig, bei offenbar eindeutiger Feindseligkeit auf beginnende Ambivalenz zu achten. Normalerweise zeigen sich positivere Anteile im Verhalten des Patienten, wo sie jedoch, aufgrund von Spaltung, keinerlei Konfliktgefühl gegenüber seiner scheinbar absolut negativen Haltung erzeugen. Ein Ansprechen der positiven Anteile kann das Gefühl des Patienten, durch und durch schlecht zu sein, mildern. Werden positive Anteile nicht anerkannt, kann die notwendige Betonung der negativen Übertragung dazu führen, dass sich der Patient weiterhin als nur schlecht erlebt. Der Therapeut könnte also Folgendes bemerken:

> „Obwohl Sie sagen, dass ich ein schrecklicher Therapeut bin, haben Sie damit begonnen, ganz regelmäßig und pünktlich zu den Sitzungen zu kommen. Das weist darauf hin, dass ich für Sie wohl doch nicht ein so kalter und herzloser Mensch bin, als den Sie mich beschreiben, und dass es einen Teil in Ihnen geben könnte, der sich positiv verbunden fühlt.“

Analyse der positiven Übertragung

Der Schwerpunkt der Deutungsarbeit sollte auf den primitiven, stark übertreibenden Idealisierungen liegen, in denen sich die Spaltung von nur-guten und nur-bösen Objektbeziehungen widerspiegelt. Diese müssen systematisch gedeutet werden, um die primitiven Abwehrmechanismen durchzuarbeiten und Selbst- und Objektrepräsentanzen zu integrieren. Das Gegenstück zur primitiven Idealisierung ist das Gefühl der Verfolgung. Weniger primitive oder moduliertere Aspekte einer positiven Übertragung – z. B. Anzeichen dafür, dass der Patient den Therapeuten als hilfreichen und interessierten Menschen erlebt – sollten in dieser frühen Therapiephase nicht gedeutet werden. Vielmehr geht es darum, sie als Stärkung der therapeutischen Allianz im Auge zu behalten.

> Behandelt der Patient den Therapeuten mit übertriebener Idealisierung, ist eine Bemerkung wie die folgende angebracht und notwendig:
> „Sie behandeln mich so, als ob ich nichts falsch machen könnte."

Wir müssen uns vergegenwärtigen, dass eine Haltung von „nur-gut" sich ebenso schädlich auf die Lebenszufriedenheit auswirkt wie „nur-schlecht". Ein Mensch, der an nur-guten Selbst- und Objektrepräsentanzen festhält, wird unweigerlich Schwierigkeiten mit seinem Selbstwertgefühl entwickeln, da er nie seinem Ideal wird entsprechen können, bzw. auf Enttäuschungen im zwischenmenschlichen Bereich treffen, da in der Realität niemand perfekt ist.
In den späteren Phasen der Therapie, wenn die intensive negative Übertragung bereits analysiert wurde, verhalten sich die Therapeuten leider oft weniger energisch in ihrer Analyse einer idealisierten positiven Übertragung, die einer Integration der inneren Welt und einem gesunden Funktionieren des Patienten im Wege steht. Eine idealisierte Übertragung mit zum Teil abhängigen oder erotisierten Zügen kann als Abwehr gegen eine Annäherung an die depressive Position dienen, in der die Mischung von gut und schlecht – wie in der Realität zu erwarten – akzeptiert wird, wie folgendes Beispiel zeigt:

> Eine junge Frau wehrt sich zu Beginn ihrer Therapie sehr gegen die Möglichkeit einer positiven Beziehung zu ihrem Therapeuten (die sie gleichzeitig sehr ersehnt), da sie im Rahmen einer paranoiden Übertragung ein tiefes Misstrauen hegt. Nachdem diese paranoide Übertragung in den ersten eineinhalb Jahren der Therapie analysiert worden ist, tritt nun eine Idealisierung als dominantes Übertragungsmuster in den Vordergrund. Die Patientin erlebt ihren Therapeuten nunmehr als intelligenten, gebildeten und kultivierten Menschen mit erlesenem Geschmack in allen Bereichen seines perfekten Lebens. Ihr Ehemann schneidet im Vergleich dazu immer schlechter ab.
> Ganz offensichtlich hat noch keine Integration der innerpsychischen Organisation stattgefunden. Die Patientin spaltet weiter, indem sie das böse Objekt auf ihren Ehemann und das unrealistisch gute Objekt auf ihren Therapeuten externalisiert. Nach wiederholten Hinweisen des Therapeuten, dass das Bild, das sie von ihm habe, allein ihrer Vorstellung entspringe, da sie in Wirklichkeit so gut wie nichts von ihm wisse, kann die Patientin die unrealistische Basis ihrer Sichtweise allmählich erkennen. Dies hat eine veränderte Wahrnehmung und Beziehung zu ihrem Ehemann zur Folge, den sie nun nicht mehr als „Schwachkopf" bezeichnen muss.

Analyse der primitiven Abwehrmechanismen

Primitive Abwehrmechanismen bestimmen das subjektive Erleben von Borderline-Patienten. Ein Ziel der Therapie besteht darin, dem Patienten zu helfen, sich dieser Mechanismen und ihrer Ursachen bewusst zu werden. Die grundlegenden primitiven Abwehrmechanismen sind Spaltung, projektive Identifizierung, primitive Idealisierung, Omnipotenz und omnipotente Kontrolle. Da die Analyse der primitiven Abwehrmechanismen gleichsam das Fundament einer TFP-Behandlung bildet, geht es in der Beschreibung unseres Therapieansatzes immer auch um die Kernfrage, wie diese Analyse behandlungstechnisch durchgeführt wird. Wir wollen an dieser Stelle jedoch keine umfangreiche Schilderung der Methode liefern, sondern an einer Reihe von typischen Beispielen aufzeigen, wie primitive Abwehrmechanismen analysiert werden können, nachdem eine stabile therapeutische Grundlage dafür geschaffen wurde.

Spaltung

Nach ihrem ersten Therapiejahr, das anfangs von überwiegend negativen Übertragungsmustern und heftigen Affektstürmen gekennzeichnet war, beginnt eine Patientin eine Sitzung mit folgender Bemerkung: „Ich bin sehr froh, Sie als Therapeuten zu haben. Alle anderen Therapeuten konnten mir nicht wirklich helfen, und ich habe einige Freunde, die ebenfalls in Therapie sind, aber davon nicht wirklich zu profitieren scheinen. Soweit ich das beurteilen kann, sind Sie genau der Therapeut, den ich brauche."

Im weiteren Verlauf der Sitzung kommt die Patientin darauf zu sprechen, dass ihr Krankengeld demnächst auslaufen werde, und sie bittet den Therapeuten, ihr eine neue Arbeitsunfähigkeitsbescheinigung auszustellen. Auf die Frage des Therapeuten, warum sie derzeit nicht arbeiten könne, wird die Patientin wütend: „Ich habe keine Ahnung, warum ich überhaupt herkomme. Diese Sitzungen sind die reinste Zeitverschwendung und haben mir bisher überhaupt nichts gebracht. Sie tun so, als wollten Sie Ihren Patienten helfen. Aber in Wirklichkeit machen Sie gar nichts. Das einzig Sinnvolle wäre, Sie wegen Betrugs anzuzeigen."

Der Therapeut reagiert auf diesen Angriff der Patientin mit einer Konfrontation, indem er ihr ihre widersprüchlichen Wahrnehmungen vor Augen führt: Könne sie sich erinnern, welche Gefühle sie ihm gegenüber noch zu Beginn der Sitzung gehabt habe? Wie erklären Sie sich diesen Gegensatz in ihren Gefühlen?

Ihre anfänglichen Aussagen, so die Patientin entschlossen und ohne von ihrer Entwertung abzulassen, seien lediglich der Versuch gewesen, das Beste aus einer schlechten Situation zu machen und sich einzureden, dass sie durchaus von ihrer – im Grunde völlig wertlosen – Therapie profitiere. Ihr Meinungsumschwung verleihe lediglich der Tatsache Ausdruck, dass sie sich nicht länger etwas vormachen könne, was den angeblichen Nutzen ihrer Therapie angehe.

Der Therapeut geht im Folgenden dazu über, die manifest gewordene Spaltung in der Übertragung zu analysieren: „Die von Ihnen am Beginn der Sitzung geäußerten Gefühle könnten Ausdruck eines tief verankerten Wunsches sein, dass ich oder irgendeine andere Person der perfekte Versorger sein könnte, den Sie sich insgeheim ersehnen. Ihr Wunsch nach einem solchen Menschen und Ihr Glaube, ihn finden zu können, sind so stark, dass Sie diesen Wunsch vor der Enttäuschung schützen müssen, die Ihnen droht, da sie die Welt im Allgemeinen als das genaue Gegenteil sehen – als einen kalten und gleichgültigen Ort, an dem die Menschen sich nicht um Sie kümmern oder Ihnen sogar weh tun wollen. Der Beginn unserer gemeinsamen Arbeit war davon geprägt, dass Sie mich als genauso kalt erlebt haben, obwohl Ihr Verhalten – z. B. Ihr regelmäßiges Erscheinen zu den Stunden – Ihren tiefen Wunsch oder Glauben widerspiegeln, dass es doch eine perfekte Bezugsperson geben könne. Jetzt, da Sie so etwas wie eine Beziehung zu mir entwickelt haben und auch, wie ich glaube, spüren, dass ich in der Tat interessiert daran bin, Ihnen jede nur mögliche Hilfe anzubieten, haben Sie große Angst, ich könnte Sie enttäuschen. Die Art und Weise, wie Sie mich gerade jetzt erleben, macht deutlich, dass Sie enttäuscht sein werden, sobald ich an einem Punkt versage, an dem Sie perfekte Zuwendung erwarten. Sie empfinden dies als Bestätigung dafür, dass Sie sowieso nichts von mir erwarten können und dass Sie Recht haben, mich als das genaue Gegenteil zu erleben: als grausam und vernachlässigend. Ihr Rückzug auf eine solche Sichtweise schützt damit einen tief sitzenden Wunsch nach einem perfekten Versorger. Allerdings verhindert dieser Rückzug auch, die guten Anteile einer Beziehung wie der unsrigen zu erleben und anzunehmen. Um also Ihren Wunsch nach einem vollkommenen Versorger zu schützen, halten Sie sich von allem fern, was die Welt an echter Fürsorge zu bieten hat.

Sie sind jetzt allerdings an einem Punkt angelangt, an dem Sie damit beginnen können, dies infrage zu stellen. Ihre momentane heftige Wut und Entwertung mir gegenüber sind eine Reaktion auf Ihre Annahme, dass ich nicht für Sie sorge. Ich halte jedoch die Frage für berechtigt, ob eine Unterstützung Ihres Krankenstatus wirklich das Beste für Sie wäre oder ob hinter Ihrem Bedürfnis danach nicht ein noch tieferer Wunsch nach vollkommener Versorgung steckt. Dieser nämlich ist einer der Gründe dafür, dass Ihnen die Gewöhnung ans Erwachsenenleben so schwerfällt."

Der Therapeut stellt also nicht nur die Spaltung heraus – hier die Trennung einer Objektbeziehungsdyade zwischen einem perfekt versorgenden Objekt und einem grausam vernachlässigendem Objekt –, sondern hilft der Patientin auch, die Funktion dieses Abwehrmechanismus zu verstehen, nämlich als Schutz des inneren Bildes von einem Versorger, der zutiefst ersehnt wird, aber dem realen Leben nicht angepasst werden kann.

Omnipotente Kontrolle

Dieses primitive Abwehrmuster basiert auf der Vorstellung, den idealisierten Zustand einer Verschmelzung mit dem guten Objekt aufrechtzuerhalten, während das böse Objekt dominiert und kontrolliert werden muss, um es zu bestrafen und der Furcht vor seiner Rache und Verfolgung zu entgehen. Omnipotente Kontrolle ist entweder eine Abwehr der Depression, die mit dem Verlust des guten Objekts verbunden ist, oder aber der Furcht vor der Aggression, die auf das böse Objekt projiziert wird. Folgendes Beispiel illustriert die omnipotente Kontrolle in der Übertragung:

Eine Patientin im zweiten Jahr ihrer Therapie beginnt eine Sitzung mit der Frage, warum der Therapeut ihr an diesem Tag keinen späteren Termin habe geben können, worum sie ihn in einer Nachricht auf seinem Anrufbeantworter gebeten habe. Der Therapeut wiederholt, was er ihr bereits seinerseits auf Band gesprochen hat, nämlich dass ihm dies aufgrund anderer Verpflichtungen nicht möglich gewesen sei. Die Patientin entgegnet daraufhin wütend, dass sie bereits zwei Monate zuvor ihren Wunsch nach einer Terminverschiebung geäußert habe und es von daher offenkundig sei, dass der Therapeut anderen Patienten den Vorzug gebe. Er sei sich bewusst, so der Therapeut, dass sie davon ausgehe, er bevorzuge andere Patienten, und dass sie wegen dieses Eindrucks wütend sei. (Die Patientin hatte ihre Mutter als jemanden erlebt, die die Rivalität unter ihren Kindern anheizte, indem sie sie mit vorenthaltener Liebe und Fürsorge provozierte und gegeneinander ausspielte.)
Als die Patientin nicht locker lässt und den Therapeuten erneut darum bittet, sich später noch einmal Zeit für sie zu nehmen, entgegnet dieser, dass sie ihre Stunde ja jetzt habe, aber offenbar ihre Zeit darauf verwenden wolle, ihren Willen durchzusetzen, anstatt die Themen mit ihm durchzugehen, die sie mit in die Stunde gebracht habe. Sie beharre darauf, dass der gegenwärtige Termin ungelegen sei, dass sie, obwohl sie doch gekommen sei, ihre Zeit nicht sinnvoll nutzen könne. Den Umstand, dass die Patientin auf einem weiteren Termin bestehe und sich gleichzeitig weigere, die aktuelle Stunde zu nutzen, interpretiere er als ihren Wunsch, ihn zu bestrafen. An der Oberfläche bestrafe sie ihn dafür, dass er nicht tue, was sie von ihm verlange, auf einer tieferen Ebene aber durch ihren Verlust, ihn als hilfreich anerkennen zu können.
Auf die wütende Frage, warum er nicht bereit sei, ihre eine weitere Stunde am Abend einzu räumen, fragt der Therapeut die Patientin ihrerseits, weshalb sie ihn wohl für desinteressiert und nachlässig halte und warum sie ihn, notfalls mit Gewalt, in einen guten Therapeuten umwandeln wolle, der ihr eine zusätzliche Stunde einräumt. Die Patientin denkt über diese Bemerkung nicht weiter nach, sondern nimmt sie vielmehr zum Anlass, ihm aufgebracht entgegenzuschleudern, er habe ja nun selbst zugegeben, nachlässig und desinteressiert zu sein. Voller Zorn wiederholt sie ihre Forderung nach einer zusätzlichen Stunde und unterbricht den Therapeuten, wann immer dieser ansetzt zu sprechen, so dass dieser sich schließlich entscheidet zu schweigen.
Als nach einer weiteren Tirade von Vorwürfen der Therapeut die Patientin fragt, was denn der Grund für ihre Anschuldigungen sei, verfällt

diese in Schweigen. Einige Minuten später bemerkt er, wie sie ihn hasserfüllt und abweisend anblickt, und fragt sich, ob ihr Schweigen nun dem gleichen Zweck diene wie die fortdauernden Anschuldigungen von zuvor, nämlich in einer feindseligen Atmosphäre zu verharren, die verhindere, gemeinsam die Ursache für ihre heftige Wut herauszufinden.
Ihre Anschuldigungen, so der Therapeut anschließend direkt an die Patientin gewandt, erinnerten ihn an die Beschreibungen ihrer Mutter, von der sie als Kind viel geschimpft worden sei und die ihr schreckliches Benehmen vorgeworfen habe, während sie, die Patientin, sich als wehrloses Opfer erlebt habe. Indem sie selbst nun diese anklagende Rolle übernehme, gewinne sie ein Gefühl von Stärke und Macht, und dieses Machtgefühl ihm gegenüber sei das eigentlich zentrale Thema, viel wichtiger als die Frage, ob er ihr nun eine zusätzliche Stunde einräume oder nicht. (Diese Deutung war nicht neu, sondern entsprach in abgewandelter Form eher einem Thema der Patientin, nämlich ihrer Tendenz, die aggressive Beziehung zu ihrer Mutter mit wechselnden Rollen zwischen Angreifer und Opfer in der Übertragung zu agieren.)
Obwohl sie immer noch wütend sei, erklärt die Patientin, könne sie durchaus die Worte des Therapeuten aufnehmen und darüber nachdenken. Auf die Frage des Therapeuten, ob sie seine Überlegungen für zutreffend halte, oder ob sie ihn nun als mächtige Mutter erlebe, der sie gehorchen müsse, und sich selbst als ungezogenes Mädchen, das etwas wiedergutmachen sollte, entgegnet die Patientin, dass sie nicht glaube, etwas wiedergutmachen zu müssen, und verlässt die Praxis mit einem leicht ironischen Lächeln.

In diesem Beispiel fokussiert der Therapeut den Versuch der omnipotenten Kontrolle der Patientin, anhand dessen sie auf ihrer Forderung beharrt und ihn derartig übertönt, dass er nicht zu Wort kommt. Der Therapeut deutet dies als Dyade zwischen einer „machtvollen" und einer „hilflosen" Selbst-Objekt-Repräsentanz, die sich bereits als eines der wesentlichen Übertragungsparadigmen in der Therapie herausgestellt hatte. Spätere Deutungen griffen eher tiefer liegende Motive für die omnipotente Kontrolle auf: Die Verbindung zu einem Objekt, das vermeintlich in der Lage ist, alles zu geben, wird in der inneren Welt der Patientin geschützt, während das versagende Objekt bestraft werden soll; zugleich sollte mithilfe omnipotenter Kontrolle eine mögliche Vergeltung durch das Objekt abgewehrt werden.

Der interpretative Prozess: Klärung, Konfrontation und Deutung

Die Behandlungstechniken der Klärung und Konfrontation dienen als Vorbereitung zur eigentlichen Deutung und werden von uns als erster Teil des interpretativen Prozesses angesehen. Natürlich handelt es sich bei der Deutung um ein grundlegendes behandlungstechnisches Verfahren in allen psychoanalytisch orientierten Psychotherapien. In unserer Arbeit mit Borderline-Patienten konzentrieren wir uns dabei vor allem auf die Deutung der Übertragungsinteraktion zwischen Patient und Therapeut im Hier und Jetzt.
Zwischen Patient und Therapeut gibt es drei **Kommunikationskanäle**:

- Verbale Kommunikation
- Nonverbale Kommunikation
- Gegenübertragung, die dem Therapeuten Informationen über die projektiven Prozesse des Patienten liefert

Wirksame Klärungen, Konfrontationen und Deutungen erfordern eine sorgfältige Beachtung dieser Kommunikationskanäle. Der Patient kommuniziert durch das, was er direkt ausspricht, durch seine Handlungen und andere nonverbale Mitteilungen sowie durch projektive Prozesse, die dem Therapeuten mittels seiner Gegenübertragung wichtige Informationen liefern. Die Diskrepanzen, Konflikte oder Widersprüche in der Kommunikation, die konfrontiert werden müssen, lassen sich oft durch Vergleiche der vom Patienten benutzten jeweiligen Kommunikationswege erkennen.

Klärung

Die Klärung bildet den ersten Schritt im Deutungsprozess. Mit diesem Begriff beschreiben wir das Angebot des Therapeuten an den Patienten, jede Information, die unklar, vage, verwirrend oder widersprüchlich ist, zu untersuchen und zu erklären. Die Klärung kann sich mit Aspekten der äußeren Realität des Patienten, seiner Vergangenheit, der Übertragung oder auch mit der aktuellen Abwehr befassen. Ihr kommt die doppelte Funktion zu, die spezifischen Informationen zu erläutern und zu erkennen, inwieweit der Patient dieses Material verstehen kann. Der Klärungsprozess hilft dem Patienten dabei, neue Elemente der jeweiligen Kommunikation herauszustellen, die bisher unklare oder unbekannte Aspekte beleuchten können. In ihrer einfachsten Form erlaubt die Klärung dem Therapeuten ein oberflächliches Verständnis dessen, was der Patient sagt.

Der subjektive Eindruck des Therapeuten vom Borderline-Paienten ist zunächst geprägt von Verwirrung. Sie wird verursacht durch den nicht-integrierten Zustand der inneren Welt des Patienten und durch die Tatsache, dass der Patient die äußere Realität auf dem Boden einer inneren Objektbeziehung erlebt, die unter Umständen mit der äußeren Realität nur wenig gemeinsam hat und sich darüber hinaus von einem Moment zum nächsten drastisch verändern kann. Auch der Kommunikationsstil eines Borderline-Patienten ist verwirrend, da sich der Patient entweder selbst nicht im Klaren darüber ist, was er eigentlich mitteilen möchte, oder aus der narzisstischen Annahme heraus, dass das Gegenüber auch ohne nähere Erklärung versteht, oder aber, weil er Angst hat.

Therapeuten zögern oft, den Klärungsprozess ausreichend lange fortzusetzen. Häufig fordern Patienten, implizit oder explizit, sofort verstanden zu werden, und entwerten den Therapeuten, der ihnen vermittelt, dass dieses Verständnis erst erarbeitet werden müsse. Trotz dieses Drucks sollte der Therapeut niemals davor zurückschrecken, den Patienten zur Klärung aufzufordern. In der Anfangsphase der Therapie kann dies die vorherrschende Interventionsform darstellen. Das Gefühl des Therapeuten, er müsse den Patienten vom ersten Augenblick an verstehen, und das damit verbundene Zögern, ausreichend Klärung herbeizuführen, spiegelt nicht nur die Angst vor Entwertung durch den Patienten wider, sondern auch den Versuch des Therapeuten, die vom Patienten auf ihn projizierte Rolle des allwissenden Anderen anzunehmen. Es ist unvermeidlich, dass der Therapeut anfangs die Verwirrung des Patienten teilt – auch wenn er derjenige ist, der sich dieser Verwirrung vermutlich stärker bewusst ist. Der Patient wird durch die Dissoziierung seiner unterschiedlichen inneren Zustände bis zu einem gewissen Grad vor eben dieser Verwirrung geschützt (die sich aus der Widersprüchlichkeit der einzelnen Zustände ergibt). In jedem Fall sollte ein Therapeut, der zögert, an irgendeinem Punkt, der ihm unklar ist (wie einfach dieser auch immer anmuten mag), den Patienten um Klärung zu bitten, seine Gegenübertragung prüfen.

Folgende Beispiele zeigen Klärungsversuche des Therapeuten:

- „Sie erwähnten vorhin jemanden namens John, aber mir ist nicht klar, um wen es sich dabei handelt.“ (Womöglich zögert ein Therapeut schon bei einer so einfachen Frage, da er befürchtet, der Patient habe bereits von John gesprochen, aber er [der Therapeut] habe es vergessen. Allein diese Befürchtung oder Angst des Therapeuten, als normaler Mensch auch einmal etwas zu vergessen, entspringt der bedingungslosen Forderung des Patienten nach einem perfekten Anderen bzw. der Überzeugung, ein unvollkommener Therapeut sei gleichzusetzen mit einer falschen Behandlung.)

- „Können Sie mir genauer erklären, was Sie damit meinen, wenn Sie sich als einen ‚durchschnittlichen Teenager' bezeichnen?"
- „Was meinen Sie mit ‚Gesellschaftstrinker'?"
- „Wie kann ich mir diese Clubs, von denen Sie gesprochen haben, genau vorstellen?"
- „Was meinen Sie mit der Bemerkung, Ihre Mutter sei eine Heilige gewesen?"

Konfrontation

Wie die Klärung ist auch die Konfrontation eine Vorstufe der Deutung, und wie die Klärung findet sie in den frühen Stadien der Therapie häufiger Anwendung als die Deutung selbst (außer in Krisenphasen, in denen der Therapeut unter Umständen schneller zu tieferen Deutungen übergehen muss, um den Fortgang der Therapie nicht zu gefährden).

Ziel der Konfrontation ist, dem Patienten widersprüchliche Anteile in seinen Mitteilungen bewusst zu machen. Als zweiter Schritt auf dem Weg zu einer Deutung vereint die Konfrontation bewusstes und unbewusstes Material, das der Patient als getrennt oder – im Falle von unbewusstem Material – gar nicht erlebt, sondern ausagiert, da die unterschiedlichen Elemente des Materials voneinander abgespalten sind. Mit anderen Worten: Die Konfrontation lenkt die Aufmerksamkeit des Patienten auf Informationen, die bis dahin von ihm nicht wahrgenommen oder aber als vollkommen natürlich angesehen wurden, obwohl sie mit seinen anderen Ideen, Einstellungen oder Handlungen im Widerspruch stehen.

Konfrontation heißt in vielen Fällen, auf Diskrepanzen und Unstimmigkeiten hinzuweisen, welche in den Informationen aus den unterschiedlichen Kommunikationskanälen enthalten sind. Während der Begriff „Konfrontation" im herkömmlichen Sprachgebrauch mit gegnerischer Auseinandersetzung assoziiert ist, sollte Konfrontation als therapeutische Technik mit Höflichkeit und Taktgefühl einhergehen. Nichtsdestotrotz wird auch eine taktvolle Konfrontation vom Patienten bisweilen als feindselig erlebt, da sie sein Abwehrsystem, einander widersprechende Bilder und Affekte abzuspalten, infrage stellt. Während Klärung ausschließlich Erläuterung bzw. Klarstellung bedeutet, schließt Konfrontation die Entscheidung des Therapeuten mit ein, dass bestimmte beobachtete Fakten dynamisch und therapeutisch besonders bedeutsam sein können. Konfrontation kann auch die Übertragung, die äußere Realität des Patienten, seine Vergangenheit oder seine aktuelle Abwehr zum Inhalt haben. Hier zwei Beispiele für Konfrontationen:

- „Als Sie mir beschrieben, dass es Ihnen so schlecht ging, dass Sie sich schneiden mussten, um Ihren Schmerz zu lindern, fiel mir ein gewisses Lächeln in Ihrem Gesicht auf? Wie erklären Sie sich das?"
- „Zu Beginn der Stunden haben Sie mir dafür gedankt, dass ich bereit sei, Ihr Therapeut zu sein, und jetzt sagen Sie mir, dass ich nutzlos für Sie sei und es Zeitverschwendung sei, hierher zu kommen. Wie bringen Sie diese beiden Dinge zusammen?"

Deutung

Deutungen verwenden und integrieren die Informationen, die aus Klärung und Konfrontation stammen. Sie verbinden das bewusste Material des Patienten mit hypothetischem unbewussten Material, dem ein Einfluss auf Motivation und Verhalten des Patienten zugeschrieben wird. Der Therapeut formuliert eine Hypothese zu den unbewussten oder dissoziierten intrapsychischen Konflikten des Patienten, die

dessen Worte und sein Verhalten, so wie der Therapeut sie wahrnimmt, erklären können. Ziel der Deutung ist, konfliktreiches Material und – vor allem bei Borderline-Patienten – auch Verhaltensweisen, die in Konflikten zwischen abgespaltenen Anteilen begründet liegen, aufzulösen. Dabei gehen wir davon aus, dass durch das Verstehen der zugrunde liegenden unbewussten Motive und Abwehrmechanismen dem Patienten auch seine zuvor scheinbar widersprüchlichen Denkweisen und Verhaltensmuster verständlich werden. Deutungen können sich auf das Hier und Jetzt in der Übertragung, auf die aktuelle oder vergangene äußere Realität des Patienten oder auf seine charakteristischen Abwehrmechanismen beziehen. In einer Deutung kann der Therapeut diese Elemente auch mit der unbewussten Vergangenheit des Patienten in Beziehung setzen (wobei es sich dann um sogenannte genetische Deutungen handelt, die in der Regel erst in späteren Therapiephasen Anwendung finden).
Wirksame Deutungen sind für den Erfolg der Therapie entscheidend, und ein erfolgreicher Therapeut muss in dieser Technik geübt sein. Die **Kompetenz eines TFP-Therapeuten** ist durch folgende Elemente gekennzeichnet:

- Klarheit
- Geschwindigkeit
- Relevanz
- Angemessene Tiefe der Deutung

Bei der Vorbereitung einer Deutung gilt es, die bewusste Kommunikation des Patienten zu berücksichtigen, ferner alles, was für diesen innerhalb seiner inneren Welt unerträglich ist. Dazu zählen auch die Abwehrmechanismen, mit denen er sich vor den unerträglichen Anteilen schützt. Der Therapeut erkennt diese unerträglichen Anteile durch aufmerksame Beobachtung der anderen Kommunikationskanäle, d. h. des nonverbalen Verhaltens des Patienten und der eigenen Gegenübertragung, deren Analyse ihm Zugang zum unbewussten Material des Patienten verschafft. Eine genaue und ausführliche Deutung kann erfolgen, wenn genügend Informationen zusammengetragen sind und sich der Therapeut ausreichend sicher fühlt. Auch wenn eine Deutung immer hypothetischen Charakter besitzt, so ist der Therapeut doch gut beraten, sie mit Nachdruck vorzubringen, zum einen, weil sie auf einer sorgfältigen Analyse wichtiger Informationen basiert, zum anderen, weil mit dem Widerstand des Patienten zu rechnen ist.
Es kann hilfreich sein, die Deutung mit einer Bemerkung einzuleiten, die Empathie gegenüber der inneren Spaltung und den Widerständen des Patienten bekundet. Zum Beispiel wäre folgende Einleitung denkbar: „Es kann gut sein, dass Sie das, was ich jetzt sage, als Kritik empfinden werden", wenn es darum geht, einen abgespaltenen Anteil im Patienten (z. B. Aggression) zu kommentieren, den dieser, sobald er in sein Bewusstsein gelangt, sehr wahrscheinlich ablehnen würde.

Merkmale einer gelungenen Deutung

Die Angemessenheit einer Deutung definiert sich nach ökonomischen, dynamischen und strukturellen Kriterien (s. Kap. 4, S. 98). Doch basieren Geübtheit und Kompetenz eines Therapeuten, angemessene Deutungen zu formulieren und zu vermitteln, auf vier Kriterien:

- Klarheit
- Geschwindigkeit
- Griffigkeit
- Tiefe

Klarheit der Deutung

Hier geht es um präzise und direkte Kommunikation. Auch wenn es sich bei einer Deutung um eine Hypothese hinsichtlich des innerpsychischen Funktionierens eines Patienten und dessen Auswirkungen auf manifeste Verhaltensweisen und Beziehungsgestaltung handelt, so sollte sie direkt und klar formuliert werden. Ein Therapeut mag sich nicht immer ganz sicher sein, was sich in Tonfall und Mimik widerspiegeln kann – eine zaghaft vorgebrachte Deutung ist für gewöhnlich Ausdruck von spezifischen Gegenübertragungsgefühlen. Trifft eine Deutung nicht zu, so wird sich dies zeigen. Ein nur zögerndes, vorsichtiges Deuten verlangsamt den Verlauf der Therapie signifikant.

Eine Patientin beklagt zunehmend depressive Gefühle und neuerlich auftretende Suizidgedanken. Der Therapeut reagiert mit der Empfehlung, den für die medikamentöse Begleitung verantwortlichen Psychiater aufzusuchen. In der Therapiesitzung nach diesem Arztbesuch beschimpft die Patientin den Kollegen als Idioten, dessen Empfehlungen wertlos seien.

Ein Beispiel fehlender Klarheit: Der Therapeut kommentiert diese Schimpftirade mit folgenden Worten: „Ich glaube, dass das, was Sie über Dr. S. sagen, etwas mit mir zu tun hat. Sie wissen, dass ich mit ihm zusammenarbeite. Da Sie negativ auf ihn reagieren, gehe ich davon aus, dass Sie auch mir gegenüber negative Gefühle verspüren. Hier könnte auch ein Zusammenhang mit Ihrer depressiven Stimmung und Ihren Suizidgedanken bestehen. Gelegentlich sind Menschen neidisch auf diejenigen, die ihnen helfen können. Vielleicht reagieren Sie daher so negativ. Außerdem könnte das auch ein Grund für Ihre Wut sein, weil ein Teil in Ihnen sich ja wirklich Hilfe wünscht."

Dieselbe Deutung mit Klarheit: „Auf die Versuche von Dr. S., Ihnen zu helfen, reagieren Sie mit Verachtung. Es könnte sein, dass Ihre wieder aufgetretenen Suizidgedanken ein Ausdruck von Verachtung auch mir gegenüber sind, da ich Ihnen ja ebenfalls zu helfen versuche. Ihre Depression könnte eine realistische Reaktion auf einen Konflikt sein, der sich aktuell in Ihnen abspielt: Ein Konflikt zwischen einer Seite, die sich verzweifelt Hilfe wünscht, und einer anderen Seite, die misstrauisch, neidisch und wütend ist und jeden angreift, der Ihnen Hilfe anbieten möchte. Das ist ein ziemliches Dilemma."

Geschwindigkeit der Deutung

Die Geschwindigkeit einer Deutung bezieht sich auf das Tempo, mit dem der Therapeut die Äußerungen des Patienten kommentiert. Damit eine Deutung ihre maximale Wirkung auf den Patienten entfalten kann, muss sie in einem angemessenen zeitlichen Rahmen erfolgen. Grund hierfür ist die Fragmentierung der verbalen Mitteilungen bei Borderline-Patienten, in der sich eine abwehrbedingte Vermeidung traumatischer Erfahrungen (die zentrale phobische Position nach André Green 2000) oder ein aggressiver Angriff auf Verbindungen (*attacks on linking* nach Bion 1976b) widerspiegeln kann. Unsere Forschungen haben ergeben, dass einige Therapeuten zu lange mit ihren Deutungen warten. Sie begründen dies für gewöhnlich damit, für eine richtige Deutung noch weitere Informationen zu benötigen. Unser Eindruck jedoch ist, dass viele Therapeuten Deutungen immer wieder, manchmal über Wochen, verschieben, da sie Angst vor der Reaktion des Patienten haben. Hier zeigt sich die Scheu vieler Therapeuten, zu akzeptieren, dass sie ein bedeutsames Objekt im Leben des Patienten darstellen und dass die Entfaltung äußerst heftiger Gefühle des Patienten für den therapeutischen Prozess notwendig ist.

Dieses Hinweises eingedenk sollte der Therapeut Deutungen jedoch *nur dann* vornehmen, wenn er:

- auf der Basis dessen, was ihm der Patient mitgeteilt hat bzw. was er in der Interaktion mit diesem beobachten konnte, eine klare Hypothese formulieren kann;
- sich einigermaßen sicher ist, dass seine Deutung, sollte ihr der Patient zustimmen, dessen Grad an Selbsterkenntnis vergrößern wird; oder, sollte sie sich als unzutreffend erweisen, zu seinem eigenen besseren Verständnis beitragen wird;
- es unwahrscheinlich ist, dass der Patient von sich aus, ohne Hilfe des Therapeuten, zu dieser Hypothese gelangt wäre.

Solange diese drei Bedingungen nicht erfüllt sind, sollte sich der Therapeut mit Deutungen zurückhalten bzw. sich auf die Techniken der Klärung oder Konfrontation beschränken (falls nicht, wie wir weiter unten näher ausführen werden, eine frühe, tiefer gehende Deutung angebracht ist).

Ist eine der Bedingungen für eine Deutung gegeben, so sollte diese so bald wie möglich erfolgen, da sie über ihren therapeutischen Wert hinaus die Möglichkeit bietet, die Reaktionen des Patienten unter folgenden Gesichtspunkten zu beurteilen:

- Ist der Patient bereit, dem Therapeuten Gehör zu schenken?
- Wenn ja: Kann er mit der Deutung etwas anfangen bzw. sich zu ihr äußern oder weitere Assoziationen entwickeln?
- Wie erlebt der Patient die Deutung im Kontext der therapeutischen Beziehung (z. B. als fruchtbare Erweiterung im Verstehensprozess, als Beleg für die magischen Kräfte des Therapeuten, als narzisstische Kränkung, als ein Geschenk, als wertlos)?

Vor allem der zuletzt genannte Gesichtspunkt liefert weitere Hinweise für die jeweilige Übertragungskonstellation.

Griffigkeit der Deutung

Hier geht es um das die Ökonomie der Deutung, d. h. auf die Frage, ob sie den vorherrschenden Affekt angemessen fokussiert.

Beispiel einer unangemessenen Deutung: Ein Patient beginnt die Sitzung mit dem wütenden Bericht eines Traums. Der Therapeut nimmt in seiner Kommentierung auf den Inhalt des Traums Bezug, nicht jedoch auf den wütenden Affekt des Patienten. Eine angemessene Deutung würde den Affekt des Patienten ansprechen und auf den Inhalt des Traums nicht unbedingt eingehen.

Beispiel einer weitgehend angemessenen Deutung: Ein Therapeut, der seit einigen Monaten mit einer sehr zurückgezogenen und gehemmten Borderline-Patientin arbeitet, kommentiert deren Gleichgültigkeit ihm gegenüber mit folgenden Worten: „Sie verhalten sich mir gegenüber so, als ob Sie nichts für mich empfinden würden. Ich glaube, dass sich darin Ihre Angst vor den Gefühlen widerspiegelt, die Sie tatsächlich für mich haben."

Beispiel einer angemessenen Deutung: „Sie verhalten sich mir gegenüber so, als ob Sie nichts für mich empfinden würden. Ich glaube, dass diese scheinbare Gleichgültigkeit Sie wie ein Deckmantel umgibt, damit Sie nicht spüren, wie sehr Sie sich mit mir beschäftigen, und der Sie vor Ihrem sehnlichen Wunsch beschützt, ich möge mich Ihrer annehmen. Meine Annahme gründet auf einer Reihe von Beobachtungen. Beispielsweise kommen Sie immer sehr zeitig zu den Sitzungen und erwecken den Eindruck, als warteten Sie ungeduldig auf mich. Wenn ich Ihnen mitteile, dass ich für eine bestimmte Zeit nicht da sein werde, sagen Sie zwar, das mache Ihnen nichts aus, vermitteln mir aber auf nonverbaler Ebene Besorgnis und Angst. Wenn das, was ich sage, zutrifft, dann sollten wir in einem nächsten Schritt zu verstehen versuchen, warum es Ihnen schwer fällt, Ihren Wunsch, mir nahe zu sein, zu erkennen und sich einzugestehen."

Fokus und Inhalt der Deutung

Die Kriterien zur Bestimmung dessen, was und wie gedeutet werden soll, basieren auf dem ökonomischen, dem dynamischen und dem strukturellen Prinzip (s. Kap. 4, S. 98).

Das ökonomische Prinzip impliziert, dass sich eine Deutung auf den in einer Sitzung jeweils vorherrschenden Affekt beziehen sollte, da dieser auf die aktuell aktivierte Objektbeziehung des Patienten hinweist. Diese entspricht in der Regel der Objektbeziehung, die in der Übertragung vorherrscht. Es gibt allerdings Zeiten, in denen sich die affektiv vorherrschende Beziehung nicht unmittelbar auf die Übertragung, sondern auf eine Person oder Situation außerhalb bezieht. In diesem Fall sollte der Therapeut den Bereich des stärksten Affekts untersuchen, auch wenn das bedeutet, das aktuelle Übertragungsmaterial für den Moment außen vor zu lassen. Unserer Erfahrung nach zeigt sich das affektiv besetzte Material früher oder später auch innerhalb der Übertragung.

Das dynamische Prinzip richtet Deutungen auf die im Konflikt stehenden intrapsychischen Kräfte und leitet den Therapeuten, sich von der Oberfläche zur Tiefe und von der Abwehr über die Motivation zum Impuls vorzuarbeiten. Von der Oberfläche zur Tiefe heißt, bei dem Material anzusetzen, das dem Patienten am unmittelbarsten zugänglich ist und ihm – relativ unchronologisch – ein Verständnis der unbewussten Bedeutung seiner Mitteilungen im Hier und Jetzt zu ermöglichen. Denkbar wäre eine Intervention wie z. B.: „Im Augenblick erinnert Ihr Verhalten an das eines Kindes gegenüber seinen strengen und bestrafenden Eltern", statt mit „Sie sind immer noch wütend über das strenge und bestrafende Verhalten Ihrer Eltern" anzudeuten, dass es sich bei der reinszenierten Objektbeziehung um eine genaue Wiedergabe einer authentischen Erfahrung handelt. Neben dem Risiko der Ungenauigkeit führt diese Art der Intervention dazu, dass der unmittelbare Affekt des Patienten in der therapeutischen Situation verloren geht.

Im Allgemeinen wird bewusstseinsnäheres Material als Erstes gedeutet, ausgenommen die im Abschnitt „Frühe und tiefe Deutung der Übertragung" (s. S. 87) diskutierten Fälle. Als Regel kann gelten, dass in der Frühphase der Therapie Deutungen prinzipiell auf den Abwehrcharakter des präsentierten Materials abzielen. Patienten neigen dazu, die schmerzliche Bewusstwerdung primitiver Affekte und innerpsychischer Fragmentierung, die zwar vom Bewusstsein ferngehalten werden, aber im Verhalten und in den zwischenmenschlichen Beziehungen des Patienten sichtbar werden, instinktiv zu vermeiden. Ein Großteil der therapeutischen Arbeit in der Frühphase der Behandlung besteht darin, dem Patienten aufzuzeigen, wie sein Verhalten, innerhalb und außerhalb der Sitzungen, einem Ausweichen vor bestimmten Inhalten entspricht, die erkannt und verstanden werden müssen. Dieser Aspekt unseres klinischen Alltags bestimmt auch die Hierarchie der Prioritäten, die in der Behandlung bearbeitet werden (s. Kap. 4, S. 102). Verhaltensweisen, die sich als hinderlich für die explorative Arbeit erweisen, müssen angesprochen und bearbeitet werden, bevor zur eigentlichen Exploration übergegangen werden kann.

Das **strukturelle Prinzip** besagt, auf welche intrapsychische Abwehr- und Impulsstruktur die Interpretation gerichtet ist. Während man also bei einem neurotischen Patienten die drei Instanzen Ich, Es und Überich fokussiert, konzentriert man sich bei einem Borderline-Patienten auf die Ebene der dominanten Objektbeziehungsdyaden, um deren Abwehrfunktion zu verstehen und zu deuten und um jene tiefer liegende, mit dem abgewehrten Impuls verknüpfte Objektbeziehungsdyade zu identifizieren.

Orientiert sich der Therapeut in seinen Interventionen an diesen drei Prinzipien, wird die Deutung auch angemessen sein.

Tiefe der Deutung

Die Tiefe der Deutung bezieht sich – entsprechend dem dynamischen Prinzip – auf das Voranschreiten des Deutungsprozesses vom bewussten Erleben des Patienten hin zur Beschreibung der zugrunde liegenden psychischen Struktur, die das Verhalten des Patienten bestimmt, und der damit verbundenen Konflikte.

Intrapsychische Konflikte betreffen nicht nur spezifische Abwehrmechanismen bzw. Impulse, sondern aufeinander folgende Schichten einer Impuls-Abwehr-Konfiguration (Abb. 3-1).

Idealerweise sollte der Therapeut weder zu oberflächlich deuten (d. h. zu nahe an der Oberfläche bzw. zu nahe an dem, was dem Patienten bereits klar ist) noch zu tief (d. h. was der Patient psychisch noch nicht aufnehmen kann). Das optimale Deutungsniveau muss durch Versuch und Irrtum gefunden werden, d. h. der Therapeut muss versuchen, so tief wie möglich zu deuten und dabei testen, auf welcher Ebene der Patient seine Interpretation verstehen und aufnehmen kann.

Deutung auf drei Ebenen

Eine Deutung kann auf drei Ebenen erfolgen:

1. Deuten der Art und Weise, wie primitive Abwehrmechanismen oder Ausagieren eingesetzt werden, um das Bewusstwerden inneren Erlebens zu verhindern
2. Deuten der aktuell aktivierten Objektbeziehung (Beschreibung der Selbst- und Objektrepräsentanzen sowie des Rollenwechsels innerhalb einer Dyade)
3. Deuten der von der aktuell aktivierten Objektbeziehung abgewehrten Objektbeziehung

Ebene 1: Deuten primitiver Abwehrmechanismen

Da eine Deutung in der Regel von der Oberfläche zur Tiefe hin erfolgt, wenden wir uns zunächst der Deutung primitiver Abwehrmechanismen zu. Im Allgemeinen dienen Abwehrmechanismen dazu, unerträgliche Konflikte zu vermeiden, wobei es sich um intrapsychische Konflikte sowie Konflikte mit der äußeren Realität handelt. Im Gegensatz zu den reiferen Abwehrmechanismen erzielen primitive Abwehrmechanismen dies durch eine scharfe und unrealistische intrapsychische Trennung zwischen liebenden und hassenden Selbst- und Fremdanteilen, so dass die miteinander in Konflikt stehenden Anteile entweder gar nicht oder zu unterschiedlichen Zeitpunkten und vollständig getrennt voneinander ins Bewusstsein gelangen. (Allerdings kann ein innerpsychischer Zustand auch bewusst erlebt werden, während sein entgegengesetzter Part unbewusst im Verhalten des Patienten ausagiert wird.) Diese extreme Trennung unvereinbarer innerpsychischer Zustände hat zur Folge, dass der Patient innere Anteile, die er nicht gleichzeitig mit den bewussten Anteilen ertragen kann, so erlebt, als gehörten sie der äußeren Realität an.

Als Hauptmechanismus primitiver Abwehr hält die Spaltung extreme, verzerrte Selbst- und Objektrepräsentanzen in der inneren Welt des Patienten voneinander fern und schützt damit die geliebten guten inneren Bilder vor den mit Hass besetzten bösen Bildern. Der Preis, den der Patient für diese Trennung zahlt, ist die mangelnde Fähigkeit, mit Menschen und Situationen mit der für die reale Welt erforderlichen Flexibilität und Komplexität umzugehen. Bezogen auf das subjektive Erleben des Patienten führt die Spaltung in der Regel zu einer sprunghaften Diskontinuität im Selbst- und Fremderleben bzw. im Erleben der gesamten Umwelt. Dabei kann es zu einer rigi-

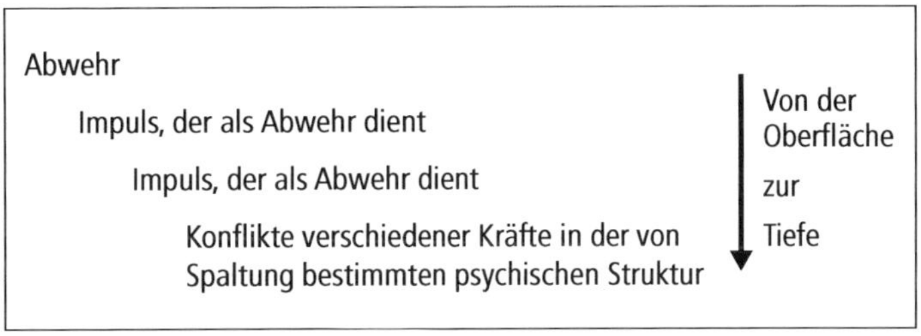

Abb. 3-1 Aufeinander folgende Schichten in einer Impuls-Abwehr-Konfiguration

den und unflexiblen, jedoch zerbrechlichen Scheinstabilität kommen, die auf der anhaltenden Projektion böser innerer Objekte auf die äußere Welt beruht. Omnipotente Kontrolle, projektive Identifizierung, primitive Idealisierung, Entwertung und Verleugnung ermöglichen die Aufrechterhaltung der Spaltung, da sie glauben lassen, dass inakzeptable Selbstanteile Anderen angehören, dass böse Objekte zu anderen Zeiten eigentlich gute sind und dass diese Widersprüche keine emotionalen Konsequenzen haben.
Um die Teil-Selbst- und Teil-Objektrepräsentanzen bewusst zu machen, muss der Therapeut sie oft aus den Bereichen zurückholen, in die sie projiziert wurden. Dies geschieht, indem er dem Patienten die Anwendung von Abwehrmechanismen wie Projektion, projektive Identifizierung und omnipotente Kontrolle erläutert. In gleicher Weise werden auch primitive Idealisierung, Entwertung und Verleugnung gedeutet, um dem Patienten zu einer genaueren Beurteilung (gut, böse oder beides) seiner Selbst- und Objektvorstellungen zu verhelfen.
Hat der Therapeut die Zerrbilder aufgezeigt, welche die Beziehungen des Patienten beeinflussen (strategisches Prinzip 1, S. 36), besteht der nächste Schritt darin, die Selbst- und Objektfragmente zusammenzufügen. Hierbei ist die Deutung primitiver Abwehrmechanismen besonders nützlich. Im Folgenden werden wir die Abwehrmechanismen im Einzelnen besprechen.

Spaltung: Am klarsten manifestiert sich Spaltung, wenn der Patient den Therapeuten oder sich selbst als nur gut oder nur böse wahrnimmt. Gleichzeitig besteht die Möglichkeit einer völligen, abrupten Umkehrung aller relevanten Gefühle und Gedanken. Plötzliche Wechsel der Wahrnehmung des Therapeuten oder des eigenen Selbst durch den Patienten oder eine vollständige Trennung widersprüchlicher Reaktionen auf das gleiche Übertragungsthema sind Manifestationen von Spaltungsmechanismen.

Therapeut: „Jetzt erzählen Sie mir, dass ich gütig und warmherzig bin und Sie sich vollständig entspannt in meiner Nähe fühlen."
Patient: „Was ist so falsch dran?"
Therapeut: „Nichts, aber ich finde es überraschend, dass Sie mir noch vor zehn Minuten gesagt haben, Sie müssten mich mit Argusaugen beobachten, da ich gefährlich sei."
Patient: „So waren Sie vorhin, aber jetzt sind Sie ganz anders."
Therapeut: „Wie erklären Sie sich das, dass ich mich offenbar so schnell verändere? Es scheint, als wüssten Sie nur dann etwas mit mir anzufangen, wenn Sie mich in dem einen oder anderen Extrem wahrnehmen. Auf diese Weise vermeiden Sie möglicherweise eine Angst, die Sie spüren würden, wenn ich zu keinem der beiden Extreme passe."

Abgeleitet von der Spaltung sind die Abwehrmechanismen „primitive Idealisierung" sowie „Omnipotenz und Entwertung".

Primitive Idealisierung: Primitive Idealisierung basiert auf der Tendenz, äußere Objekte entweder als nur gut oder nur böse zu erleben, indem ihre guten oder schlechten Eigenschaften unnatürlich und pathologisch übersteigert werden. Die primitive Idealisierung schafft unrealistische nur-gute und allmächtige Bilder, die sich darin widerspiegeln, dass der Patient den Therapeuten als ideale, omnipotente, gottähnliche Person behandelt, auf die er sich bedingungslos verlassen kann. Der Therapeut kann als potenzieller Verbündeter gegen ebenso starke (und ebenso unrealistische) nur-böse Objekte des Patienten oder der äußeren Realität angesehen werden.

Omnipotenz und Entwertung: Omnipotenz und Entwertung betreffen – ebenso wie die Idealisierung – sowohl Selbst- als auch Objektrepräsentanzen. Borderline-Patienten stellen sich charakteristischerweise in einer stark übersteigerten, grandiosen Weise dar, während sie ihren Therapeuten mit Geringschätzung begegnen. Allerdings ist auch das Gegenteil denkbar. In der frühen Therapiephase findet häufig ein Wechsel zwischen beiden Positionen statt.

Projektive Identifizierung: Wie bereits in Kapitel 1 und 2 beschrieben, sind primitive Formen der Projektion – anders als reifere Formen, bei denen versucht wird, einer anderen Person einen bei sich selbst unterdrückten Impuls zuzuschreiben – dadurch charakterisiert, dass

1. der Patient den Impuls kennt, der auf eine andere Person projiziert wird;
2. er die andere Person fürchtet, die jetzt unter dem Einfluss des projizierten Impulses oder Affekts gesehen wird;
3. er aus diesem Grund das Bedürfnis verspürt, die andere Person zu kontrollieren und
4. unbewusst die gefürchtete und projizierte Identifizierung in der anderen Person geweckt wird.

Projektive Identifizierung geht somit immer mit einem bestimmten Interaktionsgeschehen einher, das sich in der Übertragung krass widerspiegelt und dem Therapeuten über seine Gegenübertragung wichtige Informationen liefern kann.
Projektive Identifizierung kann in der Therapie auf zweierlei Arten zum Ausdruck kommen. Zum einen kann der Patient versuchen, einen inneren Anteil dadurch abzuwehren, indem er unbewusst eine bestimmte Reaktion im Therapeuten induziert und sie ihm anschließend zum Vorwurf macht. Er bezichtigt den Therapeuten zum Beispiel, sich sadistisch zu verhalten, während er ihn selbst im gleichen Moment kalt, kontrollierend und abfällig behandelt und das Bedürfnis verspürt, sich gegen ihn wehren zu müssen. Der Therapeut wiederum kann einen Affekt verspüren, der sich von seiner üblichen Reaktion auf den Patienten unterscheidet, und sich dann fragen, woher dieses Gegenübertragungsgefühl kommt. Ein solcher Affekt muss nicht in einer direkten Verbindung zu dem vom Patienten dargebotenen Material stehen. Er kann ein Hinweis auf eine projektive Identifizierung sein, bei welcher der Patient einen für ihn unerträglichen Affekt im Therapeuten induziert. Womöglich ist es die Gegenübertragung des Therapeuten, mit deren Hilfe dieser Anteil im inneren Erleben des Patienten hauptsächlich aufgespürt wird.
Häufig zeigt sich projektive Identifizierung an dem anfänglichen Konflikt zwischen inneren aggressiven Kräften, die auf Zerstörung aus sind, und libidinösen Kräften, die nach Leben und gesunden Beziehungen streben. In der Frühphase der Therapie vertreten Patienten nicht selten die Position, dass ihr einziger Wunsch nur darin bestünde, tot zu sein, und dass Therapeut und Therapie diesem entgegenstünden – was einer Projektion der eigenen libidinös besetzten Anteile auf den Therapeuten entspricht. Diese Projektion stellt den Versuch dar, den Patienten von seinen inneren Konflikten zu befreien. Sie gefährdet sowohl den Patienten als auch die Therapie. Der Therapeut sollte diesen Konflikt in etwa wie folgt deuten:

> „Sie sagen, dass Sie unbedingt sterben wollen, und sehen mich als Hindernis an. Das ist eine gefährliche und zugleich schwierige Situation. Ich glaube, dass Sie innerlich im Konflikt stehen und dass Sie nicht völlig davon überzeugt sind, sterben zu wollen. Dies entnehme ich der einfachen Tatsache, dass Sie überhaupt hierher zur Therapie gekommen sind. Auch ihre fehlgeschlagenen Suizidversuche weisen darauf hin, dass sich in Ihnen ein solcher Konflikt abspielt. Sie wollen jedoch diesen inneren Konflikt vermeiden und sehen ihn daher als eine Auseinandersetzung zwischen sich und anderen Personen an, mich eingeschlossen. Dies ist ein gefährliches Spiel, da es tatsächlich zu Ihrem Tod führen könnte. Es ist von daher wichtig, dass Sie sich diesen Konflikt eingestehen und wir mit der Seite in Ihnen zusammenarbeiten, die leben will – mag sie im Moment auch noch so schwach sein."

Ein ausführlicheres Fallbeispiel für den Umgang mit Projektionen innerer Teilkonflikte findet sich in Kapitel 10 im Abschnitt „Stationäre Aufnahmen“ (s. S. 271).

Projektion: Da Projektion als Abwehrmechanismus nicht auf primitive Organisationsstufen beschränkt ist, kann sie im Rahmen der Borderline-Pathologie eine aktive Rolle spielen. Am häufigsten kommt es vor, dass ein Patient, der das gleichzeitige Bewusstwerden zweier Seiten eines intrapsychischen Konflikts nicht aushalten kann, nur eine der beiden Seiten erlebt und die andere Seite (in Form einer bestimmten Objektrepräsentanz) auf den Therapeuten projiziert.
Die Projektion ist weniger primitiv als die projektive Identifizierung. Da sie vorwiegend auf Verdrängung basiert, im Gegensatz zu den Spaltungsmechanismen im Borderline-Patienten, sind ihre Äußerungsformen subtilerer Art. Der Patient spricht dem Therapeuten Einstellungen, Gefühle oder Denkweisen zu, derer er sich nicht bewusst ist. Er versucht weder, unbewusst im Therapeuten das zu induzieren, was er projiziert, noch den Therapeuten unter dem Einfluss dieser Projektion zu kontrollieren.

Verleugnung: Die Verleugnung verstärkt bei Borderline-Patienten den Spaltungsprozess. Für gewöhnlich bezieht sie sich auf Gefühle, die im Zusammenhang mit bestimmten Gedanken und Erinnerungen stehen. Die Patienten erinnern sich zwar an Wahrnehmungen, Gedanken oder Gefühle von sich und anderen, die dem aktuellen Erleben vollkommen entgegengesetzt sind, doch haben diese Erinnerungen keine emotionale Bedeutung und damit auch keinen Einfluss auf ihr gegenwärtiges Erleben. Verleugnung kann sich auch im Fehlen angemessener emotionaler Reaktionen auf unmittelbare, ernste und drängende Bedürfnisse, Konflikte oder Gefahren manifestieren. Der Patient spricht gelassen über eine bestimmte Situation, während er gleichzeitig die damit einhergehenden Emotionen verleugnet oder einen gesamten Bereich aus dem Bewusstsein ausschließt, um sich so gegen mögliche konflikthafte Inhalte zu „schützen“.
Durch die systematische Deutung der primitiven Abwehrmechanismen verändern sich die in der Sitzung aktivierten Objektbeziehungen, was die Richtigkeit der Deutung bestätigt und eine schrittweise Bewusstmachung der widersprüchlichen, internalisierten Objektvorstellungen ermöglicht.
Haben sich schließlich vollständige, „dreidimensionale“ internalisierte Selbst- und Objektrepräsentanzen gebildet, hat der Patient die fortgeschrittene Phase der Behandlung erreicht.

Ebene 2: Deuten der gegenwärtig aktivierten Objektbeziehung

Diese Deutungsebene stützt sich auf das strategische Prinzip 1. Das Deuten auf dieser Ebene muss bisweilen vorbereitet werden, indem der Therapeut explizit die Selbst- und Objektrepräsentanzen beschreibt, die nicht auf den ersten Blick sichtbar sind. Ein solcher Schritt ist vor allem dann hilfreich, wenn

1. die in der Übertragung eingenommenen Rollen „maskiert“ sind (d. h. wenn die manifesten Rolleninszenierungen die darunter liegenden überdecken) oder wenn
2. der Patient Schwierigkeiten hat zu erkennen, wie seine innere Vorstellungswelt sein Erleben der äußeren Welt beeinflusst, indem er etwa unter Berufung auf das berühmte „Körnchen Wahrheit“ darauf pocht, dass seine Wahrnehmung identisch mit der objektiven Realität sei.

Deuten auf Ebene 2 heißt somit, eine Hypothese darüber zu formulieren, warum der Patient das Interaktionsgeschehen in dieser Rollenaufteilung erlebt.
Hier ein Beispiel für die Vorbereitung einer Deutung auf Ebene 2:

> „Auf die meisten Beobachter würden Sie im Moment wie ein hilfloses Kind wirken, und ich hatte in der Tat eine Zeit lang den gleichen Eindruck. Dennoch sind Sie auf

eine kaum merkliche, aber durchgängige Weise sehr mächtig. Sie präsentieren sich selbst als aussichtslosen Fall und weisen jeden Versuch meinerseits zurück, unser Verständnis Ihrer Lage zu vertiefen. Sie scheinen das, was ich sage, kaum zu hören. Das kann schlichtweg Ausdruck Ihrer Hilflosigkeit sein, aber meiner Erfahrung nach zeigt eine hilflose Person für gewöhnlich eine gewisse Offenheit gegenüber der ihr angebotenen Hilfe. Ihr hartnäckiges Festhalten an Ihrer Hilflosigkeit und Ihre konstante Zurückweisung von allem, was ich zu sagen habe, führt zu einer interessanten Situation, in der plötzlich Sie der Starke sind und ich als schwach und unfähig, ja als regelrecht hilflos erscheine. Es lohnt sich sicher, diese Situation etwas eingehender zu betrachten."

Ein weiteres Beispiel:

Therapeut: „Ich habe mit meiner Sekretärin gesprochen, und es stimmt, was Sie sagen, nämlich dass sie Sie gebeten hat, später noch einmal anzurufen, da sie in diesem Moment sehr beschäftigt war. Allerdings sollten wir uns Ihre Reaktion hierauf etwas eingehender ansehen: dass Sie der Auffassung sind, Ihre Therapie bei mir nur dann fortsetzen zu können, wenn ich meine Sekretärin entlasse."

Patient: „Wie soll ich meine Therapie bei jemanden fortsetzen, dem ich nicht vertraue? Ich finde, dass Ihre Sekretärin verantwortungslos ist, und wenn Sie nichts dagegen unternehmen, sind Sie in meinen Augen genauso verantwortungslos."

Therapeut: „Ob meine Sekretärin unverantwortlich gehandelt hat, ist eine Sache, aber was Sie aus diesem Ergebnis machen, erscheint mir für unsere therapeutische Arbeit hier überaus wichtig. Sie nehmen die Situation als Beweis dafür, dass ich die verantwortungslose und gleichgültige Kreatur bin, als die Sie mich schon bei anderer Gelegenheit gesehen haben. Sie haben mich als Monster bezeichnet, dem es egal ist, ob Sie leben oder tot sind. Wir sind uns also beide einig über das, was meine Sekretärin gesagt hat, aber Sie benutzen die Gelegenheit, um Ihre Sicht von mir, die wohl einen anderen Ursprung hat, zu verteidigen. Ich glaube, dass wir uns das jetzt gemeinsam ansehen sollten, um es zu verstehen."

Und so könnte die Deutung auf dieser Ebene weitergehen:

„Interessanterweise wirken Sie auf mich entspannter, wenn Sie mich als Monster bezeichnen. Dies steht im Widerspruch zu Ihrem unbehaglichen Gefühl in der letzten Sitzung, als ich Ihnen Ihren Wunsch nach Terminverschiebung erfüllen konnte. Aus irgendeinem Grund, den wir beide bisher noch nicht verstanden haben, scheinen Sie sich wohler zu fühlen, wenn Sie das Gefühl haben, es eindeutig mit einem Monster zu tun zu haben, dem Sie auf Schritt und Tritt misstrauen, als mit jemandem zusammen zu sein, der Ihnen gewogen sein könnte. Es scheint, als würden Sie sich auf vertrautem Terrain befinden, wenn Sie mich als Monster erleben. Es macht Sie zwar nicht glücklich, aber es bereitet Ihnen offenbar auch keine Angst. Ihre tiefe Überzeugung, dass ich hier nur sitze, um Sie zu benutzen oder auszunutzen, anstatt Ihnen zu helfen, könnte eine Erklärung dafür sein. Wenn ich scheinbar nett bin, passt das nicht in Ihre Erwartung, und Sie sehen das als Vorbote einer schlechten Behandlung, die auf dem Fuße folgen wird. Oder es könnte auch sein, dass Sie sich, wenn ich nett zu Ihnen bin, schuldig fühlen wegen Ihres schlechten Verhaltens mir gegenüber und der Wut, die Sie auf mich haben."

Ebene 3: Deuten der abgewehrten Objektbeziehung

Erst wenn der Therapeut meint, über ausreichend Informationen zu verfügen, um die Art von Beziehung zu verstehen, die der Patient abwehrt und die an der Oberfläche nicht direkt erkennbar ist, bietet er eine Deutung auf dieser letzten Deutungsstufe an (s. auch Abb. 2-2, S. 44 u. Abb. 2-5, S. 51).

> „Mir ist aufgefallen, dass jedes Mal, wenn Sie eine Sitzung mit einem guten Gefühl verlassen, d. h. dem Gefühl, dass eine positive Verbindung – wie kompliziert auch immer – zwischen uns besteht, Folgendes passiert: Entweder hinterlassen Sie mir telefonisch eine Nachricht, dass Sie die Therapie nicht mehr aushalten können, dass sie Ihnen nichts bringe und Sie abbrechen wollen, oder aber Sie kommen in die nächste Stunde, sehen mich wütend und verächtlich an und teilen mir mit, Sie hätten nichts zu sagen. Es wäre interessant zu wissen, was diese Reaktionen in Ihnen auslöst. Sie haben es als „Realität" bezeichnet, dass Sie mir nicht vertrauen können und ich Ihnen nicht helfen kann. Mein Eindruck ist jedoch, dass Ihre wiederholten negativen Reaktionen darauf beruhen, dass Sie zur Zeit etwas in sich spüren, das Ihnen große Angst macht – etwas, das sich sehnlichst wünscht, jemandem zu vertrauen und von jemandem Hilfe zu empfangen – in diesem Fall ich. Sie wirken dann nicht wütend, sondern zaghaft-ängstlich und scheinen sich nach einer echten Beziehung zu sehnen, wie die zu nährenden und umsorgenden Eltern. Dieses Verlangen schwindet wieder, wenn der Ihnen vertrautere wütende und verächtliche Teil zurückkehrt, der zwar die Möglichkeit einer wirklichen und aufrichtigen Verbindung zu einem anderen Menschen zerstören kann, Ihnen aber ein Gefühl der Sicherheit vermittelt."

In seiner Deutungsarbeit auf den drei beschriebenen Ebenen sollte der Therapeut ständig die drei Kommunikationskanäle beachten, um die Informationen zu erhalten, die für die Formulierung seiner Deutungen unentbehrlich sind. In der Regel gehen jeder Deutung Klärung und Konfrontation voraus. Gelegentlich kann eine geschickt durchgeführte Konfrontation eine Deutung überflüssig machen. Dies ist dann der Fall, wenn die Konfrontation zu einer eigenständigen Einsicht beim Patienten führt. Aus diesem Grund sollte der Therapeut erst dann deuten, wenn klar ist, dass der Patient nicht ohne Hilfe eine Einsicht gewinnen kann. Er sollte den Patienten also zuerst fragen, wie dieser die vorhandenen Informationen versteht.

> **Therapeut:** „Wie verstehen Sie die Tatsache, dass Sie zu spät in die letzten beiden Sitzungen gekommen sind, mir aber gleichzeitig erzählen, dass es Sie sehr beschäftigt, dass jeder Sie so schlecht behandelt?"
> **Patient:** „Wollen Sie damit andeuten, dass ich anderen das antue, worüber ich mich immer selbst beklage?"
> Der Patient zeigt hier eine gewisse Einsicht in den Rollentausch innerhalb der Dyade.

Interventionen sollten den Patienten anregen, in seinen Integrationsbemühungen über das bereits Bewusste hinaus zu gelangen. Wenn eine Konfrontation hierfür nicht ausreicht, sollte der Therapeut zu einer Deutung übergehen.

Komplikationen im Deutungsprozess

In der Arbeit mit Borderline-Patienten stellt die notwendige Tiefe der Deutung für den Therapeuten häufig ein besonderes Problem dar. Das allgemein geltende Prinzip, Abwehr vor Inhalt zu deuten (Oberfläche vor Tiefe) wird kompliziert durch die Frage, was an der Oberfläche liegt und was darunter – ein Differenzierungsprozess, der durch die Spaltung zusätzlich erschwert wird, bei der es nicht nur sein kann, dass eine Beziehungsdyade näher an der Oberfläche liegt als die von ihr abgewehrte, sondern darüber hinaus auch Umkehrungen vorkommen können, d. h.: Die zunächst tiefer liegende Dyade gelangt an die

Oberfläche, während die zuvor an der Oberfläche liegende Dyade zur abgewehrten entgegengesetzten Dyade wird.

Das Verhalten einer Patientin kann beispielsweise wütend und hasserfüllt sein, was sich hauptsächlich durch ihre verbalen Äußerungen (Kommunikationskanal 1), aber auch durch ihr nonverbales Verhalten mitteilt (Kommunikationskanal 2). Dennoch spürt der Therapeut andere nonverbale Anteile, die eine Sehnsucht nach Nähe ausdrücken. Gleichzeitig verspürt er das Bedürfnis in der Gegenübertragung, sowohl ein wütend angreifendes Gegenüber loszuwerden (konkordante Gegenübertragung) als auch ein verletzbares, kindliches Wesen zu schützen (komplementäre Gegenübertragung). Aus allen diesen Informationen kann der Therapeut folgern, dass die näher an der Oberfläche liegende Dyade – die eines wütenden Individuums voller Hass gegen eine andere Person, von der es misshandelt wurde – eine tiefere Dyade abwehrt, die aus einer zerbrechlichen, unsicheren Selbstrepräsentanz voller Sehnsucht nach Liebe und umsorgender Geborgenheit besteht. Diese Wahrnehmung könnte im folgenden Eingang in eine Deutung finden.

Noch komplizierter wird es, wenn die näher an der Oberfläche liegende und die tiefere, abgewehrte Dyade Positionen tauschen. Ausgelöst durch einen inneren oder äußeren Reiz kann der Patient plötzlich sein Bedürfnis und seine Sehnsucht nach Umsorgt-Werden mitteilen, wobei nonverbale Kommunikation und Gegenübertragung des Therapeuten gleichzeitig Hinweise auf die nun tiefer liegende Dyade zwischen einem hasserfüllten Selbst auf der einen Seite und dem entsprechenden misshandelnden Gegenüber auf der anderen Seite liefern können.

Dieser Wechsel von Abwehr und (tieferem) Inhalt – von „Oberfläche" und „Tiefe" – kann verwirren. Doch genau hierin besteht ja das Wesen der Spaltung! In der Borderline-Therapie muss sich der Therapeut damit vertraut machen, dass es keine festgelegte Impuls-Abwehr-Konstellation in der Psyche des Patienten gibt, sondern dass vielmehr Impuls und Abwehr oszillieren. Für ein besseres Verständnis müssen die einzelnen Anteile identifiziert werden, um dem Patienten die Bedeutung ihrer gegenseitigen Abspaltung klarmachen zu können. Wenn der Therapeut den Wechsel der beiden entgegengesetzten Dyaden verstanden hat, könnte er im obigen Beispiel dem Patienten folgende Deutung anbieten:

> „Zuweilen behandeln Sie mich wie einen Feind, den Sie zerstören müssen oder der zerstört wird. Bei anderer Gelegenheit zeigen Sie mir eine Seite von sich, die sich nichts sehnlicher wünscht, als von mir vollkommen umsorgt zu werden. Hierbei sind zwei Dinge bemerkenswert: Zum einen fällt auf, wie Ihnen die Koexistenz dieser beiden Teile ein Vorankommen verwehrt. Sobald Sie die Sehnsucht verspüren, von mir umsorgt zu werden, sagt Ihnen Ihre misstrauische Seite, dass ich ihr Feind sei, dem nicht zu trauen ist. Wenn Sie den hasserfüllten Wunsch verspüren, mich zu zerstören, verlieren Sie die Möglichkeit, von mir umsorgt zu werden. Sie können nicht gewinnen und kommen nicht vorwärts. Und beide Seiten hindern Sie daran, mich auf realistische Art und Weise zu erleben und meine Bemühungen um Sie anzunehmen, ohne das Gefühl, ganz und har hilflos und von mir abhängig zu werden."

Weitere Elemente im Deutungsprozess

Die frühe und tiefe Deutung der Übertragung

Da die Neigung zu primitiven Übertragungen einen raschen Wechsel auf eine tiefere Erfahrungsebene mit sich bringt, muss der Borderline-Therapeut bereit sein, den Fokus vom wirklichkeitsnahen Hier und Jetzt hin zur weniger realistischen, phantasierten Objektbeziehung zu verlagern, welche aktuell in der Übertragung aktiviert ist. Nicht selten handelt es sich um eine Objektbeziehung mit extremen und primitiven Merkmalen, die der Therapeut kenntlich machen muss, soweit sein Verständnis dies zulässt. Deutungen dieser Art werden bereits in der frühen Therapiephase gegeben, wenn die Gefahr besteht, dass der Patient sein inneres Erleben in einer Weise ausagiert, die ihn, eine andere Person oder die Behandlung gefährden könnten. Eine Deutung in diesem Kontext ließe sich wie folgt formulieren:

„Es ist erst zwei Sitzungen her, dass wir vereinbart haben, miteinander zu arbeiten und einen entsprechenden Therapievertrag formuliert haben. Sie haben nun die erste Hälfte der heutigen Stunde mit Schweigen verbracht und mir lediglich mitgeteilt, dass Sie mit dem Gedanken spielen, die Behandlung zu beenden. Obwohl ich dazu nicht viel sagen kann, fällt mir doch Ihr Gesichtsausdruck auf. Sie sehen mich mit schief gehaltenen Kopf und voller Verachtung an. Das lässt vermuten, dass Sie Ihr Schweigen als Triumph über mich erleben. Mit mir zu sprechen, würde für Sie bedeuten, sich mir zu unterwerfen, anstatt mit mir zu arbeiten. Es sieht so aus, als ob die einzige Realität zwischen uns ein Machtkampf ist, bei dem einer über den anderen triumphieren wird. Diesen Eindruck gewinne ich nicht nur aus Ihrer Mimik, sondern auch aus dem, was Sie mir über Ihre Beziehungen zu Freunden und Vorgesetzten erzählt haben. Sollte ich recht haben, ist es von zentraler Bedeutung, dass wir über den Machtkampf, wie Sie ihn hier erleben, miteinander sprechen. Die Alternative für Sie wäre, die Behandlung abzubrechen, was Ihnen zwar kurzfristig ein Gefühl des Triumphes vermitteln, aber letztlich die notwendige Hilfe vorenthalten würde."

Frühe und tiefe Deutungen beinhalten bestimmte Risiken. Eine Deutung, die auf sehr wenigen Informationen basiert, kann durch die Exaktheit ihrer Beobachtung den Patienten in seinem primitiven Glauben stärken, der Therapeut verfüge über magische Fähigkeiten, und er, der Patient, könne durch Zauberei geheilt werden, ohne sich selbst anstrengen zu müssen. Die Deutung wird dann zum Beleg dafür, dass es sich bei dem primitiven Glauben des Patienten an ein allmächtiges Gegenüber um eine realistische Erwartung handelt. Folgendes Fallbeispiel soll dies illustrieren:

Nach einer Deutung der Therapeutin, der Patient wolle sie aus Rache für das schwere Unrecht, das ihm in der Vergangenheit widerfahren sei, umbringen, antwortete der Patient, er habe das Gefühl, die Therapeutin verstehe ihn auf eine ganz besondere Weise wie nie ein Mensch zuvor. Hierauf die Therapeutin: „Ich merke, dass Sie sich mehr auf Ihren Glauben konzentrieren, dass ich über besondere Fähigkeiten verfüge, als zu versuchen, Ihre Wut mir gegenüber zu verstehen. Auf jede meiner Äußerungen reagieren Sie so, als machte ich Ihnen ein ungeheures Geschenk. Gleichzeitig entnehme ich Ihren Antworten aber, dass es Sie gar nicht interessiert, was ich zu sagen habe. Alles, was zählt, scheint die Tatsache zu sein, dass ich Ihnen etwas gebe. Das, was ich Ihnen gebe, geht dabei jedoch sofort verloren. In der Tat war meine Äußerung über Ihren Wunsch, mich umzubringen, und Ihre Gründe hierfür, nur eine Vermutung, die sich auf das stützte, was Sie mir gesagt haben. Ich kann Ihre Gedanken nicht lesen. Nur Sie können entscheiden, ob das, was ich vermute und Ihnen mitteile, der Wahrheit entspricht oder nicht."

In frühen tiefen Deutungen sind jedoch noch andere Risiken enthalten. Womöglich wird eine Deutung zurückgewiesen, weil die Abwehr des Patienten noch zu stark ist, um sich mit auseinanderzusetzen. Oder aber sie wird intellektualisiert und als Widerstand gegen ein wirkliches emotionales Verstehen eingesetzt. Im Allgemeinen wird die Beobachtung der Re-

aktion des Patienten auf die Deutung es ermöglichen, potenzielle Fehlschlüsse wie im oben genannten Beispiel zu korrigieren.
Immer wenn ein tiefer liegender Anteil gedeutet wird, muss die Abwehrmotivation des Patient in die Deutung miteinbezogen werden. Wenn der Therapeut dem Patienten eine Erklärung dafür liefert, warum es für ihn notwendig sein könnte, an einer bestimmten Position festzuhalten, steigt die Wahrscheinlichkeit, dass der Patient die Deutung anhört und darüber nachdenkt. Die Deutung muss daher vermitteln, dass der Patient eine Abwehr zum Schutz gegen bestimmte Impulse, Gedanken und Gefühle errichtet, die unerträglich, gefährlich und verboten zu sein scheinen.

Beschreibung des Konflikts

Eine Deutung sollte klarmachen, dass sich der Patient im Konflikt befindet. Da Spaltung ein primitiver Versuch ist, intrapsychische Konflikte zu vermeiden, der sich dann jedoch im Verhalten des Patienten niederschlägt, sollte der Therapeut mit seinen Interventionen die Aufmerksamkeit des Patienten auf den abgewehrten Konflikt richten. Entsprechend dem Prinzip, von der Oberfläche zur Tiefe zu deuten, wird zunächst die Abwehr, dann das Abgewehrte gedeutet. In der Regel ist die Oberfläche stärker ich-synton, wohingegen das Abgewehrte per definitionem für den Patienten weniger akzeptabel und damit stärker Angst auslösend ist. Folgende Intervention veranschaulicht diese beiden Prinzipien:

Der Therapeut bemerkt das Schweigen der Patientin, die ihm mit geballten Fäusten und einem entsprechenden Gesichtsausdruck gegenübersitzt, und vermutet, dass es der Abwehr ihrer Wut gegen ihn dient. Er sagt: „Ich frage mich, ob Sie deshalb schweigen und mit geballten Fäusten dasitzen, weil Sie fürchten, dass sich Ihr Ärger beim Reden Luft machen und einen von uns oder uns alle beide verletzen könnte?"

Zunächst lenkt der Therapeut also die Aufmerksamkeit der Patientin auf das, was sie gerade macht: Er beschreibt, dass sie schweigend und mit geballten Fäusten dasitzt. In einem zweiten Schritt stellt er eine Hypothese auf, warum die Patientin nicht spricht: Sie fürchtet ihre eigenen Aggression (und möglicherweise auch die Rache des Therapeuten). Diese Vorgehensweise orientiert sich an den Prinzipien der Klärung, Konfrontation und Deutung. Das Rohmaterial für eine Deutung ergibt sich oft aus den Diskrepanzen zwischen den unterschiedlichen Kommunikationskanälen.

Die Bedeutung einer Deutung für den Patienten

In der frühen Behandlungsphase erleben Borderline-Patienten die Handlungen des Therapeuten häufig als konkrete machtvolle Akte von Belohnung und Bestrafung. Da die gewichtigste Handlung eines Therapeuten für gewöhnlich in einer Deutung besteht (wobei auch eine Konfrontation eine mächtige Intervention darstellen kann), wird sie im Erleben des Patienten womöglich zum Ausdruck von Zauberei oder Tadel. Auf dem Hintergrund von Idealisierung wird eine Deutung zum wunderbaren Geschenk, wohingegen Entwertung sie als nutz- und wertlos erscheinen lässt. In beiden Fällen wird deutlich, dass es im therapeutischen Prozess noch nicht um die Inhalte dessen geht, was den Patienten bewegt und zu bestimmten Verhaltensweisen veranlasst. Da dies für die frühe Phase der Behandlung nichts Ungewöhnliches darstellt, besteht die Aufgabe des Therapeuten zu diesem Zeitpunkt darin, sich stärker auf genau diesen therapeutischen Prozess – das heißt, die Art und Weise, wie dieser vonstatten geht – zu konzentrieren (Reich 1933).
Ein Beispiel für eine als Geschenk erlebte Deutung:

Therapeut: „Mir fällt auf, dass Sie sich immer dann etwas notieren, wenn ich eine Bemerkung mache."
Patient: „Ja, ich zähle mit, wie oft Sie etwas sagen."
Therapeut: „Warum machen Sie das?"
Patient: „Dann kann ich sehen, ob Ihnen etwas an mir liegt. Ich zähle mit, wie oft Sie etwas in der Sitzung zu mir sagen, und vergleiche das dann zu Hause mit der vorigen Stunde. So kann ich feststellen, wie viel Sie mir geben."
Therapeut: „Ist es dabei wichtig, *was* ich sage?"
Patient: „Nicht so sehr. Was wirklich zählt, ist, wie oft Sie mir sagen, was Ihrer Meinung nach hinter meinem Verhalten steckt. Dann weiß ich, dass Sie mir wirklich zuhören und sich wirklich um mich kümmern."
Therapeut: „Es ist also sehr wichtig für Sie, dass ich mich wirklich um Sie bemühe; und Sie haben ein Schema dafür entwickelt, um sich diese Frage selbst zu beantworten. Können Sie sehen, dass das, was ich sage, von Ihnen gleichzeitig als wertlos behandelt wird?"

Diese letzte Bemerkung des Therapeuten verfolgt zumindest zwei Ziele. Zum einen wird beschrieben, dass die Erfahrung der Interaktion für den Patienten wichtiger ist als der Inhalt dessen, was zwischen beiden kommuniziert wird. Patient und Therapeut sollten sich dessen bewusst sein, da es sich hierbei um ein sehr geläufiges Phänomen handelt und da eine ausschließliche Fokussierung von Inhalten für gewöhnlich auf beiden Seiten zur Vermeidung jener Themen führt, die gerade zu Therapiebeginn von zentraler Bedeutung sind. Zum anderen greift der Therapeut mit seiner Intervention die – zum gegenwärtigen Zeitpunkt noch unbewusste – Entwertung auf, die in den Äußerungen des Patienten enthalten ist und die im Hinterkopf behalten werden muss.
Der Patient kann eine Deutung auch als Versuch des Therapeuten erleben, Kontrolle über ihn auszuüben, wie der folgende Dialog zeigt:

Patientin: „Ich trage heute absichtlich diesen kurzen Rock, um sexy auszusehen. Ich weiß, dass Sie das anmacht."
Therapeut: „Und was wäre dann?"
Patientin: „Dann könnten Sie sich nicht auf Ihre Arbeit konzentrieren."
Therapeut: „Könnte es sein, dass Sie mit Ihrem ‚Sexy-Sein' Ihren Ärger mir gegenüber zum Ausdruck bringen?"
Patientin: „Ich habe gewusst, dass Sie das sagen würden. Sie wollen mir nur mein Interesse an Sex wegnehmen. Sie wollen mir Ihr Wertesystem aufzwingen und mich so hinbiegen, wie Sie mich haben wollen."
Therapeut: „Ihre erotische Kleidung soll also meine vermeintlichen Anstrengungen, Sie zu kontrollieren, durchkreuzen? Wenn es so ist, wie Sie sagen, dass ich Sie kontrollieren will, dann kann ich verstehen, warum es Ihnen so schwer fällt, über das nachzudenken, was ich sage. Wenn Sie aber unsere Interaktion als Kampf erleben, bei dem es darum geht, wer wen kontrollieren kann, dann frage ich mich, welche positiven Resultate Sie überhaupt von unserer Zusammenarbeit erwarten?"

Beurteilung der Wirkung einer Deutung

Borderline-Patienten nehmen gerade in der Anfangsphase einer Behandlung den Therapeuten häufig als jemanden wahr, der Sie beherrschen, verfolgen oder bloßstellen möchte. Sie sind misstrauisch und weisen die Bemühungen des Therapeuten zurück, indem sie sich scheinbar kooperativ zeigen. Auch aus diesem Grund ist es wichtig, nach erfolgter Deutung deren Wirkung auf den Patienten einzuschätzen. Eine produktive Deutung regt den Patienten spontan zur weiteren Ausarbeitung an. Im Falle einer oberflächlich oder teilnahmslos anmutenden Zustimmung, auf die der Patient schweigt oder das Thema wechselt, könnte der Therapeut wie folgt reagieren:

> „Obwohl Sie sagen, dass Sie mir zustimmen, scheinen Sie dem, was wir gerade besprochen haben, nicht weiter nachgehen zu wollen."

Die aktive Rolle des Therapeuten

Unsere hier beschriebene Behandlungstechnik basiert auf der psychoanalytischen Theorie, überrascht jedoch manche psychoanalytisch geschulten Therapeuten immer wieder durch das Ausmaß an Aktivität aufseiten des Therapeuten. Deswegen möchten wir nun auf die aktive Rolle des Therapeuten näher eingehen.

Aktive Bereitschaft zur Klärung und Konfrontation

Der Therapeut sollte niemals zögern, weitere Klärungen zu erbitten, wenn er sich über das, was der Patient gesagt hat, nicht ganz sicher ist. „Was Sie mir gerade gesagt haben, ist mir noch nicht ganz klar. Können Sie mir vielleicht ein Beispiel geben?" Der Therapeut gibt so zu verstehen, dass er nicht allwissend ist (womit er bereits eine häufig vorkommende Objektrepräsentanz konfrontiert). Darüber hinaus bekräftigt er die Verantwortlichkeit des Patienten, sich mitzuteilen und Informationen zu liefern, und er hilft, eine Atmosphäre von Exploration und Verstehen-Wollen zu schaffen.
Unser Verständnis von Konfrontation berührt die zentrale Regel in den meisten psychoanalytischen Psychotherapien: den Assoziationen des Patienten zu folgen, wohin diese auch immer führen mögen. Dieses Prinzip trifft auch auf unser Modell einer Borderline-Therapie zu, allerdings unter folgenden Prämissen:
Die Assoziationen des Patienten können Ausdruck einer Selbst- oder Objektrepräsentanz sein, die von anderen Repräsentanzen abgespalten ist. Es kann zwar sinnvoll sein, sich diesen abgespaltenen Anteil bis zu einem gewissen Grad entwickeln zu lassen, allerdings sollte in einem nächsten Schritt eine Konfrontation folgen, um eine Perpetuierung der Spaltung zu vermeiden.
Freies Assoziieren kann auch im Dienste des Widerstandes stehen (s. Kap. 4, S. 98). In diesem Fall könnte eine Konfrontierung wie folgt sinnvoll sein:

> „Was hat es zu bedeuten, dass Sie in dieser Sitzung ausgiebig und ohne sichtbare Gemütsbewegung Ihren Ärger über Ihre Schwester erörtern, mir aber vor zwei Tagen eine Nachricht auf meinen Anrufbeantworter hinterlassen haben, dass Sie heute möglicherweise nicht zur Stunde kommen, weil Sie in die Klinik müssen? Es scheint Gefühle zu geben, die Sie in dieser Sitzung nicht zur Sprache bringen, über die näher Bescheid zu wissen jedoch wichtig wäre. Wenn Sie sie hier nicht ansprechen, kann es passieren, dass Sie nach Hause gehen und sich dann wieder so fühlen wie neulich, ohne dass Sie die Gelegenheit wahrgenommen haben zu verstehen, worum es eigentlich geht."

Flexibilität im Deutungsprozess

Da Spaltungsmechanismen bei Borderline-Patienten allgegenwärtig sind, gehen sie davon aus, dass andere Personen genauso rigide wie sie selbst alles nur schwarz-weiß wahrnehmen. Diese Tendenz kann so weit gehen, dass ein Patient (aufgrund der vorherrschenden projektiven Identifizierung) nicht in der Lage ist, das Bild seiner Selbst von dem des Therapeuten zu trennen. Flexibilität dient hier der Differenzierung zwischen Therapeut und Patient und bietet ein alternatives Wahrnehmungs- und Denkmodell. Indem der Therapeut aufzeigt, dass es zu einem Menschen oder einem Ereignis unterschiedliche Sichtweisen geben kann, liefert er dem Patienten ein Modell für die Toleranz von Ambiguität und Komplexität. Zieht der Therapeut beispielsweise zwei unterschiedliche Erklärungen für das Verhalten des Patienten in betracht, so kann er ihm beide Möglichkeiten mitteilen, auch seine Unsicherheit darüber, welche von beiden wohl eher zutrifft:

> „Möglicherweise erklärt sich Ihre Schwierigkeit, heute hierher zu kommen, aus Ihrer Angst, ich könnte wütend auf Sie sein. Es könnte aber auch eine Botschaft an mich sein, bestimmte Dinge, die wir in der letzten Sitzung angesehen haben, nicht weiter zu verfolgen. Ich bin mir im Moment nicht sicher, welche von beiden Erklärungen zutrifft, aber vielleicht können wir das gemeinsam herausfinden."

Zu erwähnen ist, dass eine solche Formulierung die Verantwortlichkeit des Patienten unterstreicht, letztlich derjenige zu sein, der über die Gültigkeit einer Hypothese des Therapeuten entscheidet. Der Therapeut wiederum zeigt seine Bereitschaft, bei Einwänden des Patienten seine Deutung zu ändern:

> „Wie Sie mir erklären, scheint meine ursprüngliche Idee nicht zutreffend zu sein. Nach dem, was Sie gerade gesagt haben, scheint es eher so zu sein, dass ..."

Reihenfolge der Anwendung spezifischer Interventionstechniken

So wie es bestimmte Themen gibt, die in einer Borderline-Therapie vorrangig behandelt werden müssen, gibt es auch eine bevorzugte Abfolge spezifischer Interventionstechniken. Allgemein gilt die Deutung als die zentrale Interventionstechnik der TFP, die durch Klärung und Konfrontation vorbereitet wird. Wenn jedoch, wie bereits beschrieben, das Verhalten des Patienten die Behandlung gefährdet, sollte der Therapeut rascher tiefer gehende Deutungen anbieten. Ist dies nicht ausreichend, um das Agieren zu begrenzen, oder fehlt die Zeit, so muss der Therapeut Grenzen setzen. Hier gilt der Grundsatz, auf solche Maßnahmen zurückzugreifen, die am wenigsten restriktiv sind, aber noch ausreichend, um agierendes Verhalten seitens des Patienten aufzufangen.

Techniken, die in der TFP keine Anwendung finden

TFP lässt sich auch über die Beschreibung der Behandlungstechniken verwandter Therapieformen (wie z. B. die psychodynamisch orientierte supportive Psychotherapie für Borderline-Patienten) definieren und abgrenzen, die hier im Allgemeinen keine Anwendung finden. Anders als die supportive Therapie strebt die psychodynamische Therapie eine Änderung in der psychischen Struktur an, fokussiert tiefere Ebenen im Patienten und vermeidet supportive Techniken wie unmittelbare Beruhigung, Ermutigung, Ratschläge und Empfehlungen, (sozial)pädagogische Maßnahmen (auch wenn psychoedukative Techniken zuweilen sinnvoll und angebracht sind), Betonung von Stärken und Talenten sowie familien- bzw. milieuspezifische Interventionen (Rockland 1992).
Es sind verschiedene Gründe, warum in der TFP auf supportive Techniken verzichtet wird: Neben einer Aufweichung der Position technischer Neutralität und einer Verstärkung bzw. Festschreibung positiver Übertragungen, besteht das Risiko, dass der Therapeut in einen Clinch mit dem Patienten hineingezogen wird, der Unterstützung einfordert, um sie dann zurückzuweisen. Schließlich ist es – aus eben den genannten Gründen – sehr viel schwieriger, unter diesen Umständen die Übertragung zu deuten.
Natürlich sind komplementäre Gegenübertragungsimpulse und -reaktionen aufseiten des

Therapeuten unvermeidlich. Doch das Bemühen, technisch neutral zu bleiben, gestattet es ihm, solche Inszenierungen zu erkennen und deutend aufzulösen – eine Aufgabe, die mithilfe supportiver Techniken sehr viel schwieriger wäre.

Es ist wichtig, die Bezeichnung einer Technik (z. B. *expressiv* oder *supportiv*) von ihrem Ergebnis oder ihrer Wirkung her zu unterscheiden. Auch wenn sich eine *explorative* oder *expressive* psychodynamische Behandlung keiner *supportiver* Techniken bedient, so besteht das Ergebnis explorativer oder expressiver Techniken (also Klärung, Konfrontation und Deutung) oft darin, dass sich der Patient verstanden und damit auch unterstützt fühlt. Es gibt kritische Stimmen, die die expressive psychodynamische Therapie für nicht-supportiv halten. Wir betrachten es als ein Missverständnis, wenn der Verzicht auf supportive Techniken mit einem Fehlen an supportiver Wirkung verwechselt wird. Die Tatsache, dass wir im Rahmen der TFP auf supportive Techniken verzichten, heißt nicht, dass wir einen Patienten nicht unterstützen wollen. Wir vertreten vielmehr die Auffassung, dass die Anwendung supportiver Techniken innerhalb des Übertragungs-Gegenübertragungs-Paradigmas untergräbt und häufig zu einem Agieren der Gegenübertragung führt.

Extreme Positionen bezeichnen den psychodynamischen Behandlungsansatz fälschlicherweise nicht nur als nicht-supportiv (behandlungstechnisch gesehen), sondern unterstellen auch eine schroffe Anwendungsweise ihrer einzelnen Interventionstechniken, z. B. der Konfrontation. Es ist deshalb wichtig, sich die Definition von Konfrontation genau anzusehen (s.o.). Es handelt sich hierbei nicht um einen taktlosen Angriff auf den Patienten, sondern um eine vorsichtige Formulierung seiner widersprüchlichen oder gegensätzlichen Anteile in Verhalten und Selbstkonzepten. Konfrontation – im Sinne einer expressiven Technik – kann dazu führen, dass der Patient gegensätzliche Anteile seiner Selbst wahrzunehmen und zu integrieren beginnt, wodurch er sich vom psychodynamisch orientierten Therapeuten zutiefst verstanden und unterstützt fühlt.

Mit Borderline-Patienten deutend zu arbeiten, gilt oft als riskantes Unterfangen, weil irrtümlicherweise davon ausgegangen wird, der Patient werde mit Erklärungen bombardiert, die ihn in seiner Fähigkeit zu verstehen und nachzuvollziehen völlig überforderten. Wie wir bereits beschrieben haben, setzt eine Deutung an der Oberfläche an – d. h. an einem Punkt, an dem Patient und Therapeut hinsichtlich der unmittelbaren Realität übereinstimmen. Ihr Ziel ist, Neugier im Patienten zu wecken, was auf einer tieferen Ebene in ihm abläuft, und sich der Tatsache bewusst zu werden, dass tiefer liegende Aspekte seines Seelenlebens ihn ängstigen oder ihm unannehmbar erscheinen. Deuten impliziert somit immer einen Ausgangspunkt, an dem beide Interaktionspartner – Therapeut *und* Patient – eine gemeinsame Sichtweise darüber haben, was der Patient erlebt, wie er den Therapeuten erlebt, und wie der Therapeut diese Situation erlebt.

4 Taktisches Vorgehen in der Behandlung

Ausgangsbedingungen für die therapeutischen Interventionen

Das taktische Vorgehen bildet mit seinen einzelnen Schritten den behandlungstechnischen Rahmen einer TFP. Es sind taktische Überlegungen, die dem Therapeuten bei seiner Entscheidung helfen, wann, auf welcher Ebene und mit welcher thematischen Priorität er deuten will. Ziel ist, die primitiven, affektiv vorherrschenden Beziehungsmuster eines Patienten während der jeweiligen Sitzung zu erkennen und zu verstehen, um dadurch Teil-Selbst- und Teil-Objektrepräsentanzen schrittweise identifizieren und integrieren zu können.

Taktisches Vorgehen reicht von der Etablierung eines therapeutischen Rahmens (Vereinbarung eines Therapievertrags und Grenzsetzung), über die Auswahl eines Hauptthemas (Rangreihe von Themen mit besonderer Priorität), bis hin zur Wahrung einer angemessenen therapeutischen Haltung dem Patienten und dem bearbeiteten Material gegenüber:

1. Vereinbaren eines Therapievertrags
2. Auswahl eines Hauptthemas aus dem vom Patienten vorgebrachten Material (unter Berücksichtigung der drei Kommunikationskanäle, der drei Interventionsprinzipien, sowie der Prioritätenliste von Themen, die in einer Sitzung zur Sprache kommen)
3. Wahrung eines angemessenen Gleichgewichts zwischen den sich entfaltenden, aber noch unvereinbarten Sichtweisen, die Therapeut und Patient in bezug auf die Realität vertreten; Ziel ist, eine Deutung vorzubereiten, um zu einer gemeinsam geteilten Realität zu gelangen
4. Regulierung der Intensität affektiver Besetzung

Das vorliegende Kapitel gibt einen Überblick über diese Themenschwerpunkte. Die Schlüsselthemen *Therapievertrag* und *Prioritätenliste von Themen* werden in den nachfolgenden Kapiteln noch eingehender behandelt.

Die Grundhaltung des Therapeuten besteht darin, dem Interaktionsgeschehen zwischen ihm und dem Patienten, insbesondere den Abweichungen von einer „normalen“ zwischenmenschlichen Interaktion, kontinuierlich Aufmerksamkeit zu schenken. Als „normal“ bezeichnen wir in diesem Fall jenes Verhalten, das für gewöhnlich zu erwarten ist, wenn ein Mensch beim Anderen Hilfe sucht, unter Bedingungen, die zuvor im Rahmen einer Behandlungsvereinbarung festgelegt wurden. So erwartet der Therapeut beispielsweise vom Patienten, dass dieser sein subjektives Erleben mitteilt. Ist dies nicht der Fall, könnte man davon ausgehen, dass er im Kontakt mit dem Therapeuten durch primitive, irrationale Elemente, die seine Wahrnehmung der Interaktion verzerren, beunruhigt wird. Der therapeutische Rahmen mit seinen Grenzen erleichtert es dem Therapeuten, aufmerksam gegenüber solchen unrealistisch erlebten Aspekten der Beziehung zu sein. Diese Rahmenbedingungen umfassen einen festen Ort, eine bestimmte Zeit sowie Klarheit darüber, welche Verantwortung Patient und Therapeut für die Behandlung tragen.

Im Schutze des therapeutischen Rahmens kann der Therapeut seine gefühlsmäßigen Reaktionen auf die Dyade explorieren, welche gerade im Patienten wirksam ist. Zum Beispiel könnte er sich veranlasst sehen, eine Rolle zu übernehmen, die nicht seiner gewohnten Haltung oder seinem üblichen Vorgehen entspricht (indem er etwa dem Patienten direkte Ratschläge erteilt) – eine Abweichung, deren Bedeutung er untersuchen sollte. Im genannten Fall scheint der Patient im Therapeuten die Rolle einer Pflegeperson induziert zu haben. Befolgt der Patient den Rat des Therapeuten und kehrt dann zu ihm zurück, um ihm vorzuhalten, wie unsinnig und falsch dieser gewesen sei, so könnte es sich um die Inszenierung einer Dyade zwischen einem überlegenen Selbst (der Patient) und einem unfähigen Anderen (der Therapeut) gehandelt haben.

Die therapeutische Haltung unterliegt immer wieder der Gefahr unkontrollierten Agierens in der Übertragung, gelegentlich auch in der Gegenübertragung. Borderline-Patienten versuchen unbewusst, das im Therapeuten zu induzieren, was sie als Reaktion eines Gegenübers fürchten, wobei sie diese im Anderen bestätigt wissen wollen, um sich selbst zu beruhigen, dass die inakzeptablen Merkmale (Wut, Feindseligkeit, etc.) sich im Anderen und nicht in ihnen selbst befinden.

Paradoxerweise sind primitive Objektbeziehungen in der Übertragung umso leichter zu diagnostizieren, je kränker der Patient und je verzerrter seine Interaktionen in der psychotherapeutischen Beziehung, mit anderen Worten, je „weiter weg" sein Verhalten von der erwarteten Reaktion entfernt ist. Je gesünder bzw. je höher strukturiert die Borderline-Organisation, desto subtiler die Verzerrungen in der Interaktion. Aus diesem Grund bereitet es Therapeuten oft mehr Schwierigkeiten, die Dynamik höher strukturierter Patienten zu erfassen.

Taktisches Vorgehen 1: Etablierung eines Therapievertrags

Bevor mit einer TFP-Behandlung begonnen wird, muss zwischen Patient und Therapeut ein Therapievertrag ausgehandelt werden. Der Vertrag legt die Parameter (den Rahmen) für die Behandlung fest und benennt im Einzelnen die Bedingungen, die für die Durchführung einer explorativen Therapie erforderlich sind: Terminplanung, finanzielle Regelung, die jeweiligen Rollen von Therapeut und Patient, Krisenmanagement. Da Borderline-Patienten zum Ausagieren neigen, wenn ihre primitiven Abwehrmechanismen genauer untersucht werden, müssen diese Rahmenbedingungen in der Regel sehr viel genauer gefasst werden als dies bei weniger schwer gestörten Patienten der Fall ist. Der Therapievertrag legt die Bedingungen fest, die dem Therapeuten bei der Wahrung des Behandlungsrahmens und der Durchführung der therapeutischen (explorativen) Arbeit helfen: Sind die Behandlungsbedingungen einmal festgelegt und von beiden Parteien, Therapeut und Patient, verstanden, so kann jegliches Abweichen vom Therapievertrag als Mitteilung über die innere Welt des Patienten oder aber, wenn der Therapeut vom Rahmen abweicht, als Gegenübertragungsmanifestation verstanden werden.

Zusätzlich zu den allgemeinen Behandlungsbedingungen enthält der Therapievertrag auch Vereinbarungen, die spezifische Formen des Ausagierens betreffen und Grenzsetzung erforderlich machen, schwere Selbst- oder Fremdgefährdung sowie Angriffe auf den Behandlungsrahmen selbst mit eingeschlossen.

Beispiele für spezifische Gefährdungen der Behandlung

- Suizidales und selbstzerstörerisches Verhalten
- Morddrohungen oder Mordversuche; Bedrohung des Therapeuten
- Unehrlichkeit oder absichtliches Verschweigen von Informationen
- Unregelmäßiges Erscheinen zu den Sitzungen bzw. häufiges Absagen von Stunden oder Zuspätkommen
- Substanzmissbrauch

- Erscheinen zu den Sitzungen in einem veränderten Bewusstseinszustand (z. B. durch Alkohol- oder Drogeneinfluss)
- Unkontrollierte Essstörung
- Übermäßig häufige Anrufe oder andere Versuche, in das Leben des Therapeuten einzudringen
- Weigerung bzw. inszenierte Unfähigkeit, die Honorarforderungen des Therapeuten zu begleichen
- Aufsuchen von mehr als einem Therapeuten gleichzeitig
- Ausweichen auf emotional nicht bedeutsame Themen bzw. Trivialisierung
- Schaffen von Problemen außerhalb der Sitzungen, die die Durchführung der Therapie selbst behindern
- Chronisch passiver Lebensstil, der zwar unmittelbar nicht bedrohlich erscheint, der aber nichtsdestotrotz die therapeutischen Bemühungen auf Veränderungen zugunsten des sekundären Krankheitsgewinns untergräbt

Taktisches Vorgehen 2: Auswahl und Bearbeitung des Hauptthemas

Eines der häufigsten Probleme in der psychotherapeutischen Arbeit, vor allem mit Borderline-Patienten, besteht darin, zu entscheiden, welches der vielen Themen, die der Patient gleichzeitig vorbringt, Vorrang hat. Therapiestunden mit Borderline-Patienten wirken oft chaotisch. Da meist eine Vielzahl von unvereinbaren Teil-Selbst- und Teil-Objektrepräsentanzen aktiviert wird, tauchen innerhalb einer einzigen Sitzung die verschiedensten Themen auf. Manchmal sieht sich der Therapeut regelrecht von Informationen überflutet, wenn zuviel gleichzeitig abläuft. Er kann sich aber auch verloren fühlen, weil der Patient nur wenig Interesse an der Sitzung zeigt. Oft ist der Therapeut dann ratlos und weiß nicht, wie es weitergehen soll. Um aus diesem Dilemma herauszuhelfen, ist es von zentraler Bedeutung, ein Gespür dafür zu entwickeln, welchen Themen Vorrang zu geben ist. Folgendes ist bei der Auswahl des Hauptthemas zu berücksichtigen:

- Die drei Kommunikationskanäle
- Die ökonomischen, dynamischen und strukturellen Interventionsprinzipien
- Die Einhaltung der Prioritäten, je nachdem welches Material der Patient in der Sitzung vorbringt

Drei Kommunikationskanäle

Die drei Kommunikationskanäle umfassen

- den *verbalen* Inhalt dessen, was der Patient sagt,
- die *nonverbalen* Mitteilungen des Patienten: *Wie* spricht der Patient (Tonfall, Modulation der Stimme, etc.)? Wie ist die Körpersprache des Patienten (Auftreten, Körperhaltung, Gestik, Mimik, Augenkontakt, etc.)? Wie seine allgemeine Haltung gegenüber dem Therapeuten?, und
- die *Gegenübertragung des Therapeuten*. Obwohl die Gegenübertragung als Hilfsmittel bei der Auswahl des zu bearbeitenden Themas herangezogen wird, ist sie für sich genommen bedeutsam genug, um als eine eigenständige Technik angesehen zu werden (s. Kap. 3, S. 62).

Natürlich sollte auch in der Therapie von Nicht-Borderline-Patienten auf die drei Kommunikationskanäle geachtet werden. Als Faustregel kann jedoch gelten: Je tiefgreifender die Pathologie, desto bedeutsamer die Aussagen über den zweiten und dritten Kommunikationskanal – nonverbale Mitteilungen und Gegenübertragung –, infolge der Spaltung der inneren Welt des Borderline-Patienten.
Im Allgemeinen weiß der Patient durchaus, was er an einer bestimmten Stelle sagt, ohne sich jedoch seiner inneren Widersprüche oder abgespaltenen Anteile bewusst zu sein, die sich

wiederum nur über Somatisierung oder Handeln manifestieren (Green 1993). Dieser Punkt ist von zentraler Bedeutung, denn Therapeuten, die ausgebildet wurden, sehr genau auf die Assoziationen eines Patienten zu hören, jedoch nicht auf die subtile Beobachtung der Patient-Therapeuten-Interaktion sowie der eigenen Gegenübertragung eingestimmt sind, riskieren lange Phasen ineffektiver Behandlungen ohne jeglichen Fortschritt.

Drei Interventionsprinzipien

Das **ökonomische, das dynamische und das strukturelle Prinzip** basieren auf spezifischen psychoanalytischen Konzepten, die die in unserem Seelenleben wirksamen Kräfte umschreiben: die Interaktion zwischen Trieben, Affekten, inneren Verboten, und äußerer Realität (s. Tab. 4-1).

Das ökonomische Prinzip

Das ökonomische Prinzip dient dem Therapeuten als Richtschnur, um das Material aufzugreifen, welches affektiv am stärksten besetzt ist. Diese intensiven Affekte signalisieren die in der Übertragung vorherrschende Objektbeziehung.

Ein Thema gilt als affektiv dominant, wenn sein Inhalt von einem heftigen Affekt begleitet wird oder wenn ein dem Inhalt angemessener Affekt eindeutig fehlt (im Sinne seiner Unterdrückung, Verdrängung, Verleugnung, oder Abspaltung).

Der vorherrschende Affekt erscheint zuweilen durchaus angemessen, etwa wenn ein Patient aufgewühlt über die Krebsdiagnose seiner Mutter spricht. Es kann aber auch sein, dass ein Patient über die Krebserkrankung seiner Mutter spricht, jedoch später in der Stunde mit sehr viel heftigerem Affekt über die Tatsache berichtet, zu spät zur Arbeit gekommen zu sein. In diesem Fall steht die Exploration des Affekts an erster Stelle.

Ist der Affekt des Patienten anders als vom Therapeuten erwartet, so muss er den Patienten auf die Diskrepanz ansprechen und versuchen, sie zu klären. Er kann beispielsweise sagen: „Sie fragen sich, ob Sie weiterleben sollen, und scheinen dennoch doch kaum beunruhigt über das zu sein, was Sie sagen." Auf diese Weise kann das eigentlich dominante Thema zum Vorschein kommen. Stimmt das Verhalten des Patienten nicht mit dem überein, was er sagt, und ist der dominante Affekt unklar, so ist das Verhalten wahrscheinlich wichtiger als der Inhalt des Gesagten und sollte von daher vorrangig behandelt werden. Auch wenn diese Form des therapeutischen Vorgehens selbst-

Tab. 4-1 Drei Prinzipien als Richtlinien für Deutungen

Das ökonomische Prinzip	Aufmerksamkeit des Therapeuten und Deutung eng an den vorherrschenden Affekt gekoppelt
Das dynamische Prinzip	berücksichtigt die Kräfte des intrapsychischen Konflikts und deren Repräsentanz in Objektbeziehungsdyaden
	bestimmt die Abfolge von Deutungen, von der Oberfläche zur Tiefe, von der Abwehr über die Motivation zum Impuls
Das strukturelle Prinzip	verschafft einen Einblick in die intrapsychischen Zusammenhänge der wesentlichen Objektbeziehungsdyaden in der Psyche des Patienten
	fokussiert die Deutung derjenigen Strukturen, die in Impuls und Abwehr eingebunden sind: bei neurotischen Patienten handelt es sich hierbei um Es, Ich und Überich, bei Borderline-Patienten sind es die weniger eindeutig ausgebildeten Objektbeziehungsdyaden

verständlich scheint, so wollen wir doch auf seine zentrale Bedeutung hinweisen – etwa in Situationen, in denen eine Diskrepanz besteht zwischen dem, was logischerweise wichtigstes Thema sein sollte (z. B. die Erkrankung des Ehepartners) und dem Thema, das affektiv am stärksten besetzt scheint (z. B. das Verhalten des Therapeuten in der Wahrnehmung des Patienten).

Hat der Therapeut Schwierigkeiten, das affektiv dominante Thema zu erkennen, empfiehlt es sich, zunächst auf andere Übertragungshinweise in den Äußerungen seines Patienten achten (auf die Übertragung und ihr Verhältnis zum dynamischen Prinzip werden wir weiter unten näher eingehen) und dann seine Gegenübertragung zu fokussieren. Bleibt ein dominantes Thema weiterhin aus, sollte dem Fluss des Materials gefolgt und abgewartet werden, bis sich ein affektiv dominantes Motiv abzeichnet. Sein Ausbleiben kann ein Hinweis dafür sein, dass der Patient bewusst wichtiges Material unterdrückt. In diesem Fall greift die „Prioritätenliste der Themen" (s. S. 102). Das Fehlen signifikanter affektiver Themen kann aber auch ein Merkmal narzisstisch-entwertender Persönlichkeiten sein.

Das dynamische Prinzip

Hat der Therapeut das Material identifiziert, das affektiv am stärksten besetzt ist, bestimmt das dynamische Prinzip seine nachfolgenden Überlegungen. Grundannahme dieses Prinzips ist, dass eine hohe affektive Besetzung einen unbewussten Konflikt anzeigt, der einen abgewehrten Impuls beinhaltet. Wie bereits in Kapitel 2 ausgeführt, werden sowohl Impulse als auch deren Abwehr intrapsychisch durch Objektbeziehungsdyaden repräsentiert. Da sich die internalisierten Beziehungsdyaden des Patienten am besten in der Übertragung erkennen lassen, ist das dynamische Prinzip eng mit dem therapeutischen Fokus auf die Übertragung verknüpft. Das dynamische Prinzip veranlasst den Therapeuten, sich von der an der Oberfläche erkennbaren Abwehr zu dem tiefer und außerhalb des Bewusstseins liegenden Impuls vorzuarbeiten.

Am häufigsten trifft der Therapeut auf Übertragungen, die als Widerstand gegen den Zugang zu tieferliegendem Material dienen. Widerstände sind die klinische Manifestation von Abwehrmechanismen. Praktisch dient jede Schwierigkeit, die der Patient bei der Einhaltung des Therapievertrags hat, dem intrapsychischen Widerstand. Die Aufgabe, die innere Vorstellungswelt vollständig zu erforschen, ist unweigerlich angstauslösend – vor allem für Patienten, deren innere Welt aus heftigen Affekten und nicht-integrierten Teilen besteht. Auch wenn es angemessen ist, sich dieser Schwierigkeit gegenüber empathisch zu zeigen, muss der Therapeut immer auf mögliche Widerstände achten. Aus objektbeziehungstheoretischer Sicht agiert der Therapeut im Sinne des Widerstands, wenn er die Rolle einer der inneren Objektrepräsentanzen des Patienten übernimmt, ohne die inszenierte Dyade und ihre Bedeutung für die Abwehr anderer Dyaden zu untersuchen. Der Therapeut könnte so eine positive Übertragung – als wohlwollender Helfer – annehmen, ohne darauf zu achten, welche weiteren Anteile der inneren Welt des Patienten in die Beziehung einfließen.

Widerstände sind keine Mauern, die es einzureißen gilt. Vielmehr sind sie Teil der psychischen Struktur, der uns wertvolle Informationen liefert. Widerstände sind zur Abwehr eingesetzte Dyaden, die gedeutet werden müssen. Dass es sie gibt, muss im Zusammenhang mit dem Abgewehrten verstanden werden. Dies soll an folgendem einfachen Beispiel erläutert werden:

> „Sie erleben mich als sehr strenges und kritisches Gegenüber (Abwehr), weil der Wunsch, dass ich für Ihre Bedürfnisse da sein und für Sie sorgen soll (abgewehrter libidinöser Impuls), Ihnen zu viel Angst machen würde."

Da die Deutung von der Oberfläche zur Tiefe hin bereits ausführlich in Kapitel 3 diskutiert wurde, soll das dynamische Prinzip hier lediglich als ein Hilfsmittel für Interventionen vorgestellt werden, und zwar zur Klärung der Frage, in welcher Reihenfolge der Therapeut das vom Patienten vorgebrachte Material deuten soll. Konkret heißt das, der Therapeut fragt sich: „Was wird durch was abgewehrt?". Im Allgemeinen gilt, die Abwehr vor dem zugrunde liegenden abgewehrten Impuls zu deuten. Zum Beispiel:

> „Sie bestehen darauf, mich als kalten und versagenden Sadisten zu erleben. Selbst als ich Ihnen für Ihre Montagsstunde, in der Sie verhindert waren, einen Ersatztermin angeboten habe, haben Sie mir sehr harsch vorgeworfen, ich hätte Ihnen diesen Termin nur angeboten, weil er mir genehm sei. Mir ist auch aufgefallen, dass dieses Bild eines kalten und unzugänglichen Menschen, das Sie von mir haben, sich im Laufe der letzten Wochen verstärkt hat. Stimmen Sie darin mit mir überein?"

Diese Intervention beschreibt die Dyade, die eine Abwehrfunktion übernimmt. Stimmt der Patient der Beobachtung des Therapeuten zu, könnte dieser folgendermaßen fortfahren:

> „Die Tatsache, dass sich dieser Eindruck, den Sie von mir haben, in der letzten Zeit verstärkt hat, könnte dazu dienen, andere Gefühle in Ihnen zu überdecken, die Ihnen unangenehm sind und die Sie ängstigen. An subtilen Anzeichen, z. B. Ihrem Gesichtsausdruck, meine ich manchmal zu sehen, dass Sie mich auch anders erleben. In Ihnen scheint es durchaus auch positive Gefühle für mich zu geben, doch aus bestimmten Gründen scheint sie dies zu ängstigen, was wiederum dazu führt, dass Sie an Ihrer Kritik an mir festhalten. So, als dürfte es zwischen Ihnen und mir nichts Positives geben."

In dieser Intervention werden Affekt und abgewehrter Impuls angesprochen. Als letzten Schritt in diesem Prozess würde man versuchen zu verstehen, warum der Patient diese Gefühle abwehren muss (vgl. Kap. 3 „Deutung", S. 76).

Kommt es zu Schwierigkeiten in der Anwendung des ökonomischen Prinzips, d. h. findet sich kein Fokus für den Affekt des Patienten, sollte der Therapeut nach dem dynamischen Prinzip vorgehen und entsprechend dem vorliegenden Übertragungsmaterial intervenieren. Auch wenn der dominante Affekt in der Regel an die dominante Übertragung gekoppelt ist, so gibt es Situationen, in denen dies nicht der Fall ist. Meist jedoch sind Übertragung und ihre Implikationen relativ offensichtlich. Wenn beispielsweise der Patient in den ersten zehn Minuten einer Sitzung eine Reihe von Themen anschneidet, ohne affektive Beteiligung und ohne vom Therapeuten Notiz zu nehmen, so könnte der Fokus auf die Art und Weise gelegt werden, wie der Patient den Therapeuten erlebt und behandelt: „Sie sprechen heute so, als sei ich nicht anwesend." Dieser Übertragungsaspekt wird zum Fokus der Interventionen des Therapeuten. Während er die in der Übertragung aktivierte Beziehungsdyade herausarbeitet, sollte er gleichzeitig versuchen zu verstehen, welche tiefere Dyade vom Patienten abgewehrt wird.

Divergieren Übertragung und Affekt – d. h., scheint ein dominantes Übertragungsmuster vorzuliegen, aber ein anderes Thema affektiv stärker besetzt –, so sollte Letzteres fokussiert werden. Im Allgemeinen wird der Zusammenhang mit der Übertragung zu einem späteren Zeitpunkt erkennbar.

Warum die Übertragungsarbeit so viel Gespür verlangt, liegt daran, dass sie sich nicht immer in Worten ausdrückt – weder in direktem Bezug auf den Therapeuten, noch indirekt durch die Erwähnung anderer bedeutsamer Personen. Oft wird die Übertragung auf sehr subtile Weise vermittelt.

Beispiele:
- Es kann für den Therapeuten wichtiger sein, das leicht ironische Lachen in einer Bemerkung des Patienten zu beachten – und die mit diesem Lachen zusammenhängenden Übertragungsanteile weiterzuverfolgen –, als sich auf den Inhalt der Bemerkung selbst zu konzentrieren.
- Genauso wichtig kann es sein, den misstrauischen Blick des Patienten zu registrieren, um sich dann zu fragen, wie dieser mit dem Inhalt des Gesagten in Zusammenhang stehen könnte.

Das strukturelle Prinzip

Das strukturelle Prinzip dient dem Therapeuten ebenfalls als Orientierung für seine Interventionen. Es hilft ihm, ein Verständnis von der Struktur der Konflikte des Patienten zu erlangen und sich einen Überblick darüber zu verschaffen, wie die spezifischen, in der Übertragung aktivierten Beziehungsdyaden in ein größeres Muster eingebettet sind. Bei neurotischen Patienten haben wir es mit Konflikten zwischen Es, Ich, Überich und der äußeren Realität bzw. einem anderen inkonsistenten Element einer ansonsten stabilen Identität zu tun. Bei Borderline-Patienten, bei denen Es, Ich und Überich nicht integriert sind, drehen sich die innerpsychischen Konflikte um die am stärksten vorherrschenden inneren Beziehungsdyaden und deren Verhältnis zueinander. Obwohl die Anzahl möglicher Beziehungsdyaden sehr groß ist, zeigt die klinische Praxis, dass jeder Patient nur eine begrenzte Zahl hoch besetzter Dyaden an den Tag legt, die sich in der Übertragung häufig wiederholen. Daher findet sich in jeder Therapie nur eine limitierte Anzahl von Übertragungsthemen. Das Herausarbeiten der jeweils vorherrschenden Übertragungsmuster dient dem Therapeuten als Orientierung für seine Interventionen.

Das strukturelle Prinzip impliziert die Frage, welche Objektbeziehungsdyaden Abwehrfunktion haben, welche abgewehrt werden, und inwieweit der Patient in der Lage ist, den Konflikt aus der Perspektive eines ausgeschlossenen Dritten zu betrachten, d. h. mithilfe eines beobachtenden Ich zu triangulieren, indem er sich vorübergehend mit der analytischen Funktion des Therapeuten identifiziert. Da wir im Rahmen der TFP die Entwicklung psychischer Strukturen im Auge haben, impliziert die Orientierung am strukturellen Prinzip immer auch die Frage, wie sich ein Patient entwickelt, bzw. inwieweit er sich noch entwickeln kann.

Der effektivste Weg, dies bei Borderline-Patienten zu erkennen, besteht darin, die durchgängige Übertragungsmatrix ausfindig zu machen, die den verschiedenen, sich verändernden Übertragungen zugrunde liegt und die den Hauptkonflikt in einer bestimmten Therapiephase repräsentiert. Obwohl nicht immer der Fall, so beginnen doch die meisten Borderline-Patienten die Therapie mit einer chronisch paranoiden Übertragung – d. h. mit der Selbstrepräsentanz eines schwachen und verletzbaren Selbst, das sich vor Gefühlen der Nähe in Acht nimmt, weil es der Überzeugung ist, unweigerlich zurückgewiesen, verlassen, überwältigt, verletzt oder ausgenutzt zu werden (zur Entwicklung typischer Übertragungen s. Kap. 2, S. 25).

Zusammenfassend können wir festhalten, dass die drei beschriebenen Prinzipien den Therapeuten daran erinnern,
1. den Affekt des Patienten als Richtschnur zur Identifizierung der aktuell dominanten Objektbeziehungsdyade zu nehmen,
2. zuerst nach dem Material Ausschau zu halten, das Abwehrzwecken zu dienen scheint, um es in einem nächsten Schritt anzusprechen, und schließlich
3. die allgemeine Organisation der Dyaden zu beachten, d. h. der Frage nachzugehen, welche Dyade an der Oberfläche welche tieferliegende Dyade abwehrt.

Einhaltung der Themenrangfolge

Zunächst muss zu Beginn jeder Sitzung abgeklärt werden, ob die für eine psychodynamische Therapie üblichen Prioritäten Gültigkeit haben oder ob es sich um eine Notfallsituation handelt. Höchste Priorität haben Verhaltensweisen des Patienten, die seine eigene Unversehrtheit, die des Therapeuten oder die der Therapie bedrohen. Die Prioritätenliste (Tab. 4-2) hilft dem Therapeuten zu entscheiden, was – im Unterschied zu den „herkömmlichen“ Themen – als Notfall oder Bedrohung in der Therapie angesehen und aktuell thematisiert werden muss.

Notfallthemen (z. B. Androhung von Suizid oder Selbstverletzungen, Drohungen, die Therapie abzubrechen, Zurückhalten von Informationen) treten für gewöhnlich innerhalb der ersten sechs Monate der Behandlung in den Hintergrund, wenn ihnen wirksam begegnet wird. Der Therapeut kann sich dann verstärkt den Themen zuwenden, die ungefährlich und weniger wichtig sind, aber zum Kern der Psychotherapie führen, nämlich die sich in der Übertragung entfaltende psychische Welt des Patienten zu verstehen.

Jedes Thema wird mit den geeigneten Interventionstechniken wie Klärung, Konfrontation, Deutung, Setzen von Grenzen oder Wiederherstellen der technischen Neutralität bearbeitet. Mit der Zeit, wenn Notfallthemen in den Hintergrund treten und die Therapie dadurch weniger gefährdet ist, sollte die Arbeit in den Sitzungen allmählich auf die offenkundigen und vorherrschenden Übertragungsthemen konzentriert werden. Die Prioritätenliste kann als Richtschnur für die graduelle Klärung der Patient-Therapeut-Interaktion dienen und den Weg für eine eingehende Untersuchung der Übertragungsentwicklung bahnen.

Tab. 4-2 Prioritätenliste der Themen

1	**Behinderungen[1] der Übertragungsarbeit**
A	Suizid- oder Morddrohungen
B	Offene Gefährdung der Fortführung der Therapie (Beispiele: finanzielle Schwierigkeiten, Umzugspläne, die das Ende der Therapie bedeuten würden, Wünsche, die Sitzungsfrequenz zu reduzieren)
C	Unehrlichkeit oder absichtliches Verschweigen von Informationen in den Sitzungen (Beispiele: Belügen des Therapeuten, Weigerung, bestimmte Themen zu besprechen; Schweigen während der meisten Zeit der Sitzungen)
D	Verletzungen des Therapievertrags (Beispiele: Nichteinhalten der Abmachung, noch einen anderen Therapeuten – z.B. Internist, Psychiater – aufzusuchen; Weigerung, verordnete Medikamente einzunehmen)
E	Agieren während der Sitzungen (Beispiele: Beschädigen oder Zerstören von Einrichtungsgegenständen der Praxis; Weigerung, am Ende der Sitzung zu gehen; Schreien)
F	Agieren zwischen den Sitzungen
G	Ausweichen auf emotional nicht bedeutsame oder triviale Themen
2	**Offenkundige Übertragungsmanifestationen**
A	verbale Bezugnahme auf den Therapeuten
B	„Acting-In" (Beispiele: Einnehmen einer verführerischen Körperhaltung)
C	Äußerungen, aus denen der Therapeut auf Übertragungsmanifestationen schließen kann (Beispiel: Anspielungen auf anderen Ärzte oder Therapeuten)
3	**Affektiv bedeutsames Material, das nichts mit der Übertragung zu tun hat**

[1] Solange sie die Behandlung nicht gefährden, lohnt es sich, ihre Übertragungsbedeutung zu untersuchen.

Widerstände des Patienten, sich den wichtigen Themen zuzuwenden, zeigen sich häufig in Verhaltensweisen, die die Fortsetzung der Therapie gefährden. Ein Patient kann beispielsweise mit sofortigem Therapieabbruch oder Suizid drohen oder aber den analytischen Erkundungsprozess unterminieren, obwohl die Therapie vordergründig weiterzugehen scheint. Verhaltensweisen, die die offene verbale Kommunikation in der Sitzung beeinträchtigen, müssen wegen ihrer unmittelbaren negativen Auswirkung auf die gegenseitige Verständigung und die Therapie selbst angesprochen werden. In Tabelle 4-2 sind die Hindernisse, die einer effektiven Arbeit an der Übertragung im Wege stehen, nach ihrem Schweregrad aufgelistet (1a – 1g). Existieren diese Probleme nicht oder sind sie bereits ausreichend geklärt und bearbeitet, kann zu den Punkten 2 und 3 übergegangen werden, d. h. den offenkundigen Übertragungsmanifestationen und anderem affektiv besetztem Material, das in keinem Zusammenhang mit der Übertragung steht.

Die äußere Realität des Patienten liefert Informationen

Auch in ihrem Alltagsleben agieren Borderline-Patienten häufig Themen aus, die einer genauen Exploration innerhalb der Therapie bedürfen. Hinweise für derartiges Agieren liefern Bemerkungen, die eher „en passant" oder in Nebensätzen gemacht werden, oder kommen von Dritten. Jedes Thema, das sich auf die äußere Realität des Patienten bezieht, sollte uns hinsichtlich möglicher Übertragungsanspielungen hellhörig werden lassen.

Erstes Beispiel:

Eine Patientin legt ihrem Therapeuten in aller Ausführlichkeit dar, warum sie überzeugt davon ist, dass ihr Mann sie betrügt. Der Therapeut wiederum hat keinerlei Möglichkeit, diese Anschuldigungen auf ihren Wahrheitsgehalt hin zu überprüfen, spürt jedoch, dass das eigentliche Thema die Frage berührt, ob ein Mann oder irgendeine andere Person anhaltendes Interesse an der Patientin haben könnte. Kurze Zeit später kündigt die Patientin an, die Therapie abbrechen zu wollen, da sie erkannt habe, dass sich ihr Therapeut mit ihr langweile und sich ihr gegenüber gleichgültig verhalte. Da das Material, um das es ging, nun „auf dem Tisch" lag, konnte er mit der Patientin gemeinsam untersuchen, welche Belege es für ihre Annahme gab. Warum sie glaubte, dass ein indifferenter, gelangweilter Therapeut weiterhin mit ihr arbeiten wollte, usw.

Zweites Beispiel:

Die Therapeutin erfährt, dass ihre stationär aufgenommene Patientin ein Konsiliargespräch mit dem Kollegen in der Klinik abgelehnt habe, aus Angst, kritisiert zu werden. Innerhalb der Übertragung wiederum manifestierte sich diese Angst in Bemerkungen der Patientin, aus denen hervorging, dass sie ihre Therapeutin als extrem moralistisch, willkürlich und streng erlebte.

Zusammenfassend lässt sich sagen, dass sich die Auswahl des Themas mit der höchsten Priorität in einer Sitzung – im Sinne des *selected fact* nach Bion (1976) – an folgenden Aspekten orientiert:

- der Art und Weise, wie der Patient seine Gefühle formuliert und übermittelt;
- den Beobachtungen des Therapeuten, wie sich der Patient verhält;
- der Gegenübertragung des Therapeuten.

Drohungen, die Therapie abzubrechen

Drohungen des Patienten, die Therapie abzubrechen, seien sie offen oder versteckt, haben Vorrang vor allen anderen Themen, außer bei unmittelbarer Gefahr für das Leben des Patienten oder das anderer.

Mögliche Motive für den Gedanken an einen Therapieabbruch:

- Entwicklung einer negativen Übertragung (die zur Abwehr einer zugrunde liegenden positiven Übertragung dienen kann)
- Als bedrohlich erlebte Abhängigkeitsbedürfnisse
- Manifestation einer narzisstischen Problematik (Neid auf den Therapeuten)
- Hypomane Zustände
- Flucht in die Gesundheit
- Wunsch, den Therapeuten vor den eigenen aggressiven Affekten zu schützen
- Wunsch, den Therapeuten durch Zurückweisung zu demütigen

Die Gefahr eines Therapieabbruchs besteht immer, ist jedoch besonders in der Anfangsphase der Therapie virulent. Für den Therapeuten ist es in diesen Situationen von zentraler Bedeutung, aktiv zu werden; zum Beispiel, einen Patienten, der ohne vorher abzusagen nicht zu einer Sitzung erschienen ist, anzurufen, ihn nach der Bedeutung seines Nicht-Erscheinens zu fragen, und ihm damit seine Sorge und sein Interesse zu vermitteln. Einem drohenden Abbruch kann auch mit einer frühen und tiefen Deutung begegnet werden (s. Kap. 3, S. 87).
Auch eine offene oder verdeckte Teilnahmslosigkeit – in Form von Unehrlichkeit, Zurückhalten oder Verheimlichen von Informationen, sowie Agieren – kann die Behandlung ernsthaft gefährden.

Unehrlichkeit

Der therapeutische Prozess ist besonders anfällig für Unehrlichkeit, da dieses Problem lange bestehen kann, ehe es vom Therapeuten bemerkt wird. Eine sorgfältige Anamneseerhebung, die auch Angaben zu vorausgegangenen Therapien miteinschließt, kann die Aufmerksamkeit des Therapeuten auf dieses Problem lenken. Sollte er im Verlauf der Behandlung bemerken, dass der Patient unehrlich ist, muss er

1. darlegen, dass Unehrlichkeit die Behandlung wirkungslos machen und letztlich zum Scheitern verurteilen würde, und
2. mit dem Patienten gemeinsam dessen Motive dafür explorieren.

Lügen ist Ausdruck dafür, wie der Patient sich selbst, andere Personen (insbesondere den Therapeuten) und die Therapie erlebt. Patienten können aus mehreren Gründen lügen:

- um einer Konfrontation aus dem Weg zu gehen, die ihnen abverlangen würde, Verantwortung für ihre Handlungen zu übernehmen,
- um Missbilligung oder phantasierte Vergeltung seitens des Therapeuten zu vermeiden,
- um Kontrolle über den Therapeuten auszuüben,
- um ihre Überlegenheit über den Therapeuten zu demonstrieren, indem sie ihn betrügen
- um das Entstehen einer authentischen Beziehung zu verhindern.

Auf einer tieferen Ebene drückt fortgesetztes Lügen die Überzeugung aus, dass alle menschlichen Beziehungen letztlich ausbeutend oder verfolgend sind, und stellt somit eine chronische Übertragungshaltung dar. Diese psychopathische Übertragung – also fortgesetzte Unehrlichkeit, Täuschung, Manipulation (d. h. schlechte Behandlung des Therapeuten) – ist für gewöhnlich Ausdruck einer tiefer liegenden paranoiden Übertragung (d. h. der Angst, vom Therapeuten schlecht behandelt zu werden, der die Überzeugung zugrunde liegt, alle Menschen seien grundsätzlich unehrlich und feindselig). Da Erfolg oder Misserfolg einer Therapie von der Ehrlichkeit der Kommunikation bestimmt werden, muss Lügen so ernst genommen werden wie jede andere selbstdestruktive Handlung. Der Therapeut muss versuchen, jede falsche Darstellung oder jedes Vorenthalten von Informationen vollständig und konstant zu deuten, während er sich gleichzeitig seine Machtlosigkeit eingestehen muss,

wenn sich der Patient entschließt, weiterhin die Unwahrheit zu sagen.
Versuche, Lügen oder das Vorenthalten von Informationen zu deuten, können Wochen oder Monate in Anspruch nehmen, vor allem bei Patienten mit antisozialen Zügen. Wie lange es auch dauern mag: Eine vollständige Klärung der Gründe hat Vorrang vor allem anderen Material, ausgenommen lebensgefährliches Agieren oder ein unmittelbar drohender Therapieabbruch. Patienten, die als gewohnheitsmäßige Lügner auffallen und lebensbedrohliche oder therapiegefährdende Verhaltensweisen an den Tag legen, sollten zunächst stationär behandelt werden, zum einen, um den Patienten ausreichend zu schützen, zum anderen, um an verlässliche Informationen zu gelangen, die der Patient selbst zu liefern nicht in der Lage ist. Patienten, die gewohnheitsmäßig lügen und gravierende Überich-Defizite aufweisen, neigen dazu, diesen Mangel an moralischen Werten auf den Therapeuten zu projizieren, den sie dann als unehrlich und korrupt wahrnehmen. In der Deutung einer solchen Übertragung würde sich der Therapeut auf die projizierte Unehrlichkeit des Therapeuten konzentrieren:

> „Es erstaunt mich nicht, dass Sie glauben, ich hätte Ihnen fälschlicherweise eine Sitzung zuviel in Rechnung gestellt, da Sie sich während der gesamten Therapiestunde heute nur Geschichten ausgedacht haben, anstatt mir zu erzählen, was wirklich passiert ist. Offensichtlich können Sie sich keine Welt vorstellen, in der Lüge und Ausbeutung nicht an der Tagesordnung sind."

Eine umfassende Exploration der Übertragungsbedeutung des Lügens vollzieht sich wie bei allen Deutungen von der Oberfläche zur Tiefe (s. Kap. 3, S. 81). Übertragungsdeutungen konzentrieren sich zunächst auf das Lügen als Ausdruck der Feindseligkeit des Patienten sich selbst und dem Therapeuten gegenüber. Tiefere Deutungen über die Verzweiflung des Patienten sind erst nach Interpretation der aggressiven und paranoiden Anteile möglich. Zusammengefasst: Psychopathische Übertragungen werden *vor* paranoiden Übertragungen und diese wiederum *vor* depressiven Übertragungen gedeutet.
Die folgenden Beispiele illustrieren konfrontierende und deutende Interventionen eines Therapeuten in Situationen, in denen das Lügen verschiedene Funktionen erfüllt:

- **Lügen als Ausdruck von Feindseligkeit gegen sich selbst:** „Sie erzählen mir ständig eine andere Version dessen, was passiert ist. Abgesehen davon, dass es mir somit unmöglich ist, Ihnen zu helfen, schaden Sie sich damit letztlich selbst. Es scheint, als wolle ein Teil in Ihnen Sie daran hindern, die Hilfe, die Sie dringend benötigen, auch zu bekommen."
- **Lügen als Angriff auf den Therapeuten:** „Sie erzählen mir immer wieder die gleiche Geschichte, obwohl wir doch darin übereingekommen sind, dass sie erfunden ist. Sie behandeln mich damit so, als sei ich Ihres Respekts nicht würdig und als wollten Sie meine Anstrengungen zunichte machen."
- **Lügen als Ausdruck von Angst vor Vergeltung:** „Offenbar haben Sie Angst zuzugeben, dass Sie meine Zeitschrift aus dem Wartezimmer mitgenommen haben, weil Sie fürchten, ich könne wütend werden und Sie nicht mehr sehen wollen."
- **Lügen als Ausdruck von Desillusionierung:** „Sie benehmen sich, als könnten Sie Ihre Haut nur retten, wenn Sie eine Geschichte über das Vorgefallene erfinden. Offenbar glauben Sie nicht, dass irgendetwas Gutes dabei herauskommen kann, wenn ich wirklich alles von Ihnen wüsste."

Es gibt Situationen, in denen der Therapeut den vagen Verdacht hegt, dass der Patient nicht ehrlich ist, ohne diesen Eindruck genau festmachen zu können. In diesem Fall ist es völlig legitim, den Patienten wie folgt zu konfrontieren:

„Ich habe das Gefühl, dass Sie nicht offen zu mir sind. Lassen Sie uns untersuchen, ob das Ihr oder mein Problem ist."

Solange der Therapeut das Gefühl hat, dass ihm der Patient Informationen vorenthält, hat die Untersuchung dieses Themas höchste Priorität.

Zurückhalten von Informationen

Das Zurückhalten von Informationen als eine Variante von Unehrlichkeit muss ebenfalls als eine direkte Gefährdung der Therapie angesprochen werden. Therapeuten reagieren auf das Zurückhalten von Informationen oft anders als auf Unehrlichkeit, in der Annahme, dass Ersteres durch Schwierigkeiten und Scham des Patienten bedingt sei, wohingegen Unehrlichkeit eine schwererwiegende antisoziale Eigenschaft darstelle. Vor dem Hintergrund der allgemeinen Borderline-Dynamik können jedoch Unehrlichkeit und das Zurückhalten von Informationen gleichermaßen durch einen destruktiven inneren Anteil motiviert sein, der den Therapieprozess als solchen angreift, um sich vor genauerer Befragung zu schützen und die Spaltung im Erleben aufrechtzuerhalten. Aus diesem Grund muss der Therapeut auch das Zurückhalten von Informationen als eine schwere, aktive und aggressive Gefährdung für die Therapie ansehen.
Hinweise auf das Zurückhalten von Informationen können sich aus der Diskrepanz zwischen dem, was der Patient berichtet, und anderen Informationsquellen ergeben, wie folgendes Beispiel aus der Phase der Anamneseerhebung einer Therapie zeigt:

„Sie haben mir nicht erzählt, dass Ihre nächtlichen Anrufe bei Dr. S. zu einem Problem in Ihrer Therapie geworden sind. Als ich den Kollegen jedoch danach befragt habe, wie er Ihre Therapie bei ihm beurteilt, erzählte er mir, dass Ihre immer häufiger werdenden Anrufe bei ihm einer der Hauptgründe waren, warum er Ihnen einen Therapeutenwechsel empfohlen hat."

Die Sorge, ein Patient könne Informationen zurückhalten, resultiert bisweilen auch aus einem subtilen Gefühl der Diskrepanz zwischen dem, was der Patient aktuell berichtet, und dem, was der Therapeut bei anderer Gelegenheit von ihm erfahren hat. Hierzu ein Beispiel aus der Phase der Vertragsvereinbarung der Therapie:

Therapeut: „Wir sind gerade die Bedingungen durchgegangen, die für unsere gemeinsame Arbeit in der Therapie erforderlich sind. Sie haben diesen Bedingungen ohne Vorbehalt, ja fast überschwänglich zugestimmt. Während ich einerseits verstehen kann, dass Sie sich in dieser Therapie wirklich bemühen wollen, finde ich es auf der anderen Seite überraschend, dass Sie so gar keine Vorbehalte äußern – vor allem angesichts der Tatsache, dass Ihr letzter Therapeut Ihnen angeboten hatte, immer zur Verfügung zu stehen, was Sie als außerordentlich wichtig empfunden haben."
Patient: „Es stimmt ... ich versuche, einen guten Eindruck auf Sie zu machen, und deshalb erzähle ich Ihnen nicht alles."

Die nähere Untersuchung mangelnder Aufrichtigkeit aufseiten des Patienten ergibt verschiedenen Formen der Verzerrung.

- **Gelegentliches Verheimlichen** beschreibt das bewusste Zurückhalten ganz bestimmter Informationen, die meist hochgradig konflikthaft und zunächst unterdrückt, schließlich aber aufgrund einer positiven Motivation des Patienten preisgegeben werden.
- **Konsequentes Verheimlichen** ist das systematische und bewusste Zurückhalten von Material über einen langen Zeitraum oder die anhaltende Weigerung, während

einer oder mehrerer Sitzungen zu sprechen. Durch konsequentes Verheimlichen kann der Patient versuchen, die Therapie (oder den Therapeuten) zu kontrollieren oder aktiv mit dem Therapeuten zu konkurrieren. Es kann aber auch Ausdruck schwerer paranoider Ängste (wie wir sie aus anhaltenden psychopathischen oder paranoiden Übertragungen kennen) oder Schuldgefühle aufgrund bestimmter Verhaltensweisen sein.

Wenn der Patient zugibt, dass er Schwierigkeiten hat, über bestimmte Dinge zu reden, sollte der Therapeut dies umgehend klären. Er sollte zunächst herausfinden, welche Konsequenzen der Patient bei der Preisgabe seiner Geheimnisse befürchtet. Erst dann empfiehlt es sich, den Inhalt der zurückgehaltenen Informationen selbst in den Mittelpunkt zu rücken. Anders ausgedrückt, es sollte Abwehr (*warum* hält der Patient Informationen zurück?) *vor* Inhalt (*was* verschweigt der Patient?) untersucht werden. Darüber hinaus sollte der Patient mit dem Widerspruch konfrontiert werden, dass er erst den Grundregeln der Behandlung zustimmt, dann aber Informationen zurückhält oder lügt:

> „Die Tatsache, dass Sie sich einverstanden erklärt haben, offen zu sprechen, es dann aber nicht tun, ist Teil der Situation, die wir versuchen sollten zu verstehen."

Zu verstehen, welche Bedeutung das Verhalten des Patienten hat, kann auch zu einem tieferen Verständnis seiner Phantasien über den Therapeuten führen (der Patient phantasiert womöglich eine ärgerliche und kritische Reaktion seitens des Therapeuten; indem er jedoch Informationen zurückhält, legt er genau jenes Verhalten an den Tag, das Ärger und Kritik hervorrufen kann). In vielen Fällen lassen sich Ängste, Konkurrenzdenken und Schuldgefühle, die sich hinter diesem Verhalten des Patienten verbergen, nur über einen langen Zeitraum durcharbeiten.

Wenn der Therapeut vermutet, dass Informationen zurückgehalten werden, sollte er nicht zögern, seinen Verdacht zu äußern. Bisweilen können sich Patient und Therapeut nicht darauf einigen, ob der Patient etwas verheimlicht oder lügt. In diesem Fall kann ein Therapeut nur feststellen, dass dieser Punkt nach wie vor ungeklärt ist, und darauf achten, ob es im weiteren Therapieverlauf zu ähnlichen Verhaltensweisen kommt. Hartnäckige Unehrlichkeit hinsichtlich zentraler Behandlungsaspekte über einen Zeitraum von mehreren Monaten kann die Fortsetzung einer Behandlung unmöglich machen.

Unregelmäßiges Erscheinen zu den Sitzungen

Dass der Patient bereits während der Evaluierungsphase immer wieder zu Sitzungen nicht erscheint, bzw. in einer früheren Therapie regelmäßig Therapiestunden versäumt hat, mag schon an sich ein Problem sein: Wenn nicht beide Parteien anwesend sind, kann die Therapie nicht stattfinden. Für den Therapeuten ist es jedoch nicht unbedingt einfach, das Problem anzusprechen. Sehr häufig bestehen Patienten darauf, dass es ihnen unmöglich ist, regelmäßig zu erscheinen: „Ich kann nicht vorhersagen, wann es einen Notfall gibt und mein Chef mich braucht"; „ich bin auf meinen Babysitter angewiesen, und es lässt sich nie vorhersagen, wann er genau kommt"; „mein Mann fährt mich hierher und er hat kein Verständnis dafür, wie wichtig es ist, pünktlich zu sein"; „meine Colitis/meine Migräne/meine prämenstruellen Beschwerden, etc. sind so stark, dass ich das Haus nicht verlassen kann." Im Therapeuten kann der Eindruck entstehen, die simple Voraussetzung für eine Therapie, nämlich regelmäßig zu den vereinbarten Stunden zu erscheinen, stelle eine harte, rigide, ja geradezu sadistische Forderung dar. Wenn der Therapeut beginnt, sich über die Grundvoraussetzungen einer Therapie – z. B. Anwesenheit des Patienten – im Sinne einer „Forderung" Gedanken zu machen, sollte er sich fragen, was genau in Übertragung und Gegenübertragung abläuft. Auch wenn die Teilnahme an den Sitzungen für den Patienten in der Tat mit beträchtlichen Schwierigkeiten verbunden ist, so sollte doch nicht vergessen werden, welche Bedeutung die Behandlung für einen Patienten mit lebensbedrohlicher Krankheit hat.

Auch wenn es offensichtlich erscheint: Dem Patienten muss in dieser Situation die einfache Tatsache vor Augen geführt werden, dass die Therapie ohne seine Anwesenheit nicht stattfinden kann. Ein Aspekt, der im Rahmen omnipotenter Kontrolle (i.S. eines primitiven Abwehrmechanismus) zum Tragen kommt, ist die Vorstellung des Patienten, jemand anders könne Verantwortung für ihn übernehmen, selbst wenn diese Person über keinerlei Möglichkeiten verfügt, in irgendeiner Weise wirksam zu handeln. Wenn ein Patient, der bislang regelmäßig erschienen ist, nun plötzlich damit beginnt, zu spät zu kommen oder Sitzungen ausfallen zu lassen, muss der Therapeut zunächst deutlich machen, dass es sich hierbei um Agieren handelt, das die Therapie behindert und letztlich zum Scheitern verurteilt. In einem nächsten Schritt sollte die Bedeutung dieses Verhaltens näher untersucht werden.

Therapeuten, die sich noch in der Ausbildung befinden, fragen oft: „Wie viele Sitzungen kann ein Patient versäumen, bevor ich die Behandlung beende?“ Diese Frage ist ein Zeichen dafür, dass zwei zentrale Konzepte noch nicht verstanden wurden.

Erstens, nicht der Therapeut beendet die Behandlung. Es ist der Patient, der durch sein boykottierendes Verhalten die Behandlung unmöglich macht und dadurch beendet. Der Therapeut weist lediglich darauf hin, dass eben dies passiert.

Zweitens gibt der Therapeut mit der Vorstellung, ab einer bestimmten Zahl von versäumten Therapiestunden sei eine Behandlung beendet, sein eigenes klinisches Urteilsvermögen zugunsten einer starren und unpersönlichen Regel auf. Eine solche Haltung mag für den Therapeuten einfacher sein. Es obliegt seiner Verantwortung zu entscheiden, wann das Versäumen von Stunden ein Muster oder einen Trend darstellt, welche die Fortsetzung der Behandlung sinnlos erscheinen lassen. Eine Festlegung im Voraus kann die auf den Therapeuten projizierte Phantasie von Willkür und Rigidität fördern, deren Regeln sich der Patient zu unterwerfen hat. Diese Strategie kann gleichsam zu einem „Katz-und-Maus-Spiel“ führen, in dem der Patient sich schrittweise der magischen Zahl versäumter Sitzungen nähert. Dies geschieht häufig zum Zeitpunkt einer scheinbar unausweichlichen Krise, als wolle der Patient den Therapeuten herausfordern, seine „Drohung“, die Therapie zu beenden, wahr zu machen. Obwohl sich eine solche Entwicklung gegebenenfalls deuten lässt, empfiehlt es sich zugunsten des therapeutischen Rahmens, bereits zu Beginn der Behandlung Folgendes festzuhalten: Sollte das Versäumen von Sitzungen zu einem Problem in der Behandlung werden, muss diskutiert werden, ob dadurch die Therapie unmöglich wird.

Psychische Präsenz in den Sitzungen

Die Bedingung physischer Präsenz schließt zwangsläufig mit ein, auch psychisch in den Sitzungen anwesend zu sein. Gibt es Hinweise, dass der Patient unter Drogen oder Alkohol steht, muss ihm deutlich gemacht werden, dass dies die therapeutische Arbeit unmöglich macht und zum Ende der jeweiligen Sitzung und – bei Wiederholung – zum Ende der Therapie führt. Im Allgemeinen wird Substanzmissbrauch bereits in den Vertragsvereinbarungen thematisiert. Gegebenenfalls wird als Bedingung aufgenommen, dass der Patient nüchtern zu den Sitzungen erscheint und an einem Suchtprogramm teilnimmt, bevor die Therapie beginnen kann. Allerdings kann sich eine Suchtproblematik auch erst im Verlauf einer Therapie herausstellen oder aber der Patient konsumiert weiterhin – entgegen der ursprünglichen Therapievereinbarung – oder wird rückfällig.

Erscheint ein Patient in einem veränderten Bewusstseinszustand zur Sitzung, muss ihm erklärt werden, dass die Sitzung nicht fortgesetzt werden kann, da er seiner Verantwortung nicht nachgekommen sei. Eine Fortsetzung der Stunde würde bedeuten, dass die Behandlung stattfinden könne, ohne dass sich der Patient seinerseits an die Therapievereinbarungen halte. Aufgabe des Therapeuten in dieser Situation ist zu entscheiden, ob der Patient sicher nach Hause zurückkehren kann oder stationär aufgenommen werden muss. Der Therapeut sollte klarmachen, dass beide bei ihrer nächsten Zusammenkunft die Bedeutung des Vertragsbruchs klären die Bedingungen hinsichtlich des Substanzmissbrauchs erneut prüfen werden.

Vertragsbrüche

Viele der oben beschriebenen Prioritäten betreffen den Umgang mit Verletzungen der allgemeinen Therapievereinbarungen, die im Vertrag besprochen wurden. Ebenso kann es passieren, dass ein Patient spezifische Vereinbarungen bricht, die sich auf ein besonderes Problem in seiner Vorgeschichte oder in der Behandlung beziehen.

Um ihre Therapeutin stärker in ihr Leben einzubinden, fügt sich eine Patientin wiederholt Schnittverletzungen zu. Die Therapeutin nimmt aus diesem Grund als Bedingung in den Therapievertrag mit auf, dass die Patientin, falls sie sich schneiden sollte, zunächst vom Hausarzt untersucht werden müsse, bevor sie zur nächsten Sitzung erscheint. Nun berichtet die Patientin zu Beginn einer Sitzung, dass sie sich aus Wut zu Hause geschnitten habe, um dann darauf zu sprechen zu kommen, was sie so wütend gemacht habe. Die Frage der Therapeutin, ob sie sich bei ihrem Hausarzt vorgestellt habe, verneint die Patientin. Nachdem sie sich vergewissert hat, dass keine suizidale Krise oder der Abbruch der Therapie drohte (i.S. höher Prioritäten), erinnert die Therapeutin die Patientin an ihre Vereinbarung zum „Schneiden". Sie könne so die Sitzung nicht fortsetzen. Erst wenn die Patientin ihrer Verantwortung nachkomme und sich vom Hausarzt untersuchen lasse, könne die therapeutische Arbeit fortgesetzt werden. Dann würde es zunächst darum gehen zu klären, warum sie sich geschnitten und die Vertragsvereinbarung gebrochen habe.

Eindringen in das Privatleben des Therapeuten

Das Eindringen in das Leben des Therapeuten ist eine Art von Bedrohung der körperlichen Unversehrtheit des Therapeuten, obwohl sie im Gegensatz dazu eher psychisch als physisch ist und auf den ersten Blick weniger aggressiv erscheint. Intrusives Verhalten kann darin bestehen, dass der Patient den Therapeuten wiederholt zu Hause anruft, ihm oder seiner Familie nachspioniert, oder an öffentlichen Orten erscheint, um dem Therapeuten zu begegnen.

Aggressivere Formen, z. B. das Nachspionieren, erfordern vom Therapeuten weniger Flexibilität als die Strukturierung von Telefonanrufen. Das Verhalten des Nachspionierens, hinter dem sich häufig ausgeprägte paranoide und feindselige Überzeugungen verbergen, ist niemals gerechtfertigt und deutet auf eine gravierende Unfähigkeit hin, Übertragungsgefühle innerhalb des therapeutischen Rahmens zu halten. Der Therapeut sollte daher unmissverständlich klar machen, dass jedes Verhalten in dieser Richtung eine sofortige kritische Überprüfung der Durchführbarkeit der Behandlung zur Folge hat.

Probleme außerhalb der Sitzungen, die Auswirkungen auf die Therapie haben

Wir haben bereits besprochen, wie bestimmte Handlungen des Patienten die Therapie unmittelbar gefährden, indem er sein Verhalten gegen sich selbst, den Therapeuten oder die

Therapie richtet. Zu einer Gefährdung der Behandlung kann es jedoch auch auf indirektem Wege kommen, indem etwa eine Situation geschaffen wird, in der der Patient z. B. sein Honorar nicht mehr zahlen kann (den Arbeitsplatz verliert, seine Krankenversicherung kündigt, sich mit den Eltern zerstreitet, die für die Therapie aufkommen) oder eine regelmäßige Teilnahme an den Sitzungen unmöglich wird (z. B. durch die Aufnahme einer unregelmäßigen Tätigkeit). Der Therapeut muss sich der Implikationen solcher Handlungen bewusst sein, da Patienten Neuigkeiten dieser Art häufig berichten, ohne sie in irgendeinen Zusammenhang zur Therapie zu stellen.
Häufig lösen Patienten mit ihrem Verhalten heftige negative Reaktionen Dritter aus, die für die Finanzierung der Therapie sorgen. Zum Beispiel kann eine Patientin heftige Eifersucht in ihrem Lebensgefährten provozieren, der sich dann aufgerufen fühlt, gegen die Therapie oder den Therapeuten vorzugehen.

Agieren

Der nächste Punkt auf der Prioritätenliste für deutende Interventionen ist das Agieren. Diese Umsetzung eines unbewussten Konflikts durch Handlung – anstatt durch emotionales Erleben, Erinnern und verbale Kommunikation – kann wichtige Informationen über die Konflikte des Patienten liefern und zugleich, aufgrund seiner Abwehrfunktion, Einsicht oder Weiterentwicklung der Persönlichkeit verhindern. Da es die innere Konfliktspannung mildert und von daher eine befriedigende Wirkung nach sich ziehen kann, besteht die Tendenz zur Perpetuierung.
Agieren sollte systematisch untersucht und im Idealfall durch Deutung aufgelöst werden. Unter Umständen muss der Therapeut dann rasch und tief deuten. Nur wenn es nach wiederholten Versuchen nicht gelingt, durch Deuten das Agieren zu begrenzen, sollte der Therapeut den Patienten auffordern, sein Verhalten einzustellen. In einem nächsten Schritt geht es dann darum, dem Patienten die Gründe für diese Aufforderung zu erläutern und die Bedeutung dessen zu erklären, warum er sich zu diesem Schritt entschlossen hat. Mit anderen Worten, der Therapeut muss die Situation, die ihn zum Verlassen der technischen Neutralität bewogen hat, klären, deuten und die technische Neutralität wiederherstellen.
Es gibt viele Arten zu agieren, z. B. innerhalb der Sitzungen oder dazwischen. Impulsive und autodestruktive Verhaltensweisen außerhalb der Sitzungen bestehen z. B. darin, sich körperlichen Schaden zuzufügen, Aggression in anderen Personen zu provozieren oder sich impulsiv in chaotische, unbedachte Liebesaffären zu stürzen. Agieren innerhalb der Sitzung kann Schreien, Werfen von Gegenständen, Zu-spät-Kommen, Weglaufen und Türenknallen sein, anstatt sich in Worten auszudrücken. Agieren kann sich auch in kurzen Handlungen oder Äußerungen manifestieren, die den Therapeuten völlig unerwartet treffen, überraschen oder lähmen. Beispielsweise teilt eine Patientin mit: „Oh, ich habe ganz vergessen, Ihnen zu sagen, dass ich im dritten Monat schwanger bin“, um dann auf etwas völlig anderes zu sprechen zu kommen. Hierbei haben wir es gleich mit zwei Arten des Agierens zu tun: Erstens wird hier etwas, das außerhalb der Therapie schon lange bekannt oder im Gange ist, *verheimlicht* und zweitens wird etwas, das sich tiefgreifend auf die Therapiesitzung auswirkt, *unerwartet mitgeteilt*.
Ein anderes Beispiel ist die Patientin, die ihrem Therapeuten plötzlich mitteilt: „Ich habe mich zu einem Beratungsgespräch bei Dr. X. entschlossen, der ein Experte auf dem Gebiet hochdosierter Vitaminbehandlungen ist und eine völlig andere Therapierichtung als Sie vertritt.“ Ein solches Agieren ist eine Provokation und stellt den Therapeuten oft vor erhebliche Schwierigkeiten. Er muss zunächst für sich die Bedeutung dieses Verhaltens analysieren und dann seine Überlegungen dem Patienten mitteilen. Dieser Prozess benötigt Zeit. Es kann sein, dass die restliche Sitzung darauf verwendet werden muss, die Äußerung des Patienten

bzw. das, was soeben passiert ist, genau zu klären. Behandlungstechnisch gesehen hat der Therapeut die Aufgabe, das stark verdichtete Agieren des Patienten in ein beschreibendes Narrativ darüber, was sich in der therapeutischen Beziehung abgespielt hat, zu rückzuübersetzen.

> „Ihre Bemerkung verwirrt mich in mehrfacher Hinsicht und das müssen wir besprechen. Eine so wichtige Entscheidung haben Sie nicht leichtfertig getroffen. Wahrscheinlich haben Sie sich erst nach längeren Überlegungen dazu durchgerungen. Deshalb frage ich mich, weshalb Sie erst jetzt davon sprechen. Wenn es sich jedoch nicht um einen wohlüberlegten Plan handelt, dann frage ich mich, was es bedeutet, dass Sie eine so wichtige Entscheidung so hastig treffen. Zwar habe ich grundsätzlich nichts gegen eine weitere Konsultation einzuwenden, frage mich aber, was in Ihnen vorgegangen sein mag und wie Sie es hier zur Sprache gebracht haben. Mit anderen Worten, was Sie damit über mich und über die Therapie aussagen, wenn Sie nicht nur eine Konsultation ohne vorherige Absprache mit mir vereinbaren, sondern mir zudem auf so abrupte Art und Weise davon berichten. Ich denke, dass wir es hier mit einer ganzen Reihe weiterer Probleme und Fragen zu tun haben, die wir uns in Ruhe und sorgfältig ansehen sollten. Das gilt auch für die Frage, warum Sie mit diesem Vorgehen und anderen brisanten Ankündigungen unsere Zusammenarbeit aufs Spiel setzen möchten."

Agieren innerhalb der Sitzung kann sich auch in der Weigerung zu sprechen ausdrücken, was dem Versuch gleichkommt, Zeit, Anteilnahme, Aufrichtigkeit und kognitives Verstehen zu zerstören. Hier als Therapeut abwartend zu reagieren, ist aus verschiedenen Gründen gefährlich: Zum einen unterstützt eine solche Haltung die omnipotente Sicht des Patienten, ein Recht auf zügelloser Aggression zu haben, und außerdem birgt sie das Risiko, dass der Therapeut irgendwann seine ärgerliche Frustration nicht länger zurückhalten kann. Der Therapeut wird entwertet, indem beide Seiten scheinbar eine Situation gutheißen, in der nichts geschieht. Ein Therapeut jedoch, der den Patienten konsequent konfrontiert, zeigt, dass er Zeit und Arbeit ernst nimmt. Ein Beispiel:

> „Sie sitzen da, starren mich an und sagen nichts. Es ist, als verlangten Sie von mir zu akzeptieren, dass Sie nichts weiter zu tun brauchen als hier zu erscheinen. Oder ist es eher so, dass Sie mich als bedrohlich erleben und mir von daher mit Misstrauen begegnen? Was meinen Sie?"

Wichtig ist, den Patienten nicht nur mit seinem Angriff auf den Behandlungsverlauf zu konfrontieren, sondern speziell auch seine omnipotente Einstellung im Umgang mit Zeit und anderen Widersprüchlichkeiten zu fokussieren:

> „Sie haben die letzte Stunde versäumt und kommen heute 15 Minuten zu spät. Sie tun so, als hätten Sie unbegrenzt Zeit. Trotzdem haben Sie in der vergangenen Woche erwähnt, Sie hätten Angst, zu Ihrem Klassentreffen zu gehen, weil Sie dann sehen würden, wie weit es alle anderen im Vergleich zu Ihnen gebracht haben."

Borderline-Patienten sind häufig stark damit beschäftigt, ihr eigenes Leben zu opfern (aus Gründen, die erst nach Klärung der inneren Objektbeziehungen verständlich werden) und merken nicht, was sie sich selbst dabei antun. Mithilfe von Deutungen gilt es herauszuarbeiten, wie sich Aggressionen gegen das eigene Selbst und gegen den Therapeuten richten und wie die unmittelbare Realität zugunsten destruktiver Ziele ignoriert wird. Es ist sehr hilfreich, dem Patienten klar zu machen, wie sowohl er selbst als auch der Therapeut Opfer

einer aggressiven Kraft, eines „inneren Feindes“ im Patienten werden und wie dieser versucht ist, sich mit seinem inneren Feind zu verbünden, um die berechtigte Angst vor der inneren Bedrohung zu vermeiden. Mit anderen Worten: Der Patient kann fühlen, dass die destruktive Kraft in ihm stärker und damit „sicherer“ ist als die innere Kraft, die sich gegen Zerstörung richtet und positivere, gesündere Beziehungen aufzubauen versucht.
Der Therapeut ist unter den beschriebenen Bedingungen hilfreich, indem er die Spaltung deutet zwischen den wütenden, fordernden und selbsterniedrigenden Verhaltensweisen in der Übertragung einerseits und den Phasen ruhigen, entspannten und teilnehmenden Verhaltensweisen andererseits. Dabei ist es notwendig, Inseln eines potenziell beobachtenden Ich und der Sorge um das Selbst mit jenem Anteil der Persönlichkeit zu verbinden, in dem eine ungefilterte Aggression dominiert.

Subtilere Formen des Agierens zwischen den Sitzungen

Im Gegensatz zu den herkömmlichen Formen des Agierens, die relativ leicht zu erkennen und zu behandeln sind, gibt es auch subtilere Ausprägungen, die sich zum Beispiel in abgespaltenen, chronifizierten Verhaltensmustern widerspiegeln, die eher außerhalb der Therapie zum Vorschein kommen und oft schon vor Behandlungsbeginn existieren. Wir haben es hier eher mit einer Art von „Aus*leben*“ denn Ausagieren zu tun, obgleich alte pathologische Verhaltensmuster im Ausagieren gegenüber dem Therapeuten eine neue Bedeutung erlangen. Der Therapeut muss aufmerksam darauf achten, was im äußeren Leben des Patienten geschieht, um diese Art des Agierens zu erkennen. Ein nicht immer leichtes Unterfangen, da es sich um subtile Phänomene handelt, die mit der Zeit an Intensität zunehmen:

> Ein Patient im dritten Behandlungsjahr kündigt plötzlich von heute auf morgen an, die Therapie abbrechen zu müssen, da er aufgrund schlechter Leistungen sein Stipendium verloren habe und sich die Therapie finanziell nicht mehr leisten könne. Erst in diesem Moment wird dem Therapeuten klar, dass der Patient in den vergangenen Monaten wiederholt davon gesprochen hat, eine Hausarbeit nicht rechtzeitig abgeliefert zu haben oder seiner Pflichtlektüre nicht nachgekommen zu sein. Wie häufig bei diesem Patienten, hat er dies auf andere Ursachen zurückgeführt, etwa eine Konzentrationsschwäche oder einen übertrieben anspruchsvollen Professor. Erst im Rückblick erkennt der Therapeut, dass hier ein lebenslanges destruktives Muster wieder aufgetaucht ist, das nun die Therapie selbst gefährdet.

Trivialisierung

Eine der subtilsten Herausforderungen für den angehenden TFP-Therapeuten besteht darin, herauszufinden, wann das vom Patienten präsentierte Material der Trivialisierung und Vermeidung von aktuell wichtigen Themen dient. Diese Aufgabe stellt sich meistens am Übergang von der frühen zur mittleren Therapiephase. Wenn das Agieren des Patienten nachlässt und sich seine Dynamik zunehmend innerhalb des Therapierahmens abspielt, passiert es nicht selten, dass der Patient die am stärksten affektiv besetzten und konflikthaften Bereiche durch allgemeine Trivialisierung der Therapie zu umgehen versucht. Mitunter dauert es eine geraume Zeit, bis dies erkennbar wird, da der Patient zunächst den Anschein erweckt, als halte er sich an die Grundregel der Therapie, frei seinen Assoziationen nachzugehen. Trivialisierung korreliert jedoch mit bestimmten Verhaltensweisen:
Der Patient scheint in den Sitzungen adäquat mitzuarbeiten (entsprechend „eingelullt“ mag sich der Therapeut fühlen), berichtet jedoch von heftigen, unerklärlichen Angstzuständen oder Verstimmungen zwischen den Stunden, die eine Not zum Ausdruck bringen, die in den Sitzungen selbst nicht wahrzunehmen ist. Dies spitzt sich zu, wenn der Patient zwischen den Sitzungen telefonisch eine Nachricht hinter-

lässt, in der er von fast unerträglichen Gefühlszuständen berichtet, um in der nächsten Sitzung relativ unbekümmert in seinen Äußerungen fortzufahren, ohne auf diese Nachricht einzugehen.

Der Patient hat es sich in der Therapie bzw. in seiner Beziehung zum Therapeuten so eingerichtet, dass die Behandlung zum Realitätsersatz wird und wir es mit einer „Übertragungsheilung“ zu tun haben. Dies mag als Flucht in die Gesundheit anmuten: Es scheint dem Patienten besser zu gehen, doch abgesehen von einem Nachlassen des Agierens lassen sich keine Veränderungen in seinem Leben außerhalb der Therapie feststellen – weder sind seine zwischenmenschliche Probleme gelöst noch ist sein Funktionsniveau verbessert oder seine Identitätsdiffusion ansatzweise aufgehoben. Unter solchen Umständen kann die Therapie zur Quelle narzisstischer Befriedigung werden, während der Therapeut als interessierter Zuschauer erlebt wird. Inhaltlich bleibt die Arbeit auf oberflächliche Beschreibungen des Alltags beschränkt, ohne Hinweise auf Selbstreflexion oder ein Bewusstsein für die Schwere der Probleme, die den Patienten in Therapie geführt haben. Der Therapeut kann zunehmend in einen Zustand geraten, in dem er das Ausmaß der Probleme des Patienten vergisst. Es kann für beide eine Anstrengung bedeuten, sich die unbefriedigenden Zustände im Arbeits-, Sozial-, und Liebesleben des Patienten ins Bewusstsein zurückzurufen. Hält ein solcher Zustand in der Therapie an, isolieren sich die Patienten zunehmend und ziehen sich aus der Außenwelt zurück – oft in dem Bemühen, das Gefühl der Besonderheit oder gar der Grandiosität, das sie in der Therapie erleben, vor den Ansprüchen der Außenwelt zu schützen.

Das Erkennen von Trivialisierung stellt eine besondere Herausforderung an den Therapeuten dar, da diese die Grundregel der psychodynamischen Therapie – die freie Assoziation, die jedem bewusst werdenden Gedanken im Patienten Bedeutung beimisst – infrage zu stellen scheint. Die Aufgabe des Therapeuten, zu entscheiden, wann er es mit Trivialisierungen zu tun hat, steht jedoch dem Prinzip der freien Assoziation nicht entgegen, sondern ergänzt es durch die angemessene Berücksichtigung der Realität von Widerständen. Mit anderen Worten: Die Assoziationen des Patienten sind immer relevant, aber sie sind besonders relevant, wenn sie auf einen Widerstand gegen eine tiefer gehende Bearbeitung hinweisen. In diesem Fall besteht die Aufgabe des Therapeuten darin, das Abgleiten in *relativ* unwichtige Themen aufzuzeigen – gerade weil manchmal Jahre mit der Beschäftigung mit trivialen Themen in der Therapie vergeudet werden, während sich das Leben des Patienten zunehmend verschlechtert. Die Notwendigkeit, Trivialisierungen zu thematisieren, stellt gerade in der Therapie von Borderline-Patienten eine vorrangige Aufgabe dar, da die primitiven Abwehrmechanismen dieser Patienten eine ausgezeichnete Barriere gegen eine tiefer gehende Bearbeitung bilden.

Taktisches Vorgehen 3: Inkompatible Realitäten auf der Basis einer gemeinsamen Realität herausarbeiten

Allgemeines Prinzip der TFP-Behandlung ist es, den Patienten dazu aufzufordern, seine Sicht der Welt, des Therapeuten und der gemeinsamen Interaktion darzulegen. Nur so hat der Therapeut die Möglichkeit, Diskrepanzen zwischen einem tatsächlichen Erlebnis und dessen Beschreibung durch den Patienten zu eruieren. Wenn etwa ein Patient wiederholt von der Niedertracht und schlechten Behandlung durch seine Frau spricht, hat der Therapeut in der Regel nicht genügend Informationen zur Hand, anhand derer er die Aussagen seines Patienten auf etwaige Verzerrungen hin überprüfen könnte. Wenn der Patient jedoch den Therapeuten selbst als hinterhältig bezeichnet, nur weil dieser seiner Rolle als Therapeut gerecht wird, so gewinnt der Therapeut einen besseren Einblick in die Neigung des Patienten, reale äußere Objekte im Lichte innerer Objektbeziehungen verzerrt wahrzunehmen. Aus diesem Grund sollte ein TFP-Therapeut der nur allzu menschlichen Versuchung widerstehen, eine verzerrte Darstellung seiner Person sofort korrigieren zu wollen, da genau diese Verzerrung wertvolles Material zutage fördert (Steiner 1993).

Dieses taktische Vorgehen verlangt vom Therapeuten ein Gefühl für Ausgewogenheit. Einerseits entwickelt sich die Therapie dadurch weiter, dass verzerrte Wahrnehmungen der äußeren Realität des Patienten beobachtet werden, andererseits kann es keine Deutung unbewussten Materials geben, solange Patient und Therapeut sich nicht auf die „Realität" des Beobachteten geeinigt haben. Nur ichdystone Realitätsverzerrungen sind einer Deutung zugänglich. Daher soll das subjektive Erleben des Patienten herausgearbeitet werden, um dann festzustellen, ob er sich bewusst ist – bzw. ihm bewusst gemacht werden kann –, inwieweit diese Sicht von der geteilten Realität abweicht. Diese Art der Ausgewogenheit zwischen Herausarbeiten und Infragestellen der auf der inneren Objektwelt des Patienten basierenden Verzerrungen folgt in gewisser Weise Steiners (1993) Empfehlung, dass der Therapeut in der frühen Therapiephase das Bild des Patienten von ihm ohne Zurückweisung oder Zustimmung untersuchen sollte. Ziel ist es, dass sich der Patient durch das Tolerieren seiner projizierten Repräsentanzen schließlich leichter eingestehen kann, dass, bzw. wie, seine innerpsychische Organisation das Entstehen dieser inneren Bilder beeinflusst. Das konsequente Engagement des Therapeuten für die Therapie und sein Interesse am Patienten führen mit dazu, dass der Patient das Bild, das er auf den Therapeuten projiziert, allmählich infrage stellen kann. Wenn jedoch die verzerrte Sicht des Patienten den Fortgang bzw. den Fortschritt der Therapie gefährdet, muss der Therapeut womöglich eine aktivere Rolle übernehmen, um sich mit der Verzerrung auseinanderzusetzen und gemeinsame Elemente einer geteilten Realität aufzubauen.

Beispiele:

Eine Patientin hat soeben ihrer Befürchtung Ausdruck verliehen, ihr Therapeut könnte zutiefst verärgert und persönlich gekränkt sein, sollte sie die Therapie abbrechen. Bleibt die Patientin auch nach eingehender Exploration dieser Annahme fest davon überzeugt, dass ihr Therapieabbruch das Leben des Therapeuten ruinieren werde, so kann er ihre unbewussten Zerstörungswünsche ihm gegenüber nicht deuten. Sie versteht diesen Wunsch, ihn zu zerstören, lediglich als reale Konsequenz einer Handlung, die sie bewusst aus dem einen oder anderen oberflächlichen Grund erwägt, so z. B. weil er zu langsam sei. Anstatt an dieser Stelle den unbewussten Zerstörungswunsch zu deuten, sollte sich der Therapeut bemühen, die Realitätsprüfung der Patientin so weit zu stärken, dass sie in der Lage ist, auch die Möglichkeit in Erwägung zu ziehen, dass der Therapeut keineswegs von ihrem Weggang zerstört würde. Erst dann kann er explorieren und deuten, warum sie zuvor zu einer anderen Schlussfolgerung gelangt war.

Ein anderer Patient spricht davon, „so viele Tabletten" zu nehmen, „wie ich will, ohne mich umzubringen". Der Therapeut kann hierauf entgegnen: „Meinen Sie damit, dass Sie, egal, was Sie mit den Tabletten machen, Ihnen nichts zustoßen wird?" Der Patient: „Nein. Es ist durchaus denkbar, dass ich aus Versehen zu viele einnehme. Aber das ist unwahrscheinlich." Nachdem sich der Therapeut somit vergewissert hat, dass der Patient nicht im Zuge einer Wahnvorstellung von seiner Unverwundbarkeit ausgeht, könnte er sagen: „Vielleicht müssen Sie sich selbst davon überzeugen, dass Sie die Situation so gut unter Kontrolle haben, da Sie in Wirklichkeit fühlen, dass Ihnen diese Kontrolle fehlt und Sie sich nicht rechtzeitig zurückhalten könnten."

Klärung, Konfrontation und Deutung sind die Instrumente, mit denen die Realitätsprüfung des Patienten beurteilt werden kann. Dieser Prozess kann in mehreren Schritten ablaufen, wie das nächste Beispiel veranschaulicht:

Eine Patientin äußert die Vermutung, ihr Therapeut wolle sexuell mit ihr verkehren. Der Therapeut muss nun zuerst klären, ob es sich dabei um ein emotionales Erleben, eine intellektuelle Spekulation, eine Phantasie oder eine Wahnvorstellung handelt. „Ist das etwas, von dem Sie glaube, dass ich das denken könnte, oder nehmen Sich mich tatsächlich als jemanden wahr, der Ihnen sexuelle Avancen macht?"
Ist Letzteres der Fall, muss der Therapeut als nächstes klären, worauf diese Überzeugung beruht: „Woraus entnehmen Sie, dass ich mit Ihnen schlafen möchte – aus meinen Worten, meinen Handlungen?"
Dann sollte er die Patientin bitten, ihre Überzeugung im Kontext der bisherigen Therapieerfahrung zu überdenken: „Gibt es irgendwelche Hinweise aus unseren bisherigen Therapieerfahrungen, die nahe legen, dass dies eher nicht der Fall zu sein scheint?"
In einem nächsten Schritt versucht der Therapeut herauszufinden, wie sehr die Patientin von ihrer Annahme überzeugt ist. Hierbei ist zu berücksichtigen, dass die Glaubwürdigkeit dessen, was ein Patient an verzerrter Wahrnehmung vorbringt, variieren kann. Der Therapeut könnte u.a. sagen: „Heißt das, unabhängig davon, was ich sage oder tue, Sie dennoch an Ihrer Überzeugung festhalten, dass ich mit Ihnen schlafen wolle?" Und weiter: „Was mag es bedeuten, dass für Sie nichts vorstellbar ist, mit dem ich Sie vom Gegenteil überzeugen könnte?"
Als nächstes wird der Therapeut für gewöhnlich den Abwehranteil deuten, um zu sehen, ob sich die Realitätsprüfung verbessert: „Könnte es sein, dass Sie an dieser Meinung festhalten, weil Sie Ihre tief verwurzelte Überzeugung zum Ausdruck bringt, dass Männer nicht vertrauenswürdig sind und Sie nur ausnutzen wollen? Jede andere Einschätzung, die dem entgegen stehen und andere Alternativen eröffnen würde, würde nämlich bedeuten, dass Ihre Vermeidungshaltung gegenüber Männern und Intimität von Grund auf infrage gestellt würde." Diese Deutung erfolgt ohne Anhaltspunkt dafür, dass die Einstellung der Patientin in irgendeiner Weise ich-dyston wäre. Sie stellt vielmehr einen weiteren Klärungsversuch in dieser Richtung dar.
Auch wenn alle diese Versuche fehlschlagen, sollte doch weiterhin nach der Stelle gesucht werden, an der die Überzeugung der Patientin ich-dyston ist. Hierbei ist es wichtig, die Fragen in Einklang mit der inneren Überzeugung der Patientin zu formulieren. Wenn die Argumentation des Therapeuten logischer ist als die der Patientin selbst, kann er schließlich den Punkt ausmachen, an dem das System der Patientin nicht länger haltbar ist. In der Logik der Patientin könnte der Therapeut folgendermaßen argumentieren: „Glauben Sie wirklich, dass ich meine berufliche Reputation aufs Spiel setzen würde, um mit Ihnen Sex zu haben?" oder „Wenn Sie wirklich zu 100 Prozent von dem, was Sie sagen, überzeugt sind, warum sind Sie dann noch hier?"

Der Therapeut arbeitet von der Oberfläche zur Tiefe, indem zunächst die Grenzen der Realitätsprüfung geklärt werden, um anschließend die manifeste Abwehr gegen diese Realitätswahrnehmung zu deuten (in diesem Fall, dass der Therapeut nicht daran interessiert ist, mit der Patientin zu schlafen, und dass ihre Vorstellungen eine Projektion ihres eigenen abgewehrten Interesses an ihm sind. Die Kompromissbildung dieser Phantasie besteht darin,

dass sie zum einen eine libidinöse Befriedigung darstellen, während sie gleichzeitig die Patientin in ihrer Überzeugung bestätigen, das Interesse der Männer an ihr sei rein ausbeuterischer Natur.)
Es besteht allerdings die Gefahr, dass die Patientin die Deutung der abgewehrten Realitätsverleugnung als subtilen Manipulationsversuch des Therapeuten ansieht. Daher muss auch geklärt werden, welche Motive die Patientin dem Therapeuten für seine Deutung unterstellt:

> „Könnte es sein, dass Sie glauben, meine Aufforderung an Sie, darüber nachzudenken, warum Sie sich Ihre positiven Gefühle mir gegenüber nicht eingestehen wollen, sei ein Versuch, Sie dazu zu bringen, mich zu mögen?"

Wenn sich nach all diesen Versuchen herausstellt, dass die Überzeugung der Patientin wahnhafter Natur ist (d. h. idiosynkratisch motiviert und einer logischen Argumentation nicht zugänglich), muss auf diese psychotische Regression in der Übertragung behandlungstechnisch entsprechend reagiert werden.
Dazu folgendes Beispiel:

> Ein Therapeut beginnt die Sitzung mit fünfminütiger Verspätung, was die Patientin mit folgenden Worten quittiert: „Es wird immer klarer, dass Sie mich nicht mögen und mich gar nicht sehen wollen. Jeden Tag passiert etwas anderes, das dafür spricht. Sie lassen mich warten und zeigen mir damit, dass es Ihnen am liebsten wäre, wenn ich gehen würde, und beinahe wäre ich auch gegangen. Wenn Sie mich nur eine Minute länger hätten warten lassen, dann wäre ich weg gewesen und Sie hätten mich nie wieder gesehen."

Viele Therapeuten würden hierauf mit einer Mischung aus Defensivität und Beruhigung reagieren, um die Bemühungen der Patientin, sich zu verändern, aber nicht wirklich zum Kern des Problems vorzudringen, zu unterstreichen. „Sehen wir uns doch Ihre Reaktion näher an. Sie gehen so streng und fordernd mit sich selbst um, dass es gar keinen Spielraum mehr gibt. Fünf Minuten Verspätung ist nicht derart ungewöhnlich."
Ein TFP-Therapeut dagegen würde folgendermaßen reagieren:

> „Wie sehen Sie mich gerade? Dass ich fünf Minuten später gekommen bin, war Grund genug für Sie anzunehmen, dass ich Sie nicht mag. Welche Gefühle, glauben Sie, hege ich für Sie? Und was, glauben Sie, sind die Gründe für mich, Sie nicht zu mögen?"
> In einem nächsten Schritt wäre auch folgende Intervention denkbar: „Wenn Sie davon überzeugt sind, dass ich Sie nicht mag, warum, glauben Sie, arbeite ich mit Ihnen?"

Oft führen Interventionen dieser Art beim Patienten zu einer gewissen Einsicht, dass es sich bei seiner Wahrnehmung des Therapeuten um eine extreme und unrealistisch verzerrte Karikatur handelt. Die Patientin in unserem Beispiel wäre womöglich nunmehr in der Lage, die Widersprüche, die in ihren Äußerungen enthalten sind, wahrzunehmen und zu erkennen, dass ihre außerordentlich negative Charakterisierung des Therapeuten nicht zu anderen Beobachtungen passt, wie z. B. dass er zuweilen auch Sitzungen auf ihre Bitte hin verschiebt. (Diese Fähigkeit, Widersprüche in der eigenen Wahrnehmung zu erkennen und dadurch negative und positive Assoziationen zusammen zu bringen, markiert den Beginn einer innerpsychischen Integrationsleistung).
Es gibt aber auch Momente, in denen ein Patient derart stark in seinen Projektionen verhaftet ist, so dass keine Einsicht oder Selbsterkenntnis in der genannten Form möglich ist. Hier sollte der Therapeut eine aktivere Rolle übernehmen. In extremen Fällen bekommen wir es mit der Verzerrung objektiver Tatsachen zu tun. Die Patientin in unserem Beispiel könnte etwa sagen: „Sie haben mich die Hälfte der Stunde warten lassen – da hätten Sie mir auch gleich absagen können." In einem solchen Fall muss zuerst geklärt werden, inwie-

weit Patient und Therapeut eine gemeinsame Sicht der Tatsachen teilen, bevor dazu übergegangen wird, deren Bedeutung für die Patientin zu explorieren. Eine entsprechende Intervention des Therapeuten könnte lauten:

> „Als Sie sagten, ich hätte Sie die Hälfte der Sitzung warten lassen, haben Sie das wörtlich oder bildhaft gemeint?"

Gesteht die Patientin zu, hier übertrieben zu haben, kann dazu übergegangen werden, die Bedeutung der fünfminütigen Verspätung und die Sichtweise der Patientin vom Therapeuten zu explorieren.

Die Exploration inkompatibler Realitäten

Wenn die Patientin, die fünf Minuten warten musste, sagt „Sie haben mich 20 Minuten lang warten lassen, und wenn Sie das nicht zugeben, sind Sie ein Lügner und ich werde sofort gehen", muss der Therapeut sie zunächst mit ihrer beider unterschiedlichen Auffassung der Realität konfrontieren. Zum Beispiel:

> „Sie sagen, ich hätte die Tür 20 Minuten zu spät geöffnet. Ich sage, dass es 5 Minuten waren. Wir können ja nicht beide recht haben und müssen uns deswegen unbedingt die verschiedenen Möglichkeiten ansehen. Einer von uns irrt sich und ist unfähig, seine Position zu überdenken. Es ist, als seien zwei Personen im Raum – eine normale und eine völlig irrationale –, ohne dass wir unterscheiden können, wer wer ist. Deshalb schlage ich vor, dass wir uns darauf einigen, dass da etwas Verrücktes im Raum ist und dass wir versuchen, herauszufinden, wo das herkommt. Ansonsten bliebe nur die Möglichkeit, dass einer von uns beiden lügt. Wenn Sie glauben, dass ich lüge, dann sagen Sie mir das bitte, damit wir uns genauer ansehen können, was das bedeutet."

Diese Art der Exploration inkompatibler Realitäten folgt den allgemeinen TFP-Prinzipien, wie wir sie auch in der Exploration der Übertragung anwenden. Zentraler Punkt ist hier, dass Therapeut und Patient im Moment über keine gemeinsame Basis in der Realität verfügen. An erster Stelle steht von daher die Klärung folgender Fragen: Wie versteht der Patient die unvereinbaren Realitäten? Ist der Therapeut böse, ignorant, dumm, oder verrückt? Ist er derart unaufmerksam oder gleichgültig, dass er nicht in der Lage ist, die Zeit zu beachten? Entwertet er den Patienten dergestalt, dass er ihn anlügen würde? Warum geht ein Patient zu einem Therapeuten, dem er zutraut, dass er ihn anlügt?

Die Exploration inkompatibler Realitäten führt in der Regel zur Aufdeckung eines Teils der inneren Welt des Patienten, welcher auf den Therapeuten projiziert wird. Im vorliegenden Fall schrieb die Patientin ihrem Therapeuten ein über die Maßen kritisches Objekt zu, wegen dessen sich die Patientin als widerlich erlebte. Ihre Selbstbezichtigungen als widerlich gingen zurück, sobald sie sich auf den Gedanken konzentrieren konnte, dass jemand es jemand anderes war, der sie zurückwies: „Sie haben mich so lange warten lassen, weil Sie es nicht ertragen, mich zu sehen."

In extremen Fällen entspricht das unverrückbare Festhalten an einer Überzeugung einem vorübergehenden Realitätsverlust. Hier gilt es differenzialdiagnostisch zwischen einer – in der Behandlung von Borderline-Patienten manchmal auftretenden – akuten psychotischen Episode oder einer Übertragungspsychose zu unterscheiden, in der es lediglich in Bezug auf den Therapeuten zu einem Realitätsverlust kommt, welcher das Leben des Patienten außerhalb der Therapie jedoch nicht berührt.

Schließlich bleibt anzumerken, dass in den meisten Fällen die Wahrnehmung von Borderline-Patienten auf Elementen der äußeren Realität basiert. Aus diesem Grund ist es wichtig für den Therapeuten, ein Gefühl für Angemessenheit zu bewahren und sich hin und wieder

zu fragen: „Wie verhält sich die Reaktion des Patienten im Hinblick auf normalerweise zu erwartende Gedanken und Verhaltensweisen?“ Dieser Frage liegt eine ganz pragmatische und operationale Definition von Übertragung zugrunde, die darin jede Reaktion des Patienten auf den Therapeuten sieht, die eine normalerweise zu erwartende Reaktion übersteigt. Im Falle des Therapeuten, der die Sitzung mit einer fünfminütigen Verspätung begann, trifft es durchaus zu, dass er die Patientin fünf Minuten warten ließ. Die von der Patientin erwartete normale Reaktion wäre jedoch gewesen, zu verstehen, dass so etwas nun einmal passiert und nicht gleich bedeutet, dass der Therapeut sie nicht ausstehen kann.
Es ist wichtig, dass angehende Therapeuten sich diesen Punkt immer wieder vergegenwärtigen und die Reaktion des Patienten ins Verhältnis setzen zu dem, was im Rahmen der üblichen Reaktionsweisen liegt. Die Affektintensität eines Patienten kann so stark sein, dass sie im Gegenüber zuweilen die Überzeugung entstehen lässt, seine Interpretation der Situation (in der durchaus ein Körnchen Wahrheit enthalten sein kann) sei zutreffend und habe nichts mit seiner inneren Welt zu tun, die es zu analysieren gilt. Diese Überzeugungskraft ist in positiven Übertragungssituationen ebenso wirkmächtig wie in negativen. Klassisches Beispiel hierfür ist die Situation, in der der Patient auf ein relativ wohlwollendes Verhaltens des Therapeuten so reagiert, als handle es sich um eine schwere Misshandlung.

> Auf die Ankündigung, dass er im Laufe der kommenden Monate an drei verschiedenen Terminen jeweils eine Woche abwesend sein würde, reagiert eine Patientin mit dem Vorwurf schwerer Misshandlung. „Das ist absolut unprofessionell und eine grobe Missachtung. Das ist Vernachlässigung Ihrer Patienten. Ich habe noch nie von einem Therapeuten gehört, der seine Therapien so lange unterbricht. Das hätten Sie mir am Anfang sagen sollen. (Tatsächlich war die Frage von Therapiepausen und wie damit umgegangen werden soll, Thema der Vertragsverhandlungen gewesen.) Das ist der Beweis dafür, dass Ihnen Ihre Patienten egal sind. Es ist scheinbar mein Schicksal, dass ich immer wieder mit Menschen zu tun habe, die sich einen Dreck um mich scheren und nur an sich denken. Ich werde Anzeige gegen Sie bei Ihrer Berufsvereinigung erstatten. Die sollen dort wissen, wie Sie mit Ihren Patienten umgehen. Vielleicht sollte man Ihnen überhaupt die Berufserlaubnis entziehen.“

Angesichts einer derartigen Kaskade an heftigen Vorwürfen können in einem Anfänger durchaus Zweifel darüber entstehen, ob er sich unprofessionell verhalten hat und die geplanten Therapieunterbrechungen nicht wirklich zu lange sind. Schenkt er den Anschuldigungen des Patienten Glauben, vergibt er allerdings die Möglichkeit zu untersuchen, was die Vorwürfe des Patienten über dessen innere Objektrepräsentanzen zum Ausdruck bringen.
Folgendes Beispiel illustriert eine ähnliche Reaktion im Falle einer positiven Übertragungssituation:

> „Ich bilde mir das nicht ein. Ich weiß, dass Sie in mich verliebt sind. Sie hätten mich nicht so angesehen, wenn Sie es nicht wären (...) Das und die Tatsache, dass Sie gelächelt haben, als ich Ihnen sagte, dass ich daran denke, meinen Mann zu verlassen. Und als Sie zugestimmt haben, dass ich Fortschritte gemacht habe. Ich glaube, dass ist Ihre Art, mir zu sagen, dass wir diese Therapiegeschichte bald zum Abschluss bringen können. Dann sind wir frei, all das zu tun, was wir beide wollen.“

Sich bewusst zu einer Patientin hingezogen zu fühlen kann im noch unerfahrenen Therapeuten durchaus Zweifel säen, ob er sie nicht doch auf eine Art und Weise angesehen hat, wodurch sie sich in ihren Phantasien bestätigt gefühlt haben könnte. Ein erfahrener Therapeut wird die Reaktion der Patientin als Ausdruck ihrer inneren Welt auffassen, ohne sich von der Tatsache beirren zu lassen, dass er sie tatsächlich freundlich angeblickt hat.

Gerade in Situationen wie diesen ist es unerlässlich, zwischen innerer Welt und äußerer Realität zu unterscheiden. In Kombination mit der Überzeugungskraft der Patienten in Bezug auf die angebliche Objektivität ihrer innerer Welt können Schwierigkeiten bei dieser Unterscheidung zu schwerwiegenden praktischen Problemen in der Behandlung von Borderline-Patienten führen, wie z. B. zu Vorwürfen unangemessenen Verhaltens oder sogar des Missbrauchs und zur Fixierung der projizierten aggressiven Anteile.
Überschneidungspunkte einer gemeinsamen Realität und der Umgang mit unvereinbaren Realitäten zu finden, ist somit wesentlich, um angemessen auf paranoide oder psychotische Regression innerhalb der Übertragung reagieren zu können.

Taktisches Vorgehen 4: Affektregulierung

Es gibt verschiedene Gründe, warum es für den Therapeuten wichtig und sinnvoll ist, die Affektintensität eines Patienten mit seiner eigenen abzugleichen. Patienten mit einer Borderline-Persönlichkeitsorganisation versinken oft in ihren Affekten. Einem Therapeuten, der diesen Affektstürmen mit großer Ruhe begegnet, wird keine Aufmerksamkeit geschenkt, vielmehr wird sein Verhalten als Zurückweisung erlebt. Um die Aufmerksamkeit des Patienten wiederzuerlangen und auf Unterschiede in der Wahrnehmung hinzuweisen, bedarf es also zuweilen intensiven affektiven Nachdrucks aufseiten des Therapeuten. Wir konnten außerdem feststellen, dass kühles und emotionsloses Reagieren auf heftige Affekte, die in der Interaktion mit dem Therapeuten entstehen, im Patienten das Gefühl auslösen, nicht gehört und nicht verstanden zu werden. Bei Patienten mit Borderline-Persönlichkeitsorganisation und affektiver Labilität lässt sich dies vor allem in der Anfangsphase der Behandlung beobachten.
Es gibt zwei typische Situationen, in denen der Therapeut seinen Deutungen affektiv Nachdruck verleihen sollte. Erstens, wenn der Patient mit einem heftigen negativen Affekt (über sich selbst oder andere) spricht. Die Interventionen des Therapeuten werden in diesem Fall wirksamer sein, wenn er seine Affektintensität der des Patienten angleicht (natürlich ohne deren negative Konnotation!). Zweitens, wenn der Patient lebensbedrohliche oder therapieschädigende Verhaltensweisen relativ affektlos vorbringt (z. B. ein nichtssagendes Lächeln, während er davon berichtet, sich geschnitten zu haben). Auch hier sollte ein Therapeut seine Interventionen, in denen sich auch Sorge widerspiegelt, mit affektivem Nachdruck vorbringen. Das Angleichen des Affekts des Therapeuten an den des Patienten bzw. seine Komplementierung im Falle von fehlenden Affekten stellt keine Verletzung der technischen Neutralität dar. Zwei Gründe sind hierfür zu nennen:
Erstens: Während technische Neutralität zwar bedeutet, sich zu keinem Zeitpunkt mit einem Konfliktpol des Patienten einseitig zu verbünden, besteht doch die allgemeine Position des Therapeuten darin, mit den gesunden Anteilen des Patienten, die mit den abgespaltenen Affekten zurecht kommen und diese integrieren wollen, ein Bündnis einzugehen. In manchen Momenten wird das Konflikterleben des Patienten Bewusstsein für beide Seiten widerspiegeln. In anderen wiederum wird der Patient eine Seite des Konflikts projizieren und den Therapeuten dazu veranlassen, das Projizierte zurückzuspiegeln:

> „Mit Ihrem Muster, immer wieder Gründe dafür zu finden, jeden unserer Pläne, der Sie zum Verlassen der Wohnung und Aufnehmen einer sinnvollen Tätigkeit bewegen soll, zu umgehen, bringen Sie mich in die Position, Ihnen gegenüber als Fürsprecher eines aktiven Lebensstils aufzutreten

und aktiv zu werden. Es liegt jedoch völlig in Ihrer Verantwortung, was Sie tun. Natürlich zieht diese Therapieform einen aktiven Lebensstil vor, aber Sie sind derjenige, der entscheidet, welche Art von Therapie er möchte. Ich kann Ihnen helfen, eine Therapie zu finden, die Ihnen hilft, sich besser an das Leben anzupassen, das Sie bislang geführt haben, wenn Sie das möchten."

Zeigt der Therapeut dem Patienten die Projektion eines Konfliktpols auf, gelingt es dem Patienten oft, den Konflikt anzuerkennen und damit zu arbeiten.

Zweitens: Zuweilen verleugnet der Patient jedoch hartnäckig die Existenz eines inneren Konflikts. In diesen Fällen – vor allem, wenn Gefahr im Verzug ist – ist es gerechtfertigt, der primitiven Verleugnung des Patienten, die sich in einem unangemessenen (oder fehlenden) Affekt widerspiegelt, mit stärkerem affektiven Nachdruck zu begegnen:

„Sie sitzen hier vor mir und erzählen mir, dass Sie einen Abschiedsbrief in der Tasche haben und nur gekommen sind, um mich zu bitten, Ihren Kindern zu erklären, dass Ihr Selbstmord das Beste ist, was Sie tun konnten. Anzunehmen, ich würde mich darauf einlassen, ist absurd in Anbetracht dessen, wie Sie mich im Laufe unserer gemeinsamen Arbeit kennen gelernt haben! (Mit affektivem Nachdruck vorgebracht.) Wir haben Ihre Suizidalität immer als Problem, nicht als Lösung diskutiert. Mit Ihrer Bitte heute negieren Sie auf brutale Art und Weise alle unsere Bemühungen. Ich bin überzeugt, es würde sehr viel zu unserem Verständnis beitragen, wenn wir genauer untersuchen, was diese Bitte in Bezug auf mich, Sie selbst und Ihre Familie bedeutet (Schaffen der Grundlage für eine spätere Deutung). Allerdings wird dies nicht möglich sein, wenn Sie weiterhin planen, Ihr Vorhaben auszuführen."

Die Flexibilität des Therapeuten

Obwohl Übertragungsthemen den Kern unseres Therapieansatzes ausmachen, haben sie nicht immer höchste Priorität. Es gibt Zeiten, in denen heftige, affektgeladene Ereignisse außerhalb des direkten Übertragungsfeldes stattfinden (auch wenn natürlich Übertragungsanteile immer präsent sind). In diesen Fällen gilt es, sich zunächst diesem Material zuzuwenden (s. letzten Punkt in Tab. 4-2). Gelegentlich kann auch die Bearbeitung eines Themas zweiten Ranges erst die Grundlage dafür schaffen, sich einem Thema höherer Priorität zuwenden zu können, wie das folgende Beispiel veranschaulicht:

Eine Patientin im ersten Monat ihrer Therapie erscheint zur Sitzung, nachdem sie die beiden vorangegangenen Termine abgesagt hat. Da das Nicht-Einhalten von Terminen bereits einen früheren Therapieversuch zum Scheitern gebracht hatte, war das konsequente Einhalten von Terminen als Bedingung in den Therapievertrag aufgenommen worden. Somit war zu Beginn der Sitzung klar, dass ein Vertragsbruch vorlag und vorrangig behandelt werden musste. Allerdings ignoriert die Patientin dieses Thema und spricht stattdessen aufgeregt davon, wie sehr ihre Tochter ihr das Gefühl vermittle, eine ungenügende Mutter zu sein, um dann unvermittelt die Therapeutin anzugreifen. Sie erlebe die Therapie und die Therapeutin in keinster Weise als hilfreich. Sie erhalte weder Ratschläge, noch sonst irgendetwas Nützliches.

In der Patientin war eine Selbstrepräsentanz einer ungenügenden und leeren Mutter in Beziehung zu ihrer Tochter aktiviert worden, die sie als ein unersättliches und undankbares Kind erlebte. Als Mutter fühlte sie sich geängstigt und deprimiert. Kurz nach Beginn der aktuellen Sitzung kam es nun zu einem abrupten

Wechsel in der Rollenverteilung der aktiven Repräsentanzen. Die Selbstrepräsentanz der Patientin wurde auf die Therapeutin projiziert, und die Patientin schlüpfte in die Rolle der unersättlichen, fordernden Kleinkindes. Die Therapeutin wiederum beginnt in der Gegenübertragung ihre Kompetenz anzuzweifeln und verspürt das starke Bedürfnis, die Patientin mit ihren Vertragsbrüchen zu konfrontieren. Eine solche Konfrontation, wenngleich nötig, hätte aber zu diesem Zeitpunkt die Gefühle von Versagen und Unzulänglichkeit in der Patientin noch verstärkt.

Verschiedene Vorgehensweisen, entsprechend den Richtlinien dieses Buches, wären nun möglich. Die Therapeutin könnte direkt zum Thema ersten Ranges zurückkehren und die Patientin mit ihrem Vertragsbruch (bzw. ihrem Nicht-Erscheinen) konfrontieren. Da die Patientin auf die Konfrontation mit zunehmender Hoffnungslosigkeit und Wut reagierte, wäre es denkbar, ihre Reaktion auf die ursprüngliche Konfrontation zu untersuchen und zu deuten: Dass sie sich heute, vor allem als Mutter, als Versagerin fühle und dass das mit ihrem Vertragsbruch Konfrontiert-Werden als einen zusätzlichen Anspruch erlebe, den sie ebenfalls nicht erfüllen könne. Dies verstärke nur noch ihr Gefühl, eine Versagerin zu sein. Die Informationen aus den ersten Minuten der Sitzung könnte somit darauf verwendet werden, genauer zu beleuchten, wie die Patientin auf die Konfrontation mit dem Vertragsbruch reagiert.

Diesem Vorgehen vorzuziehen wäre der Versuch, die projizierte Selbstrepräsentanz einer unzulänglichen, nutzlosen Mutter zu klären, zu konfrontieren und zu deuten, ehe dann das Thema ersten Ranges – die versäumten Sitzungen – wieder aufgegriffen würde. Dieser Ansatz würde die Patientin womöglich empfänglicher für eine Klärung und Konfrontation des Vertragsbruchs sein.

Ebenfalls wäre denkbar, das Ausbleiben der Patientin wie folgt zu interpretieren: Sie drückt damit ihre Verachtung für die Therapeutin aus, die sie als unzulängliche Mutter empfindet, und bindet ihr gleichzeitig die Hände, dadurch jede Hilfe verhindernd. Folglich erlebt sie die unzulängliche Mutter in der Therapeutin und nicht in sich selbst.

In diesem zweiten Ansatz wäre ein zweitrangiges Thema die Grundlage für eine Rückkehr zum Thema ersten Ranges in der gleichen Sitzung. Letztlich gibt es immer wieder zahlreiche Wege, die zum gleichen Ziel führen, auch wenn nach einfachen operationalisierten Prinzipien vorgegangen wird.

Das Prioritätsprinzip diktiert somit nicht die Reihenfolge, in der die Themen einer Sitzung angesprochen werden, sondern es unterstreicht die Themen, die von besonderer Bedeutung sind und bis zum Ende der Sitzung zur Sprache gebracht werden müssen. Würde in unserem Beispiel der Vertragsbruch nicht ausreichend erörtert, bestünde das Risiko, dass die Patientin die nächste Sitzung absagt. Damit wäre die Therapie möglicherweise beendet. Werden zuerst Themen zweiten Ranges angesprochen, muss der Therapeut ausreichend Zeit reservieren, um zum Thema ersten Ranges zurückzukehren.

5 Diagnostische Beurteilung – Phase I

Klinische Evaluation und Indikation

„Aus der Natur der Dinge, welche das Material der Psychoanalyse bilden, folgt, dass wir in unseren Krankengeschichten den rein menschlichen und sozialen Verhältnissen der Kranken ebensoviel Aufmerksamkeit schuldig sind wie den somatischen Daten und den Krankheitssymptomen“ (Freud 1905).

Unsere psychodynamische Nosologie (vgl. Kapitel 1, S. 9) basiert auf dem subjektiven Erleben, dem beobachtbaren Verhalten und den zugrunde liegenden psychischen Strukturen eines Patienten. Aus diesem Grund muss eine diagnostische Beurteilung, die einer Behandlungsplanung vorausgeht, folgende Punkte beinhalten:

- Subjektives Erleben des Patienten (z. B. Symptome, wie Angst und Depression)
- Beobachtbare Verhaltensweisen (z. B. Engagement im beruflichen und privaten Bereich, allgemeine Funktionsdefizite)
- Psychische Struktur (z. B. Identität und Identitätsdiffusion, Abwehr, Realitätsprüfung)

Es handelt sich hierbei weder um eine rein deskriptive Evaluationsmethode, die allein die Symptomebene fokussiert (wie man sie zuweilen in der Psychiatrie antrifft), noch um ein traditionell psychoanalytisches Diagnoseverfahren, das sich auf die zugrundeliegende Psychodynamik sowie die entsprechenden lebensgeschichtlichen Zusammenhängen konzentriert. Vielmehr gehen wir davon aus, dass die Art und Weise, wie ein Patient die Behandlung erlebt, vom jeweiligen Niveau seiner Persönlichkeitsorganisation (neurotische Persönlichkeitsorganisation, hoch oder niedrig strukturierte Borderline-Persönlichkeitsorganisation), der jeweiligen Symptomatik sowie den Beeinträchtigungen des allgemeinen Funktionsniveaus mitbestimmt wird.

Die Persönlichkeitsorganisation ist entscheidend dafür, wie ein Patient sein gesamtes Erleben und Verhalten integriert und organisiert. Die spezifischen Symptomkonstellationen – Depression, Essstörungen, Substanzmissbrauch, Suizidalität – sowie dysfunktionale Bereiche (soziale Beziehungen, Arbeit und Beruf) unterscheiden sich je nach Niveau der Persönlichkeitsorganisation (neurotisch, hohes und niedriges Niveau der Borderline-Organisation). Primäres Ziel der diagnostischen Beurteilung vor Therapiebeginn ist also die möglichst genaue Erfassung von Symptomatik, Dysfunktionalität und Persönlichkeitsorganisation, da sich diese direkt auf Verlauf und Ergebnis der Behandlung auswirken. Nach einer Einschätzung der genannten Bereiche formuliert der Therapeut seinen diagnostischen Eindruck und geht über zu den Verhandlungen über den Therapievertrag (s. Kap. 6), bevor die eigentliche Therapie beginnt.

Patienten mit einer Borderline-Persönlichkeitsorganisation wollen oft „loslegen“ und mit der Therapie beginnen, noch ehe Anamnese und Vertragsplanung abgeschlossen sind. Viele kommen zu uns im Rahmen einer selbstdefinierten Krise, in der sie unsere Aufmerksamkeit ganz unmittelbar einfordern und auf Details richten – z. B. das Ausstellen eines neuen Rezepts, das plötzliche Auftauchen von Suizidgedanken, oder aber Schwierigkeiten in einer laufenden Therapie, die von Abbruch bedroht oder in eine Sackgasse geraten ist. Unser

Ansatz besteht darin, die Situation des Patienten taktvoll anzuerkennen, gleichzeitig jedoch eine angemessene diagnostische Erhebung durchzuführen, bevor zur eigentlichen Behandlung unter Berücksichtigung eines klar definierten Therapievertrags übergegangen wird. Während der Therapeut das Bedürfnis des Patienten nach unmittelbarer Hilfe und Veränderung respektiert, weist er gleichzeitig darauf hin, dass effektive Hilfe vom Verständnis der Hintergründe des Problems sowie einer klaren Abmachung zwischen den Beteiligten über das weitere Vorgehen abhängig ist. Liegt eine klinische Notfallsituation vor, wird eine entsprechende Krisenintervention eingeleitet. In diesem Fall können Diagnostik und Behandlungs- bzw. Vertragsplanung zeitlich nachgeschaltet werden.

Klinische Beurteilung

Das Ziel einer klinischen Beurteilung, die in der Regel drei Sitzungen vor der eigentlichen Vertragsplanung umfasst, besteht darin, den Therapeuten mit wichtigen Daten zu Symptomatik, dysfunktionalen Bereichen und Persönlichkeitsorganisation zu versorgen. Wesentlich für die spätere Ausarbeitung eines Therapievertrags sind Informationen über frühere Therapieanläufe, wobei besonderes Augenmerk auf die Qualität der therapeutischen Beziehung und das jeweilige Ende der Therapie gelegt wird. In diesem Zusammenhang ist es sehr hilfreich, (mit Erlaubnis des Patienten) den früheren Therapeuten zu kontaktieren, um zu erfahren, was er gegebenenfalls anders machen würde. Dies gilt insbesondere dann, wenn es in der Vergangenheit zu Therapieabbrüchen gekommen ist.

Das strukturelle Interview

Das strukturelle Interview (Kernberg 1984) ist ein klinisches Diagnoseverfahren, das Symptomatologie (aktuell sowie lebensgeschichtlich), Persönlichkeitsorganisation (Selbst- und Fremdkonzepte miteingeschlossen), die Qualität der Interaktion zwischen Therapeut und Patient im Hier und Jetzt, sowie (fremd-)anamnestische Daten erfasst. Es wird davon ausgegangen, dass die Fokussierung der zentralen Konflikte des Patienten sowie die taktvolle Erfassung von Abwehr, Identitätskonflikt, sozialer Realitätsprüfung und affektiver und kognitiver Konflikte ausreichend Spannung erzeugt, um die vorherrschende Abwehrorganisation und die „strukturelle" Organisation des innerpsychischen Funktionierens des Patienten zutage treten zu lassen. Die strukturelle Diagnose basiert zu einem großen Teil darauf, wie der Patient auf die Exploration der Bereiche in seinem Leben reagiert, die ihm Schwierigkeiten bereiten.

Im Gegensatz zu strukturierten oder halbstrukturierten Interviews im Rahmen psychiatrischer Forschung folgt unser strukturelles Interview keiner streng vorgegebenen Ordnung. Wir sprechen von strukturellem Interview, weil sein Ziel darin besteht, die innerpsychische Struktur eines Patienten zu erfassen. Obgleich Anfang und Ende festgelegt sind, ist die Gestaltung des Interviews und der diagnostischen Elemente weniger streng vorgegeben, sondern hängt vielmehr davon ab, welche Aspekte in der Selbstdarstellung des Patienten zutage treten und wie der Interviewer auf diese Darstellung reagiert. Das Hauptmerkmal des strukturellen Interviews besteht in seinem zyklischen Vorgehen. Das Konzept einer kreisförmigen Anordnung der Symptome erlaubt es dem Therapeuten, sich von einem Hauptsymptom zum nächsten vorzuarbeiten, um schließlich zum Ausgangspunkt zurückzukehren und einen neuen Fragenzyklus zu beginnen. Diese Vorgehensweise kontrastiert mit dem Modell des Entscheidungsbaumes, bei dem die Fragen einem festgelegten Muster folgen. Das Modell der kreisförmig angeordneten Symptome ermöglicht dem Interviewer, so oft als nötig dieselben Themen in unterschiedlichen Kontexten zu erfassen und die bisherigen Befunde in den späteren Phasen des Interviews erneut zu überprüfen. Dabei geht es nicht darum, sich ausnahmslos auf die systematische Untersuchung der Hauptsymptome zu konzentrieren. Vielmehr empfehlen sich, je nach Ausgangsbefund, unterschiedliche Wege der Befragung.

Das strukturelle Interview besteht aus drei Teilen, die jeweils durch eine zentrale Anfangsfrage eingeleitet werden. Im ersten Abschnitt sammelt der Interviewer Informationen zur Symptomatik sowie den Beweggründen des Patienten, um therapeutische Hilfe zu ersuchen. Im zweiten Abschnitt geht es um die Erfassung von Selbst- und Fremdkonzepten, welche ihrerseits für die Einschätzung von Identität und Identitätsdiffusion wesentlich ist. Im letzten Abschnitt schließlich erfolgt eine kurze Exploration lebensgeschichtlicher Daten und möglicher Zusammenhänge mit den aktuellen Schwierigkeiten des Patienten. Im Verlauf des gesamten Interviews wird nicht nur auf Inhalt (z. B., dass der Patient depressiv ist oder sich als einen Menschen mit wenigen engen Bindungen beschreibt) und Form der jeweiligen Antworten geachtet, sondern auch den Schwierigkeiten in der Beantwortung der Fragen, sowie der Art und Weise, wie der Patient mit diesen Schwierigkeiten umgeht, Beachtung geschenkt.

Anfangsphase

Im ersten Abschnitt des strukturellen Interviews sammeln wir Informationen zu den aktuellen Symptomen des Patienten. Wir leiten das Gespräch folgendermaßen ein:

> „Im Moment weiß ich noch gar nichts von Ihnen, aber ich habe einige Fragen, die ich Ihnen stellen möchte. Was führt Sie zu mir? Was sind Ihre Schwierigkeiten? Was erwarten Sie von einer Therapie?“

Mit dieser Eröffnungssequenz erhält der Patient die Möglichkeit, über seine Symptome, die Gründe, warum er um therapeutische Hilfe ersucht, und andere Schwierigkeiten in seiner derzeitigen Lebenssituation zu sprechen. Der Interviewer wiederum kann aus den Äußerungen des Patienten ersehen, inwieweit dieser seine Schwierigkeiten richtig erfasst und sich über die Notwendigkeit einer Therapie im klaren ist; dazu zählt auch die Exploration realistischer bzw. unrealistischer Therapieerwartungen. Patienten, die nicht psychotisch oder körperlich erkrankt sind, sprechen in der Regel offen über ihre Probleme im zwischenmenschlichen Bereich, die auf pathologische Charakterzüge hinweisen. Während die Fähigkeit zur Realitätsprüfung unbeeinträchtigt bleibt, zeigen sich jedoch unreife Abwehrmechanismen im Sinne von Projektion, Externalisierung von Konflikten und Verantwortungsübernahme. Die Art und Weise, wie der Patient auf die Fragen des Interviewers antwortet, liefert auch indirekte Hinweise auf seine allgemeine Wahrnehmung, z. B. Auffassung und Aufmerksamkeit, auf mnestische Funktionen, sowie seine allgemeine Intelligenz. Mnestische Defizite, eingeschränkte Abstraktionsfähigkeit oder ein übermäßig konkretistischer Denkstil fallen unter diese Rubrik. (Ein Patient antwortet beispielsweise adäquat auf die Fragen des Interviewers, verliert sich jedoch im Klärungsprozess in einzelnen Details.)

Wir haben festgestellt, dass im Falle von Patienten mit einer Borderline-Persönlichkeitsorganisation die Evaluierung von Suizidalität, anderen selbst- oder fremdschädigenden Verhaltensweisen, Essstörungen, Substanzmissbrauch, sowie Art und Ausmaß einer Depression kompliziert ist und direkte Auswirkungen auf die Indikationsstellung hat. Da es sich bei „Depression“ um einen weit gefassten Begriff handelt, der sowohl biologische Depression (gekennzeichnet durch eine ganze Reihe neurovegetativer Symptome), charakterologische Depression (gegenüber der psychischen Struktur des Patienten zweitrangig), als auch reaktive Depressionen infolge bestimmter Lebensumstände umfassen kann, muss der Kliniker sehr sorgfältig zwischen den verschiedenen Möglichkeiten depressiven Erlebens unterscheiden. Im Falle einer charakterologischen Depression sehen wir den depressiven Affekt – wie auch die anderen Affekte, die vom Patienten ausgedrückt werden – als Entsprechung einer zugrunde liegenden Objektbeziehungsdyade, die den Patienten beeinflusst, derer er sich jedoch nicht bewusst ist. Eine solche Dyade kann beispielsweise ein schwaches Selbst beinhalten, das der gnadenlosen Kritik eines autoritären Gegenübers unterworfen ist. Im folgenden Beispiel ist die zugrunde liegende Dyade die eines minderwertigen Selbst, welches den unrealistischen Erwartungen eines grandiosen Anderen (der natürlich ebenfalls in der Patientin wirksam ist) nie gerecht werden kann.

Eine 35-jährige Patientin ersucht um Hilfe, nachdem verschiedenste Therapieanläufe, die sie seit ihrem 15. Lebensjahr nach einer Tablettenintoxikation unternommen hatte, zu keiner Besserung geführt haben. Die ursprüngliche Eingangsdiagnose „Major Depression" wird im Laufe der Jahre in eine „bipolare Störung" umgewandelt. Es kommt zu zwei stationären Aufenthalten: das erste Mal im Alter von 15, unmittelbar nach dem Suizidversuch, das zweite Mal mit Anfang 30, als sie aus einem Gefühl der Hoffnungslosigkeit heraus erneut Tabletten schluckt. Ihre Medikation wechselt über die Jahre zwischen trizyklischen Antidpressiva und SSRI, niedrig dosierten Neuroleptika, Anxiolytika, Mood Stabilizers und Elektrokrampftherapie. Zum Zeitpunkt der Diagnoseerhebung nimmt sie Gabapentin (1.200 mg pro Tag). An Therapieversuchen in der Vergangenheit gab es Einzeltherapie (supportiv und kognitive Verhaltenstherapie), Gruppentherapie, tagklinische Behandlungsprogramme sowie zwei vollstationäre Aufenthalte nach den beiden Suizidversuchen.

Die spontanen Erstangaben der Patientin lauten wie folgt: „Ich werde so depressiv, dass ich nicht mehr aufstehen kann. Ich bin völlig ohne Energie und habe an nichts Interesse. Manchmal trockne ich förmlich aus, weil ich nicht aufstehen kann, um ein Glas Wasser zu trinken. Dieser Zustand kann Wochen andauern. Die letzten sechs Monate habe ich größtenteils so verbracht. Heute aufzustehen, um hierher zu kommen, war das Äußerste, zu dem ich seit ich weiß nicht wann fähig bin."

Der Therapeut exploriert im Folgenden potenzielle neurovegetative Symptome der Depression (Schlaf, Appetit, Konzentrationsfähigkeit, Libido, etc.) sowie frühere Behandlungsversuche, um sich anschließend nach den Gedanken und Phantasien zu erkundigen, die der Patientin durch den Kopf gehen, während sie depressiv im Bett liegt. Die Patientin antwortet, sie denke an all den Erfolg und Ruhm, den sie als Schriftstellerin haben könnte, wäre sie nicht von dieser „unheilbaren Depression" befallen. Sie vergleicht ihre schriftstellerischen Fähigkeiten mit denen der erfolgreichsten zeitgenössischen Autoren. Dieses Material lässt den Therapeuten hellhörig werden hinsichtlich der Selbstrepräsentanz der Patientin sowie ihrer narzisstischen Charakterpathologie, die in der depressiven Symptomatik verborgen ist.

Mittlere Phase

Für den Interviewer ist es von zentraler Bedeutung, sich ein umfassendes und tiefgreifendes Bild der aktuellen Lebenssituation eines Patienten und seines Funktionsniveaus machen zu können.

Auf die Frage nach Beruf, sozialen Kontakten und persönlichen Beziehungen, sowie danach, inwieweit diese Bereiche von ihrer Symptomatik in Mitleidenschaft gezogen seien, antwortet die Patientin, dass sie aufgrund von Konzentrationsschwierigkeiten und Problemen mit ihren Kommilitonen – von denen sie sich immer ausgegrenzt gefühlt habe – das College nach eineinhalb Jahren verlassen habe. Aufgrund von Spannungen mit Kollegen und Vorgesetzten habe sie regelmäßig ihren Arbeitsplatz verloren. Was ihre sozialen Kontakte angehe, so habe sie weder Freunde, noch habe sie jemals eine sexuelle Beziehung gehabt. Mit Anfang 30 habe sie sich mehrmals mit einem Mann getroffen. Als dieser mit ihr schlafen will, nachdem sie sich beide ausgezogen haben, gerät sie jedoch in Panik und bezichtigt ihn in der Folge der Vergewaltigung. Die Patientin lebt in einer kleinen Wohnung und hat die vergangenen sechs Monate damit verbracht, auf der Couch zu liegen und fern zu sehen. Als ihre Ersparnisse aufgebraucht sind, wendet sie sich an ihre Eltern, mit der Bitte, ihre Miete zu bezahlen. Die Patientin lässt keinerlei Interesse an irgendeiner Aktivität erkennen, Leben miteingeschlossen. Sie sieht dies nicht als Problem und spricht in provozierender Art und Weise über ihr mangelndes Interesse am Leben, so als handle es sich dabei um ein Problem des Therapeuten, obschon diese Haltung im Widerspruch dazu steht, dass sie gekommen ist und um therapeutische Hilfe ersucht.

Um den Grad der Identitätsintegration bzw. -diffusion beurteilen zu können, richtet der Interviewer folgende Aufforderung an die Patientin:

„Sie haben mir von Ihren Symptomen und Schwierigkeiten berichtet. Ich würde nun gerne mehr von Ihnen als Person erfahren. Wie würden Sie sich selbst und Ihre Persönlichkeit beschreiben? Was muss ich Ihrer Meinung nach wissen, damit ich mir ein Bild von Ihnen machen kann?“

Dies ist keine einfache Frage und erfordert vom Patienten die Fähigkeit, eine selbstreflexive Position einzunehmen und eine möglichst kohärente und vollständige Beschreibung seiner Person abzugeben. Im Rahmen einer klinischen Evaluierung achtet der Therapeut nicht nur auf den Inhalt dessen, was der Patient antwortet, sondern auch auf die Art und Weise, wie der Patient zu seinen Formulierungen gelangt. Je klarer, detaillierter und vielschichtiger die Selbstbeschreibung, desto integrierter die Persönlichkeit. Intelligenz und Bildung des Patienten wirken sich natürlich auf Niveau und Stil der Selbstreflexion aus. Die Patientin in unserem Beispiel gibt auf die Frage des Therapeuten folgende Antwort:

Patientin: „Ich bin depressiv. Die Menschen mögen mich nicht. Woran das liegt, weiß ich nicht. Vielleicht liegt es daran, weil ich dick bin. Sobald ich in den Bus einsteige, merke ich, wie mich jeder anstarrt. Manchmal reden die anderen auch über mich. Auch aus diesem Grund kann ich nicht aus dem Haus." (Patientin spricht nicht weiter.)

Therapeut: „Was müsste ich noch über Sie wissen?"

Patientin: „Ich hatte einmal einen Freund. Wir sind ein paar mal zusammen ausgegangen, aber dann hat er versucht, mich zu vergewaltigen."

Therapeut: „Sie zu vergewaltigen?"

Patientin: „Ja. Wir waren im Kino und sind dann nach Hause gegangen. Und dann hat er versucht, mich zu vergewaltigen. Ich habe ihn angezeigt. Es kann sein, dass der Opferschutzbund Sie kontaktiert. Das Verfahren läuft noch."

Der Therapeut denkt an dieser Stelle an die Äußerung der Patientin über ihre schriftstellerischen Ambitionen und dass diese in ihrer Selbstbeschreibung keine Erwähnung finden. Diese Auslassung verstärkt seinen Eindruck einer reduzierten und fragmentierten Qualität der Selbstbeschreibung, was wiederum als Hinweis für eine Identitätsdiffusion zu lesen ist.

In einem nächsten Schritt fragt der Therapeut nach wichtigen Bezugspersonen im Leben der Patientin: „Ich würde nun gerne etwas über die Menschen erfahren, die Ihnen aktuell am nächsten stehen. Erzählen Sie mir etwas über sie, so dass ich sie mir vorstellen kann, mir ein lebendiges Bild machen kann." Mit dieser Frage gewinnt der Interviewer nicht nur einen querschnittartigen Eindruck über den Grad der Identitätsintegration bzw. das Ausmaß an Identitätsdiffusion zu einem bestimmten Zeitpunkt, sondern erhält auch wichtige Daten zu den Beziehungen der Patienten in der Vergangenheit.

Die Patientin beschreibt im Folgenden ihren Vater: „Er ist wie Hitler. Ich weiß, das werden Sie mir nicht glauben. Aber er ist wie Hitler. Ich übertreibe nicht. Andere Menschen sind ihm egal. Das Einzige, das für ihn zählte, waren Noten. Es spielte keine Rolle, ob ich in meinem Zimmer saß und weinte. Ich habe ihn nie zu Gesicht bekommen. Sie sagten, ich könnte ihn bitten, für meine Therapie aufzukommen! Sie kennen ihn nicht. Er hat für mich nie einen Finger gerührt. Hauptsache seine Familie funktiont. Wie es einem dabei geht, ist ihm egal. Er selbst hat ja immer nur funktioniert. Wir sollen sein wie er."

Wenige Minuten später, in der Beschreibung ihrer Mutter, kehrt sie zum Thema Vater zurück: „Er kümmert sich sehr um sie. Es ging ihr oft schlecht. Vielleicht konnte sie sich deshalb nicht um uns kümmern. Aber wenn es ihr schlecht geht, dann tut er, was er kann, auch wenn er eigentlich gar nicht weiß, was er tun soll. So einer ist er nicht. Aber er tut sein Bestes. Es ist wirklich schwierig mit ihr. Ich kann mit ihr nicht umgehen."

Der Therapeut registriert diese widersprüchlichen Beschreibungen des Vaters und interpretiert sie als Beleg für die Identitätsdiffusion der Patientin, die hier zwei unverbundene innere Teilobjektrepräsentanzen zutage treten lässt. Um zu überprüfen, ob die Patientin in der Lage ist, diese bis zu einem gewissen Grad zu integrieren, spricht er in der darauffolgenden Intervention diese Diskrepanz in der Beschreibung des Vaters direkt an:

Therapeut: „Sie sagen mir gerade, ihr Vater tue sein Bestes, während Sie ihn eben noch als einen Menschen beschrieben haben, der wie Hitler sei. Wie erklären Sie sich das?"

Patientin: „Er war wie Hitler – verstehen Sie das nicht? Vielleicht ist meine Mutter deshalb erst depressiv geworden."

Das Umschwenken der Patientin auf eine ausschließlich negative Sicht ihres Vaters, ohne sich in irgendeiner Form in der Lage zu zeigen, gute und schlechte Eigenschaften zu integrieren, ist ein weiterer Beleg für die Spaltung der innerpsychischen Struktur sowie die Identitätsdiffusion der Patientin.

Die Beschreibung der eigenen Persönlichkeit und aktuellen Beziehungen des Patienten enthält häufig wichtige Informationen über seine Vergangenheit. Vor allem bei Patienten mit Borderline-Persönlichkeitsorganisation, deren Erinnerungen an Vergangenes nicht selten von aktuellen Schwierigkeiten kontaminiert sind und durch unintegrierte innere Respräsentanzen verzerrt sein können, empfiehlt es sich, die Vergangenheit lediglich nach allgemeinen Leitlinien zu explorieren. Anamnestisch am aussagekräftigsten ist die Evaluierung bedeutsamer zwischenmenschlicher Beziehungen, die Beziehungen zu früheren Therapeuten miteingeschlossen (prognostisch als günstig zu werten), sowie Anzeichen für antisoziales Verhalten (prognostisch als ungünstig zu werten).

Die zwischenmenschlichen Beziehungen der Patientin liegen brach bzw. sind von feindseligen Auseinandersetzungen geprägt. Sie hat keine Freunde. Was ihren beruflichen Werdegang angeht, so kann sie keine Stelle halten aufgrund von immer wiederkehrenden Konflikten am Arbeitsplatz. Eine sexuelle Beziehung hat sie noch nie gehabt. Die einzige „Beziehung" endet mit einer Anklage wegen Vergewaltigung. In ihren Beschreibungen früherer Therapien konzentriert sie sich vor allem auf die Unfähigkeit der jeweiligen Therapeuten. Gegen einen von ihnen hat sie einen Kunstfehlerprozess angestrengt. Einzig mit ihrer Familie unterhält sie regelmäßig Kontakt. Diesen beschreibt sie jedoch als schlecht, da sie sich der Kritik und abweisenden Haltung der Familie ausgesetzt sehe. Der einzige Mensch, der von der Patientin mit positiven Gefühlen dargestellt wird, ist ein älterer Therapeut, dessen aufrichtiges Bemühen, sie zu verstehen, sie gespürt habe. Nichtsdestotrotz habe er ihr nicht helfen können, eine Veränderung in ihrem Leben herbeizuführen. Sie bedaure jedoch, dass die Arbeit mit ihm zu einem Ende gekommen sei, als er sich aufgrund seines Alters aus dem Berufsleben zurückgezogen habe. Dieses Beispiel einer positiv getönten Beziehung, die nicht von negativen Empfindungen beherrscht war, ist der einzige

Hinweis dafür, dass diese Patientin über eine gewisse Fähigkeit verfügt, eine Bindung an einen anderen Menschen herzustellen.
Die Anamnese der Patientin ist eng mit ihrer allgemeinen Beziehungsgeschichte verwoben. Die Familie zieht häufig um, um dem Vater, der in der Armee dient, zu folgen. Ihn beschreibt die Patientin als einen an seinen Kindern desinteressierten Mann, dem es einzig und allein um akademische Leistung gehe. Sie und ihre Brüder hätten es ihm nie recht machen können. In der Schule habe sie sich stets als Außenseiterin gefühlt. Was den Kontakt zu Jungen angehe, so sei sie immer nur heimlich verliebt gewesen. Aus Angst, gedemütigt zu werden, habe sie sich nie getraut, ihre Gefühle zu offenbaren. Aufgrund von starken Stimmungsschwankungen habe sich die Mutter nur sehr unregelmäßig um ihre Kinder kümmern können. Trotz ihrer Intelligenz schafft die Patientin das College nicht, weil es immer wieder zu Schwierigkeiten mit Mitschülern kommt, sie sich von den anderen absondert und nicht mehr lernt. Über Beziehungen ihres Vaters gelingt es ihr, immer wieder Arbeitsstellen zu finden, die sie jedoch regelmäßig wieder verliert, was schließlich in den aktuellen Zustand völliger Passivität mündet.

Der Einschätzung der Identität folgt – vor allem in Fällen schwerer Identitätsdiffusion – die genaue Exploration von Verhalten, formalen und inhaltlichen Denkprozessen, sowie Affekten, die den Interviewer seltsam oder bizarr anmuten, oder aber nicht zu allgemeinen Interaktion zwischen ihm und den Patienten zu passen scheinen. Gibt es Anhaltspunkte für derartige Verhaltensweisen, Gedanken oder Affekte, sollte der Therapeut den Patienten taktvoll mit seiner Verwirrung konfrontieren und den Patienten fragen, ob er diese nachvollziehen könne, bzw. ob er ihm zum besseren Verständnis eine Erklärung für sein Verhalten liefern könne.
Die Fähigkeit des Patienten, eine derartige Erklärung zu liefern – mit anderen Worten, die Fähigkeit, sich in herkömmliche Kriterien der sozialen Realität, wie sie der Therapeut repräsentiert – einzufühlen, ist ein Hinweis für eine gut erhaltene Realitätsprüfung und würde die Diagnose einer Persönlichkeitsstörung bestätigen. Gelingt es dem Patienten hingegen nicht nachzuvollziehen, warum den Therapeut das Verhalten des Patienten, seine Gedanken oder Affekte seltsam anmuten, weist dies auf den Verlust einer funktionierenden Realitätsprüfung hin und ist womöglich Ausdruck einer psychotischen oder organisch bedingten psychiatrischen Erkrankung. Diese Art des diagnostischen Vorgehens stellt eine pragmatisch orientierte und einfache Möglichkeit dar, eine Borderline-Persönlichkeitsorganisation von schwereren und regressiveren psychiatrischen Erkrankungen zu unterscheiden.
In unserem Fallbeispiel geht der Therapeut auf eine Bemerkung ein, die seiner Meinung nach auf ein Problem mit der Realitätsprüfung hinweisen könnte.

Therapeut: „Sie sagten, wenn Sie in den Bus einsteigen, dann starren alle anderen Sie an und sprechen über Sie. Glauben Sie das wirklich oder handelt es sich eher um etwas, das eintreten könnte oder auch nicht?"
Patient: „Ich habe den Eindruck, dass die anderen über mich reden. Aber woher soll ich das wissen? Glauben Sie etwa, ich kann Gedanken lesen?"

Obschon aggressiv getönt, zeigt die Patientin mit ihrer Antwort, dass sie fähig ist, alternative Sichtweisen in Erwägung zu ziehen, was wiederum Ausdruck einer noch funktionierenden Realitätsprüfung ist.

Abschlussphase

Der Therapeut leitet das Ende des strukturellen Interviews mit der Feststellung ein, dass seine Fragen an die Patientin nunmehr abgeschlossen seien, und bittet sie zu überlegen, ob es noch weitere wichtige Punkte gebe, die bislang nicht zur Sprache gekommen seien.

„Was hätte ich Ihrer Meinung nach noch fragen sollen?“

Diagnosestellung

Die Diagnosestellung umfasst
- die Exploration des subjektiven Erlebens des Patienten,
- die Beobachtung von Verhalten und Interaktion mit dem Therapeuten und
- die Nutzung der eigenen affektiven Reaktionen auf den Patienten, um die zugrunde liegenden aktivierten Objektbeziehungen im Patienten zu verstehen.

Der Therapeut versucht, sich zu folgenden Bereichen ein Bild zu machen:
- Wie sieht die Patientin sich selbst und inwieweit ist sie in der Lage, dieses Selbstbild zu vermitteln?
- Wie ist es um bedeutsame Bezugspersonen in ihrem Leben bestellt?
- Wie ist die Interaktion zwischen der Patientin und anderen Menschen?

In diesem Sinne ist das Interview in der TFP-Behandlung eine Art Vorstadium des therapeutischen Prozesses.

Zusammenfassung des Evaluationsprozesses

Im Gegensatz zu den ursprünglich gestellten Diagnosen einer Major Depression und Bipolaren Erkrankung ergab das strukturelle Interview im hier vorgestellten Beispiel die Diagnose einer Borderline-Persönlichkeitsorganisation mit narzisstischen Zügen und einer charakterologischen Depression. Gestützt wurde diese Schlussfolgerung durch die manifeste Identitätsdiffusion und das Vorliegen primitiver Abwehrmechanismen – insbesondere Spaltung und projektive Identifizierung (einschließlich Wut, aggressive und libidinöse Gefühle, die auf andere projiziert wurden) – sowie der Grandiosität einiger Selbstrepräsentanzen. Die depressive Erkrankung wurde, infolge ihrer klinischen Merkmale und Verknüpfungen mit inneren Objektbeziehungen (ein grandioses Selbstbild, das sich abwechselt mit harscher Selbstkritik und Selbstablehnung), dem Fehlen konsistenter neurovegetativer Symptome sowie dem schlechten Ansprechen auf entsprechende pharmakologische Behandlungsversuche, als charakterologisch bedingt angesehen. Alle Lebensbereiche (Arbeit, soziale Kontakte, Liebesbeziehungen) waren gestört. Laut DSM-IV-TR wäre folgende Diagnose zu stellen: Achse I: Depressive Störung (NNB); Achse II: Borderline-Persönlichkeitsstörung.
Im vorliegenden Fall wurde eine TFP-Behandlung empfohlen. Diagnose und Indikation wurden mit der Patientin parallel besprochen. Obwohl durchaus denkbar schien, so der Therapeut, dass eine biologisch bedingte Vulnerabilität für emotionalen Stress vorlag, ließen sich ihre Symptome und Dysfunktionen durchaus auf der Basis einer zugrunde liegenden psychischen Störung interpretieren, die mithilfe einer tiefgreifenden Psychotherapie verstanden, bearbeitet und verändert werden könnten. Eine für Laien verständliche Beschreibung von Persönlichkeitsstörung kann zur Erklärung der Indikation hilfreich sein: Die Patientin konnte dies nachvollziehen und war bereit einen Therapievertrag aufzusetzen. Als Medikation wurde weiterhin Gabapentin (1.200 pro Tag) vereinbart, das jedoch nach Abschluss der Vertragsphase sukzessive ausgeschlichen werden sollte.

Das Strukturierte Interview zur Persönlichkeitsorganisation (STIPO)

Um all jene zu unterstützen, die noch ungeübt in der Handhabung und Durchführung des Strukturellen Interviews sind, haben wir auf unsere Website (http://www.borderlinedisorders.com) das Strukturierte Interview zur Persönlichkeitsorganisation (engl.: Structured Interview for Personality Organisation – STIPO) mit aufgenommen. Mit seinen strukturierten Fragen bietet das STIPO Richtlinien zur Erfassung bestimmter Kernbereiche psychodynamischer Diagnostik, um zwischen dem Niveau einer Borderline-Persönlichkeitsorganisation (BPO) und einem neurotischen Organisationsniveau der Persönlichkeit zu differenzieren (vgl. Abb. 1-1, Kap. 1, S. 2). Obwohl klinische Intuition und Genauigkeit im STIPO nicht den Raum einnehmen können wie im Strukturellen Interview, bietet dieses semistrukturierte und standardisierte Verfahren die Möglichkeit einer objektiven Bewertung des zusammengetragenen Materials, was es für Forschungszwecke als sehr nützlich erscheinen lässt. Hauptziel des STIPO ist das Erstellen einer Strukturdiagnose (neurotische Persönlichkeitsorganisation, höher strukturierte Borderline-Organisation, niedrig strukturierte Borderline-Organisation) mithilfe einer genauen Einschätzung von sieben Schlüsselbereichen oder Dimensionen der Persönlichkeitsorganisation: Identität, Coping/Rigidität, primitive Abwehr, Realitätsprüfung, Qualität der Objektbeziehungen, Aggression, und moralische Werte.

Die neurotische Persönlichkeitsorganisation verfügt über eine integrierte Identität, eher reife Abwehrmechanismen, wobei der Einsatz von Copingstrategien in unterschiedlichem Maße unflexibel und rigide anmuten kann, relativ stabile und überdauernde Objektbeziehungen und eine intakte Realitätsprüfung. Im Bereich moralischer Werte und Normen legen die Betroffenen oft übermäßige Härte und Strenge an den Tag. Der höher strukturierte Borderline-Patient weist eine milde bis mäßige Identitätsdiffusion auf, gespaltene und oberflächliche, aber einigermaßen stabile Objektbeziehungen. Seine Fähigkeit zur Einfühlung ist beeinträchtigt. Es kommt zum Einsatz primitiver Abwehrmechanismen und unangemessener Copingstrategien, aggressiven Durchbrüche gegen sich selbst und andere, wobei immer auch der Wunsch nach Liebe und Intimität besteht. Der Bereich der moralischen Werte ist Schwankungen unterworfen und die Realitätsprüfung kann eingeschränkt sein.

Patienten, die sich auf einem niedrigen Borderline-Niveau bewegen, weisen in allen sieben Dimensionen einen höheren Beeinträchtigungsgrad auf, insbesondere in den Bereichen Objektbeziehungen (Unfähigkeit, sich einzufühlen und stabile Objektbeziehungen aufrechtzuerhalten), Aggression (gefährliche Selbst- und Fremdaggression), Fehlen eines strukturierten Wertesystems (antisoziale Merkmale und Verhaltensweisen).

Auch andere Autoren haben sich mit den diagnostischen Fragen und Problemen zur Erfassung von Persönlichkeitsstörungen befasst. So wurde z. B. mit Piper und Duncans (1999) *Objektbeziehungsinterview* die Responsivität auf Kurzpsychotherapien untersucht. Westen und Sedler (1999) wiederum konnten zeigen, dass in der klinischen Praxis die Einschätzung von Patienten häufig über deren Selbst- und Fremdbeschreibungen stattfindet, die in den interpersonellen Narrativen enthalten sind. Diese Interviews können strukturiert und mittels der Q-Sort-Technik reliabel ausgewertet werden.

Indikation zur Therapie

Für Patienten mit einer Borderline-Persönlichkeitsorganisation können folgende Behandlungsalternativen überlegt werden: Psychoanalyse, Übertragungsfokussierte Psychotherapie (TFP), Mentalisierungsgestützte Psychotherapie (Bateman u. Fonagy 2004), supportive Psychotherapie (Kernberg 1984; Rockland 1992). Des weiteren die Dialektisch-behaviorale Therapie (Linehan 1993) oder die sogenannte Schema-Therapie (Young et al. 2003) für Patienten mit akuter Suizidalität oder parasuizidalem Verhalten.

In der Regel erfolgt die spezifische Indikationsstellung auf der Grundlage einer ganzen

Reihe von Merkmalen. Hinweise auf eine schwierige Behandlung sind: eine antisoziale Persönlichkeitsstörung oder entsprechende Verhaltensweisen, ein ausgeprägt arrogantes Gebaren, das mit der Fähigkeit interferiert, vom Therapeuten zu lernen, sekundärer Krankheitsgewinn, schlechte Objektbeziehungen, schwerwiegende Brüche im Leben infolge von Drogen- oder Alkoholmissbrauch, eine unveränderbare desaströse Lebenssituation. Als positive Therapieindikatoren wiederum gelten Veränderungswillen und Therapiemotivation, ein realistisches zeitliches Engagement, etwas für die Verbesserung der eigenen Lebenssituation zu tun, die Fähigkeit, Verantwortung für die eigene Therapie zu übernehmen, Intelligenz, ein Talent oder eine Begabung in einem bestimmten Bereich sowie persönliche Anziehungskraft (Stone 1990).

TFP ist für Borderline-Patienten mit mindestens durchschnittlicher Intelligenz und mittelgradig bis schwerer Symptomatik indiziert. Eine im Strukturellen Interview diagnostizierte gut entwickelte Fähigkeit zur Selbstreflexion hat sich als prognostisch günstig für eine TFP-Behandlung erwiesen, doch ließen sich auch bei solchen Patienten erfolgreiche Therapieergebnisse erzielen, die in der Eingangsdiagnostik eine nur minimale Selbstreflexion aufwiesen. In diesen Fällen führte der therapeutische Prozess selbst zu einer Verbesserung der reflexiven Fähigkeiten.

Suizidale Borderline-Patienten mit niedrigem selbstreflexiven Funktionsniveau, die sich aber fähig zeigen, Ratschläge anzunehmen – also keine schwer narzisstisch gestörten Patienten – eignen sich für eine dialektisch-behaviorale Therapie. Sollte diese nicht anschlagen, kann auch eine TFP-Behandlung in Erwägung gezogen werden. Multiple Symptome, eine negative therapeutische Einstellung bzw. geringe therapeutische Ressourcen sprechen eher für einen supportiven Ansatz (Rockland 1992). Dies gilt auch für Patienten mit geringer bis fehlender therapeutischer Motivation.

Psychoanalyse und TFP sind angemessene Therapieverfahren für Patienten mit neurotischer Persönlichkeitsorganisation (d. h. hysterische, zwanghafte, oder depressiv-masochistische Persönlichkeit) (Caligor et al. 2007). Sie sind auch angezeigt für Patienten mit infantil-hysterischen Persönlichkeitszügen. Patienten mit narzisstischer Persönlichkeitsstörung auf höher strukturiertem Borderline-Niveau können von einer psychoanalytischen Behandlung profitieren, wenn offene Borderline-Merkmale oder impulsives Verhalten fehlen und der Patient über ein gewisses Maß an Angsttoleranz und Sublimierungsfähigkeit verfügt.

Überweisung zur TFP-Behandlung

Für die nächsten Schritte liefert die hier beschriebene klinisch-diagnostische Einschätzung dem Therapeuten wichtige Informationen: strukturelle Diagnose, aktuelle Symptomatik und dysfunktionale Bereiche, Indikation, Material für die TFP-typischen Vertragsverhandlungen (wenn man sich für diese Therapie entschieden hat) sowie Indikationen für eine potenziell notwendige medikamentöse Behandlung.

TFP in Kombination mit anderen Interventionstechniken

TFP kann mit anderen Interventionstechniken kombiniert werden, etwa mit medikamentösen und verhaltenstherapeutischen Ansätzen für spezifische Symptomkomplexe (z. B. Substanzmissbrauch und akute Essstörungen) sowie für Defizite in bestimmten Fertigkeiten (vgl. Koenigsberg et al. 2000).

TFP und medikamentöse Behandlung

Psychotherapie mit Pharmakotherapie zu kombinieren ermöglicht wichtige Synergieeffekte in der Behandlung von Borderline-Patienten. Eine pharmakologische Begleittherapie kann das affektive Klima schaffen, in welchem der Patient einen größeren Nutzen von seiner Psychotherapie hat, da sein Affektzustand die Wirkungskraft einer Deutung beeinflusst. In der Behandlung von Borderline-Patienten kommt es immer wieder zu Phasen hoher affektiver Intensität und Instabilität, in denen der Patient unfähig ist, Äußerungen des Therapeuten aufzunehmen. Medikamente, die diese affektiven Spitzen abmildern, könnten die Zugänglichkeit des Patienten erhöhen – wobei eine Überdosierung diese wiederum eher vermindert. Wenn vorübergehende psychotische Phänomene, wie Realitätsverzerrungen oder Denkstörungen, den psychotherapeutischen Prozess beeinträchtigen, können niedrig dosierte Neuroleptika sinnvoll sein. Um für die Behandlung hinderliches agierendes Verhalten zu reduzieren, sind Medikamente zur Stärkung der Impulskontrolle geeignet. Da es keine spezifische psychopharmakologische Behandlung für Patienten mit BPO (Borderline-Persönlichkeitsorganisation) oder BPS (Borderline-Persönlichkeitsstörung) gibt, orientiert sich das gängige Vorgehen in der Praxis an spezifischen Zielsymptomen und deren Linderung. Eine zusammenfassende Gegenüberstellung von Zielsymptomen, sorgfältiger diagnostischer Einschätzung und der entsprechenden psychopharmakologischen Medikation findet sich in den Tabellen 5-1 und 5-2.

Tab. 5-1 Mögliche Zielbereiche einer medikamentösen Behandlung bei Borderline-Patienten

Symptom	Diagnostische Überlegungen
Depression	Differenzierung zwischen Stimmungslabilität, charakterologischer Depression und biologischer Depression mit neurovegetativen Symptomen
Psychotizismus	Differenzierung zwischen echter Psychose, Übertragungspsychose und pseudopsychotischem Erleben (z.B. Pseudohalluzinationen)
Hypomanie/Manie	Differenzierung zwischen Stimmungslabilität, manischer Abwehr und genuin manischen Episoden
Stimmungslabilität	Kann sich als Hypomanie, Manie oder Depression manifestieren; Stimmungslabilität ist gekennzeichnet durch einen raschen Wechsel der jeweiligen Stimmungen.

Tab. 5-2 Symptomkonstellationen und Medikation (Quelle: Soloff 2005)

Symptomkonstellation	Medikation
Kognitiv-perzeptuelle Symptome	Niedrig dosierte Neuroleptika
Affektive Dysregulation	Medikament der ersten Wahl: SSRI (Selektive Serotonin-Wiederaufnahme-Hemmer) Medikament der zweiten Wahl: MAO (Monoaminoxidase-Hemmer) Medikament der dritten Wahl: Mood Stabilizers (Lithium, Divalproex Sodium, Carbamazepin)
Impulsdurchbruch bzw. behaviorale Dyskontrolle	Medikament der ersten Wahl: SSRI und verwandte Antidepressiva Medikament der zweiten Wahl: MAO (cave!) oder Lithiumcarbonat Medikament der dritten Wahl: Divalproex Sodium, Carbamazepin Medikament der vierten Wahl: Clozapin

Obwohl keine durchgehend einheitlichen Befunde vorliegen (was sich zum Teil durch unterschiedliche Kriterien in der Auswahl von Probanden und Kontrollgruppen in den einzelnen Studien erklären lässt), gibt es doch eine ganze Reihe von Mustern, wie einzelne Symptome auf eine psychopharmakologische Behandlung ansprechen.

Soloff (2005) unterteilt die Zielsymptome in drei Gruppen: Kognition – Wahrnehmung, affektive Dysregulation – Stimmung, Impulsivität – Verhalten (Tab. 5-2). Er betont, dass Psychopharmaka eine Persönlichkeitsstörung zwar nicht heilen können, eine angemessene Medikation aber stressbedingte Dekompensationen abmildern oder sogar verhindern könne.

Auch wenn man für bestimmte Symptome der Borderline-Persönlichkeitsstörung eine pharmakologische Begleitbehandlung in Betracht ziehen kann, so gibt es keine einheitliche Pharmakotherapie der Wahl für ein jeweils umschriebenes Symptom. Vielmehr ist es so, dass die Effekte medikamentöser Therapien bei Patienten mit Borderline-Persönlichkeitsstörung im Allgemeinen eher schwach und unspezifisch sind und mit der Zeit ganz verschwinden können. Hält der Therapeut eine medikamentöse Begleitbehandlung für indiziert, so empfiehlt George Alexopoulous (persönliche Mitteilung 2003) die systematische und sukzessive Gabe von jeweils nur einem Medikament, dessen Wirkung über einen gewissen Zeitraum hinweg beobachtet wird. Diesen Behandlungsplan einzuhalten ist nicht immer einfach bei Patienten, die den Therapeuten unter Druck setzen können, für schnelle Erleichterung zu sorgen, und deren erlebte und geschilderte Symptomatik rasch wechseln kann. Da der pharmakologische Anfangseffekt häufig nachlässt bzw. ganz verschwindet, ist laut Alexopoulos eine Weiterführung der Medikation nur dann indiziert, wenn es klare Hinweise dafür gibt, dass auch nach drei Monaten oder länger eine deutliche Besserung erkennbar ist. Da Medikamente kein Heilmittel für eine Charakterpathologie sein können, müssen sich Kliniker der Begrenztheit eines solchen Therapieansatzes bewusst sein. Sie müssen der Versuchung widerstehen, eine Heilung durch kontinuierliche Dosiserhöhung erreichen zu wollen. Ein Therapeut, der zuviel von einer medikamentöse Behandlung erwartet, läuft Gefahr, den psychodynamischen Fokus aus den Augen zu verlieren, indem er sich auf immer neue Medikationsversuche einlässt – auch wenn sich in der Interaktion zwischen Patient und Therapeut wichtige dynamische Prozesse rund um das Thema Medikation abspielen können.

Viele Patienten einer psychodynamischen Psychotherapie befinden sich bei Therapiebeginn bereits in medikamentöser Behandlung (mit Antidepressiva, Neuroleptika, Anxiolytika, Lithium oder Antikonvulsiva) und sollten diese unserer Erfahrung nach zunächst einmal fortsetzen und später, sobald sie sich auf die Therapie eingelassen haben, schrittweise absetzen. Dafür ist auch eine sorgfältige Differenzialdiagnose zwischen charakterologischer Depression und Phasen einer Major Depression Voraussetzung.

Symptome, die während einer Psychotherapie auftreten

Patienten mit einer schweren Persönlichkeitsstörung können im Laufe einer Therapie komorbide Störungen in Form von schweren depressiven oder manischen Episoden, Psychosen oder Angstanfällen entwickeln, die medikamentös behandelt werden müssen. Depressive Verstimmungen, vorübergehende psychotische Symptome, Panikattacken, Impulsivität oder Stimmungsschwankungen können jedoch Zeichen der eigentlichen Borderline-Pathologie sein und sollten nicht als Ausdruck von Komorbidität angesehen, sondern im Kontext der laufenden Behandlung verstanden werden. Unserer Erfahrung nach repräsentieren sie meist Reaktionen auf Entwicklungen in der Übertragung oder auf Ereignisse im Leben des Patienten (Widerspiegelung einer aktivierten Dyade). In diesem Fall ist es am wirksamsten, dem Patienten zu helfen, Ursprung und Bedeutung des Symptoms zu verstehen, was in der Regel auch zu dessen Auflösung führt[1]. So kann eine Panikattacke beispielsweise dann auftreten, wenn durch das Umfeld des Patienten eine bedrohliche, kritische innere Objektrepräsentanz aktiviert wird. Abgesehen davon haben viele Patienten mit einem nur schwach entwickelten Funktionsniveau und wenigen (wenn überhaupt) Beziehungen gute Gründe, depressiv zu sein. Jede Depression als etwas Biologisches anzusehen, lenkt jedoch von der Symptomklärung ab, die zu einer Veränderung auf einer tieferen Ebene der Persönlichkeitsstruktur führen kann.

Kombination von Psychotherapie und Pharmakotherapie

Die aufmerksame Beobachtung des psychotherapeutischen Prozesses kann die Compliance hinsichtlich der Einnahme von Medikamenten erhöhen und den Patienten motivieren, die Behandlung so lange fortzuführen, bis eine Wirkung der Medikation eintritt. Eine wirksame Pharmakotherapie bedarf eines Bündnisses, bei dem der Patient über die Wirkungen und Nebenwirkungen der verordneten Substanz genaue Angaben machen muss. Da die von alternierenden abgespaltenen Objektrepräsentanzen beherrschte Innenwelt von Borderline-Patienten aber zu raschen subjektiv erlebten Stimmungs- und Wahrnehmungswechseln führt, sind deren Berichte über die Wirkung der eingenommenen Medikamente dann häufig verzerrt. Ob es sich tatsächlich um solche Verzerrungen handelt, kann in der parallel verlaufenden Psychotherapie geklärt werden, und wenn ja, können sie dort durch Deutung aufgelöst werden.

1 (siehe hierzu das klinische Beispiel auf unserer Website http://www.borderlinedisorders.com)

Die Bedeutung medikamentöser Behandlung für den Patienten

Worauf es ganz besonders ankommt, ist, welche Bedeutung ein Patient der medikamentösen Behandlung beimisst. Die Einleitung einer medikamentöse Behandlung sollte daher unter drei Gesichtspunkten geschehen. Der Therapeut sollte

- die bewussten Gedanken und Phantasien des Patienten über die Medikation und deren Wirkung kennen,
- die Bedeutung der Medikation im Kontext der aktuellen Übertragung berücksichtigen und
- die Auswirkungen der medikamentösen Behandlung auf die Gegenübertragung beachten.

Es ist unabdingbar, den aktuellen Stand der Übertragung genau einzuschätzen, da das die Reaktion auf das Medikament stark beeinflusst. Je nach Übertragung kann ein Medikament als Kontrollversuch oder als Zeichen der Fürsorge, als ein Geschenk oder als Beleg für die Unfähigkeit des Therapeuten, die affektiven Zustände des Patienten auszuhalten, oder aber auch als Bestätigung für die Verzweiflung des Therapeuten angesehen werden. Ein Verständnis für die Übertragungsbedeutung von Medikamenten hilft mögliche Veränderungen und Intensivierungen in der Übertragung zu verstehen sowie unbewusste Motive für fehlende Compliance zu deuten. Wenn im Zusammenhang mit einer medikamentösen Behandlung schweres Agieren zu erwarten ist, kann dies womöglich schon im Vorfeld angesprochen und gedeutet werden.
Wird eine medikamentöse Behandlung in Betracht gezogen, sollte der Therapeut auch seine Gegenübertragung untersuchen. Zuweilen sind es Gefühle der Hilflosigkeit oder Hoffnungslosigkeit angesichts des Verhaltens des Patienten, die einen Therapeuten dazu bewegen, über eine mögliche Medikation nachzudenken. In anderen Fällen induziert der Patient im Therapeuten ein Gefühl der völligen

Inkompetenz als Psychotherapeut, was den Gedanken an eine Medikation als Alternative aufkommen lässt. Medikamente können aber auch eingesetzt werden, um sich vom Patienten zu distanzieren.

Symptome, Nebenwirkungen und Medikation als Abwehr

Obwohl Symptome in allen diagnostischen Gruppen als Kommunikationskanal dienen können, neigen insbesondere Borderline-Patienten dazu, mit ihren Symptomschilderungen bestimmte Reaktionen im Therapeuten hervorzurufen. Veränderungen in der Intensität eines Symptoms oder störende Nebenwirkungen können tatsächlich mit der Wirkung von Medikamenten zusammenhängen, aber auch Ausdruck eines Übertragungswechsels sein, dessen dynamische Bedeutung dann geklärt werden müsste. Nicht selten versuchen Patienten durch die Art und Weise, wie sie ihre Symptome schildern, das Verhalten des Therapeuten zu kontrollieren – in der Regel aus Abwehr gegen eine weitergehende Exploration. Therapeuten, die unsicher sind im Umgang mit Medikamenten oder allgemein in der Durchführung einer stringent exploratorischen/psychodynamischen Therapie, laufen Gefahr, es dem Patienten zu überlassen, welches Medikament in welcher Dosierung eingenommen wird. So ist die medikamentöse Einstellung im Fall von Borderline-Patienten häufig inadäquat, sei es, weil ungeeignete Medikamente verschrieben werden, sei es, weil die Dosierung über einen langen Zeitraum entweder zu hoch oder zu niedrig angesetzt ist. Eine pharmakologische Begleitbehandlung bei Borderline-Patienten will aus diesem Grund wohlüberlegt sein. Da Instabilität in Affekt und Verhalten ein typisches Merkmal des Borderline-Patienten darstellt, ist es schwierig zu beurteilen, ob die Verbesserung oder Verschlechterung eines Symptoms auf einen pharmakologischen Effekt zurückzuführen ist. Übertragungsprozesse können die Beschreibung von primärer Wirkung und Nebenwirkung eines Medikaments erheblich überlagern. Um den tatsächlichen pharmakologischen Effekt eines Medikaments zu beurteilen, sollte der Therapeut versuchen, jenseits von wechselnden affektiven Zuständen und Übertragungen mögliche Langzeitwirkungen auszumachen und selbst keine übereilten Veränderungen der Medikation vornehmen.

Komplikationen in der Kombinationsbehandlung

Die Art der Therapie (Psychotherapie, Pharmakotherapie oder eine Kombinationsbehandlung) kann dazu führen, dass der Patient sich an ein biologisches oder psychologisches Selbstbild klammert. Beim biologischen Selbstbild werden die Impulse und Gefühlszustände chemischen und physiologischen Abläufen zugeordnet, beim psychologischen den bewussten und unbewussten Wünschen, Ängsten und Wertvorstellungen. Im Fall einer Kombinationsbehandlung werden beide Modelle evoziert. Borderline-Patienten dient sowohl die eine als auch die andere Sichtweise zur Abwehr. Sie können die Auswirkungen intrapsychischer Konflikte oder zwischenmenschlicher Erfahrungen abwehren, indem sie ihre Gefühlszustände durch biochemische Prozesse erklären. Alternativ lässt sich die Bedeutung von Medikamenten durch fehlende Compliance, durch Bagatellisierung einer tatsächlich positiven medikamentösen Wirkung, oder durch Zuordnung physiologischer Effekte zu psychischen Prozessen abwehren. Eine zentrale Aufgabe in einer medikamentös unterstützten intensiven Psychotherapie ist daher, solche Formen der Abwehr zu deuten, und zu verstehen, aus welchen Gründen an einem bestimmten Selbstbild festgehalten wird.

Wer übernimmt die pharmakologische Behandlung?

Ist eine pharmakologische Begleitbehandlung indiziert, stellt sich als Nächstes die Frage, wer diese übernehmen kann und soll. Sollte ein Psychotherapeut, der gleichzeitig Psychiater ist, auch die medikamentöse Behandlung durchführen? Unter welchen Bedingungen empfiehlt es sich, dafür einen Kollegen hinzuzuziehen? Ist der Psychotherapeut kein Arzt, wie sollen sich Therapeut und Psychiater verständigen? Es gibt keine absolut richtige oder falsche Antwort auf diese Fragen. Es gelten jedoch bestimmte Grundprinzipien:

- Bei Zweiteilung der Behandlung *muss* der für die medikamentöse Behandlung zuständige Arzt unbedingt mit dem psychodynamischen Therapiemodell vertraut sein. Auch wenn dies noch keine Garantie dafür ist, dass es nicht zu Spaltungen zwischen den Behandlern kommt, schafft es zumindest eine Grundlage, auf der im Rahmen der Behandlung über solche Entwicklungen gesprochen werden kann. Der für die Medikation zuständige Arzt muss grundsätzlich akzeptieren, dass Symptome – insbesondere depressive Gefühle, Angst und Stimmungslabilität – Ausdruck innerer Affektzustände sein können, die durch Entwicklungen in der Übertragung oder andere Ereignisse im Leben des Patienten ausgelöst werden, sich aber häufig mithilfe von Deutungen auflösen lassen.
- Die Frage, ob Psychotherapie und medikamentöse Behandlung voneinander getrennt werden sollten, hängt bis zu einem gewissen Grad vom Medikament und möglichen physischen Parametern ab. Ein Psychotherapeut sollte sich nie auf eine Situation einlassen, in der er eine körperliche Untersuchung des Patienten (die beispielsweise über das Messen des Blutdrucks hinausgeht) durchführen muss.
- Ist der Therapeut kein Arzt, sollte er dennoch mit der Idee einer medikamentösen Zusatzbehandlung vertraut sein. Andernfalls kann der Patient das Unbehagen, das für den Therapeuten mit dem Einsatz von Medikamenten verbunden ist, spüren und zur Inszenierung bestimmter Themen im therapeutischen Kontakt verwenden. Etwa indem er die Therapie und den Therapeuten als nutzlos und unfähig entwertet und behauptet, durch das Medikament hätten sich innerhalb von Tagen die Probleme gelöst, an denen der Therapeut über Monate hinweg erfolglos gearbeitet habe.
- Wird die Behandlung zweigeteilt, sollte der Therapeut – ob Arzt oder nicht – ausreichend über die Wirkmechanismen von Medikamenten informiert sein, um realistisch einschätzen zu können, was von ihnen zu erwarten ist. Ansonsten läuft er Gefahr, Schwierigkeiten in der Therapie medikamentös anstatt psychotherapeutisch lösen zu wollen.

Risiken einer Rollenüberschneidung

Im Idealfall werden psychotherapeutische und medikamentöse Behandlung nicht in einer Hand liegen, da es aufgrund der unterschiedlichen Rollenanforderungen zu Komplikationen kommen kann. Das Vorgehen des Pharmakotherapeuten ist häufig sehr direktiv, er muss Symptomänderungen und Nebenwirkungen erfragen als auch Dosisänderungen empfehlen. Der psychodynamische Psychotherapeut hingegen wird eine weniger direktive Rolle bevorzugen und ein Abweichen von der technischen Neutralität vermeiden. Übernimmt ein Therapeut beide Rollen, kann der Patient diese Doppelfunktion dazu benutzen, um die analytische Arbeit gleichsam zu untergraben z. B. aus Abwehrgründen einen Großteil der Sitzung darauf verwenden, medizinische Fragen zu besprechen. Ein Therapeut, der beide Funktionen innehat, sollte also auf solche Komplikationen achten und sie entsprechend deuten. Praktisch empfiehlt es sich, medizinische Fragen (Rezepte, Abklären von Wirkung und Nebenwirkungen, Dosisveränderungen, etc.) zu festgelegten Zeiten (zum Beispiel einmal pro Woche zu Beginn einer Sitzung) zu behandeln.

Natürlich kann sich der Patient auch hier mit seinen Gedanken und Gefühlen zum Thema Medikation äußern. Doch kann der Therapeut mit dieser Regelung die Medikation aktiv überwachen und gleichzeitig die psychotherapeutische Arbeit vor möglichen Trivialisierungen schützen, sollte der Patient versuchen, ausschließlich medizinische Themen behandeln zu wollen. Wird das Thema Medikation außerhalb des festgelegten zeitlichen Rahmens diskutiert, muss der Therapeut darauf gefasst sein, dass es zu Abwehrzwecken eingesetzt wird.
Eine medikamentöse Behandlung während einer Psychotherapie birgt auch die Gefahr von Komplikationen für die Gegenübertragung. Neben dem Risiko, Gefühle von Hoffnungslosigkeit oder Hilflosigkeit durch das Verschreiben von Medikamenten zu agieren, kann ein Therapeut auch der starken Versuchung erliegen, durch das Verschreiben von Medikamenten seine Rolle als Autorität auszuspielen. Andere Therapeuten, die eher zur Passivität neigen, schrecken womöglich davor zurück, notwendige Informationen oder Anweisungen hinsichtlich der Verschreibung von Medikamenten zu geben und rationalisieren dieses Verhalten mit dem Hinweis auf das Prinzip der freien Assoziation.

Risiken einer Rollentrennung

Obwohl es sich empfiehlt, ärztliche und psychotherapeutische Aufgaben zu trennen, birgt dieses Vorgehen auch Risiken. Die Aufteilung beider Funktionsbereiche bedarf einer sorgfältigen Koordination und erhöhten Wachsamkeit gegenüber der Gefahr der Spaltung zwischen beiden Behandlern. Häufig wird der Patient den für die Medikation zuständigen Kollegen als das gute Objekt ansehen. Dies mag daher rühren, dass der ärztlich-psychiatrische Behandler zuweilen weniger streng auf Grenzen und technische Neutralität achtet und von daher offener, zugänglicher und warmherziger auf den Patienten wirkt. Im Gegensatz zu seinem Psychotherapeuten, den der Patient als gefühllos und versagend erlebt – „nicht einmal gewillt, eine Frage zu beantworten". Mit diesen gespaltenen Objektrepräsentanzen lässt sich jedoch arbeiten. Der Therapeut kann

- die Phantasien des Patienten näher untersuchen, weshalb der Therapeut seiner Meinung nach gefühllos und versagend sei;
- der Frage nachgehen, wie sich der Patient den offenkundigen Widerspruch erklärt, dass der Therapeut trotz seiner Gefühllosigkeit den Patienten an einen fürsorglichen Kollegen überweist;
- klären, wie der Patient die konstante Aufmerksamkeit und Bereitschaft des Therapeuten, mit ihm zu arbeiten, mit seiner Beschreibung als gefühllos und versagend in Einklang bringt.

Natürlich kann eine Spaltung im Erleben des Patienten auch bedeuten, dass der behandelnde Pharmakotherapeut als das böse Objekt wahrgenommen wird. Der Patient beschwert sich dann womöglich in den Sitzungen darüber, dass es Schwierigkeiten bei der Terminvereinbarung gebe, der Arzt unhöflich sei, nicht zuhöre, sarkastisch wirke, dem Patienten nicht glaube und so weiter. Eine solche Situation kann den Therapeuten in ein Dilemma bringen. Er kann sich fragen, ob die Schilderungen des Patienten nicht möglicherweise zutreffen, und er kann beginnen, die Professionalität seines Kollegen in Zweifel zu ziehen. Zwei Dinge sind in dieser Situation wesentlich: Einmal ist wichtig, dass der Therapeut den ärztlichen Kollegen gut genug kennt, um grundsätzliches Vertrauen in dessen Professionalität zu haben. Zum Zweiten bedeutet die Tatsache, dass der Therapeut die negativen Erfahrungen des Patienten mit dem Kollegen näher untersuchen möchte, nicht, dass er den Patienten der Lügen bezichtigt (obwohl genau das der Vorwurf des Patienten sein kann). Vielmehr geht es darum zu verstehen, was möglicherweise Ausdruck einer übertragungsbedingten Verzerrung ist, um dadurch eine bedeutsame Objektrepräsentanz in der inneren Welt des Patienten zu beleuchten. Zu einer

Entwertung des Pharmakotherapeuten kommt es, wenn der Patient aufgrund einer abgespaltenen negativen Übertragung, die seinem Bewusstsein nicht zugänglich ist, den Therapeuten nachhaltig idealisiert; oder wenn er zwar negative Gefühle dem Therapeuten gegenüber wahrnimmt, sie aber aus Angst vor Vergeltung, zensiert. Eine solche Konstellation mutet zwar als idealisierende Übertragung an, ist aber in Wirklichkeit eine paranoide Übertragung. In jedem Fall muss der Therapeut, wenn der Patient den ärztlichen Kollegen als das böse Objekt abspaltet, klären, was dies für die Übertragung des Patienten auf den Therapeuten bedeutet (z. B. „Wie erklären Sie sich, dass ich Sie zu jemanden überweise, der so unhöflich und unprofessionell ist?").

Im Allgemeinen reagiert der Therapeut auf mögliche Spaltungen zwischen den zwei Behandlern, indem er diese Entwicklung mit dem Patienten untersucht, deutet und dabei gleichzeitig in einem offenen Dialog mit seinem ärztlichen Kollegen steht. Letzteres mag selbstverständlich erscheinen, doch in der Hektik des Berufsalltags ist die Kommunikation unter Kollegen oft nicht ausreichend, um beispielsweise die Dynamiken zu verstehen, die in einer zweitgeteilten Behandlungssituation ausgespielt werden können. Der Psychotherapeut und der für die Medikation zuständige Arzt sollten sich regelmäßig, d. h. nach jedem ärztlichen Kontrolltermin, absprechen. Eine Kontaktaufnahme sollte auch in folgenden Situationen erfolgen (obwohl es auch in der Verantwortung des Patienten liegt, den Arzt zu unterrichten, sollte eine dieser Situationen vorliegen, haben wir es hier häufig mit einer geringen Compliance zu tun):

- Aus den Beschreibungen des Patienten lässt sich auf unerwartete Nebenwirkungen schließen (Ausschlag, starke Sedierung, Agitiertheit, Schlafstörungen, anhaltende gastrointestinale Beschwerden, Tremor, Krampfanfälle, Schwäche, Schwindel oder andere ungeklärte körperliche Beschwerden).
- Der Patient bekommt von einem anderen Arzt ein zusätzliches Medikament verschrieben.
- Es wird eine weitere Erkrankung diagnostiziert.
- Eine Patientin plant, schwanger zu werden.
- Der psychische Zustand des Patienten ist merklich verändert – z. B. Anzeichen von Euphorie oder schwerer Depression, psychotische Symptome, die länger als ein oder zwei Tage andauern, mnestische oder anderweitige kognitive Beeinträchtigungen – und kann nicht auf dynamische Prozesse in der Behandlung zurückgeführt werden (wie etwa im Fall einer Übertragungspsychose).

Inwieweit in diesen Fällen zusätzliche Untersuchungen und Kontrolltermine vereinbart werden, liegt im Ermessen des zuständigen Pharmakotherapeuten.

Fragen der Verschreibungspraxis und Dosierung

Der für die Medikation zustände Arzt muss die unter Umständen tödliche Wirkung von Medikamenten berücksichtigen und von daher darauf achten, keine gefährlichen Mengen zu verschreiben, z. B. bei trizyklischen Antidepressiva einen wöchentlichen oder vierzehntägigen Verschreibungsrhythmus einzuhalten. Auch wenn diese Vorsichtsmaßnahme selbstverständlich klingen mag – Patienten bitten oft um eine monatliche Verschreibung, mit der Begründung, Rezeptgebühren sparen zu wollen, etc. Weigert sich der Therapeut und wird ihm vom Patienten Misstrauen vorgehalten, so gibt es keinen Grund, hier in die Defensive zu geraten. Vielmehr kann der Therapeut darauf hinweisen, dass es naiv wäre, dem Patienten zu vertrauen, solange sein Verhalten von heftigen und zum Teil selbstzerstörerischen Kräften bestimmt werde, die noch nicht unter Kontrolle seiner gesunden Anteile ständen.

Gelegentlich kann sich auch der Therapeut aus Gründen der Zeitersparnis für eine monatliche Verschreibungspraxis entscheiden. Er könnte argumentieren, dass ein Patient, der sich umbringen will, durch eine kleine Verschreibungsmenge nicht davon abgehalten werde. Medikamente könnten gehortet oder andere Wege des Suizids gefunden werden. Allerdings müssen die Übertragungsimplikationen eines verschriebenen Medikaments immer mitberücksichtigt werden. Manche Patienten können gezielt das vom Therapeuten (direkt oder indirekt über einen Kollegen) verschriebene Medikament als Instrument für einen Suizidversuch einsetzen, um damit ihre Feindseligkeit dem Therapeuten gegenüber zum Ausdruck zu bringen oder um zu demonstrieren, dass ihnen der Therapeut mehr schade als helfe. Ebenso könnte der Patient die Verschreibung einer größeren Medikamentenmenge als einen Hinweis für die Gleichgültigkeit und Nachlässigkeit des Therapeuten verstehen, oder aber als Ermutigung, eine Überdosis zu nehmen.

Unehrlichkeit im Umgang mit Medikamenten

Manche Patienten lassen sich von mehreren Ärzten Medikamente verschreiben. Dies ist vor allem bei Patienten mit Tranquilizermissbrauch der Fall. Erfährt der Therapeut davon, muss er zunächst den Grad der Abhängigkeit bestimmen und beurteilen, ob es einer stationären Entgiftung oder einer ambulanten Suchtbehandlung bedarf. Der zweite zentrale Punkt betrifft die Frage der Aufrichtigkeit hinsichtlich Medikamenteneinnahme oder -abusus. Der Therapeut muss dem Patienten klar machen – wie übrigens in jedem Fall von Unaufrichtigkeit – dass Lügen die Behandlung untergräbt und letztlich zerstört.
Gelegentlich übertreiben Patienten zu Beginn einer Therapie die Menge an Medikamenten, die sie bislang erhalten haben, um höhere Dosen verschrieben zu bekommen. Auch dies ist vor allem bei Tranquilizern mit Suchtpotenzial der Fall und sollte wie eben beschrieben gehandhabt werden.
Häufig stellt die Compliance in der medikamentösen Behandlung ein Problem dar. Da bei Borderline-Patienten das Thema Kontrolle eine große Rolle spielt, erhalten Medikamente unweigerlich die Bedeutung eines Mittels zur Machtausübung und eines Symbols dafür, wer gerade über wen Kontrolle hat. Sie werden zur chemischen Waffe, mittels derer der Therapeut Psyche und Verhalten des Patienten unter seine Kontrolle bringen kann. Eine Medikation in der vorgeschriebenen Dosierung einzunehmen, hieße dann, sich dieser Kontrolle und dem Therapeuten zu unterwerfen. Der Patient kann versuchen, diese vermeintliche Kontrolle des Therapeuten durch offene oder verdeckte Non-Compliance zu umgehen. In gleicher Weise kann Non-Compliance zum Zweck projektiver Identifizierung eingesetzt werden. Gefühle von Hilflosigkeit können so im Therapeuten induziert werden, der sich machtlos fühlt angesichts der Art und Weise, wie der Patient mit den verschriebenen Medikamenten umgeht. Auch in einer rein medikamentösen Behandlung kann die Compliance des Patienten durch Fragen der Kontrolle beeinflusst werden. Wenn sich jedoch im Rahmen einer psychodynamischen Psychotherapie die primitiven Übertragungen intensivieren, können diese Probleme mit der Compliance ungleich stärker werden.

TFP in Kombination mit Fertigkeiten-Trainings

Der Fokus einer TFP-Behandlung liegt auf den in der Interaktion zwischen Therapeut und Patient aktivierten dominanten Objektbeziehungen. Erzielt werden Veränderungen im Selbst- und Fremdkonzept des Patienten und damit verbunden Veränderungen in den Bereichen Arbeit und Liebe. Unter bestimmten Bedingungen kann eine TFP-Behandlung mit supportiven und direktiven Ansätzen sowie Fertigkeiten-Trainings (*skills-training*) im einzel- oder gruppentherapeutischen Rahmen kombiniert werden (s. Koenigsberg et al. 2000a). Spezifische therapeutische Zusatzangebote sind z. B. sogenannte 12-Schritte-Programme (*Anonyme Alkoholiker, Cocaine Anonymous, Narcotics Anonymous*), Weight Watchers, Ernährungsberatung, internistische Behandlungen, Skills-Training, Paartherapie, sowie die Teilnahme an tagklinischen Therapieprogrammen.

6 Diagnostische Beurteilung Phase II

Der Therapievertrag

Eine der ersten Aufgaben nach der diagnostischen Analyse ist, einen adäquaten Behandlungsrahmen zu schaffen (s. Kap. 4, S. 95), der in einem entsprechenden Therapievertrag zwischen Therapeut und Patient ausgehandelt wird. Ein Therapievertrag definiert die Verantwortlichkeiten der beiden Teilnehmer, beurteilt die Therapiemotivation des Patienten und benennt im Einzelnen die *am wenigsten restriktiven*, für den ungehinderten Ablauf des therapeutischen Prozesses erforderlichen Bedingungen. Da zunächst unbekannt ist, inwiefern der Patient fähig und bereit ist, den Therapievertrag zu akzeptieren, und die Minimalbedingungen für die Durchführung der Therapie im Vertrag definiert werden, erfolgt dessen Abschluss vor dem eigentlichen Therapiebeginn. In der Formulierung der die Therapie einleitenden Maßnahmen sollte sich der Therapeut an folgendes Vorgehen halten: Anamnese und Befunderhebung (im Durchschnitt drei Sitzungen; s. Kap. 5, S. 123), Vereinbarung des Therapievertrags (im Durchschnitt zwei oder drei Sitzungen, in komplizierten Fällen auch mehr), und schließlich Therapiebeginn (sofern sich Therapeut und Patient auf den Therapievertrag geeinigt haben).

Vorrangiges Ziel eines Therapievertrags ist es, die für eine psychodynamische Therapie notwendigen Bedingungen zu schaffen. Als Richtlinie gilt, dass der Therapeut sich wohl und sicher genug fühlen muss, um neutral bleiben und klar denken zu können. Dies ist in der Behandlung von Borderline-Patienten nicht ohne weiteres der Fall, da die Patienten im Therapeuten oft Angst auslösen, mit der Folge, dass er psychodynamische Techniken zugunsten anderer, im Augenblick vermeintlich wirksamerer Maßnahmen aufgibt. Damit wird der Therapeut meist in das Agieren der Dynamik des Patienten hineingezogen, anstatt ihm zu helfen, die Mechanismen zu verstehen und zu beheben. Ein zweites Ziel des Therapievertrags besteht darin, den sekundären Krankheitsgewinn des Patienten zu begrenzen – wenn dieser etwa versucht, Symptome dazu einzusetzen, zusätzliche Therapiestunden zu bekommen, oder sich als arbeitsunfähig erklären zu lassen.

Beim Aushandeln des Therapievertrags muss der Therapeut nicht nur die allgemeingültigen, für jede psychodynamische Therapie geltenden wesentlichen Bedingungen ansprechen (s. Tab. 6-1) sondern auch die spezifischen, aus der Vorgeschichte und Pathologie des Patienten ableitbaren, potenziellen Gefahren für die Behandlung. Diese Gefahren bedürfen spezifischer, über die allgemeinen Bedingungen einer psychodynamischen Therapie hinausgehende Vereinbarungen (Parameter), die auf den jeweiligen Patienten zugeschnitten sind.

> Beispiel: Einer Patientin, die ihren vorherigen Therapeuten dergestalt in das Krisenmanagement ihrer Suizidversuche verwickelt hatte, dass die Weiterführung der Behandlung unmöglich wurde, muss unmissverständlich klar gemacht werden, worin Rolle und Position des Therapeuten bestehen.

Um sich auf die Therapie einlassen zu können, muss sich der Patient von Beginn an zu ernsthafter Mitarbeit verpflichten. Der Therapeut sollte allerdings Verständnis dafür haben, dass

Tab. 6-1 Wesentliche Elemente des Therapievertrags

Die Verantwortlichkeiten des Patienten	Verantwortlichkeiten des Therapeuten
Erscheinen zu den Sitzungen und Mitarbeit in der Therapie	Einhalten der vereinbarten Termine
Klare finanzielle Regelung (z.B. Ausfallshonorar)	Dem Patienten helfen, sich selbst und tiefere Anteile seiner Persönlichkeit und seiner Probleme zu verstehen
Bemühen, Gedanken und Gefühle frei und ohne Einschränkung mitzuteilen	Klären der Grenzen seines therapeutischen Engagements
Bemühen, über die eigenen Äußerungen, die Kommentare des Therapeuten, sowie die Interaktion zwischen beiden nachzudenken	Einhalten der vereinbarten Termine

gerade das Einhalten des Therapievertrags zu Beginn der Behandlung eine der Hauptschwierigkeiten des Patienten darstellen kann. Der Therapeut sollte zudem bedenken, dass das Ansprechen, potenzielle Revidieren oder auch Erweitern von Vertragsvereinbarungen ebenfalls zur therapeutischen Arbeit gehört, auch wenn der Vertragsabschluss noch vor dem Beginn der eigentlichen Behandlung erfolgt.

Wichtig ist, dass der Therapeut sich nicht zur Arbeit mit einem Patienten verpflichtet fühlen sollte, wenn dieser die fundamentalen Vertragsinhalte nicht akzeptiert. Aufgabe des Therapeuten ist eine geeignete, sachgerecht durchgeführte Behandlung anzubieten – vergleichbar mit dem Chirurgen, der mit einer Operation nicht beginnt, ehe nicht wichtige Voraussetzungen, wie etwa ein steriles Operationsfeld, erfüllt sind. Will der Patient die wesentlichen Behandlungsbedingungen nicht akzeptieren, ist er besser beraten, ein anderes Therapieverfahren zu wählen, anstatt sich auf eine Behandlung einzulassen, die er eigentlich ablehnt.

Wenn der Therapeut es für notwendig erachtet, können Eltern oder Partner des Patienten in die Ausarbeitung des Therapievertrags einbezogen werden, um auch ihnen Konzept und Grenzen der Behandlung mitzuteilen. Dies geschieht im Allgemeinen dann, wenn der Patient sehr abhängig von diesen ist und diese nicht verstehen, dass die Behandlung den Patienten nicht unbedingt davor schützt, sich selbst zu schaden oder sich das Leben zu nehmen. Ein Therapeut, der die Therapie beginnt, bevor Missverständnisse dieser Art aus dem Weg geräumt sind, wird sich in der Regel unter Druck fühlen, den Patienten „heilen“ zu müssen. Dies ist kontraproduktiv und führt zu Abweichungen von der Rolle eines psychodynamisch bzw. explorativ arbeitenden Therapeuten.

Der Prozess der Vertragsvereinbarung

Das Aushandeln des Vertrags wird nicht einseitig vom Therapeuten geführt, sondern entwickelt sich aus einem Dialog. Dabei verfolgt der Therapeut aufmerksam die Reaktionen des Patienten auf die Erläuterungen zu den Therapiebedingungen. Damit soll ein oberflächliches und bedeutungsloses Zustimmen seitens des Patienten vermieden und frühe Übertragungsmuster erkannt werden.[1]

1 Auf unserer Website (http://www.borderlinedisorders.com) findet sich die sogenannte Contract Rating Scale – eine Skala zur Bewertung des individuellen Therapievertrags. Der Leser kann anhand dieser Skala einen Eindruck davon gewinnen, welche Verhaltensweisen (sowohl bei Therapeut als auch Patient) für ein qualitatives Verständnis des Vertragsvereinbarungsprozesses relevant sind. Das vorliegende Kapitel orientiert sich an der Reihenfolge der dort aufgeführten Bewertungskriterien.

Es ist wichtig, sich als Behandler auf keinerlei therapeutisches Unterfangen einzulassen, welches außergewöhnliche oder gar heroische Anstrengungen abverlangt. Die Versuchung, eine heldenhaft anmutende Therapie zu beginnen, ist bereits ein erster Hinweis auf eine beginnende Gegenübertragungsproblematik. Wann immer ein Therapeut sich auf mehr einlässt als vernünftigerweise innerhalb des therapeutischen Rahmens von ihm zu erwarten ist, führt dies zu einer Verstärkung des selbstzerstörerischen Potenzials des Patienten und erhöht die Wahrscheinlichkeit unauflösbarer Gegenübertragungsentwicklungen. Die Folgen für den Therapeuten sind Gefühle der Erschöpfung, Überforderung oder Quälerei. Wenn er einen inneren Zwang verspürt, über das Prinzip des „gut genug" hinauszugehen, ist es wichtig, die dahinter liegende Motivation zu untersuchen.

Die Verantwortlichkeiten des Patienten

In die Verantwortlichkeit des Patienten fallen folgende Bereiche, die routinemäßig besprochen werden müssen:

- Erscheinen zu den Sitzungen
- Mitarbeit in der Therapie
- Klare finanzielle Regelung
- Verhalten in der Therapie

Die Vorstellung, dass sie Verantwortung für ihre Therapie tragen, mag manchen Patienten ungewöhnlich erscheinen, insbesondere, wenn sie davon ausgehen, der Therapeut habe sich um sie zu kümmern. Zuweilen wird diese Haltung noch verstärkt durch die Auffassung von Therapeuten, Borderline-Patienten seien nicht in der Lage, ein normales „Funktionsniveau" zu erreichen. Unsere Erfahrung ist jedoch, dass Borderline-Patienten durchaus ein höheres Niveau an Selbstkontrolle und Aktivität erlangen können als häufig angenommen, und dass es sich als günstig für den Fortgang der Therapie erweist, wenn Therapeuten dieses „Krankheitsverständnis" bereits zu Beginn der Behandlung deutlich machen.

Erscheinen zu den Sitzungen

Vom Patienten wird erwartet, dass er pünktlich zu Beginn jeder Sitzung erscheint und zum festgelegten Ende wieder geht. Kann er den Termin nicht einhalten, muss er den Therapeuten so früh wie möglich benachrichtigen, um den Termin gegebenenfalls zu verschieben. Konkret liesse sich dieser Punkt wie folgt deutlich machen:

> „Es ist Ihre Aufgabe, zu jeder Sitzung pünktlich zu erscheinen und wieder zu gehen, wenn die Stunde zu Ende ist. Wenn Sie im Voraus wissen, dass Sie zu einer Sitzung nicht erscheinen können, lassen Sie mich dies bitte so früh wie möglich wissen. Auch wenn zahlreiche Gründe Ihr Kommen erschweren können, sollten Sie unbedingt versuchen, zu jeder vereinbarten Sitzung zu kommen."

Obschon naheliegend und selbstverständlich für den Therapeuten, werden Bedingungen, die das Erscheinen zu den Sitzungen betreffen, von Patienten häufig anders aufgefasst. Beispielsweise können sie den Glauben des Patienten an die Allmacht des Therapeuten erschüttern und bedrohen. Mit anderen Worten, die simple Klarstellung des Therapeuten, er könne dem Patienten nicht helfen, wenn dieser nicht anwesend sei, stellt die naive Vorstellung des Patienten infrage, es existiere ein allmächtiger Retter, der auf magische Weise alle seine Probleme löst. Möglicherweise versteht der Patient die Erläuterung des Therapeuten zur regelmässigen Anwesenheit aber auch als Unterstellung, dass seiner Motivation zur Therapie misstraut wird. Dies kann als ein früher paranoider Übertragungsanteil gewertet werden. Schließlich ist es auch denkbar, dass das

Betonen seiner Verantwortlichkeit für die Therapie vom Patienten als einengend oder Kontrollversuch seitens des Therapeuten erlebt wird. All dies kann dazu führen, dass sich der Patient gegen die an ihn gestellten Erwartungen wehrt. Wir möchten daher noch einmal betonen, wie wichtig es ist, die Vertragsbedingungen zu besprechen, um die Einstellung des Patienten einschätzen zu können. Gleichzeitig sind diese Bedingungen jedoch eine unabänderliche Voraussetzung für die Therapie. Daher sollte der Therapeut jeden Einwand des Patienten aufgreifen und deutlich machen, dass das Verstehen seines Einspruchs wertvolle Informationen für eine Therapie liefern kann. Nichtsdestotrotz wird sich am pünktlichen und regelmäßigen Erscheinen zu den Sitzungen als Grundvoraussetzung nichts ändern. Können sich Therapeut und Patient nicht auf die Rahmenbedingungen der Therapie einigen, ist es absolut gerechtfertigt, die Phase der Vertragsvereinbarung mit der Übereinkunft zu beenden, nicht miteinander zu arbeiten. Unserer Erfahrung nach ist es aber eher selten, dass Patienten den Vertrag ablehnen, wenn der Therapeut die Gründe deutlich gemacht hat, warum diese Vertragsbedingungen für die Durchführung einer Therapie notwendig und sinnvoll sind.

Die Vertragsabschlussphase dient dazu herauszuarbeiten, ob eine Behandlung überhaupt stattfinden kann und, wenn ja, unter welchen Bedingungen. Daher sind Deutungen zu diesem Zeitpunkt im Allgemeinen verfrüht und sollten vermieden werden. Es ist nicht Aufgabe dieser Phase herauszuarbeiten, weshalb sich der Patient gegen diese Mindestanforderungen wehrt, sondern – da sie eine Grundvoraussetzung darstellen – ob er bereit ist, sie zu akzeptieren. Der Therapeut kann diesen Sachverhalt als selbstverständlich unterstreichen:

> „Ich verstehe, dass Ihnen das aus vielen Gründen schwer fallen mag. Ich bin aber sicher, dass die Klärung einiger dieser Gründe einen wesentlichen Teil unserer gemeinsamen Arbeit ausmachen wird, falls wir uns einig werden, die Therapie zu beginnen. Im Moment ist es jedoch wichtig, klar zu sagen, dass ohne Ihr Erscheinen zu den Sitzungen keine gemeinsame Arbeit stattfinden kann. Gelegentlich mag es Ihnen schwer fallen, hierher zu kommen oder die ganze Sitzung durchzustehen, aber wir müssen Schwierigkeiten dieser Art besprechen, statt ihnen durch Ihr Fernbleiben auszuweichen."

Klare finanzielle Regelung[1]

Patient und Therapeut müssen sich auf die Höhe des Honorars für die einzelne Sitzung einigen, auch darauf, wie das Honorar dem Patienten in Rechnung gestellt wird, wann die Rechnung zu bezahlen ist und wie die Bezahlung ausgefallener Stunden gehandhabt wird. Therapeuten verfahren hier oft unterschiedlich. Wir möchten uns von daher nicht auf eine spezielle Regelung festlegen. Wichtig ist nicht, für welches Vorgehen sich ein Therapeut entscheidet, sondern vielmehr, *dass* er sich für eine Regelung entscheidet und diese konsequent einhält. Die Festsetzung des Bezahlungsmodus gleich zu Beginn ermöglicht dem Therapeuten, bei Bedarf auf diese Vereinbarung zurückzugreifen.

Stellen wir uns eine Patientin vor, die seit Beginn ihrer Therapie regelmäßig versäumt, ihre Rechnungen zum vereinbarten Termin zu begleichen. Gleichzeitig zeigt sie sich in den Sitzungen äußerst aufgebracht darüber, dass, trotz ihrer traumatischen Vergangenheit und frühen mütterlichen Deprivationserfahrung, sie nicht von der Verantwortung für ihr Leben als erwachsene Frau entbunden wird. „Es ist einfach nicht fair. Ich will Wiedergutmachung. Dann könnte ich meinen Ärger überwinden."

1 Die Ausführungen zu den Honorarvereinbarungen beziehen sich auf die in den USA üblichen Regelungen.

Der Therapeut könnte versucht sein, eine Diskussion über die ausstehenden Rechnungen zu unterlassen, aus Angst, die Wut der Patientin könne sich gegen ihn richten. Die Einsicht, dass der Affekt eines Patienten in unmittelbarem Zusammenhang mit der Übertragungssituation im Hier und Jetzt steht, ist jedoch wesentlich für die Behandlung, und der vereinbarte Vertrag erinnert an die Verantwortung des Therapeuten, trotz etwaigen Widerstrebens, das Thema mit dem Patienten zu erörtern. In der Tat ist davon auszugehen, dass ein derartiger Widerstand aufseiten des Therapeuten mit der affektiven Bedeutung des Materials in der Übertragung korreliert und dass dessen Bearbeitung die aktuell beste Intervention wäre. In unserem Beispiel agiert die Patientin in der Übertragung das Thema, über das sie auch in den Stunden spricht. Es gibt andere Fälle, in denen die Verknüpfung zwischen Agieren und Inhalt nicht so augenfällig erscheint. Dennoch sollte immer auch an die Möglichkeit des Agierens gegenüber Rahmenbedingungen und Therapievertrag gedacht werden.

Die Rolle des Patienten in der Therapie

Jede Form psychiatrischer/psychotherapeutischer Behandlung bedarf eines gewissen Engagements aufseiten des Patienten, um wirksam sein zu können (selbst für eine Psychopharmakabehandlung ist die zuverlässige Compliance des Patienten notwendig). Oft jedoch entscheiden sich Patienten für eine Therapie in Erwartung der Extremvariante des medizinischen Modells: Sie unterziehen sich passiv einer Therapie und werden vom Arzt geheilt. Gerade bei Borderline-Patienten ist diese Erwartung aufgrund ihrer unreifen inneren Objektwelt besonders groß. Der Hinweis, dass aktive Mitarbeit vonnöten ist, und der Erfolg der Therapie von aktivem Engagement abhängt, berührt eine ganze Reihe von borderline-typischen Themen: die Erwartung an einen omnipotenten Anderen, den Wunsch nach Abhängigkeit und/oder die Angst vor dieser und das Problem von Ansprüchlichkeit.
Eine kurze Aufklärung darüber, um welche Art der Therapie es sich bei der TFP handelt, könnte wie folgt lauten:

> „Ihre Aufgabe in der Therapie besteht darin, frei über alles zu sprechen, was Ihnen in den Sinn kommt, besonders über die Probleme, die Sie zur Therapie geführt haben. Unser Ziel ist, die unbekannten Beweggründe für Ihr Verhalten kennenzulernen. Obwohl es Ihnen gelegentlich schwer fallen mag, dies zu befolgen, ist es wichtig, dass Sie Ihre Gedanken, ohne sie zu zensieren, mitteilen. Dabei kann es sich auch um Gefühle, Träume, Phantasien und so weiter handeln. Ihr Gedanke kann auch die Form einer Frage an mich annehmen. Je nachdem, was ich im jeweiligen Augenblick für therapeutisch sinnvoll halte, werde ich darauf antworten oder auch nicht. Zusätzlich zu dieser allgemeinen Regel, alles zu erzählen, was Ihnen in den Sinn kommt, sollten Sie grundsätzlich Ereignisse in Ihrem Leben, die ein Risiko für Ihre Gesundheit oder für die Fortsetzung der Therapie darstellen, bevorzugt zur Sprache bringen, ehe Sie sich irgendwelchen anderen Themen zuwenden. Wenn Sie beispielsweise erfahren, dass Sie aus bestimmten Gründen umziehen müssen, ist es wichtig, dies unmittelbar zu thematisieren, noch ehe Sie über andere Dinge sprechen, die Ihnen gerade in den Sinn kommen."

Die Verantwortlichkeiten des Therapeuten

Die Tatsache, dass auch Therapeuten ihren Verantwortungsbereich klar formulieren, unterstreicht die Wechselseitigkeit des therapeutischen Prozesses. Verantwortlichkeit definiert die engagierte Teilnahme und betont den Arbeitscharakter der Therapie. Hauptaufgabe des Therapeuten ist es, dem Patienten zu helfen, größeres Verständnis von sich selbst, seiner Persönlichkeit und seinen Schwierigkeiten zu gewinnen, um dadurch seine Probleme lösen zu können. Zu den Verantwortlichkeiten des Therapeuten zählen darüber hinaus Terminplanung, Präsenz und Aufmerksamkeit in den Stunden, Beschränkung der Beziehung zum Patienten auf die psychotherapeutische Arbeit sowie das Einhalten der Schweigepflicht.

Terminplanung

Zur Terminplanung gehören Sitzungsdauer, sowie Urlaubs- und Ausfallsregelung. Für den Patienten muss transparent und nachvollziehbar sein, wie der Therapeut diese Rahmenbedingungen üblicherweise handhabt. Der Therapeut sollte, ohne in eine entschuldigende Haltung zu verfallen, sein Vorgehen beschreiben, wenn er eine Sitzung ausfallen lassen muss.

> „Ich werde mit Ihnen zwei feste Termine pro Woche vereinbaren, die wir gemeinsam abstimmen. Die Sitzungen werden fünfundvierzig Minuten dauern und in meiner Praxis stattfinden. Außer bei Notfällen werde ich Sie wenigstens einen Monat im Voraus davon in Kenntnis setzen, wann ich nicht in meiner Praxis sein kann. Falls ich eine Sitzung an einem bestimmten Tag ausfallen lassen muss, aber den Rest der Woche in der Praxis bin, werde ich mich bemühen, Ihnen einen Ersatztermin anzubieten. Ansonsten werde ich darauf achten, dass unsere Termine regelmäßig zweimal pro Woche stattfinden können."

Honorar

Die Ausführungen des Therapeuten zum Honorar sind von entscheidender therapeutischer Bedeutung. Indem unmissverständlich klar wird, dass er bezahlt wird, macht der Therapeut deutlich, dass er eine Leistung von Wert erbringt, für die er eine Gegenleistung erwartet. Auch wenn der Punkt Bezahlung in wenigen Worten abgehandelt werden kann, wird Vieles durch Mimik und Gestik übermittelt. Ein Therapeut, der sich bei der Honorarforderung räuspert, seine Stimme senkt oder scheu zur Seite blickt, teilt auf diese Weise Wichtiges mit. Genauso ist es denkbar, dass Vorbehalte des Therapeuten, mit einem bestimmten Patienten zu arbeiten, sich in der Art und Weise niederschlagen, wie er seine Honorarforderungen vorbringt. Nach dem Motto: „Ich werde zwar mit Ihnen arbeiten, aber das müssen Sie mir auch entsprechend bezahlen." Umgekehrt kann ein Therapeut, der Zweifel hegt, ob er einem Patienten wirklich helfen kann, in die Defensive geraten und womöglich den Eindruck erwecken, nicht wirklich etwas zu bieten zu haben.

Idealerweise werden Honorarfragen wie jedes andere Thema behandelt. Dies gilt vor allem bei Borderline-Patienten, die die Bedeutung des Honorars für den Therapeuten häufig verzerrt erleben. Der Therapeut teilt dem Patienten mit, dass das Honorar eine Entschädigung für seine Bemühungen darstellt und er für seine Arbeit nicht mehr und nicht weniger verlangt als vereinbart. Der Patient kann so den Therapeuten für den Fortschritt, den er in der Therapie macht, weder belohnen noch bestrafen.

Behandlungsmethode

Ein Ziel des Therapievertrags besteht darin, dem Patienten zu erläutern, wie er sich die therapeutische Arbeit vorzustellen hat. Es wäre naiv anzunehmen, dass Patienten, selbst wenn sie bereits Therapieerfahrung haben, sich der

Aufgaben bewusst sind, die beiden Teilnehmern zukommen. Zur Beschreibung der Rolle des Therapeuten gehört u. a., dass er die Aufgabe hat, dem Patienten zuzuhören, ihm dabei zu helfen, ein Verständnis von sich selbst zu gewinnen, sowie ihm die Regeln zu erklären, denen der Therapeut folgt, wenn er sprechen oder schweigen möchte. Der Therapeut sollte auch klarstellen, dass es zu keinem körperlichen Kontakt kommen wird, und er sollte auf die **Schweigepflicht** hinweisen:

> „Meine Aufgabe besteht darin, Ihnen so aufmerksam wie möglich zuzuhören, und das von Ihnen Gesagte dann zu kommentieren, wenn es zu einem besseren Verständnis Ihrer Person führen könnte. Gelegentlich kann es vorkommen, dass Sie mich etwas fragen und ich nicht darauf antworte. Es könnte auch Situationen geben, in denen Sie wünschen, ich möge etwas sagen, ich aber im Moment nichts zu sagen habe. Es ist mir jedoch immer wichtig zu erfahren, wie Sie die Situation und das, was gerade abläuft, erleben. Mitunter werden Sie auch wünschen, ich möge Ihnen einen Rat geben und Ihnen sagen, was Sie machen sollen Das werde ich jedoch nicht tun. Ziel unserer Therapie ist, Sie in Ihrer Fähigkeit, über sich selbst und andere nachzudenken, zu unterstützen. Sie soll Ihre Unabhängigkeit und Ihr selbstständiges Handeln fördern und Ihnen helfen, zu eigenständigen Entscheidungen zu gelangen. Es wäre auch eine Anmaßung meinerseits, vorzugeben, ich wüsste, was für Sie am besten ist. Aus allen diesen Gründen wird meine Position darin bestehen, Ihnen dabei behilflich zu sein, zu verstehen, was Sie eigentlich möchten und welche Konflikte sich daraus für Sie ergeben, anstatt Ihnen zu sagen, was Sie tun sollen. Bezüglich der Schweigepflicht möchte ich darauf hinweisen, dass alles, was wir hier besprechen, unter uns bleibt und ich keine Informationen nach außen weitergeben werde, bevor wir hier nicht darüber gesprochen haben und ich eine von Ihnen unterzeichnete Schweigepflichtsentbindung vorliegen habe.“
>
> Bei Patienten mit Suizidversuchen oder fremdaggressivem Verhalten kann es sinnvoll sein, an dieser Stelle hinzuzufügen:
>
> „Die einzige Ausnahme von dieser Regel besteht darin, dass, wenn Sie Ihr eigenes Leben oder das Leben eines anderen bedrohen, Sie mich dazu zwingen, die notwendigen Schritte zu unternehmen – was einen Bruch meiner Schweigepflicht bedeuten kann –, um Sie oder eine dritte Person zu schützen.“

Es ist wichtig, dass sich der Therapeut in der von ihm beschriebenen Rolle wohl fühlt. Anfänger übersehen manchmal, wie wichtig und wie schwierig es ist, in der Position des zuhörenden und explorierenden Therapeuten zu bleiben. Sie neigen dazu, sich die häufig geäußerte Kritik, „Sie sitzen nur da und tun nichts“, angesichts des Leids und Chaos im Leben des Patienten, zu Herzen zu nehmen. Diese Entwertung ist die andere Seite des naiven Glaubens des Patienten an einen allmächtigen Anderen, der ihn magisch heilen könnte, ihm dies aber aus sadistischen Gründen vorenthält. Als Anfänger kann man versucht sein, die Position technischer Neutralität aufzugeben. Es braucht wirklich eine ungeheure Anstrengung, den heftigen und chaotischen Äußerungen der inneren Welt des Patienten konzentriert Aufmerksamkeit zu schenken; zumal der Therapeut der einzige Mensch im Leben des Patienten sein dürfte, der willens und in der Lage ist, diese Rolle zu übernehmen.

Je nach Vorgeschichte des Patienten und aktuellem Hintergrund kann der Therapeut die Grenzen seines Engagements genauer erläutern. Er muss darauf hinweisen, dass die therapeutische Arbeit auf Gespräche in den Räumen der Praxis zu festgelegten Zeiten beschränkt ist, mit Ausnahme von echten Krisen und Notfällen.

„Sie haben mir erzählt, dass Sie in Ihrer früheren Therapie immer Ihren Therapeuten angerufen haben, wenn Sie sich über etwas geärgert haben oder Angst hatten. Obwohl Ihnen dies kurzfristig sicherlich Erleichterung verschafft haben mag, hat es Ihnen nicht geholfen, Ihre Probleme langfristig in den Griff zu bekommen. Unsere Arbeit hier wird sich auf festgelegte Sitzungen innerhalb des gemeinsam vereinbarten Rahmens beschränken. Es kann durchaus sein, dass Sie auch außerhalb der Sitzungen mit mir in Kontakt treten möchten, sei es, dass Sie mich anrufen, mir eine E-Mail schreiben, oder mich persönlich sehen wollen. In der Regel werde ich in solchen Fällen auf unsere jeweils nächste Sitzung verweisen. Da das Ziel unserer therapeutischen Arbeit darin besteht, Ihre Selbstreflexion und Ihre Eigenständigkeit zu fördern, ist es durchaus möglich, dass ich auch Telefonanrufe, außer in dringenden Notfällen, nicht erwidern werde."

Unter Umständen muss diese Form der Abgrenzung um einiges detaillierter formuliert werden, wenn ein Patient in früheren Therapien versucht hat, in die Privatsphäre seiner Therapeuten einzudringen.

In diesem Stadium der Vertragsvereinbarung besteht oft Unklarheit darüber, was als echter Notfall anzusehen ist. Während Patienten manchmal davon ausgehen, dass immer dann ein Notfall vorliegt, wenn sie sich wütend, ängstlich oder suizidal fühlen – eine Auffassung, die womöglich von früheren Therapeuten geteilt wurde –, unterscheiden wir in der TFP zwischen chronisch andauernden Zuständen und tatsächlichen Notsituationen:

„In der Vergangenheit haben Sie Ihren Therapeuten immer dann angerufen, wenn Sie wütend waren oder Suizidgedanken hatten. Ich betrachte das nicht als Notfall, da es sich hierbei um emotionale Zustände handelt, unter denen Sie – leider – derzeit noch immer chronisch leiden. Wann immer Sie in Stress geraten, neigen Sie dazu, wütend und, in vielen Fällen, auch suizidal zu reagieren. Das ist ja auch einer der Hauptgründe, warum Sie therapeutische Hilfe suchen: um diese reflexartigen Reaktionsmuster zu verändern. Bis es so weit ist, können wir davon ausgehen, dass Sie diese Gefühle noch oft erleben werden. In der Vergangenheit hat Ihnen womöglich ein längerfristiger stationärer Aufenthalt geholfen. Eine vergleichbare Behandlung ist derzeit nicht möglich. Deshalb müssen wir uns einen therapeutischen Rahmen überlegen, der eine ambulante Therapie erlaubt. Da Wut, Angst und Suizidgedanken Sie weiterhin begleiten werden, ist es an Ihnen, diese Gefühlszustände hier in der Therapie anzusprechen und sich damit auseinanderzusetzen. Es kann dann hilfreich sein, sich das, was wir hier im Rahmen unserer Sitzungen besprechen, ins Gedächtnis zu rufen. Manchmal kann es auch helfen, sich an Familienangehörige oder Freunde zu wenden. Wenn Sie jedoch den Eindruck haben, Ihre Gefühle nicht mehr unter Kontrolle zu haben, müssen Sie die Notaufnahme eines Krankenhauses aufsuchen oder den Notarzt rufen.

Es gibt allerdings Krisensituationen, in denen es sehr wohl angemessen ist, mich zwischen den Sitzungen anzurufen. Unter einem solchen Notfall verstehe ich eine gravierende unvorhergesehene Belastungssituation, also etwas, das jedem zu schaffen machen würde – etwa, wenn Sie erfahren, dass Ihre Mutter gestorben ist oder bei Ihrem Ehepartner eine Krebserkrankung diagnostiziert wurde. In solchen Fällen kann eine zusätzliche Stunde sinnvoll und hilfreich sein, und Sie können mich anrufen. Insgesamt müssen Sie jedoch bedenken, dass ich Ihnen eine fortlaufende Therapie anbiete, von der ich glaube, dass Sie Ihnen auf lange Sicht gesehen helfen wird. Ich bin aber nicht in der Lage, Notfalldienste im eigentlichen Sinn zu leisten, und glaube auch nicht, angesichts unserer Art der therapeutischen Arbeit und Ziele, dass dies meinerseits sinnvoll wäre, selbst wenn ich könnte."

Erläuterungen dieser Art (s.a. Kap. 7, S. 180 ff.) sollen dem Patienten klar machen, was er realistischerweise zu erwarten hat. Auch soll damit ein Modell maßvollen Handelns im Gegensatz zu impulsgesteuerten chaotischen Kontakten geliefert werden. Patienten beklagen oft, dass der Therapeut nichts anbiete, um ihnen in ihrer Not während der Sitzungen beizustehen. Die Therapie wird dem Patienten jedoch die Möglichkeit eröffnen, allmählich ein konstantes positives inneres Bild vom Anderen zu entwickeln. Mithilfe der Deutungen lernt er zu verstehen, welche inneren Kräfte in ihm dazu neigen, ein solches inneres Bild immer wieder zu zerstören (s. Kap. 3, S. 55).

Haltung und Umgang mit Telefonanrufen können je nach Situation variieren. Das oben beschriebene Beispiel bezieht sich auf einen Patienten, dessen Anrufe durch den sekundären Krankheitsgewinn in Form von Extrastunden motiviert waren, was zunächst als befriedigend erlebt wurde, langfristig jedoch für den Veränderungsprozess nicht hilfreich war. Wie der Therapeut erläutert, sind Anrufe in Krisensituationen möglich. Etwa dann – für gewöhnlich handelt es sich um solche Patienten, die nicht dazu neigen, zwischen den Therapiestunden anzurufen –, wenn infolge des Aufweichens der Charakterabwehr Angst und Stress erlebt werden. Als Beispiel hierfür können narzisstische Borderline-Patienten genannt werden, deren innere Struktur auf einem (fragilen) Größenselbst und der entwertenden Zurückweisung anderer basiert. Diese geht für gewöhnlich mit einem grundsätzlichen Misstrauen anderen Menschen gegenüber einher, sowie der Unfähigkeit, von anderen abhängig zu sein, da – so die Überzeugung – Abhängigkeit nur zur Folge haben kann, fallen gelassen und verletzt zu werden. Beginnt ein solcher Patient nun ganz allmählich seine wachsende (wenn auch noch verdeckte) Abhängigkeit vom Therapeuten zu spüren, erlebt er große Angst. Dies kann sich im Wunsch, die Therapie abzubrechen, oder gar in Suizidphantasien manifestieren.

In Situationen wie diesen – in denen notwendige Veränderungen der inneren Welt des Patienten (in diesem Fall das Erleben von Abhängigkeit in einer inneren Welt, in der dies nicht vorgesehen ist) so ängstigend sind, dass sie schier unerträglich scheinen – kann der Therapeut eine eher aktive Haltung einnehmen: indem er 1. dem Patienten vermittelt, dass er seine akuten Probleme versteht; 2. deutlich macht, dass diese Erfahrung, so schwierig sie auch sein mag, ein notwendiger Schritt auf dem Weg der Veränderung sein kann; 3. den Patienten wissen lässt, dass während dieser Zeit, in der der Patient sich auf ängstigendem unbekannten Terrain bewegt, er den Therapeuten anrufen kann, wenn er den Drang verspürt, die Therapie zu beenden oder sich das Leben zu nehmen. An dieser Stelle kann der Therapeut noch einmal unterstreichen, dass die Angst des Patienten vor einer anstehenden Veränderung in seiner inneren Welt verständlich ist. Er kann auch eine Zusatzstunde anbieten, um die durch die therapeutische Entwicklung hervorgerufene Angst zu bearbeiten. Behandlungstechnisch ist hier wichtig, dass der Therapeut klare Aussagen dazu macht, wann er in welcher Form erreichbar ist (z. B. „für gewöhnlich höre ich unter der Woche meinen Anrufbeantworter um 9 Uhr, 12 Uhr, 17 Uhr und 21 Uhr ab, an den Wochenenden nur am Nachmittag"), so dass das Gefühl von Misstrauen und Verlassenwerden nicht zusätzlich dadurch verstärkt wird, wenn der Therapeut nicht sofort zurückruft.

Auch wenn diese Ausführungen der allgemeinen Haltung bezüglich Telefonaten – nur in Krisenzeiten – zu widersprechen scheinen, ist es doch eine einfache Tatsache, dass mit fortschreitender Therapie Notfälle auch im Rahmen der Übertragung auftreten können. Typischerweise ist dies der Fall, wenn Gefühle von Abhängigkeit im Rahmen einer chronisch narzisstischen („Sie sind mir egal") oder chronisch paranoiden („Sie werden mir weh tun") Übertragung auftreten. Wenn ein Patient auch nach Abklingen der Krise weiterhin zwischen den Stunden anruft, sollte untersucht werden, ob es sich nunmehr um einen sekundären Krankheitsgewinn handelt, dem Grenzen gesetzt werden müssen.

Die Interaktion zwischen Therapeut und Patient im Prozess der Vertragsvereinbarung

Die Ausarbeitung des Therapievertrags ist ein interaktiver Prozess. Obwohl viele Vertragspunkte nicht verhandelbar sind, da sie die minimalen, für die Durchführung der Behandlung erforderlichen Bedingungen darstellen, verläuft die Vereinbarung des Therapievertrags in Form eines Dialogs. Der Therapeut muss den Patienten dazu befragen, wie er zu den Therapiebedingungen steht, welche etwaigen Einwände er zu erheben hat, und ob er verstanden hat, warum diese Bedingungen notwendig sind.

Wie versteht und akzeptiert der Patient den Vertrag?

Der Therapeut muss aufmerksam die Reaktionen des Patienten auf die einzelnen Punkte des Therapievertrags beobachten, um deren Bedeutung für den Patienten einzuschätzen und beginnende Übertragungsmuster zu erfassen. Zunächst stellt sich die Frage, ob der Patient den Ausführungen des Therapeuten überhaupt zugehört und sie verstanden hat und nicht nur ungeduldig darauf wartet, dass die Therapie beginnen kann. Wenn ja, wie sieht die Reaktion des Patienten aus?

Auch die Frage der Akzeptanz bewegt sich auf einem Kontinuum. Ein Patient kann die Ausführungen des Therapeuten aufmerksam verfolgen und verstehen, um sie dann zurückzuweisen. Dies kommt insbesondere bei narzisstischen Borderline-Patienten vor, die allein schon die Idee eines Vertrags als Angriff auf ihr Anspruchsdenken empfinden und auf die Vertragserarbeitung mit massiver Ablehnung reagieren: „Wenn ich dem zustimmen muss, sind Sie nicht der richtige Arzt für mich." Oder, weniger aggressiv: „Ich glaube, wir würden besser ohne diese Regeln zurechtkommen. Warum fangen wir nicht einfach mit der Therapie an und sehen dann, wie es läuft?"
In einem anderen Szenario kann der Patient zwar dem Therapeuten zuhören und oberflächlich zustimmen, um dann jedoch zu signalisieren, dass er eigentlich nicht bereit ist, den Vertrag zu akzeptieren. Manche Patienten unterbrechen den Therapeuten in seinen Erläuterungen mit einem vorschnellen: „Oh ja, ich bin bereit. Wir müssen uns jetzt nicht an den Details aufhalten – lassen Sie uns besser anfangen!"
Günstiger ist die Situation, in der der Patient vermittelt, dass er keine grundlegenden Einwände gegen die Grundvoraussetzungen der Therapie hat und über sie nachgedacht hat: „Ich verstehe was Sie meinen, dass ich alles sagen soll, was mir in den Sinn kommt, aber ich bin nicht sicher, ob ich das schaffe." Ein Patient, der seine Vorbehalte auf nachdenkliche Art und Weise vorbringen kann, wird eher zu einer Zustimmung bereit sein als ein Patient, der sofort alle Bedingungen vorbehaltlos akzeptiert. In solch einem Fall sollte sich der Therapeut laut wundern: „Wie kommt es, dass Sie keinerlei Fragen oder Einwände haben?"
Angesichts unterschiedlicher Therapieansätze für die Behandlung von Borderline-Persönlichkeitsstörungen fragen Patienten manchmal, warum ein psychodynamischer Ansatz in ihrem Fall vorzuziehen sei. Unter Berücksichtigung der in Kapitel 5 behandelten Fragen zur Indikationsstellung (s. S. 131) kann der Therapeut erläutern, dass die Empfehlung zur TFP-

Behandlung auf der Überzeugung basiert, dass die Bearbeitung der spezifischen innerpsychischen Welt des Patienten, die seiner Symptomatik zugrunde liegt, am wahrscheinlichsten zum Aufbau eines normalen Funktionsniveaus in den Bereichen Liebe, Arbeit und Freizeit führen wird.

Wie geht der Therapeut mit den Reaktionen des Patienten um?

Eine Seite allein kann keinen Therapievertrag vereinbaren. Das Aushandeln eines Therapierahmens, das ja immer auch von der Dynamik der Patient-Therapeut-Interaktion abhängt, verlangt weit mehr als nur das bloße Aufzählen von Verantwortlichkeiten auf beiden Seiten. Aufgrund der Gegenübertragung versäumt ein Therapeut häufig, seine eigenen Verantwortlichkeiten oder die des Patienten klar und deutlich zu benennen. Selbst wenn es im Vertrag um die Minimalanforderungen für die Behandlungsdurchführung geht, so handelt es sich bei seiner Ausarbeitung um einen interaktiven Prozess und das Ergebnis eines Dialogs. Der Therapeut, der die allgemeinen Bedingungen für die Therapie vorstellt und sorgfältig auf die Reaktion des Patienten achtet, muss entscheiden, ob es eine angemessene Basis für den Beginn der Therapie gibt oder ob offener oder verdeckter Widerstand aufseiten des Patienten weiter untersucht werden muss. Hierin unterscheidet sich die psychodynamische Therapie von den kognitiven Therapien, in denen davon ausgegangen wird, dass der Patient den Anleitungen Gehör schenkt, um sie anschließend ohne weiteres zu akzeptieren. Die Fähigkeit des Therapeuten, die Reaktionen des Patienten hinsichtlich der einzelnen Vertragspunkte genau zu beobachten und bei Bedarf näher zu klären, ist eine wesentliche Voraussetzung für die Etablierung eines adäquaten Therapierahmens. Unerfahrene Therapeuten reagieren auf die Widersprüchlichkeit eines Patienten nicht selten defensiv: Sie nehmen bestimmte Bedingungen wieder zurück, verlassen ihre Rolle als Therapeut und lassen den Patienten die Bedingungen festsetzen.

Heftige Entwertungstendenzen aufseiten des Patienten können einen Therapeuten dazu bringen, das Benennen der Verantwortlichkeiten des Patienten aufzuschieben, in der Überzeugung, dass ihm der Einstieg in die Therapie leicht gemacht werden muss. Wann immer ein Therapeut bestimmte Aspekte des Therapievertrags anzusprechen vermeidet, ist dies ein Hinweis auf Gegenübertragungsprobleme. Wenn es nicht gelingt, genau zu erörtern, was für die Durchführung einer Behandlung notwendig ist, so wird sich dies auf den späteren Verlauf der Therapie insofern niederschlagen, als der Therapeut vermeidet, Grandiosität, Aggression oder Anspruchshaltung des Patienten zu konfrontieren und zu deuten. Aus diesem Grund braucht der Therapeut eine klare Vorstellung davon, wie Therapievertrag und Therapierahmen aussehen sollen, bevor er in Vertragsverhandlungen einsteigt. Er wird dann merken, wann er von seinen eigenen Bedingungen abweichen möchte und dies als Hinweis deuten, seine Gegenübertragung an diesem Punkt zu überprüfen.

Manchmal relativiert ein Therapeut seine eigenen Vertragsbedingungen, die er zuvor klar und deutlich formuliert hat. Zum Beispiel: „Mein Stundenhonorar beträgt soundsoviel. Wenn dies Ihre Möglichkeiten übersteigt, zahlen Sie mir einen Betrag, den Sie für richtig halten." Oder: „Selbstverständlich wird es Tage geben, an denen Sie nicht pünktlich zu den Sitzungen erscheinen können. In diesen Fällen werde ich die ausgefallene Zeit am Ende der Stunden dranhängen." Der Wortlaut an sich mag perfekt sein, doch kann der Tonfall eine ganz andere Botschaft transportieren – zum Beispiel aus Ängstlichkeit oder Aufgeregtheit eine Liste von Vertragsbedingungen im Eiltempo abzuhaken, ohne dem Patienten Zeit zum Nachdenken zu geben.

Auf der anderen Seite kann die Unerfahrenheit eines Therapeuten dazu führen, dass Rigidität und Wortklauberei ein unrealistisches Vertragsszenario entwerfen (und auf diese

Weise ein strenges und bestrafendes Objekt in der Gegenübertragung inszenieren). Wie könnte ein angemessener und flexibler Umgang mit den Reaktionen des Patienten auf die Vertragsbedingungen aussehen? Hierzu einige Beispiele:
Der strikten Weigerung eines Patienten, sich überhaupt auf einen Therapievertrag einzulassen, könnte folgendermaßen begegnet werden:

> „Möglicherweise ist dies im Augenblick zu viel für Sie. Wir können ja sehen, ob es uns nicht gelingt, gemeinsam in diese Richtung zu arbeiten."

Stellen wir uns weiterhin folgendes Szenario vor: Der Therapeut hat auf die Notwendigkeit einer zweistündigen Sitzungsfrequenz pro Woche hingewiesen. Der Patient lehnt dies kategorisch ab. Er kann sich nur eine Stunde pro Woche vorstellen, möchte aber auch nicht über den Grund seiner strikten Ablehnung nachdenken. Eine Reaktion des Therapeuten im Sinne von „Wenn es Ihnen schwer fällt, zwei Termine pro Woche wahrzunehmen, können wir zunächst mit einer Sitzung beginnen", hieße, dass sich der Therapeut selbst nicht an die Mindestanforderungen hält, die zur Durchführung der Behandlung erfüllt sein müssen[1].
Ein „Rückzieher" von den Vertragsbedingungen aufseiten des Therapeuten besteht auch darin, Vorbehalte des Patienten zu übergehen und so zu tun, als sei eine notwendige Übereinkunft bereits erzielt worden. Mithilfe von Pseudo-Vereinbarungen lassen sich zwar unmittelbar Konfrontationen vermeiden, allerdings sind Schwierigkeiten im späteren Therapieverlauf dadurch bereits vorprogrammiert.
Eine etwas bessere – wenngleich nicht hundertprozentig zufriedenstellende – Haltung bestünde darin, die Einwände des Patienten zu klären, es aber zu unterlassen, deutlich zu machen, dass es sich bei den besprochenen Bedingungen um eine Grundvoraussetzung für die Durchführung der Therapie handelt[2]. So könnte der Therapeut z. B. fragen:

> „Erläutern Sie mir doch bitte genauer, warum Sie nicht regelmäßig zu den Sitzungen kommen können."

Begründet der Patient dies mit zeitlichen Anforderungen in Zusammenhang mit seinem Studium, muss hierauf nicht näher eingegangen werden und der Therapeut kann zu einem anderen Thema überleiten.
Es kann durchaus vorkommen, dass der Therapeut wiederholt auf bestimmte Bedingungen der Therapie eingehen und jedes Mal den Grund hierfür erläutern muss (z. B. „Die Therapie kann nicht stattfinden, wenn Sie nicht anwesend sind."). Er muss die Vorbehalte des Patienten prüfen. Kann der Patient – trotz heftiger Widerstände – verstehen, dass die Therapie ein spezifischer Prozess ist, der bestimmter Voraussetzungen bedarf? Geduld, Beharrlichkeit und Wiederholung sind Kennzeichen der therapeutischen Arbeit mit Borderline-Patienten.
Sicher gibt es auch Patienten, die, selbst wenn sie nicht allen Empfehlungen vollkommen zu-

---

1 Unser Ansatz sieht zwei Sitzungen pro Woche vor. Dies scheint uns das Mindestmaß an Zeit, die erforderlich ist, um das Geschehen in jeder Sitzung zu explorieren und zu bearbeiten sowie ausreichend über das Leben des Patienten außerhalb der Therapie unterrichtet zu sein. In manchen Gesundheitssystemen sind TFP-Therapeuten jedoch gezwungen, mit einer 1-stündigen Sitzungsfrequenz zu arbeiten. Wir beobachten diese Situation sehr genau, nicht zuletzt, um sie auf ihre therapeutische Machbarkeit hin zu überprüfen.

2 Wichtig in diesem Zusammenhang ist, dass man nicht jene Aspekte des Therapievertrags erörtert, die spezielle therapieschädigende Verhaltensweisen eines Patienten betreffen, sondern die minimalen Grundvoraussetzungen für die Durchführung einer explorativen Psychotherapie. Diese ergeben sich aus der Therapieart selbst und sind nicht vom Therapeuten abhängig – auch wenn die Reaktionen eines Patienten dies glauben machen. Nicht selten wird dem Therapeuten dann vorgeworfen, er führe künstliche Regeln ein, deren einziger Zweck darin bestünde, sein eigenes Leben zu erleichtern.

stimmen, dennoch ausreichend Bereitschaft zur Mitarbeit signalisieren und so dem Therapeuten das Gefühl vermitteln, mit der Behandlung beginnen zu können. Es bedarf hier der praktischen Erfahrung, um abschätzen zu können, wann eine „ausreichende" Übereinstimmung erzielt worden ist. Es wäre naiv zu erwarten, dass die meisten Borderline-Patienten irgendwann bereit seien, rückhaltlos und ohne Einschränkung allen Punktes des Vertrags zuzustimmen. Der Therapeut muss entscheiden, wann ein Patient verstanden hat, worum es geht, und – wenn auch widerwillig – zu einem Versuch bereit ist. Es ist wichtig für den Therapeuten, seine Wahrnehmung mitzuteilen, dass beim Patienten eine gewisse Ambivalenz dem Therapievertrag gegenüber fortbesteht. Falls diese Ambivalenz in offene Ablehnung übergeht, muss sie vorrangig besprochen werden.

Oft steht das Verhalten eines Patienten während der diagnostischen Sitzungen im Widerspruch zu seiner verbalen Zustimmung. In einem solchen Fall muss der Therapeut den offensichtlichen Widerspruch zum Thema machen:

> „Obwohl Sie zugestimmt haben, falls wir die Behandlung beginnen, zweimal in der Woche zu kommen, haben Sie bereits in den diagnostischen Vorgesprächen zwei Sitzungen versäumt."

Auch wenn es wichtig ist, die Phase der Vertragsvereinbarung und die eigentliche Therapie nicht zu vermischen, muss der Therapeut die Verhaltensweisen des Patienten ansprechen, die Vertragsvereinbarungen betreffen. Andernfalls würde er sich um eine bedeutsame Informationsquelle bringen. In Anlehnung an obiges Beispiel wäre etwa folgender Wortlaut denkbar:

> „Es ist jetzt nicht der Zeitpunkt, Ihre Motive für das Versäumen der Sitzungen zu ergründen. Im Augenblick besteht unsere Aufgabe darin, uns über die Bedingungen der Behandlung einig zu werden. Die Tatsache, dass Sie zwei Sitzungen versäumt haben, zeigt mir, dass Sie – trotz Ihrer Zusicherung – das regelmäßige Erscheinen nicht ganz ernst nehmen. Es ist wichtig, dass Sie mir Ihre Vorbehalte offen mitteilen. Andernfalls werden sich diese sehr wahrscheinlich weiterhin in Ihrem unmittelbaren Verhalten Ausdruck verschaffen, und das könnte möglicherweise unsere Zusammenarbeit gefährden."

Obwohl die Vertragsphase der eigentlichen Therapie vorausgeschaltet ist, werden in ihr bereits jene heftigen Affekte und Kräfte wirksam, die in der Therapie selbst bearbeitet werden müssen. Von daher sollten Therapeuten mit der Pathologie von Borderline-Patienten ausreichend vertraut sein, um diese wichtigen diagnostischen Vorarbeiten so leisten zu können, ohne sich eingeschüchtert oder der eigenen Kompetenzen beraubt zu fühlen.

Individuelle Aspekte des Therapievertrags

In Ergänzung zu den allgemeinen Vereinbarungen, die jeder Patient in der TFP einhalten muss, besteht ein wesentliches Ziel der frühen Therapiephase darin, rechtzeitig vom Patienten provozierte Situationen, die die Fortführung der Therapie gefährden könnten, zu erkennen und angemessen darauf zu reagieren. Dieser Teil der Vertragsvereinbarung wird individuell auf jeden einzelnen Patienten zugeschnitten und stellt einen komplexen und differenzierten Prozess dar (für eine detailliertere Beschreibung des Vertragsaufbaus s. Yeomans et al. 1992). Es ist wichtig, dass der Therapeut die für diesen Teil der Vertragsvereinbarung relevanten Argumentationen und Begründungen beherrscht, denn das Aufstellen spezifischer Behandlungsparameter, die einer Gefährdung der Therapie entgegenwirken, ist nicht auf die Vorphase der Behandlung beschränkt. Oft konstellieren Patienten im Laufe der Therapie neue Gefahren für die Behandlung. Der Therapeut muss darauf vorbereitet sein und gegebenenfalls zu dem in diesem Kapitel beschriebenen Vorgehen zurückkehren.

Mögliche Gefahren für die Behandlung

Potenzielle Gefährdungen für die Therapie reichen von schweren selbst- und fremdgefährdenden Verhaltensweisen bis hin zu scheinbar harmlosen Vorkommnissen, etwa wenn ein Patient seine Eltern verärgert, die für die Bezahlung seiner Therapie aufkommen (s. Beispiele S. 97). Gefährdungen für die Behandlung können Verhaltensweisen sein, die sich direkt auf die Therapie und/oder den Therapeuten auswirken oder Situationen schaffen, die von außen die Therapie gefährden. Beispiele hierfür sind Patienten, die ihre Beziehung zu einem Familienmitglied aufs Spiel setzen, auf dessen finanzielle Unterstützung sie angewiesen sind, Patienten, die ihren Arbeitsplatz (z. B. durch chronisches Zu-spät-Kommen) gefährden, oder Patienten, die einen Angehörigen derart gegen den Therapeuten aufhetzen, dass er oder sie den Therapeuten bedroht.

Gefahren für die Behandlung sind meist eine Kombination aus Widerstand und sekundärem Krankheitsgewinn, wobei der Widerstand die Folge der primitiven Abwehrmechanismen ist, die den brüchigen Status Quo aufrechterhalten, bei dem die konfligierenden innerpsychischen Anteile des Patienten abgespalten sind und agiert werden. Der sekundäre Krankheitsgewinn, dessen Ursuchen aufzuspüren und zu minimieren Bestandteil des hier erörterten Therapievertrag ist, soll in der ersten Theraphiephase eliminiert werden, was dann im Verlauf der Behandlung den Boden für eine wirksamere Deutungsarbeit der primitiven Abwehrmechanismen bereitet.

Drohungen des Patienten, sich selbst oder dem Therapeuten Schaden zuzufügen, erzeugen Spannung und Unruhe, die den Therapeuten daran hindern, frei und spontan in den Sitzungen zu denken, und ihn dazu veranlassen können, in das Leben des Patienten einzugreifen (ihn zur Notaufnahme zu bringen, die Polizei zu ihm nach Hause zu schicken usw.). Therapeuten, die in dieser Form aktiv werden, agieren in der Regel eine Rolle der inneren Objektbeziehungen des Patienten aus. Damit berauben sie sich ihrer Fähigkeit, dem Patienten zu helfen, den Aufbau seiner innerpsychischen Welt und ihren Einfluss auf sein psychisches Funktionieren zu beobachten und zu verstehen.

Es ist aber nicht nur das aktive Verhalten eines Patienten, das die Wirksamkeit einer Therapie gefährden kann. Ist das Leben des Patienten von chronischer Passivität oder sozialem Rückzug geprägt und stellt die Therapie die einzige Aktivität im Leben des Patienten dar, sollte der Therapeut mit dem Patienten über die Notwendigkeit sprechen, sich eine sinnvolle Beschäftigung zu suchen. Findet sich ein Therapeut damit ab, dass der Patient unbegrenzt zum Beispiel auf Kosten der Sozialhilfe leben und keiner anderen Beschäftigung als der Therapie nachgehen will, verbündet er sich letztlich mit der Selbstsicht des Patienten als einem hilflosen, für immer passiven und von Fürsorge abhängigen Wesen. Unserer Erfahrung nach kommt es nur sehr selten vor, dass ein Borderline-Patient nicht imstande ist, einen bestimmten Grad an Unabhängigkeit zu erreichen. Wir haben damit eine optimistischere Einstellung als viele Kliniker. Die Skepsis so mancher eher pessimistisch eingestellter Therapeuten hinsichtlich der Fähigkeit von Borderline-Patienten, ein gewisses Maß autonomen Funktionierens zu erreichen, und die damit verbundene Inanspruchnahme einer unbegrenzten finanziellen Unterstützung durch Sozialhilfe hemmen in der Tat die Entwicklung vieler Patienten. Die Aussicht, abhängig zu bleiben, kann durchaus attraktiv sein. Wir haben jedoch die Erfahrung gemacht, dass viele Patienten sehr wohl ihre Selbstständigkeit verbessern wollen und auf unsere Botschaft, dass sie zu mehr fähig sind, entsprechend – wenn auch konflikthaft und widerstrebend – reagieren.

Beurteilung spezifischer Gefährdungen für die Behandlung

Diagnostischer Eindruck

Die Ausarbeitung des Therapievertrags sollte auf einer adäquaten Diagnosestellung basieren. Bevor mit der Vertragsvereinbarung begonnen wird, muss der Therapeut sicher sein, dass der Patient auch wirklich auf Borderline-Niveau organisiert ist (und sich nicht im Rahmen einer Achse-I-Pathologie, wie z. B. einer Major Depression, bewegt).Wenn im Verlauf der Vertragsverhandlungen der Verdacht auftaucht, dass ein Patient depressiv oder psychotisch sein könnte, und der Therapeut seine Vorgehensweise ändert, sollte er klären, ob seine Zweifel an der ursprünglichen Diagnose auf realen Beobachtungen gründen und Ausdruck seiner Gegenübertragung sind (d. h. löst der Patient Zweifel und Schuldgefühle im Therapeuten aus, womöglich zu viel vom Patienten zu verlangen?). Behandlungstechnisch wäre an dieser Stelle eine erneute Überprüfung der Diagnose angezeigt. Bis zu ihrer Klärung sollte die Arbeit am Therapievertrag eingestellt werden. Wenn der Therapeut jedoch auf seine diagnostischen Zweifel so reagiert, als würden diese unmittelbar eine Änderung der bereits festgelegten Vertragsvereinbarungen erforderlich machen, läuft er Gefahr, seine Gegenübertragung zu agieren. Ein angemessener therapeutischer Ansatz wäre, die eigene Reaktion und veränderte Wahrnehmung vom Patienten zu analysieren und hieraus zusätzliche Informationen über dessen innere Welt der Affekte und Objektbeziehungen zu gewinnen.

Die Bedeutung der Diagnosestellung kann nicht genug betont werden, da bei diesen Patienten kurze psychotische Episoden ebenso auftreten können wie Übertragungspsychosen und/oder Episoden affektiver Erkrankungen (Clarkin u. Kendall 1992). Im späteren Behandlungsverlauf kann es sich als sehr schwierig erweisen, diese Phänomene zu verstehen und mit ihnen umzugehen. Episoden dieser Art wirken sich unmittelbar auf die Vertragsvereinbarung aus, der u. a. als Bedingung vorsieht, als Patient für sich selbst die Verantwortung zu übernehmen und diese nicht zu delegieren.

In der Diskussion eines geeigneten Behandlungsplans sollte sich der Therapeut auf seinen diagnostischen Eindruck verlassen. In Anbetracht des unglückseligen Stigmas, mit dem Persönlichkeitsstörungen und insbesondere Borderline-Persönlichkeitsstörungen behaftet sind, sind hier viele Therapeuten zögerlich (Lesquesne u. Hersh 2004). Für einen psychologisch unbewanderten Patienten jedoch, der unter Angst und Depression leidet und nicht verstehen kann, woher das Chaos in seinem Leben rührt, kann die Diagnose Persönlichkeitsstörung und die Erläuterung dieses Konzepts in für Laien verständlichen Worten sehr beruhigend sein:

- intensive und rasch wechselnde Gefühlszustände
- instabile und stürmische zwischenmenschliche Beziehungen
- Impulsivität im Handeln[1]
- fehlende Klarheit darüber, wer man ist, was für gewöhnlich die Quelle weiterführender Probleme darstellt

1 Es gibt empirische Belege dafür, dass es sich – im Gegensatz zu dem, was für gewöhnlich als impulsive Aggression bezeichnet wird – bei Impulsivität und Aggression um zwei verschiedene Persönlichkeitszüge bei Borderline-Patienten handelt (Critchfield et al. 2004).

Frühere Therapieerfahrungen und das Hier und Jetzt

Bei der Entscheidung, welche spezifischen Themen mit einem Patienten geklärt werden müssen, ist es wichtig, dass der Therapeut seine besondere Aufmerksamkeit auf frühere Therapien richtet – insbesondere auf Faktoren, die zur Unterbrechung oder zum Abbruch geführt haben – und gleichzeitig die Therapeut-Patient-Interaktionen im Hier und Jetzt im Auge hat. Einstellung und Verhalten des Patienten dem Therapeuten gegenüber sind besonders informativ, da sie nicht aus Schilderungen anderer stammen (z. B. vom Patienten selbst, einem früheren Therapeuten, der Familie, etc.), sondern vom Therapeuten selbst in seiner Interaktion mit dem Patienten beobachtet werden. Theoretisch handelt es sich hierbei um Informationen, über die sich beide Beteiligten einigen können. Der Grad, in dem die Einschätzung beider voneinander abweicht, bietet ebenfalls wertvolle Informationen über die bisher erreichte Übereinstimmung und die in der therapeutischen Dyade zum Ausdruck kommende Dynamik.

Ist der Patient beispielsweise zu drei diagnostischen Interviews zu spät gekommen, wäre es ein Fehler, die Verspätung nicht als ein potenzielles Problem für die Therapie anzusprechen und gemeinsam zu überlegen, wie mit diesem Problem umzugehen ist. Von Vorteil ist, wenn potenzielle Gefährdungen für die Therapie bereits in der diagnostischen Phase zum Vorschein kommen und von Patient und Therapeut bestätigt werden, auch wenn ihre Bedeutung für die zukünftige Arbeit von beiden jeweils unterschiedlich eingeschätzt wird. In unserem Beispiel könnte der Patient, obwohl er mit dem Therapeuten dahingehend übereinstimmt, zu mehreren Sitzungen zu spät gekommen zu sein, argumentieren, dass sein jetziges Verhalten in keiner Weise typisch dafür sei, wie er sich verhalten werde, wenn die Behandlung „erst einmal begonnen hat". Entbehrt diese Versicherung jeder Grundlage, muss das Thema des chronischen Zu-spät-Kommens in den Therapievertrag aufgenommen werden.

So wie wir aus dem Verhalten des Patienten gegenüber dem Therapeuten auf mögliche Gefährdungen der Behandlung schließen können, so erhalten wir auch aus den Angaben zu vorangegangenen Therapien wertvolle Informationen. Nicht selten weisen schon junge Borderline-Patienten eine lange Therapievorgeschichte auf. Hier ist es vor allem wichtig zu erfahren,

- was Patienten von ihren früheren Therapien, Therapeuten und sich selbst erwartet haben,
- ob ihre Erfahrungen, wenn überhaupt, zu Änderungen ihres Verständnisses, ihres Verhaltens und ihrer Wünsche/Erwartungen an die Therapie geführt haben,
- in welcher Weise sie sich ein anderes therapeutisches Vorgehen gewünscht hätten,
- welche Rolle sie, wenn überhaupt, bei der Planung ihrer eigenen Therapie spielten, und
- wie sie dieses Wissen in den Aufbau eines neuen therapeutischen Settings einbringen würden.

Selbstverständlich muss das Einverständnis des Patienten eingeholt werden, bevor frühere Therapeuten kontaktiert und um eine Beurteilung der Situation gebeten werden. Auch ist es wichtig, die Beobachtungen der früheren Therapeuten mit dem Patienten zu besprechen, wobei darauf geachtet werden muss, wie der Patient auf mögliche Diskrepanzen zwischen der eigenen Wahrnehmung und den Angaben der früheren Therapeuten reagiert.

Als Therapeut sollte man dem Patienten erklären, warum man diese oder jene Überlegungen anstellt oder hinsichtlich bestimmter Punkte weiteren Diskussionsbedarf verspürt. Zum Beispiel:

> „Sie haben mir erzählt, dass Ihre drei vorangegangenen Therapien abgebrochen wurden, weil Sie Ihre Therapeuten jede Nacht zu Hause angerufen haben. Aus

diesem Grund müssen wir uns eine Regelung der Telefonanrufe überlegen, noch ehe wir mit der Behandlung beginnen, um unsere Therapie vor ähnlichen Situationen zu schützen.“
Der Therapeut beobachtet dann die Reaktion des Patienten, um zu sehen, wie ernst dieser sein eigenes Verhalten nimmt.

Durch die Fokussierung des früheren oder gegenwärtigen Verhaltens des Patienten gibt der Therapeut zu verstehen, dass die Entscheidung darüber, was eine Gefährdung für die Behandlung darstellen könnte, nicht seiner persönlicher Willkür entspringt, sondern *unmittelbar* aus den Handlungen des Patienten abgeleitet wird. Oftmals erleben Patienten die Festsetzung von Bedingungen im Sinne einer negativen inneren Objektrepräsentanz als üble Absicht eines selbstsüchtigen Gegenübers. Der Therapeut sollte diese Vorstellung ansprechen und deutlich machen, dass es seine Absicht ist, dem Patienten zu helfen, und dass die Festsetzung von Parametern dem Schutze der Behandlung dient. Typischen Einwänden, wie z. B. „Wofür brauchen wir das alles?“ oder „Warum bestehen auf diesen Dingen?“ kann mit der Klarstellung begegnet werden, dass es der Patient ist, der die Notwendigkeit von Bedingungen zum Schutz der Therapie bestimmt, nicht der Therapeut, der dem Patienten seinen Willen aufzwingen möchte. Zum Beispiel:

„Sie sind zu den letzten beiden Sitzungen in betrunkenem Zustand gekommen und haben – wie Sie selbst sagten – nicht klar denken können. Ich sage nicht, dass Trinken an sich ein Problem darstellt. Da Sie aber unter Alkoholeinfluss nicht klar denken können, betrifft dies auch unsere Stunden. Sie möchten, dass ich Ihnen dabei helfe, über sich nachzudenken und in Erfahrung zu bringen. Wie Sie aber selbst festgestellt haben, geht beides zusammen nicht.“
In diesem Fall würde es darum gehen, die Teilnahme an einem spezifischen Sucht programm (inklusive des Besuchs einer Selbsthilfegruppe, wie z. B. den Anonymen Alkoholikern) sowie stichprobenartige Alkoholmessungen als Parameter in den Therapievertrag mitaufzunehmen.

Bei der Beurteilung der potenziellen Gefährdungen der Therapie muss daran gedacht werden, dass die eigentliche Aufgabe des Vertrags darin besteht, einen Rahmen zu schaffen, innerhalb dessen sich der therapeutische Prozess frei entfalten kann, d. h. ein Umfeld, in dem Therapeut und Patient ausreichend geschützt sind. Der Patient muss sich selbst und den Therapeuten so gut wie möglich von allem, was in ihm vorgeht, in Kenntnis setzen und sich mit seinen Überzeugungen, Gefühlen und Reaktionen dem Therapeuten und dem therapeutischen Prozess öffnen. Der Therapeut wiederum muss sich weitgehend wohl fühlen, um so offen wie möglich zuhören zu können und sein Wissen und seinen therapeutischen Erfahrungsschatz einzusetzen. Er muss auch bereit sein, anhand des zum Vorschein kommenden Materials seine Meinung zu revidieren, um therapeutisch zu intervenieren. Innerhalb des therapeutischen Prozesses sollte nichts den Patienten oder den Therapeuten bedrohen und daran hindern, spontan, aufmerksam und kreativ daran teilzunehmen.
Es ist kein Zufall, dass sich die Liste der potenziellen Gefahren für die Therapie (s. Beispiele S. 97) in etwa mit der Reihenfolge der thematischen Prioritäten deckt, die der Therapeut in einer Sitzung ansprechen muss (s. Kap. 4, S. 95). Wenn es um spezifische Gefahren für den Therapievertrag geht, muss man sich der großen Vielfalt bewusst sein, mit der sich das Agieren unter einem so allgemein gehaltenen Begriff wie selbstschädigendes Verhalten äußern kann. Neben Schnittverletzungen und Intoxikationen zählen dazu selbstzugefügte Brandwunden, rücksichtsloses Autofahren, Promiskuität, Alkohol- oder Substanzmissbrauch etc. Therapiegefährdendes Verhalten betrifft Handlungen innerhalb und außerhalb der Therapie gleichermaßen.

Die Berücksichtigung der Gefährdungen im Therapievertrag

Im Prinzip wird der Vertrag zu den spezifischen Therapiegefährdungen nach dem gleichen Muster erstellt wie der Vertrag zu den allgemeinen Therapiebedingungen. Es gibt allerdings einige Unterschiede. Der Vertrag zu den Therapiegefährdungen erfordert das Urteil des Therapeuten, der erstens entscheiden muss, welche Faktoren im Verhalten und in der Vorgeschichte eines Patienten eine potenzielle Gefährdung für die Therapie darstellen, und zweitens, ob die Bedrohung so schwer wiegt, dass sie noch vor Beginn der Therapie entsprechend eindeutig eingegrenzt werden muss (z. B. „Sie müssen jeglichen Drogenkonsum einstellen und regelmäßig an einem Suchtprogramm teilnehmen, ehe wir mit der Therapie beginnen können"), oder ob die Therapie beginnen kann, während noch am therapiegefährdenden Verhalten gearbeitet wird (z. B. „Mit ist klar, dass Sie immer noch mit Ihrer Anorexie kämpfen, aber sofern Sie sich bereit erklären, regelmäßig einen Ernährungsberater aufzusuchen und oberhalb Ihres Mindestgewichts zu bleiben, können wir mit der Therapie beginnen.").

Das Aushandeln spezifischer Vertragsbedingungen provoziert häufig heftigeren Widerstand im Patienten als dies im Rahmen der allgemeinen Therapiebedingungen der Fall ist. Nicht selten haben Patienten das Gefühl, dass gerade die Verhaltensweisen, die der Therapeut als therapieschädigend ansieht, jene Bewältigungsmechanismen sind, die ihnen helfen zu überleben, und weigern sich, diese aufzugeben (z. B. eine Patientin, die darauf besteht, den Stress der Therapie und die Belastungen des Alltags überhaupt nur unter Beruhigungsmitteln durchhalten zu können). Manche Patienten negieren auch die Tragweite ihres Verhaltens, das der Therapeut als therapieschädigend ansieht, und sprechen von übertriebenen oder falschen Darstellungen oder behaupten, es sei nicht mehr zutreffend.

Die vorrangige Aufgabe des Therapeuten besteht also darin, klar darzulegen, was er als therapiegefährdend ansieht, und den Patienten zu fragen, ob er sich diesen Bedenken anschließen kann. Kann der Patient die Vorbehalte des Therapeuten nachvollziehen, kann darüber nachgedacht werden, wie die Behandlung so gut wie möglich geschützt werden kann. Schließt sich der Patient jedoch der Meinung des Therapeuten nicht an, kann der Therapeut folgendermaßen argumentieren:

> „Zwei Ihrer früheren Therapeuten berichten, Ihre Therapie sei abgebrochen worden, da Sie so unregelmäßig zu den Sitzungen erschienen, so dass beide das Gefühl hatten, ihre Arbeit nicht adäquat fortsetzen zu können. Auch haben Sie bereits zwei der von uns vereinbarten diagnostischen Sitzungen versäumt. Ich mache mir deshalb Gedanken über Ihre regelmäßige Anwesenheit. Wir sollten die Möglichkeit erörtern, dass dieses Verhalten auch diese Therapie zum Scheitern bringen könnte."

Hat der Patient trotz der begründeten Einwände des Therapeuten noch immer kein Einsehen, so bleibt dem Therapeuten keine andere Wahl, als klarzustellen, dass die Erarbeitung eines Therapievertrags nicht möglich ist, solange sich beide Teilnehmer nicht einig werden, welche Gefahren für die Therapie bestehen.

Die Mehrheit der Patienten wird dem Vertrag zustimmen. Einige werden sich jedoch weigern zuzugeben, dass ihr Verhalten die Therapie gefährden könnte und von daher geändert werden muss. Eine solche Haltung macht eine erfoglreiche therapeutische Arbeit unmöglich. In diesem Fall kann auf die Möglichkeit hingewiesen werden, dass mit der Therapie zu einem späteren Zeitpunkt begonnen werden kann, wenn sich der Patient über die fraglichen Punkte klar geworden ist:

> „Offenbar können wir uns zur Zeit nicht einig werden, dass Ihr Alkoholkonsum eine Gefährdung für die Therapie darstellt. Aus Ihrer Sicht übertreibe ich diese Tatsache. Fest steht jedoch, dass Sie einmal betrunken zu unseren diagnostischen Sitzungen erschienen sind. Diese Erfahrung und die entsprechenden Berichte Ihrer früheren Therapeuten zeigen mir, dass eine Therapie, die mit einem solchen Risiko begonnen wird, nicht nur zum Scheitern verurteilt ist, sondern Sie mich auch in eine Position bringen, in der ich etwas unterstütze, das ich als unrealistische Einschätzung Ihrerseits betrachte: dass Sie nämlich ungehindert weitertrinken und sich gleichzeitig voll und ganz auf eine Therapie einlassen können. Ich weiß nicht, weshalb Sie so hartnäckig an dieser Überzeugung festhalten. Falls Sie sich einer Behandlung unterziehen, müsste dieser Aspekt unbedingt genauer untersucht werden. Eine wirksame Therapie ist jedoch unter den gegebenen Bedingungen nicht möglich. Wenn Ihnen zu einem späteren Zeitpunkt meine Einwände einleuchten und Sie mich kontaktieren möchten, um noch einmal über die Möglichkeit einer Therapie zu sprechen, werde ich dazu gerne bereit sein."

In einem anderen Beispiel geht es um die unzuverlässige Zahlungsmoral von Patienten, die in der Vergangenheit ihre Therapierechnungen wiederholt nicht bezahlt haben, aber nicht einsehen wollen, dass dies auch zu einer Gefährdung ihrer aktuellen Therapie werden könnte. Wenn diese Patienten mit der Vertragsbedingung, die Rechnung des Therapeuten jeweils im Voraus zu bezahlen, nicht einverstanden sind, sollte auch hier nicht mit der Therapie begonnen werden. Erst wenn der Patient nachvollziehen kann, dass sein Verhalten ein Risiko für die Behandlung darstellen könnte und von daher eine entsprechende Settingvereinbarung notwendig ist, kann noch einmal über die Möglichkeit einer Therapie gesprochen werden.

Weitere Schritte zum Schutz der Behandlung

Ein Patient, der die Bedenken des Therapeuten teilt, sollte dazu aufgefordert werden, gemeinsam mit dem Therapeuten einen Plan auszuarbeiten, der die Behandlung vor etwaigen Gefährdungen schützt:

> „Wie können wir unsere Arbeit vor Ihren Suiziddrohungen schützen? Eine Gefahr, die bereits zum Abbruch von drei Therapien geführt hat und Sie beinahe das Leben gekostet hat?"

In der anschließenden Diskussion geht es darum, die Haltung des Patienten zu dieser Frage sehr sorgfältig zu beobachten. Macht er sich über die Bemühungen des Therapeuten lustig? Stimmt er vordergründig zu, ohne jedoch davon überzeugt zu sein? Lassen die Vorschläge des Patienten erkennen, dass er die Gefährdung ernst nimmt, und habe sie Aussicht auf Erfolg? Wie aufnahmebereit ist der Patient gegenüber den Vorschlägen des Therapeuten? Geht der Patient flexibel mit den Vorschlägen des Therapeuten und seinen eigenen um, oder beharrt er auf seiner Position? Sicherstes Zeichen einer ernsthaften Compliance ist die aktive Mitarbeit an der Erstellung eines Behandlungsplans: Der Patient teilt offen seine Bedenken und Vorbehalte mit, ist aber gleichzeitig bereit, Alternativen zu seinen eigenen Ideen zu entwickeln.

Therapievereinbarungen zur Suizidalität

Die wohl größte Schwierigkeit in der Behandlung von Borderline-Patienten ist der Umgang mit Suizidalität. Aus diesem Grund ist es wichtig, dass Therapeuten eine klare Vorstellung davon haben, wie sie dieses Problem handhaben wollen (Tab. 6-2).

Tab. 6-2 Therapievereinbarung mit einer chronisch suizidalen Patientin ohne Major Depression

<table>
<tr><th colspan="2">Andrängende Suizidimpulse zwischen den Sitzungen</th></tr>
<tr><td colspan="2">Szenario I</td></tr>
<tr><td colspan="2">Patient hat Suizidgedanken, aber das Gefühl, sein Verhalten kontrollieren zu können.
Patient ruft den Therapeuten nicht an, sondern spricht in der nächsten Therapiesitzung über Suizidphantasien.</td></tr>
<tr><td colspan="2">Szenario II</td></tr>
<tr><td colspan="2">Patient hat das Gefühl, sein Verhalten nicht kontrollieren zu können.</td></tr>
<tr><td>Szenario A</td><td>oder Szenario B</td></tr>
<tr><td>Patient ruft den Therapeuten an, der ihn an die Vertragsvereinbarung erinnert.
• Patient sucht die Notaufnahme eines Krankenhauses auf
oder
• Patient weigert sich, die Notaufnahme eines Krankenhauses aufzusuchen. Therapeut ergreift die notwendigen Maßnahmen. Ist der therapeutische Rahmen wieder hergestellt, bespricht der Therapeut mit dem Patienten, ob die Therapie fortgesetzt werden kann.</td><td>Patient sucht die Notaufnahme eines Krankenhauses auf.
• Patient wird aus der Notaufnahme entlassen und kommt zur nächsten Therapiesitzung.
oder
• Empfehlung einer stationären Aufnahme.
• Patient willigt ein und kommt nach Entlassung in die nächste Therapiesitzung
oder
• Patient weigert sich, sich stationär aufnehmen zu lassen und beendet somit die Therapie</td></tr>
<tr><td colspan="2">Szenario III</td></tr>
<tr><td colspan="2">Patient unternimmt einen Suizidversuch.</td></tr>
<tr><td>Szenario A</td><td>oder Szenario B</td></tr>
<tr><td>Patient kontaktiert ein Familienmitglied, einen Freund, die Polizei, den Notarzt, etc.. Aufsuchen eines Krankenhauses zur ärztlichen Überwachung.</td><td>Patient ruft den Therapeuten an, der alle ihm zur Verfügung stehenden Maßnahmen ergreift, um das Leben des Patienten zu retten. Nach Beruhigung der Situation und Wiederherstellung der technischen Neutralität Erörterung der Frage, ob die Therapie fortgeführt werden kann.</td></tr>
<tr><td>Entscheidung, ob stationäre Aufnahme oder Rückkehr in die ambulante Therapie.</td><td>Patient ruft den Therapeuten an, der alle ihm zur Verfügung stehenden Maßnahmen ergreift, um das Leben des Patienten zu retten. Nach Beruhigung der Situation und Wiederherstellung der technischen Neutralität Erörterung der Frage, ob die Therapie fortgeführt werden kann.</td></tr>
</table>

Wenn in der Vorgeschichte eines Patienten selbstschädigende Verhaltensweisen bereits zu Therapieabbrüchen geführt haben, so muss dies in den Therapieplan mitaufgenommen werden.
Hier ein Beispiel:

„In der Vergangenheit standen Ihre Suizidversuche bzw. Ihre Suizidalität im Zentrum Ihrer Interaktion mit Ihren verschiedenen Therapeuten. Ihren letzten Therapeuten, Dr. B., riefen Sie nachts an, um ihm zu sagen, dass Sie Suizidgedanken hatten, oder Sie verließen am Ende der Sitzung seine Praxis nicht, weil Sie daran dachten, sich

umzubringen. Er verlängerte dann die Sitzung oder rief einen Rettungswagen, um Sie in die Notaufnahme bringen zu lassen. Man kann fast sagen, dass er zu Ihrem 24-Stunden-Notfalldienst wurde. Natürlich ist dieses Vorgehen eine Möglichkeit, mit Ihrer Selbstdestruktivität umzugehen.
Allerdings besteht ein wesentlicher Nachteil darin, dass sich bei diesem Vorgehen die therapeutische Arbeit derart auf Ihre Handlungen konzentriert, dass es schwer wird, die darunter liegenden Motive und Gefühle zu analysieren. Meiner Einschätzung nach ist in Ihrem Fall nur eine Therapie Erfolg versprechend, die Ihnen hilft, die Gefühle und Konflikte zu verstehen, die sich gegenwärtig *außerhalb Ihres Bewusstseins* abspielen und die wiederholt zum Abbruch von Beziehungen, zum Verlust von Arbeitsplätzen, zu Ihrer Wut, Ihrer Verzweiflung, Ihren Suizidversuchen und so weiter geführt haben.
Sie stimmen dieser Beschreibung zu, erkennen aber keinen Konflikt zwischen dieser Einschätzung und Ihrem Verhalten bei Dr. B.. Ich sehe das anders. Wenn wir eine Therapie beginnen, die darauf abzielt, Ihre Gefühle und inneren Konflikte zu erforschen, dann beeinträchtigt jedes aktive Eingreifen meinerseits in Ihr Leben meine Fähigkeit, zu beobachten, nachzudenken und zu verstehen. Ich kann nicht in den Handlungsablauf Ihres Lebens einbezogen werden und zur gleichen Zeit eine explorative Therapie durchführen." (Der Therapeut beschreibt hier in einer für Laien verständlichen Sprache die Notwendigkeit technischer Neutralität.) „Wenn es Sie interessiert, beschreibe ich Ihnen gerne, wie in dieser Art der Therapie mit Ihren Suizidgefühlen umgegangen wird."
Zeigt der Patient Interesse, sagt der Therapeut: „Wenn Sie das Gefühl haben, sich umbringen zu wollen, wird es in Ihrer Verantwortung liegen einzuschätzen, wie Sie dieses Gefühl aushalten und kontrollieren können."

Viele Patienten meinen, dass sie ihr Verhalten nicht steuern können und ihren Impulsen hilflos ausgeliefert sind. Sie glauben, genau darin bestünde ihre Störung. Dazu kommt, dass viele Therapeuten diese Ansicht teilen und den Patienten anbieten, „die Verantwortung zu übernehmen". Es kann für den Therapeuten hilfreich sein, dem Patienten zu erklären, dass er diese Impulse nicht als Kern seiner Störung ansieht, sondern vielmehr als Manifestation der zugrunde liegenden psychischen Schwierigkeiten, die verstanden und geändert werden können. Darüber hinaus sollte der Patient – sofern die Diagnose einer Borderline-Persönlichkeit zutrifft – in der Lage sein, mit eigener Anstrengung seine Impulse zu kontrollieren und angemessene Hilfe zu suchen. Es ist durchaus möglich, dass Patienten sich bislang nie diese Mühe gemacht haben, weil weder sie selbst noch die Therapeuten der Meinung waren, sie seien dazu imstande. Patienten sind jedoch sehr wohl in der Lage einzuschätzen, wann sie sich nicht mehr unter Kontrolle haben. Dies ist dann der Moment, eine Notaufnahme aufzusuchen:

„Wenn Sie das Gefühl haben, Ihre Suizidimpulse kontrollieren zu können, können wir in der nächsten Therapiesitzung darüber sprechen. Wenn Sie glauben, sich nicht mehr im Griff zu haben, müssen Sie selbst Schritte in die Wege leiten, die zum Schutz Ihres Lebens erforderlich sind. Das kann ein Anruf bei Ihrer Familie oder bei Freunden, bei der Polizei oder beim Rettungsdienst sein. Unter Umständen müssen Sie sich selbst in die Notaufnahme eines Krankenhauses zur Abklärung begeben. Der dort diensthabende Arzt kann mich kontaktieren, um notwendige Informationen einzuholen, aber es wird letztlich sein – nicht meine – Entscheidung sein, ob sie stationär aufgenommen werden müssen."

Eine solche Vereinbarung reduziert den sekundären Krankheitsgewinn des Patienten, den Therapeuten in sein Leben einbeziehen zu wollen. Auch wenn der behandelnde Arzt im Krankenhaus sich mit dem Therapeuten in Verbindung setzen kann, ist dieser ansonsten nicht in das Geschehen verwickelt.

Therapeut: „In diesem Fall würde ich erwarten, dass Sie den Empfehlungen des diensthabenden Arztes Folge leisten. Sollte Ihnen zu einer stationären Aufnahme geraten werden und sollten Sie diese ablehnen, kann ich die Therapie mit Ihnen nicht fortsetzen, da Sie gegen ärztlichen Rat handeln würden und dies eine Gefährdung Ihrer Situation bedeuten würde. Unser therapeutisches Arbeiten erfordert, dass wir uns sicher fühlen können, um genau zu untersuchen, was in Ihnen vorgeht. Dies wäre nicht der Fall, wenn wir beide wüssten, dass Sie eine notwendige stationäre Behandlung abgelehnt haben.

Im Falle einer stationären Aufnahme läge Ihre Versorgung beim zuständigen Stationsteam. Ich würde bis zum Zeitpunkt Ihrer Entlassung keine aktive Rolle in Ihrer Behandlung spielen. Erst dann würde ich mich wieder einschalten, um mit Ihnen und Ihrem Therapeuten auf Station das weitere Vorgehen bzw. die Wiederaufnahme unserer Therapie zu besprechen. Für uns beide wäre dies ein wichtiger Moment, uns Gedanken zu machen – für Sie über die Art der Therapie, von der Sie sich am meisten versprechen, und für mich darüber, ob möglicherweise an den Rahmenbedingungen unserer Therapie etwas verändert werden muss. Was meinen Sie dazu?"

Patientin: „Das hört sich alles sehr unterschiedlich an. Einerseits scheint es, als wollten Sie mit den wirklichen Problemen, mit denen ich zu kämpfen habe, nichts zu tun haben ... als wollten Sie nur dasitzen, Bonbons lutschen und kluge Dinge von sich geben. Andererseits habe ich schon drei Jahre Therapie hinter mir, war mehrere Male stationär, mit einem wunderbaren Therapeuten, der, wie ich dachte, sein Leben für mich gegeben hätte ... aber es geht mir nicht besser ... vielleicht sollte ich mich eher darauf verlassen, was Sie sagen."

Therapeut: „In Ordnung, ich werde mit meinen Ausführungen fortfahren. Wenn Sie aber Ihre Meinung ändern und das Gefühl bekommen, ich wisse nicht, wovon ich rede, wäre es wichtig, mir das zu sagen. Meine bisherigen Ausführungen beziehen sich also darauf, dass Sie die Notaufnahme eines Krankenhauses aufsuchen, bevor Sie sich in irgendeiner Form etwas antun. Es kann natürlich auch vorkommen, dass Sie einen Suizidversuch unternehmen, ohne zuvor jemanden kontaktiert zu haben. Dieses Risiko besteht. Wie ich bereits sagte, liegt Ihr Leben letztlich in *Ihren* Händen. Ich kann Ihnen helfen, Ihren Drang nach Selbstzerstörung besser in den Griff zu bekommen, aber ich kann Ihnen nicht Ihre eigene Sicherheit garantieren. Das können nur Sie selbst. Wenn Sie also einen Suizidversuch unternehmen, etwa durch eine Überdosis Tabletten, und sich dann entschließen, Ihr Leben doch retten zu wollen, dann ist es in Ihrer Verantwortung, sich in die Notaufnahme zu begeben, um sich dort internistisch und dann psychiatrisch untersuchen zu lassen. Auch hier ist es an Ihnen zu entscheiden, ob Sie Ihre Familie, Ihre Freunde, die Polizei oder den Notarzt rufen wollen. Wenn Sie aus medizinischer Sicht als instabil eingeschätzt werden, wird man Sie zunächst auf einer internistischen Station aufnehmen, ehe über Ihre weitere psychiatrische Versorgung entschieden wird. Wenn Sie eine stationäre Behandlung verweigern, bringen Sie mich in die Position, dass ich die Therapie beenden muss. Ich würde ansonsten Ihr Verhalten unterstützen, mit dem Sie sich in eine bedrohlich Situation bringen. Das Gleiche gilt, wie ich bereits beschrieben habe, für den Fall, dass Sie eine empfohlene psychiatrische Aufnahme verweigern sollten."

Wie reagieren Patienten auf Erläuterungen dieser Art? Jedes noch so kleine Detail kann bestimmte Reaktionen und Widerstände auslösen. Unerfahrene Therapeuten gehen oft davon aus, dass das Hauptziel darin bestehe, die Zustimmung eines Patienten zu den allgemeinen Therapieprinzipien zu erlangen – in diesem Fall die Inanspruchnahme entsprechender medizinischer Dienste im Falle von Suizidalität oder Selbstverletzung –, übersehen dabei jedoch, dass viele Patienten die psychiatrische Abklärung nach Verlassen der Notaufnahme ignorieren oder ablehnen. Es ist aus mehreren Gründen ungünstig, Einzelheiten dieser Art unberücksichtigt zu lassen. So kann sich ein ansonsten unbemerkt gebliebener starker Widerstand an der Diskussion eines vermeintlich unwesentlichen Details entzünden. Wird nicht restlos geklärt, wie der Patient mit potenziellen Gefahren umzugehen hat, kann dies zu einem späteren Zeitpunkt zu Verwirrung führen und die Behandlung insgesamt gefährden.

In einer früheren Veröffentlichung (Kernberg et al. 1989) haben wir ein Beispiel dafür angeführt, wie während der Vertragsphase der Weigerung einer Patientin begegnet werden kann, bestimmte Bedingungen im Umgang mit Suizidalität – in diesem Fall die zusätzliche psychiatrische Abklärung nach Verlassen der Notaufnahme – zu akzeptieren. Bei Nicht-Übereinstimmung, so der Therapeut, könne mit der Therapie nicht begonnen werden. Gleichzeitig fragt er die Patientin nach den Gründen, eine psychiatrische Abklärung abzulehnen. Zwei Dinge sind hierbei wichtig: Erstens, der Therapeut akzeptiert die Möglichkeit, dass seine Evaluation mit der Empfehlung enden kann, die Therapie gar nicht erst einzuleiten; und zweitens, die Klärung der Gründe für die Ablehnung der Patientin kann wichtige Informationen zutage fördern, z. B. Verleugnungstendenzen seitens der Patientin, was die psychiatrische Natur ihrer Schwierigkeiten angeht; Gefühle der Verachtung für Psychiater; oder das Bedürfnis, sich lieber an einen Internisten zu wenden, wenn sie von einem Psychiater nicht das unmittelbare Mitgefühl und die Zuwendung erfährt, die sie sich wünscht.

Hat der Therapeut die Reaktionen auf diese Therapiebedingungen ausreichend untersucht, geht es darum darzulegen, wie im Falle eines Abweichens von den beschriebenen Maßnahmen vorzugehen wäre:

> „Wenn Sie mich zwischen den Sitzungen anrufen, weil Sie das Gefühl haben, sich etwas antun bzw. selbst verletzen zu wollen, werde ich Ihnen vorschlagen, diese Gefühle in der nächsten Sitzung zu besprechen. Wenn Sie sagen, dass Sie bis dahin nicht warten können, werde ich Sie daran erinnern, dass es in Ihrer Verantwortung liegt, eine Notaufnahme aufzusuchen. Sollten Sie sich weigern, das zu tun, und darauf bestehen, mich in die Situation miteinzubeziehen, werde ich alles tun, was in meinen Möglichkeiten liegt, für eine entsprechende Krisenintervention zu sorgen. Wir werden jedoch anschließend darüber sprechen müssen, ob die Therapie fortgeführt werden kann, nachdem Sie mich in Ihr Leben und Ihre selbstzerstörerischen Handlungen in einer Weise hineingezogen haben, die den Rahmen unserer Arbeit sprengt. Das Gleiche gilt für den Fall, wenn Sie mich anrufen, um mir zu sagen, dass Sie sich umbringen wollen bzw. bereits eine Überdosis genommen haben, und sich nicht aus eigener Verantwortung an das nächste Krankenhaus gewendet haben. Ich werde dann alles in meiner Macht stehende tun, um Ihr Leben zu retten. Wenn sich die Situation stabilisiert hat, werden wir besprechen, ob es möglich ist, unsere Arbeit unter diesen Umständen fortzusetzen, oder ob Ihr Verhalten eine grundlegende Missachtung unserer Vereinbarungen darstellt, die die Überweisung in eine andere Therapie erfordern würde."

Denkbar ist, dass die Patientin dem Therapeuten an dieser Stelle eine Vernachlässigung seiner ärztlichen Pflichten vorwirft: „Sie bieten mir gar keine wirkliche Hilfe an. Ich bezahle Sie dafür, dass Sie sich um mich kümmern, und Ihre Hauptsorge ist, dass ich Ihnen keine Unannehmlichkeiten bereite." Manchmal ist es erforderlich, einem Patienten wiederholt zu erläutern, um welche Form der Therapie es sich bei TFP handelt, und warum es einen therapeutischen Rahmen braucht, welcher der Behandlung dort eine Chance gibt, wo andere Therapien versagt haben. Es ist notwendig, dem Patienten deutlich zu machen, dass die Rahmenbedingungen von der Art der Therapie und nicht von den Wünschen des Therapeuten bestimmt werden. Wie bereits beschrieben, wird die Art und Weise, wie ein Patient die Vertragsbedingungen auffasst, von seinen inneren Objektbeziehungen beeinflusst. In unserem Fall kann die Patientin den Therapeuten als ein gleichgültiges, vernachlässigendes Objekt empfinden. Aus diesem Grund wäre es durchaus sinnvoll, dass der Therapeut sein Anliegen, der Patientin helfen zu wollen, unterstreicht, was aber nur geschehen könne, wenn notwendige Rahmenbedingungen erfüllt sind:

„Ich bin hier, um Ihnen zu helfen. Deshalb bespreche ich den Ablauf der Behandlung mit Ihnen. Der von mir vorgeschlagene Behandlungsplan basiert auf unseren Vorgesprächen, auf Ihrer Anamnese und der Kenntnis Ihrer früheren Therapien. Aber ehe wir darauf eingehen, möchte ich Ihnen nochmals erläutern, dass die von mir empfohlene Therapie die Erforschung Ihrer Gefühle und inneren Konflikte zum Ziel hat. Ihre Vorstellung, Sie bezahlten mich, ‚damit ich mich um Sie kümmere' legt nahe, dass Sie an eine andere Art von Therapie denken: eine Art sozialpädagogischer Betreuung, die Ihnen hilft, Entscheidungen zu treffen und Ihren Alltag besser zu bewältigen, was auf der Vorstellung basiert, dass Sie nicht in der Lage sind, eigenständig für sich zu sorgen. Auch wenn diese Art der Therapie eine Option darstellt, habe ich davon abgesehen, weil Sie eine solche Hilfe bereits über einen längeren Zeitraum hatten, ohne dass es langfristig zu einer Besserung gekommen wäre. Wie Sie mir sagten, wollten Sie es nun mit einer explorativen Psychotherapie versuchen, weil Sie aufgrund heftiger Auseinandersetzungen Ihre Beziehung zu zahlreichen Betreuern abgebrochen haben, in der Überzeugung, diese arbeiteten gegen Sie. Selbstverständlich steht Ihnen die Option nach wie vor offen, wieder mit einem sozialpädagogischen Betreuer zusammenzuarbeiten. Wir können gerne darüber reden. Allerdings müssen wir uns die Frage stellen, warum es Ihnen bislang nicht gelungen ist, diese Form der Hilfe dauerhaft für sich zu nutzen und Ihr Verhalten zu ändern. Wenn Sie überzeugt sind, dass Sie diese Art der Betreuung für sich wünschen, ist es sinnvoll, dies unmissverständlich klarzustellen, damit wir nicht Zeit mit der Diskussion einer Therapieform verbringen, an der Sie im Grunde gar nicht interessiert sind.

Ich habe das Gefühl, dass Sie mich momentan als gleichgültig und vernachlässigend und selbstbezogen erleben, so als gäbe ich nur vor, Ihnen helfen zu wollen. Ich hingegen bin sehr wohl der Auffassung, mein Bestes zu tun, Ihnen zu helfen. Sollten wir uns entscheiden, miteinander zu arbeiten, wäre es sicher sinnvoll, diesen Unterschied unserer Sichtweisen zu verstehen. Allerdings können wir nicht mit der Therapie beginnen, ehe wir uns nicht einig geworden sind, um welche Probleme es geht und welche Lösungswege es gibt. Wenn Sie mehr über die Behandlung erfahren wollen, kann ich auf Ihre Befürchtung eingehen, die von mir beschriebenen Therapiebedingungen dienten nur meinen eigenen Interessen und Sie hätten dafür zu bezahlen." (An dieser Stelle drückt die Patientin ihr Interesse aus, mehr zu erfahren.)

„Wie ich bereits sagte, leiten sich die Behandlungsbedingungen von dem ab, was ich von Ihnen und Ihrer Vorgeschichte weiß. Wir wissen auch, dass Sie in Ihrer vorangegangenen Therapie Dr. B. so oft zwischen den Sitzungen angerufen haben, um ihm zu sagen, dass Sie sich umbringen wollten, dass er schließlich nicht mehr zwischen einer wirklich bedrohlichen Situation und einem blinden Alarm zu unter scheiden vermochte. Unter diesen Umständen fühlte er sich nicht sicher genug, die Behandlung mit Ihnen fortzusetzen. Er berichtete auch, dass es ihm in den Sitzungen schwer gefallen sei, neutral und objektiv zu bleiben, da er durch Ihre nächtlichen Anrufe unausgeschlafen und müde gewesen sei. Ihre Anrufe hatten also zur Folge, dass er Ihnen nicht mehr konzentriert, aufmerksam und objektiv zuhören konnte. Therapeuten sind auch nur Menschen, und da bin ich keine Ausnahme. Es stimmt also zu einem gewissen Grad, wenn Sie sagen, ich stelle Bedingungen, um ‚Sie daran zu hindern, mich zu belästigen'. Da Ihr Verhalten zwischen den Sitzungen Dr. B. derart beeinträchtigt hat, dass er nicht länger mit Ihnen arbeiten konnte, schlage ich Bedingungen vor, die meine Fähigkeit, mit Ihnen therapeutisch zu arbeiten, schützen."

Therapievereinbarungen zum Substanzmissbrauch

Alkohol- oder Drogenkonsum des Patienten erfordert eine genaue Abklärung seitens des Therapeuten, ob es sich dabei um Substanz*missbrauch* oder *-abhängigkeit* handelt. Um therapeutisch vernünftig arbeiten zu können, muss ein Patient nüchtern bzw. trocken sein. Unserer Erfahrung nach empfiehlt sich eine dreimonatige Abstinenz, bevor mit einer TFP-Behandlung begonnen wird. Dadurch stellt ein Patient seine Bereitschaft zur Abstinenz sowie der dazu notwendigen äusseren Unterstützung – in den meisten Fällen ein 12-Schritte-Programm – unter Beweis. Im Falle eines schweren Alkohol- oder Drogenproblems können zunächst eine stationäre Entgiftung und anschließende stationäre Entwöhnung indiziert sein, bevor zu einer ambulanten Psychotherapie übergeleitet wird. Hier empfiehlt sich die Unterstützung durch eine Sucht-Fachambulanz. Ist der Patient trocken, müssen Behandlungsparameter zur Vermeidung von Rückfällen diskutiert werden. Dazu zählt die Bereitschaft zur Abstinenz, sowie die Teilnahme an entsprechenden Begleitmaßnahmen (z. B. der Besuch der Anonymen Alkoholiker). Ist es in der Vorgeschichte wiederholt zu Rückfällen gekommen, empfehlen sich stichprobenartige Alkohol- oder Drogenscreenings, die von einem Suchtspezialisten durchgeführt werden sollten, um die technische Neutralität des Therapeuten aufrechtzuerhalten.

Therapievereinbarungen zu Essstörungen

Wie im Falle von Substanzmissbrauch können auch Essstörungen unterschiedliche Schweregrade aufweisen. Im schlimmsten Fall ist eine Anorexie lebensbedrohlich. Patientinnen, deren Körpergewicht unterhalb einer gesunden Normgrenze scheint, sollten zunächst eine Ernährungsberatung oder einen Internisten aufsuchen, bevor mit einer TFP-Behandlung begonnen wird, um zu entscheiden, wo das noch vertretbare Minimalgewicht der Patientin anzusetzen ist. Wird dieses Gewicht unterschritten, ist zunächst eine verhaltenstherapeutische Behandlung der Essstörung indiziert. Diese kann, je nach Schweregrad der Störung, ambulant oder stationär erfolgen. Hat die Patientin ihr Minimalgewicht erreicht, kann in eine TFP-Behandlung übergeleitet werden. In der Anfangsphase der Therapie gehört regelmäßiges Wiegen durch einen Ernährungsberater oder Internisten zu den Vertragsbedingungen. Fällt das Gewicht unter die festgesetzte Mindestgrenze, wird die TFP-Behandlung ausgesetzt und die Patientin kehrt solange in eine Verhaltenstherapie zurück, bis sie ihr Minimalgewicht wieder erreicht hat.
Im Gegensatz zur Anorexie ist das unmittelbare Gesundheitsrisiko im Falle einer Bulimie geringer. In den meisten Fällen stellen Essanfälle mit anschließendem Erbrechen eine langsame, chronische Form selbstdestruktiven Verhaltens dar, das durchaus im Rahmen einer Therapie bearbeitet werden kann. Wird jedoch mehrmals am Tag Erbrechen provoziert, müssen in einem internistischen Konsil mögliche gesundheitliche Risiken (wie z. B. eine Elektrolytentgleisung) abgeklärt werden. In diesem Fall kann es erforderlich sein, für die Anfangsphase der Therapie eine regelmäßige medizini-

sche Überwachung als Bedingung in den Therapievertrag aufzunehmen. Im Allgemeinen können jedoch im Laufe einer Therapie Maßnahmen wie diese nach und nach eingestellt werden, bzw. kommt es zu einem deutlichen Symptomrückgang.

Therapievereinbarungen zum Problem sozialer Abhängigkeit

Vor Therapiebeginn gelten viele Borderline-Patienten als behindert, arbeitsunfähig und von daher auf Sozialhilfe angewiesen. Nicht selten wird ein Therapeut mit dieser Situation unmittelbar und recht schnell konfrontiert (wenn es etwa darum geht, Atteste oder Arbeitsunfähigkeitsbescheinigungen auszustellen), während andere Patienten dieses Problem lange Zeit gar nicht ansprechen. Aus diesem Grund muss ein Therapeut immer danach fragen, wovon ein Patient lebt. Erhält ein Patient Sozialhilfe, müssen folgende Punkte geklärt werden:

- Ist der Patient fähig zu arbeiten oder nicht?
- Ist der Patient bereit, wieder zu arbeiten, oder wird der Widerstand bzw. der untätige Lebensstil durch den psychischen und finanziellen Sekundärgewinn gefördert?

Wir wollen nicht den Eindruck erwecken, als seien alle Borderline-Patienten zu Beginn ihrer Therapie lebensuntüchtig – viele machen eine Ausbildung oder arbeiten. Selbst diejenigen, die ein sozial abhängiges und parasitäres Dasein führen, sind häufig innerlich im Konflikt angesichts ihres passiven und abhängigen Lebensstils. Allerdings zeigt sich diese Konflikthaftigkeit auf unterschiedliche Art und Weise. Während manche Patienten die Therapie abbrechen, wenn sich herausstellt, dass angemessenes Funktionieren in sozialer Hinsicht ein zentrales Therapieziel darstellt, empfinden andere dies eher als Ansporn, endlich aktiver zu werden. Es ist mit einer gewissen Ironie verbunden, dass sich manche Patienten, die sich in erster Linie durch unreife Abhängigkeit und sekundären Krankheitsgewinn auszeichnen, oft weniger gut entwickeln als Patienten mit schweren Selbstverletzungen. Für letztere ist es schwieriger, ihre Krankheit zu verleugnen, während es sich pathologisch abhängige Patienten in ihrer Abhängigkeit ganz gut eingerichtet haben und eher dazu neigen, Therapien zu vermeiden oder abzubrechen, die an den Wurzeln ihrer Erkrankung rühren und auf strukturelle Veränderungen ausgerichtet sind. Dieser Patiententypus neigt eher zur Chronifizierung, insbesondere in solchen sozialen Settings, in denen alternative Behandlungsmethoden und Sozialhilfesysteme diesen Status fördern. Die beste Strategie für einen TFP-Therapeuten ist es, diese Entscheidung zugunsten einer chronischen Abhängigkeit zu hinterfragen und jenen Anteil im Patienten zu unterstützen, der selbst nach mehr Autonomie und Selbstbestimmung strebt.

Was die Erstellung eines angemessenen Behandlungsplans angeht, so muss das aktuelle Funktionsniveau eines Patienten berücksichtigt werden. Dabei treffen wir auf folgende Patientengruppen:

- *Patienten, die keiner Arbeit oder Berufstätigkeit nachgehen, ohne dass dafür entsprechende psychische oder körperliche Gründe vorlägen.* In diesem Fall muss die Aufnahme einer Arbeitstätigkeit innerhalb eines bestimmten Zeitraums als Therapieziel in den Behandlungsplan aufgenommen werden.

  Während manche psychiatrische Erkrankungen einen Menschen daran hindern können zu arbeiten (z. B. im Fall einer chronischen Schizophrenie), sind Borderline-Patienten im Allgemeinen in der Lage, eine Ausbildung zu machen oder einer regelmäßigen Tätigkeit nachzugehen. Trotzdem trifft man immer wieder auf Borderline-Patienten mit passiven, infantilen, dependenten oder antisozialen Zügen, die das Sozialsystem ausbeuten und einer geregelten Tätigkeit aus dem Weg gehen, obwohl sie dazu in der Lage wären. Dies kann einer Mischung aus innerpsychischem Konflikt entspringen – eine als defizitär und inkompetent erlebte Selbstrepräsentanz ist der unbarmherzigen Kritik einer Objektrepräsentanz ausgeliefert – und dem Wunsch nach Wiedergutmachung real erlebter oder wahrgenommener Vernachlässigung oder einer Misshandlung in der Vorgeschichte des Patienten. Obwohl wir tatsächliche Vernachlässigung und Misshandlung aus der Lebensgeschichte zahlreicher Borderline-Patienten kennen, haben wir die Erfahrung gemacht, dass die meisten unter ihnen nicht nur in der Lage sind, sehr wohl in Beruf oder Arbeit zu „funktionieren“, sondern dass dieses „Funktionieren“ einen ganz zentralen Aspekt einer realen Verbesserung ihrer Situation darstellt und wichtige psychologische Implikationen beinhaltet (etwa im Sinne einer Auflösung der Identitätsdiffusion).

- *Patienten, die aufgrund von Ängsten und Depressionen nicht arbeiten. Bei diesen Patienten geht es darum, die genauen Ursachen ihrer Symptome zu erforschen.* Liegt eine schwere depressive Episode vor, kann zunächst eine antidepressive Medikation indiziert sein, ehe der Patient in der Lage ist, sein Funktionsniveau zu verbessern. Die Angst mancher Patienten lässt sich oft mit niedrig dosierten Neuroleptika behandeln. Sinnvoller kann jedoch sein, die Art der Angst, durch die sich der Patient beeinträchtigt fühlt, gezielt anzusprechen. Unserer Erfahrung nach ist in diesen Fällen das innere Erleben des Patienten oft paranoid gefärbt, d. h. der Patient fürchtet die Kritik oder Ablehnung von Mitschülern oder Arbeitskollegen, er befürchtet z. B., dass andere hinter seinem Rücken über ihn reden. Über diese Ängste, sowie die Tatsache, dass hier ein strenges inneres Objekt auf andere projiziert wird, zu sprechen, hilft dem Patienten für gewöhnlich, mehr Eigenverantwortung zu übernehmen.
- *Patienten, die nicht ihren Fähigkeiten entsprechend arbeiten. Auch dieses Thema muss in der Therapie angesprochen werden.* Zum einen, um zu klären, warum der Patient unter dem Niveau seiner Fähigkeiten bliebt, zum anderen, um die Erwartung daran zu knüpfen, dass der Patient sich selbst im Laufe der Behandlung um eine Verbesserung dieser Situation bemüht.
- *Patienten, deren Beschäftigung gefährliche oder antisoziale Züge trägt (z. B. die Arbeit als Prostituierte).* In diesen Fällen sollte die Umorientierung zu einer weniger gefährlichen und/oder antisozialen Tätigkeit als Therapieziel definiert werden.

Grenzen des Therapievertrags

Der Therapievertrag benennt Themen, die eine potenzielle Gefährdung des therapeutischen Prozesses darstellen, und bietet einen Behandlungsplan, um die Therapie vor Scheitern und Entgleisen zu bewahren. Es wäre naiv anzunehmen, dass die Vereinbarung eines Therapievertrags die Beseitigung aller Vorbehalte seitens eines Patienten erforderlich macht, ehe die Behandlung beginnen kann. Irgendwo zwischen den beiden Exrempositionen – der pauschalen Weigerung jeglicher Verhaltensänderung („wenn ich das alles könnte, wäre ich nicht hier“) und der völligen und sofortigen Beseitigung aller Probleme durch bestimmte Behandlungsparameter – liegt der Punkt, an dem die Vertragsphase abgeschlossen ist und die eigentliche Therapie beginnt. Beispielsweise wurde mit einer Patientin, deren Anorexie bereits zweimal beinahe tödlich verlaufen wäre, vereinbart, regelmäßig das Gewicht kontrollieren zu lassen, und bei Unterschreiten einer bestimmten Mindestgrenze eine (vom Internisten oder Diätberater festgelegte) Zusatznahrung einzunehmen. Ziel dieser Vereinbarung war, die Kontinuität der Behandlung zu wahren und gleichzeitig zu akzeptieren, dass die anorektische Erkrankung zum gegenwärtigen Zeitpunkt noch ein zentrales Problem bleiben würde.

Abweichungen vom Therapievertrag oder Behandlungsrahmen

Ein Therapievertrag definiert die Grenzen der Verantwortlichkeit der beiden Teilnehmer. Ein Therapeut, der sich zu einem bestimmten Zeitpunkt in der Behandlung im Strudel seiner Gegenübertragung gefangen sieht, kann den Therapievertrag dazu nutzen, um zu überprüfen, ob seine Interventionen den Anforderungen der Behandlungen entspringen oder aber dem Druck des Patienten geleitet werden. Ein Therapeut, der von seinem Patienten mit Anschuldigungen bombardiert wird, kalt und uneinfühlsam zu sein, kann sich in einer Position wiederfinden, in der er sich selbst die Frage stellt, ob die Vorwürfe des Patienten nicht der Wahrheit entsprechen, weil er dessen Telefonanrufe, die im übrigen keiner wirklichen Krisensituation entsprangen, nicht beantwortet hat. Wenn es sich dabei jedoch um einen Patienten handelt, aus dessen Vorgeschichte wiederholte Anrufe beim Therapeuten bekannt sind und als solche bereits als potenzielle Gefährdung der Therapie in den Therapievertrag aufgenommen wurden, kann eine Überprüfung des Therapievertrags die aufkommenden Zweifel des Therapeuten als Gegenübertragungsproblem entlarven. Dies trägt dazu bei, Gegenübertragungsagieren zu vermeiden – d. h. sich nicht in Telefongespräche mit dem Patienten verwickeln zu lassen, sondern die in diesem Fall aktivierte Dyade genauer zu untersuchen.

Vertragsvereinbarungen haben den Vorteil, dass sich im Falle von Abweichungen der Therapeut auf sie berufen kann, um gleichzeitig zu versuchen, die Ursachen dafür zu klären. Auf diese Weise kann wichtiges psychodynamisches Material aufgegriffen werden, ehe es in Agieren mündet. Der Therapeut könnte zum Beispiel sagen:

> „Vor Beginn der Behandlung kamen wir überein, dass Ihr Wunsch, die Therapie zu boykottieren, sich darin äußern könnte, dass Sie von der Schule gehen und Ihr Vater nicht länger finanziell für Sie aufkommt. Jetzt teilen Sie mir mit, dass Sie nicht mehr studieren und mit dem Gedanken spielen, Ihre Prüfungen nicht zu machen. Was veranlasst Sie dazu, unsere Behandlung in Gefahr zu bringen?“

Was das Problem therapiegefährdender Handlungen angeht, ist es erforderlich, diese zum einen genau zu benennen, zum anderen, sensibel und verständnisvoll auf die Reaktionen des Patienten einzugehen. Eine Vertragsvereinbarung allein löst das Problem noch nicht. Sie weist lediglich auf die Art der Gefahr und die Notwendigkeit hin, einen Plan zu ihrer Eingrenzung zu entwickeln. Auch liefert sie dem Therapeuten einen Anhaltspunkt, auf den er sich beziehen kann, sollte es zu einer manifesten Gefährdung der Behandlung kommen.

> „Wie wir vor Beginn unserer gemeinsamen Arbeit besprochen haben, ist es nun tatsächlich so, dass wir mit Ihrer Tendenz zu Verhalten X konfrontiert sind. Wir sollten versuchen zu verstehen, warum dies gerade jetzt zutage tritt. Aber zuerst müssen wir uns dem Teil in Ihnen zuwenden, der die Behandlung offensichtlich beenden möchte, und müssen einen Weg finden, diesen am Handeln zu hindern.“

Wenn Patienten ihren Therapievertrag brechen, ist es vernünftig, ihnen eine zweite Chance einzuräumen. Wichtig dabei ist jedoch, sie dann konsequent zu konfrontieren, dass dies zu einem plötzlichen und unerwarteten Ende ihrer Therapie führen kann, sollte es zu einer neuerlichen Verletzung ihres Therapievertrags kommen. Die Bedeutung eines solchen Risikos – insbesondere, die schweren selbstverletzenden Impulse des Patienten, oder aber der Versuch, die Angst zu umgehen, die mit einer Überwindung primitiver Abwehrmechanismen verbunden ist – muss in die Deutungsarbeit integriert werden. Geschieht dies nicht, kann der Patient vermuten, dass er eine weitere Chance bekommen und das Ausagieren aggressiver und selbstaggressiver Impulse unerforscht bleiben wird. Diese Bedrohung für die zukünftige therapeutische Arbeit kann mehrere Wochen oder Monate andauern, und es hängt vom Urteilsvermögen des Therapeuten ab, wann sie wirklich vorüber ist.

Häufige Probleme des Therapeuten bei der Vereinbarung des Therapievertrags

Die Vereinbarung eines Therapievertrags ist ein wesentlicher Teil des therapeutischen Prozesses. Seine sorgfältige Ausarbeitung repräsentiert im Kleinen die Dynamik, die sich im Laufe der Behandlung entfalten wird. Aus diesem Grund muss der Therapeut die komplexen Zusammenhänge, die in der Entwicklung eines Vertrags zutage treten, ausreichend berücksichtigen und darf die Behandlung nicht vorzeitig beginnen. Einen verfrühten Beginn vermeidet er, indem er sich auf spezifische Techniken beschränkt – d. h. auf wiederholte Klärung der Bedingungen für die Therapie und der entsprechenden Reaktionen des Patienten. Er sollte nicht der Versuchung nachgeben, bereits Widerstände zu deuten, noch ehe die Bedingungen für eine Behandlung vereinbart worden sind. Natürlich gibt es Ausnahmen zu jeder Regel, und die Möglichkeit einer Deutung während der Vertragsphase ist nicht ausgeschlossen, wenn es um die Frage geht, ob der Patient bleibt oder geht.

Die dabei auftauchenden Probleme reichen von relativ einfach zu behebenden Fragen bis hin zu Problemen mit Projektion und Gegenübertragung. Die einfachsten Probleme entstehen darin, dass sich der Therapeut nicht ausreichend mit Prinzipien und Details der Therapie und Vertragsvereinbarung vertraut gemacht hat. Er kennt zwar die grundsätzliche Dreiteilung – Aufgaben des Patienten, Aufgaben des Therapeuten und Gefährdungen der Therapie –, geht aber womöglich nur oberflächlich darauf ein oder lässt manche Bereiche ganz aus (z. B. die Frage von Stundenabsagen), ohne die Gesamtheit der Therapiebedingungen adäquat zu erörtern.

Fehleinschätzung der Reaktion des Patienten

Ein mittelschweres Problem in der Vertragsvereinbarung besteht darin, dass der Therapeut zwar alle Therapiebedingungen vollständig und angemessen darstellt, es jedoch unterlässt, die Reaktionen des Patienten genauer zu untersuchen. Dieser Fehler wird sehr häufig begangen, da die Patienten oft nur oberflächlich zustimmen und nichts von ihren wirklichen Gedanken preisgeben. Hinterfragt werden sollten lapidare Antworten im Sinne von „das wird schon gehen", die nichts darüber aussagen, dass der Patient die Worte des Therapeuten auch wirklich verstanden, aufgenommen und bedacht hat. Der Therapeut könnte etwa sagen:

> „Würden Sie mir bitte erklären, wie Sie die Bedingungen verstehen, denen Sie zugestimmt haben?"

Therapeuten neigen bisweilen dazu, Schwierigkeiten und Widerständen aus dem Weg zu gehen, die sich aus den Reaktionen des Patienten ergeben könnten. Dies bedeutet ein naives Ausblenden von Themen, die zweifellos irgendwann in der Therapie zum Vorschein kommen werden. Ein Grundprinzip der TFP besteht darin, diese Punkte so früh wie möglich zur Sprache zu bringen, ehe sie im späteren Verlauf der Behandlung agiert werden.

Zu diesem Zeitpunkt der Vertragsvereinbarung begehen Therapeuten häufig den typischen Fehler, nicht konsequent genug das Verstehen des Patienten zu ergründen, aus Angst, unterschwellig Ablehnung oder Wut in ihm zu wecken. Die Befürchtung, er könne die Bedingungen der Therapie ablehnen, basiert oftmals auf der Sorge des Therapeuten, der Patient könne das Behandlungsangebot generell nicht annehmen. Diese Sorge ist sehr typisch für noch unerfahrene Therapeuten, die Erfolg oder Misserfolg ihres Tuns häufig daran messen, ob sie einen Patienten „gehalten oder verloren" haben. Als Therapeut sollte man jedoch bedenken, dass zu diesem Zeitpunkt der wesentliche Teil der Arbeit darin besteht, Bedingungen zu definieren, die eine psychodynamische Therapie überhaupt erst ermöglichen. Eine Therapie, der es an klaren Richtlinien fehlt, ist für einen Patienten nicht hilfreich. Er wird weiterhin die Konfrontation mit Konflikten und Affekten, die seinem dysfunktionalen Verhalten zugrunde liegen, scheuen und statt dessen ausagieren. Manche Autoren plädieren dafür, den Patienten „dort abzuholen, wo er steht". Unserer Erfahrung nach sind Borderline-Patienten, in deren Vorgeschichte es oft zahlreiche gescheiterte Therapieversuche gibt, durchaus in der Lage, Verantwortung zu übernehmen, auch wenn sie selbst und frühere Therapeuten die Auffassung vertraten, sie seien dazu nicht imstande. In vielen Fällen ist ihnen noch nie ein Therapeut begegnet, der ihnen einen gewisse Verantwortungsübernahme und Kontrolle ihres Verhalten zugetraut hätte. Unsere klinische Erfahrung zeigt jedoch, dass diese pessimistische Sichtweise unbegründet ist.

Eine weitere Befürchtung des Therapeuten ist auch, dass die heftigen Widerstände gegen die Therapievereinbarungen die Büchse der Pandora öffnen und sie mit negativer Übertragung überschwemmen könne. An dieser Stelle muss die Rolle von Übertragungs- und Gegenübertragungsaspekten berücksichtigt werden, zumal der Begriff *Vertrag* einen primär kognitiven Prozess suggeriert. Dennoch sind die Schwierigkeiten, die während der Vertragsphase zum Vorschein kommen, beispielhaft dafür, wie selbst rein kognitive oder rationale Elemente der Behandlung zum Spielfeld intrapsychischer Dynamik werden können. Man könnte sogar argumentieren, dass sich die gesamte Therapie einzig und allein um die Diskussion ihrer Bedingungen dreht. Dies würde die Behandlung schnell auf den Bereich der Übertragung festschreiben und anamnestischen Fragen keine größere Bedeutung beimessen. Unsere Betonung liegt jedoch auf der bewussten Wahrnehmung von Übertragung und Gegenübertragung während der Vertragsphase, ohne jedoch diese Aspekt zu diesem Zeitpunkt aktiv aufzugreifen. Wir empfehlen, Deutungen vorerst auf ein Minimum zu beschränken und sich auf Klärung und – gegebenenfalls – Konfrontation von Widersprüchen zu beschränken. Würde der Schwerpunkt bereits in dieser frühen Phase auf Deutungen liegen, entstünde der Eindruck, die eigentliche Behandlung habe bereits begonnen. Damit würde aber die Grenze zwischen Diagnostik und Vertragsvereinbarung auf der einen Seite und der eigentlichen Therapie auf der anderen Seite verwischen.

Wenden wir uns noch einmal dem Therapeuten zu, der heftige Widerstände des Patienten gegen die Vertragsbedingungen befürchtet. Aus Angst, Wut und Entwertung zu provozieren, schreckt er vor Klärung oder Konfrontation zurück und begeht dadurch einen doppelten Fehler. Erstens gibt er sich der Illusion hin, das Verhalten des Patienten kontrollieren zu können. Doch nicht er ist es, der kontrolliert, sondern der Patient würde in diesem Fall das Verhalten des Therapeuten unter seine Kontrolle bringen. Zweitens würde der Therapeut versuchen, der negativen Übertragung auszuweichen. Übertragung und Gegenübertragung kommen in der Therapie dieser Patienten sehr früh zum Vorschein, wobei die Arbeit mit der negativen Übertragung von ganz entscheidender Bedeutung ist. Unserer Erfahrung nach sind die Chancen für den Fortbestand der Therapie und das Erkennen zentraler Probleme umso größer, je früher sich die negative Übertragung in der Behandlung manifestiert und je rascher sie aufgefangen werden kann.

Aggressiver Umgang mit der Reaktion des Patienten

Therapeuten können jedoch auch in umgekehrter Richtung in eine Sackgasse geraten. An die Stelle vermeidenden Verhaltens tritt dann eine an Aggression grenzende Hartnäckigkeit und Aufdringlichkeit dem Patienten gegenüber, mit der der Therapeut nach zusätzlichen Bestätigungen und Antworten förmlich bohrt. Hier wird deutlich, dass jedes Material, unabhängig vom Inhalt, als Abwehr benutzt werden kann. In diesem Fall wäre es denkbar, dass der Therapeut bereits in projektiver Identifizierung verstrickt ist und vom Patienten stammende Aggressionen abreagiert, indem er diesen bedrängt. Möglicherweise agiert der Therapeut jedoch auch seine eigenen Aggressionen, seien diese nun primärer Natur oder eine sekundäre Reaktion auf die Aussicht, mit einem potenziell schwierigen Patienten zu arbeiten.

Therapeuten sind keineswegs immun gegenüber blinden Flecken hinsichtlich ihrer eigenen Widerstände, einen Fall zu übernehmen, und der Folgen, die zum Therapieabbruch durch den Patienten führen können. Das Rekurrieren auf den Therapievertrag, der ja eigentlich der Stabilisierung und dem Fortschritt der Behandlung dienen soll, kann dazu führen, dass der Patient bedrängt wird und der Therapeut seine eigene Ambivalenz agiert. Daher muss die ungeteilte Aufmerksamkeit des Therapeuten sowohl der eigenen Beteiligung am Prozess der Vertragsvereinbarung als auch der des Patienten gelten.

Hat ein Therapeut Vorbehalte gegen die Behandlung eines bestimmten Patienten oder auch von Borderline-Patienten im Allgemeinen, sollte er sich diesem Thema offen stellen und vermeiden, den Prozess des Vertragsabschlusses als Mittel dafür zu benutzen, einen unliebsamen Patienten loszuwerden.

Einer der Hauptgründe, warum dem Therapievertrag eine so große Bedeutung beigemessen wird, besteht darin, die Behandlung für den Therapeuten so sicher zu gestalten, dass er derartigen Ängsten nicht ausgesetzt wird.

Ambivalenz des Therapeuten gegenüber dem Therapievertrag

Etwas schwieriger wird es, wenn der Therapeut zwar den Prozess der Vertragsvereinbarung ausreichend studiert hat und ihn in seiner Komplexität auch beherrscht, innerlich jedoch Vorbehalte gegen ihn als technisches Hilfsmittel hegt. Therapeuten, die davon ausgehen, dass eine Therapie keine Erwartungen an den Patienten stellen, sondern dem Weg des Patienten innerhalb eines locker gestalteten Therapierahmens folgen sollte, haben häufig dieses Problem. Natürlich können Vorbehalte tatsächliche Meinungsunterschiede hinsichtlich eines Therapieansatzes widerspiegeln. In einem solchen Fall sollte der Therapeut auf diese Therapiemethode verzichten. Es können auch unterschiedliche Konzepte der Borderline-Pathologie eine Rolle spielen. Therapeuten, die den Status des Patienten als Opfer von Missbrauch und Missbhandlung hervorheben, gelangen womöglich zu der Einschätzung, dass diese Patientengruppe zu Unrecht stigmatisiert wird und ein Therapievertrag diese Stigmatisierung nur fortschreibt. Die Aufforderung, einem besonders strengen Therapievertrag zuzustimmen, wird als zusätzliche Demütigung angesehen.

Die verschiedenen Konzepte der Borderline-Pathologie haben zu zahlreichen interessanten Überlegungen geführt. Das soeben beschriebene Beispiel stellt unserer Ansicht eine spezielle Gegenübertragunsposition dar, in welcher der Therapeut in einer konkordanten Gegenübertragung mit der Selbstrepräsentanz des Patienten als einem hilflosen Opfer verbunden ist, wodurch die aggressive innere Repräsentanz abgespalten bleibt und sich sehr wahrscheinlich in Agieren oder in Form einer Fixierung an ein äußeres Objekt Ausdruck verschaffen wird. Für die Vertragsvereinbarung bedeutet dies, dass Therapeuten, die den Pati-

enten ausschließlich als Opfer verstehen, in der Behandlung häufig Widerstände oder Schwierigkeiten gegenüber diesem Behandlungsaspekt empfinden.
Andere Therapeuten lehnen die Forderungen eines Therapievertrags als unrealistisch ab und gründen ihre Einschätzung auf die konstitutionellen Defizite des Patienten: „Wenn die Patienten solchen Erwartungen folgen könnten, bräuchten sie keine Therapie ... dann hätten sie ihre Therapie erfolgreich abgeschlossen." Selbstverständlich stellt die Abfassung eines Therapievertrags eine anspruchsvolle Aufgabe dar. Sie verlangt vom Therapeuten Geschick und vom Patienten Überwindung, Verantwortlichkeiten zuzustimmen, die er niemals zuvor akzeptiert hätte. Therapeuten, die die Anforderungen des Vertrags als unrealistisch einschätzen, sollten sich fragen, inwieweit sie nicht selbst Angst davor haben, Patienten – für die impulsive und wuterfüllte Reaktionen typisch sind – mit Erwartungen oder Grenzen zu konfrontieren. Eine Angst, die sich erklären lässt, wenn der Therapeut der Meinung ist, seine Grenzsetzung sei verantwortlich für die Reaktion des Patienten und nicht dieser selbst.

Abweichen vom Vertrag und Wiederaufnahme von einzelnen Verhandlungspunkten

Es obliegt dem Therapeuten zu entscheiden, wann die Vertragsverhandlungen abgeschlossen sind, weil eine ausreichend gute Einigung erzielt wurde, und zur eigentlichen Therapie übergeleitet werden kann, beispielsweise mit den Worten:

> „Ich glaube, dass wir nun ein ausreichendes Verständnis darüber erlangt haben, wie wir zusammen arbeiten können, um mit der eigentlichen Behandlung zu beginnen. Wenn Sie keine weiteren Fragen haben, würde ich vorschlagen, wir fangen an und Sie erzählen mir, was Ihnen durch den Kopf geht."

Auch wenn die Vertragsvereinbarung sehr sorgfältig durchgeführt wurde, kann es dennoch erforderlich sein, im Laufe der Behandlung zu einzelnen Punkten zurückzukehren. Entweder, weil erstens ein neues Problem aufgetaucht ist, das zu Beginn der Therapie noch nicht abzusehen war (z. B. Substanzmissbrauch oder selbstverletzendes Verhalten), oder zweitens, weil sich der Patient nicht an die ursprünglichen Vereinbarungen hält. In diesem Fall sollte der Therapeut nicht zögern, die Notwendigkeit neuer Vereinbarungen anzusprechen:

> „Wir sollten darüber sprechen, wie sich dieses neue Problem auf unsere Arbeit auswirkt und wie wir am besten damit umgehen wollen."

Das Nicht-Einhalten des Therapievertrags stellt eine häufige Form des Widerstands dar. Den Umgang mit Vertragsbrüchen haben wir in Kapitel 4 diskutiert: Wiederherstellen des therapeutischen Rahmens, während gleichzeitig die Bedeutung des Vertragsbruchs geklärt und interpretiert wird. Es empfiehlt sich in der Regel, einem Patienten eine zweite Chance zu geben und die Möglichkeit in Betracht zu ziehen, dass das Verhalten des Patienten die Reaktion einer strengen und bestrafenden Objektrepräsentanz hervorrufen soll.

> „Wir waren überein gekommen, dass eine Therapie nur sinnvoll ist, wenn Sie abstinent bleiben. Die Tatsache, dass Sie nun nicht mehr zu den Treffen der Anonymen Alkoholiker gehen und wieder angefangen haben zu trinken, ist ein Alarmsignal. Um unsere therapeutische Arbeit wieder aufnehmen zu können, müssen Sie sich an unsere ursprüngliche Abmachung halten. Nur dann können wir versuchen zu verstehen, was sich hinter Ihren selbstzerstörerischen Handlungen verbirgt."

Der Therapeut weist somit den Patienten darauf hin, dass dieser eine Situation geschaffen hat, in der die Behandlung unmittelbar auf dem Spiel steht. Durch die Wiederherstellung des Rahmens kann zur eigentlichen therapeutischen Arbeit zurückgekehrt werden. Ein neuerlicher Vertragsbruch jedoch würde darauf hinweisen, dass der Patient entweder nicht imstande oder nicht willens ist, sich auf diese Art der Therapie einzulassen, so dass überlegt werden sollte, ob nicht eine Überweisung in eine andere Therapieform sinnvoll ist.

7 Die frühe Therapiephase

Austesten des Therapierahmens und Impulskontrolle

Aufgaben und Ziele der frühen Therapiephase werden bestimmt von der Art der Borderline-Pathologie des einzelnen Patienten sowie der Interaktion zwischen Therapeut und Patient, die durch die spezifische Art psychodynamischen Arbeitens geprägt ist.

Zentrale Themen und Veränderungen in der frühen Therapiephase:

- Stärkung der Fähigkeit, die Beziehung zum Therapeuten mit all ihren Affektstürmen aufrechtzuerhalten
- Reduzierung der Risiken eines vorzeitigen Therapieabbruchs
- Reduzierung von Suizidalität, Selbstdestruktivität sowie chaotischen und sozial unangemessenen Verhaltens außerhalb der Sitzungen durch Wahrung des therapeutischen Rahmens
- Reduzierung von sekundärem Krankheitsgewinn
- Transformation von Handlung/Agieren in dominante Objektbeziehungen in der therapeutischen Beziehung
- Konzentration von heftigen Affekten und Affektstürmen auf die therapeutische Beziehung
- Herstellung eines Zusammenhangs zwischen Symptomen (Angst, Wut, Leere oder Depressivität) – im Sinne der den Affektzuständen zugrunde liegenden Objektbeziehungen – und der Entwicklung in der therapeutischen Beziehung
- Akzeptanz von Arbeit oder Ausbildung als Alltagsnotwendigkeit
- Verbesserung der allgemeinen Lebensbewältigung aufgrund der unterstützenden Stabilität der therapeutischen Beziehung und des Behandlungsrahmen (d. h. *nicht* durch eine strukturelle Veränderung bzw. Integration der Identität; eine Veränderung des nur mangelhaft ausgebildeten Selbstkonzepts findet noch nicht statt)

Ein Hauptziel in dieser Behandlungsphase besteht in der Reduzierung agierenden und impulsiven Verhaltens, sowohl innerhalb der Sitzungen als auch außerhalb der Therapie. Agieren in dieser frühen Phase manifestiert sich häufig als Versuch, den therapeutischen Rahmen, der im Behandlungsvertrag festgelegt wurde, auszutesten oder zu untergraben. Auch Impulse, die Therapie abzubrechen, gehören zu den typischen Formen von Agieren in diesem Behandlungsabschnitt.

Verläuft die frühe Therapiephase erfolgreich, so gewinnt der Patient zunehmend Kontrolle über seine heftigen und selbstzerstörerischen Impulse. Dies verdankt sich in erster Linie der Beseitigung des sekundären Krankheitsgewinns und der im Therapievertrag vereinbarten Rahmenbedingungen. Grenzsetzungen durch den Therapeuten bzw. den Therapievertrag sorgen tendenziell dafür, dass agierendes Verhalten mehr und mehr die therapeutische Beziehung selbst betrifft, in der nun implizite Objektbeziehungsdyaden in der Übertragung aktiviert werden. Übertragungsdeutungen wiederum festigen die Wirksamkeit notwendiger Grenzsetzung. In dem Ausmaß, in dem die Impulskontrolle zunimmt, kommt es zu einem Rückgang chaotischer und sozial unangemessener Verhaltensweisen außerhalb der Therapie, wenngleich sie nicht immer vollständig zum Verschwinden gebracht werden können.

Affektstürme können sich auf die Therapie selbst konzentrieren, die als ein Ort definiert ist, an dem alle Affekte toleriert werden. Der Therapeut hat die Möglichkeit, Symptome wie schwere Angst, Gefühle der Leere oder Depression mit den Veränderungen in der therapeutischen Beziehung in Bezug zu setzen und auf dieser Grundlage zu verstehen und zu bearbeiten. Die zunehmende Vertrautheit des Patienten mit der Möglichkeit, intensive Affekte im Rahmen der Therapie auszuleben, festigt das therapeutische Bündnis. Gleichermaßen kann der starke Wunsch entstehen, die Therapie abzubrechen, wenn die wachsende Bindung an den Therapeuten Verlassenheitsängste im Patienten wachruft oder dissoziierte oder projizierte aggressive Impulse mobilisiert.

Die Fähigkeit, die Beziehung zum Therapeuten aufrechtzuerhalten

Therapeutisches Bündnis

Als einer der stabilsten empirischen Belege der Psychotherapieforschung insgesamt gilt der hohe Stellenwert, den die frühe therapeutische Allianz zwischen Therapeut und Patient hinsichtlich Behandlungsprozess und Behandlungsergebnis einnimmt. Allerdings werden in dieser Forschungsliteratur so gut wie keine differenzialdiagnostischen oder strukturellen Unterscheidungen innerhalb der Patientenpopulation vorgenommen. Vom gesunden Menschenverstand ausgehend könnte man meinen, dass sich die Bildung eines therapeutischen Bündnisses mit einem Borderline-Patienten komplizierter gestaltet als mit einem neurotischen Patienten. Die relativ hohe Abbruchrate bei Borderline-Patienten ist mit dieser Annahme konsistent (Clarkin u. Levy 2004). Dazu kommt, dass sich der Großteil der zitierten Literatur in seiner Hervorhebung des therapeutischen Bündnisses auf Kurzzeittherapien bezieht.

Die Übertragungsfokussierte Psychotherapie (TFP) ist per definitionem eine Behandlungsform, welche die Beziehung zwischen Patient und Therapeut ins Zentrum ihrer Betrachtung rückt. Dabei handelt es sich um eine Beziehung, die sowohl real ist, als auch vom Patienten geschaffen wird, basierend auf den inneren Selbst- und Objektrepräsentanzen, die seine Wahrnehmung des Therapeuten bestimmen. Letztlich ist es die Exploration dieser Wahrnehmung, welche dem Patienten hilft, eine stabilere innerpsychische Struktur aufzubauen. Die eher realitätsgeleiteten Aspekte der Beziehung zum Therapeuten bilden wiederum die therapeutische Allianz (Gill 1982). In erfolgreich verlaufenden Behandlungen wird diese Beziehung zu einem wichtigen Teil im Leben des Patienten, und der Wunsch, sie aufrechtzuerhalten, ist eines der Motive, sich an den Therapierahmen zu halten. Dies wirft sogleich einige Fragen auf: Welche Bedeutung hat das frühe therapeutische Bündnis für den Verlauf und das Resultat von Langzeitbehandlungen bei Borderline-Patienten? Welcher Art ist das therapeutische Bündnis in TFP-Behandlungen im Vergleich zu stützenden oder kognitiv-behavioralen Therapien? Wie geht die TFP mit Gefährdungen des therapeutischen Bündnisses um?

Die psychoanalytische Literatur spricht von der therapeutischen Arbeitsbeziehung oder therapeutischen Allianz als einer Beziehung zwischen dem Therapeuten und dem beobachtenden Ich des Patienten. Mit anderen Worten: Das Arbeitsbündnis hängt von der Kooperation zwischen dem Therapeuten und den gesunden Anteilen des Patienten ab. Der interaktive Prozess ist von der Fähigkeit des Patienten abhängig, einem anderen Menschen ohne übermäßige Idealisierung Vertrauen zu schenken, was allein aus diesem Grund schon eine besondere Herausforderung für Borderline-Patienten darstellt. Das Arbeitsbündnis muss von primitiver Idealisierung sowie positiver Übertragung unterschieden werden (wenngleich es Überschneidungen mit positiven Übertragungen geben kann).

Es gibt bestimmte Persönlichkeitsmerkmale, welche die Fähigkeit eines Patienten beeinträchtigen können, sich auf ein funktionierendes Arbeitsbündnis einzulassen. Als erstes sind hier antisoziale und schwere narzisstische Strukturen zu nennen. Antisoziale Patienten erleben andere Menschen als Objekte, die benutzt und ausgebeutet werden, während schwer narzisstisch gestörte Patienten von einem so tiefen Neid durchdrungen sein können, der dazu führt, dass das beneidete Objekt angegriffen wird, anstatt sich auf eine Zusammenarbeit einzulassen (vgl. die Grundtypen negativer therapeutischer Reaktionen in Kap. 9, S. 233). Gestärkt wird das Arbeitsbündnis durch die Fähigkeit des Patienten (aber auch des Therapeuten), die therapeutische Beziehung auch in Momenten aggressiver Aufgeladenheit oder regressiver Entwicklungen in der Übertragung aufrechtzuerhalten. Von wesentlicher Bedeutung für den Erfolg einer Behandlung ist schlussendlich auch das authentische Interesse des Therapeuten am Patienten, auch wenn dieser ihm nicht unbedingt immer sympathisch ist oder sich ihm gegenüber aggressiv zeigt. Erfolgreiche Therapeuten entdecken im Allgemeinen auch an schwierigen Patienten Dinge, die sie mögen können, selbst wenn dies größtenteils auf einer Vorstellung des Therapeuten basiert, dass sich der Patient positiv entwickeln kann. In vielen Fällen wird das Arbeitsbündnis hauptsächlich durch die Analyse der manifesten und latenten negativen Übertragung gestärkt. Da negative Überzeugungen – z. B. Angst, Misstrauen oder Neid – in Bezug auf andere die Beziehungserfahrungen von Borderline-Patienten prägen, gelingt Authentizität in der Beziehung zu einem solchen Patienten am ehesten, wenn diese Gefühle akzeptiert und in die Beziehung mitaufgenommen werden.

Zusammenfassend kann man sagen, dass es vier Aspekte sind, die die Beschaffenheit eines individuellen Arbeitsbündnisses auszeichnen:

1. *Die Erwartungen, die Patient und Therapeut an die Behandlung stellen*
   - Welche Ziele sollen mithilfe einer Therapie erreicht werden?
   - Wie wird der therapeutische Prozess beschaffen sein?
   - Erwartet der Patient, dass sich der Therapeut um ihn kümmert, ihm Ratschläge erteilt, Medikamente zur Behandlung seiner Probleme verschreibt?
   - Oder aber kann er sich vorstellen, durch die Beziehung zum Therapeuten mehr über sich selbst zu erfahren? Kann sich der Therapeut wiederum vorstellen, dass sich dieser Patient positiv entwickelt und ein zufriedeneres Leben führt?
2. *Das affektive Engagement des Therapeuten für den Patienten*
   Die Fähigkeit des Therapeuten, sich gefühlsmäßig für seinen Patienten einzusetzen, hängt davon ab, ob er sich vorstellen kann, dass sich der gesunde Anteil im Patienten ebenfalls bemühen wird, sein inneres Chaos zunehmend zu integrieren. Affektiv besetzt werden also die in der realistischen Hoffnung des Therapeuten repräsentierten entwicklungsfähigen Potenziale im Patienten.
3. *Aggressionstoleranz bei Therapeut und Patient*
   Da der problematische Umgang mit Aggression im Allgemeinen zur Borderline-Pathologie gehört, muss das therapeutische Zusammenspiel derart beschaffen sein, dass beide Aggression akzeptieren und damit arbeiten können.
4. *Die Fähigkeit von Patient und Therapeut, einen sinnvollen therapeutischen Dialog miteinander zu gestalten*
   Dies gründet zum einen auf der Fähigkeit des Patienten, die Interpretationen des Therapeuten zu nutzen und darauf aufzubauen, zum anderen auf der Fähigkeit des Therapeuten, genau zuzuhören und sich in den Affekt der Stunde hineinzuversetzen, um damit kohärent weiterzuarbeiten. In-

tensive latente oder manifeste negative Übertragungen, selbstzerstörerische Tendenzen und masochistische Strukturen des Patienten können die Entwicklung des Arbeitsbündnisses nachhaltig beeinträchtigen und müssen von daher von Anfang an aktiv angegangen werden.

Das Austesten der Behandlung und des Behandlungsrahmens

Nicht selten ist der Beginn einer Borderline-Behandlung dadurch gekennzeichnet, dass Patienten – obwohl sie den Therapievereinbarungen zuvor zugestimmt haben – den im Vertrag festgelegten Rahmen austesten. Dieses Verhalten spiegelt ein für Borderline-Patienten sehr typisches Verhalten wider. Zum einen rührt es aus der Schwierigkeit, anderen Menschen zu trauen. Da Borderline-Patienten nicht über die innere Sicherheit verfügen, dass es andere Menschen geben könnte, die für sie da sind, entwickeln sie die Überzeugung, nur über das Kontrollieren des Anderen Verletzung und Verlassenwerden vermeiden zu können. Solches Austesten des Therapierahmens könnte einen Versuch darstellen, zu prüfen, ob der Therapeut kontrolliert werden kann. Dazu gehört auch die innere Überzeugung, dass Beziehung an sich auf gegenseitiger Kontrolle basiert, nach dem Motto: „Wenn ich den anderen nicht kontrolliere, wird er mich kontrollieren."

Auf einer anderen Ebene kann das Austesten des Therapierahmens auch Ausdruck eines tiefsitzenden – und verborgenen – Wunsches sein, der Therapeut möge stark genug sein, die Provokationen des Patienten auszuhalten. In seiner extremsten Ausprägung würde dies dem unreifen Wunsch nach einem allmächtigen Gegenüber entsprechen. Aus diesem Grund ist es wichtig für den Therapeuten, deutlich zu machen, dass er – trotz seiner Bemühungen, alles ihm zur Verfügung stehende zu tun, um die Behandlung fortzusetzen – nicht allmächtig ist und es ihm womöglich nicht gelingen wird, die aggressiven Anfechtungen seitens des Patienten erfolgreich abzuwehren.

Frau X., eine Patientin mit zahlreichen Suizidversuchen in der Vorgeschichte, stimmt nur widerwillig der Therapievereinbarung zu, eine Notaufnahme aufzusuchen, wenn sie das Gefühl hat, ihre Suizidimpulse nicht mehr kontrollieren zu können. Teil dieser Vereinbarung ist auch, sich stationär psychiatrisch behandeln zu lassen, sollte ihr dies ärztlicherseits in der Notaufnahme empfohlen werden. Trotz der widerstrebenden Haltung der Patientin hält der behandelnde Therapeut, Dr. Y., ihre Zustimmung zum Therapievertrag zum fraglichen Zeitpunkt für ausreichend verbindlich, um mit der Behandlung zu beginnen. Angesichts des hohen Suizidrisikos entschließt er sich jedoch, den Ehemann der Patientin zu einem Gespräch hinzu zu bitten, um auch ihm die Bedingungen und realistischen Erwartungen einer ambulanten Behandlung zu erläutern.
Zwei Wochen nach Therapiebeginn unternimmt Frau X. einen Suizidversuch mit einer Überdosis Tabletten und wird von ihrem Ehemann ins nächstliegende Krankenhaus gebracht, wo sie zunächst allgemeinmedizinisch versorgt und unter Beobachtung gestellt wird. Als am darauffolgenden Tag, nach entsprechender medizinischer Abklärung, der konsiliarisch hinzugezogene Psychiater die Aufnahme auf einer psychiatrischen Station empfiehlt, lehnt die Patientin dies ab und verlangt stattdessen, entlassen werden. Der Krankenhauspsychiater setzt sich daraufhin telefonisch mit Dr. Y. in Verbindung, um ihm die Entlassung der Patientin gegen ärztlichen Rat mitzuteilen. Dr. Y. stellt umgehend klar, dass er unter diesen Bedingungen nicht bereit sei, die ambulante Behandlung der Patientin fortzusetzen. Infolge der Therapievereinbarungen sei sich seine Patientin sehr wohl über ihre Verantwortung im Klaren, was eine ärztlich empfohlene stationäre Aufnahme angehe.
Nachdem der Krankenhauspsychiater dies der Patientin mit dem Hinweis, dass ein neues ambulantes Behandlungssetting vereinbart werden müsse, mitgeteilt hat, erreicht Dr. Y. ein Anruf

des Ehemanns der Patientin, der ihm Unprofessionalität vorwirft und ihn beschuldigt, seine Frau gerade dann im Stich zu lassen, wenn sie am dringendsten auf ihn angewiesen sei. Dr. Y. erinnert hier an die Therapievereinbarungen, die nicht seiner Willkür entsprungen seien, sondern auf sehr sinnvollen Therapieprinzipien basierten, welche wiederum rein im Interesse seiner Frau lägen. Herr X., der aus dem Krankenhaus angerufen hatte, reicht an dieser Stelle den Hörer an seine Frau weiter.

Eine Mischung aus Vorwurf und Flehen erreicht nun Dr. Y.: „Bitte glauben Sie mir, es geht mir schon viel besser. Sie können sich gar nicht vorstellen, wie es hier zugeht. Ganz furchtbar! Da werde ich erst recht suizidal. Mir war klar, dass Sie mir das antun würden. Es macht Ihnen Spaß, Ihre Patienten zu quälen. Gerade in dem Moment, in dem ich angefangen habe, Ihnen zu vertrauen, werfen Sie mich den Wölfen zum Fraß vor!"

An dieser Stelle beschleicht den Therapeuten ein Gefühl von Unbehagen. Obwohl der festen Überzeugung, therapeutisch absolut angemessen zu handeln, hat er doch das Gefühl, auf die ständigen Bitten seiner Patientin, das Krankenhaus verlassen und in die ambulante Therapie zurückkehren zu dürfen, unnötig streng, ja sogar sadistisch zu reagieren. Eine rasche Überprüfung seiner Gegenübertragung bringt ihn jedoch zu dem Schluss, dass es sich bei seinem Verhalten keineswegs um eine Zurückweisung seiner Patientin handelt. Im Gegenteil, er bot ihr eine Behandlung unter angemessenen Bedingungen an. Es wurde deutlich, dass die Patientin ein Gefühl in ihm evozierte, sich streng und abweisend zu verhalten, und man konnte davon ausgehen, dass dies einer inneren Objektrepräsentanz der Patientin entsprach, die zu explorieren und zu deuten wichtig wäre, wenn die Therapie fortgesetzt würde. Im Moment jedoch galt es, sich an die Rahmenbedingungen zu halten.

Dr. Y. erläutert nochmals seine Position. Frau X. wiederum pocht auf ihr Recht und bleibt bei ihren Anschuldigungen. Als sich abzeichnet, dass die Diskussion zu nichts führen würde, macht Dr. Y. klar, dass sie beide nun jeweils ihre Position deutlich gemacht hätten und es an der Patientin sei zu entscheiden, was sie tun wolle. Innerlich setzt er sich bereits mit der Möglichkeit auseinander, dass dies das Ende der Therapie bedeuten könnte.

Am Abend desselben Tages erreicht Dr. Y. die Nachricht, dass sich Frau X. mit einer stationär-psychiatrischen Aufnahme einverstanden erklärt habe und die ambulante Therapie nach ihrer Entlassung wiederaufnehmen würde.

Es blieb nicht bei diesem einen Versuch der Patientin, den Behandlungsrahmen zu sprengen. Nichtsdestotrotz war der Therapeut in der Lage, den Rahmen zu halten, um in einem zweiten Schritt die Bedeutung der Provokation zu bearbeiten.

Dieses Beispiel führt uns nur eine von vielen Möglichkeiten vor Augen, wie Patienten versuchen, einen frisch etablierten Behandlungsrahmen zu untergraben. Andere Patienten versäumen wiederholt Stunden oder legen in anderen Bereichen mangelnde Kooperationsbereitschaft an den Tag (halten sich z. B. nicht die vereinbarten Treffen der Anonymen Alkoholiker oder bemühen sich in keinster Weise um Arbeit oder Ausbildung).

Das Versäumen von Sitzungen in der frühen Therapiephase

Manche Patienten stimmen einem Therapievertrag zu, erscheinen zu den ersten Sitzungen, um dann einmal oder mehrmals wegzubleiben. Auch wenn uns dieses Verhaltensmuster nicht in der Mehrzahl der Fälle begegnet, so tritt es doch häufig genug auf, um erwähnt zu werden. Vom TFP-Therapeuten ist in diesen Fällen ein aktives Vorgehen gefragt. Das heißt – je nach Situation – telefonisches oder schriftliches Nachfragen beim Patienten, was es mit seiner Abwesenheit auf sich hat, um ihn zugleich an den Vertrag und die Notwendigkeit einer Behandlung zu erinnern.

Die Kontrolle über Impulsivität und Selbstdestruktivität

Suiziddrohungen und selbstzerstörerisches Verhalten

Im Therapievertrag sind die Verantwortlichkeiten von Patient und Therapeut hinsichtlich der Suizidalität des Patienten festgelegt (s. Kap. 6, S. 161). Die Grenzen der Verantwortlichkeit des Therapeuten, das Ausmaß der Verantwortung des Patienten und, falls erforderlich, die Rolle der Familie des Patienten im Hinblick auf mögliche Suizidrisiken sollten im Rahmen der Vertragsphase ausreichend besprochen worden sein. Entwickelt ein Patient im Laufe der Behandlung Suizidgedanken oder unternimmt einen Suizidversuch, muss dies mit oberster Priorität behandelt werden. Das mag offenkundig erscheinen, kann jedoch nicht oft genug wiederholt werden, da Fragen nach möglichen Suizidimpulsen vom Patienten nicht selten einfach abgetan werden. Der Therapeut muss in diesem Fall das Problem der Selbstdestruktivität erneut zur Sprache bringen, um erstens sicherzustellen, dass sich der Patient an die im Therapievertrag vereinbarten Regelungen hält; und zweitens, um gemeinsam mit dem Patienten zu verstehen, warum dieses Problem gerade zu diesem Zeitpunkt in der Behandlung auftritt.
Auch unter Berücksichtigung der Rangreihe von Prioritäten müssen Therapeuten stets ihr optimales klinisches Urteil walten lassen. Eine Ausnahme von der Regel, suizidales und autodestruktives Verhalten immer an erster Stelle zu behandeln, ist dann gegeben, wenn der Therapeut spürt, dass der Patient ihn von anderem Material, dessen Bearbeitung ihm schwerer fällt, ablenken möchte. Folgende Reaktion wäre in diesem Fall denkbar:

> „Mir fällt auf, dass Sie immer dann, wenn wir auf Ihr Minderwertigkeitsgefühl hinsichtlich Ihres Körpers zu sprechen kommen, sofort Suizidgedanken erwähnen. Dazu kommt, dass Sie sicher wahrgenommen haben, dass ich dem Thema Suizidalität immer Priorität einräume. Könnte Sie dies – bewusst oder unbewusst – dazu veranlassen, dieses Thema immer dann anzuschneiden, wenn es um die Bearbeitung eines anderen, für Sie schmerzlicheren Themas geht?"

Die Einführung neuer Parameter (Rahmenbedingungen) in die laufende Behandlung und die Bearbeitung juristischer Fragen

Wird ein Patient im Laufe der Behandlung suizidal, muss dieses Problem in den Therapievertrag aufgenommen werden. Neben klinischen Überlegungen sind es vor allem medizinrechtliche Fragen – etwa die Angst vor möglichen strafrechtlichen Folgen für den Therapeuten, sollte sich der Patient etwas antun –, die den Umgang mit suizidalen Patienten zusätzlich erschweren. Therapeuten sollten nicht zögern, ihre Bedenken direkt anzusprechen, da diese ganz unmittelbar die zentrale Voraussetzung therapeutischen Arbeitens betreffen, sich als Therapeut sicher zu fühlen und klar denken zu können. Therapeuten haben nicht nur ein Recht darauf, über das Risiko, verklagt zu werden, besorgt zu sein – die Therapie selbst erfordert die Thematisierung eines solchen Risikos, um sich nicht eingeengt oder erpresst zu fühlen. Bringt der Therapeut seine begründete Sorge nicht zur Sprache, bedeutet dies womöglich ein Ausweichen vor negativen Übertragungen oder der entsprechenden explorativen Arbeit. Es ist jedoch unerlässlich, die Übertragungsbedeutung dieser Bedrohung für die gemeinsame Beziehung zu verstehen.

Die hier beschriebene therapeutische Position im Hinblick auf die Suizidalität eines Patienten unterscheidet sich von einem medizinischen Modell, in welchem die Tatsache, Sorge für einen Patienten zu tragen, auch bedeutet, Verantwortung dafür zu übernehmen, sein Leben zu retten. Es sind zwei Aspekte, die diese unterschiedliche Haltung begründen:

1. Das medizinische Modell berücksichtigt nicht die Tatsache, dass Patienten mit einer Borderline-Störung sich selbst häufig Risiken aussetzen, um ihren Therapeuten stärker in ihr Leben einzubinden – also den therapeutischen Rahmen sowohl in zeitlicher als auch emotionaler Hinsicht zu überschreiten (s. die Problematik des Sekundären Krankheitsgewinns in Kap. 3, S. 68ff.). Die Verantwortung des Therapeuten in der psychodynamischen Therapie von Borderline-Patienten verlangt daher, dass er eine eher reflektierende und nicht durch Handeln bestimmte Rolle einnimmt. Der therapeutische Rahmen muss sicherstellen, dass das Agieren des Patienten nicht „belohnt" oder durch Gegenagieren seitens des Therapeuten verstärkt oder gar perpetuiert wird.
2. Das medizinische Modell verstärkt eher die anhaltende Abhängigkeit des Patienten vom Therapeuten (Therapie als „Krücke"), während in der TFP die Autonomie eines Patienten gefördert werden soll.

Ein den TFP-Leitlinien folgender Therapeut entzieht sich keineswegs seiner gesetzlichen und ethischen Verantwortung. Das von uns beschriebene Therapieverfahren sieht folgende Sicherheitsmassnahmen vor:

- eine im Vorfeld stattfindende Planung, wie Therapeut und Patient mit Suizidimpulsen des Patienten umgehen werden;
- die Betonung der Qualität der Kommunikation zwischen Patient und Therapeut und
- eine hohe Priorität für die Bearbeitung der Suizidalität des Patienten, sobald diese zutage tritt.

Morddrohungen

Mord- und Gewaltandrohungen können gegen Personen außerhalb der Therapie gerichtet sein oder gegen den Therapeuten selbst. Er kann unmittelbar zum Ziel potenzieller Gewalt eines Patienten werden oder indirekt betroffen sein, wenn er zu entscheiden hat, ob Gefahr im Verzug ist und ein gefährdeter Dritter informiert werden muss. Wenn ein Patient bereits in der Diagnose- und Vertragsphase entsprechende Drohungen ausspricht, setzt ihn der Therapeut als Erstes von seiner gesetzlichen Verpflichtung in Kenntnis, Außenstehende, die er für gefährdet hält, zu informieren. Anschließend geht es darum, dem Patienten klar und deutlich aufzuzeigen, wie ein Wahrmachen seiner Drohungen nicht nur der Therapie, sondern seinem gesamten Leben schaden würde. Jegliches Bemühen von Therapeut und Patient, ein gemeinsames Verständnis über den Patienten zu erlangen, wäre zunichte gemacht. Alles was die Fähigkeit des Therapeuten beeinträchtigt, seine technische Neutralität aufrechtzuerhalten und in einer entspannten und sicheren Atmosphäre zu arbeiten – d. h. sich um das Verstehen der inneren Welt des Patienten zu bemühen – schadet der Therapie.

Ein Therapeut, der bedroht wird und dessen Sicherheit nicht gewährleistet ist, kann keine neutrale und beobachtende Position einnehmen. Drohungen können die körperliche Unversehrtheit des Therapeuten, seinen Ruf, seine Familie oder sein Eigentum betreffen. Dazu zählen auch Drohungen, die von Dritten, z. B. Familienmitgliedern des Patienten, ausgesprochen werden. Die vom Therapeuten geäußerte Sorge um sich selbst kann in diesem Zusammenhang ein nützliches Modell für Patienten darstellen, die oft an schweren Selbstwertproblemen leiden und für die eine Identifizierung mit dem Therapeuten Teil des therapeutischen Prozesses sein kann. Es ist wichtig zu unterscheiden, ob ein Patient gewalttätige Phantasien über den Therapeuten entwickelt – was einem völlig zulässigen Gebrauch der Therapie entsprechen würde – oder direkte Mord- oder Gewaltabsichten äußert:

> „Es kann durchaus sein, dass Sie im Verlauf der Therapie wütend auf mich sind und dies auch in sehr lebendigen Worten und Bildern zum Ausdruck bringen möchten. Aber was Sie jetzt sagen, hört sich anders an. Deshalb möchte ich klar stellen, dass jeglicher Versuch Ihrerseits, Ihre Phantasie wahr zu machen und Ihren Freund zu schicken, um mich zusammenzuschlagen, wenn es Ihnen nicht bald besser geht, unsere Zusammenarbeit unmöglich machen würde. Auch wenn diese Therapie darauf basiert, mir alles mitzuteilen, was Ihnen durch den Kopf geht, werde ich jedoch die geeigneten Schritte für meine eigene Sicherheit unternehmen müssen, sobald sich abzeichnet, dass Sie Ihre aggressiven Impulse mir gegenüber nicht kontrollieren können. Sie tragen die Verantwortung dafür, ausreichend sicherzustellen, dass mir weder von Ihnen noch von Ihrem Freund irgendeine Gefahr droht. Ist dies nicht der Fall, müsste ich den Sicherheitsdienst oder die Polizei rufen. Anschließend können wir dann die Situation in einer Umgebung weiter besprechen, in der wir uns beide sicher fühlen – zum Beispiel in einem bewachten Zimmer im Krankenhaus –, um zu klären, ob die Therapie fortgesetzt werden kann. Ich muss Ihnen allerdings sagen, dass in den meisten Fällen die Therapie mit einem solchen Vorfall beendet wäre."

Parasuizidales Verhalten

Typisch für Patienten mit einer Borderline-Störung sind oberflächliche Schnittverletzungen oder „Mini"-Überdosierungen: die sogenannten parasuizidalen – d. h. selbstzerstörerischen, aber nicht lebensgefährlichen – Verhaltensweisen. Therapeuten sind oft unsicher, wie sie diese Verhaltensweisen bewerten sollen. Handelt es sich aus dynamischer Sicht um suizidales Verhalten? Sollten unter behandlungstechnischen Gesichtspunkten die gleichen Regeln Anwendung finden, die für eindeutig lebensbedrohliches Verhalten gelten? Viele Therapeuten können natürlich nachvollziehen, dass im Falle akuter Suizidalität das Aufsuchen einer Notfallambulanz indiziert ist, tun sich jedoch schwer, dies auch dann einzufordern, wenn ein Patient den Drang verspürt, sich oberflächlich zu schneiden.

In dieser Situation ist es hilfreich, sich eines der Grundprinzipien der TFP ins Gedächtnis zu rufen: Der Sinn einer eindeutigen Grenzziehung besteht darin, die Affekte des Patienten in der Therapie zu halten und so einer Bearbeitung zugänglich zu machen. Eine der zentralen Fragen, die der Therapeut sich in dieser Situation stellten sollte, lautet somit: *Wie wird sich das Verhalten, das zwar nicht lebensbedrohlich, aber nichtsdestotrotz selbstzerstörerisch ist, auf die Therapie auswirken?*

Die Beantwortung dieser Frage ist von der individuellen Vorgeschichte des Patienten und der Art und Weise abhängig, wie er sich insgesamt dem Therapeuten präsentiert. Es genügt nicht, aus einer Borderline-Diagnose einen entsprechenden „Standard"-Vertrag für alle Patienten abzuleiten. Die explorative Therapie basiert auf dem Prinzip, dem Patienten die Möglichkeit zu geben, seine eigene Geschichte mitzuteilen, zu entdecken und genauer zu verstehen. Der Therapeut hilft, auf Bereiche hinzuweisen, in denen die Wahrnehmung oder das Verstehen des Patienten blockiert ist. Der therapeutische Prozess besteht also in einer kontinuierlichen Vertiefung des Verstehens des Patienten. Es ist unrealistisch, davon auszugehen, dass ein Therapeut bereits im Vorfeld alle potenziellen Gefahren erkennt, mit denen ein bestimmter Patient im Laufe der Behandlung die gemeinsame Arbeit auf die Probe stellen oder gefährden kann. Manchmal entwickeln Patienten destruktive Verhaltensweisen, die zuvor nicht absehbar waren. Als Therapeut sollte man auf solche Entwicklungen achten und darauf vorbereitet sein, gegebenenfalls neue Behandlungsparameter einzuführen. Hinsichtlich des selbstverletzenden Verhaltens weiß der Therapeut zunächst nicht, ob es sich beim Schneiden um ein gelerntes Verhalten handelt, das zur Bewältigung von Wut eingesetzt wird, um die Inszenierung einer inneren Objektbeziehung bzw. eines sexuellen Traumas (wobei der Patient mit Täter und Opfer gleichermaßen identifiziert ist), um die Wiederholung körperlichen Missbrauchs aus der Vorgeschichte des Patienten, um einen Versuch, Einfluss auf den Therapeuten zu nehmen und ihn beim Anblick des verletzten Patienten leiden zu sehen, oder um eine Kombination aus all diesen Aspekten.

Allgemein gilt, dass im Falle parasuizidaler Verhaltensweisen in erster Linie das Ausmaß abgeschätzt werden muss, in dem die explorative therapeutische Arbeit möglicherweise behindert wird. In einigen Fällen gelingt dies recht leicht.

Die dreijährige Therapie einer jungen Patientin war dadurch gekennzeichnet, dass sie sich wiederholt Schnitt- und Brandwunden zufügte – was dazu führte, dass sich die Rolle des Therapeuten schließlich darauf beschränkte, das Ausmaß ihrer Selbstverletzung zu überwachen und immer wieder neu zu entscheiden, ob eine medizinische Intervention oder stationäre Einweisung notwendig war. Im Rahmen eines anvisierten Therapiewechsels kommentiert der neue Therapeut diese Entwicklung folgendermaßen: „Ihre Therapie wurde ineffektiv, weil Ihre Schnitt- und Brandverletzungen derart ins Zentrum der therapeutischen Arbeit gerückt waren, dass eine Exploration Ihrer Gefühle und der zugrunde liegenden Konflikte schlicht nicht möglich war. Sie haben dafür gesorgt, dass Ihr Therapeut endlos mit Ihren Selbstverletzungen beschäftigt war. Es kann sogar sein, dass Ihr Verhalten Ihren Therapeuten daran gehindert hat, aktiv den Beweggründen für Ihr Verhalten nachzugehen, weil er Angst haben musste, dass ein falsches Wort seinerseits dazu führen würde, dass Sie nach Hause gehen und sich selbst verletzen. Ich möchte betonen, dass mich, als Ihr Therapeut, Ihre Handlungen und Symptome insofern interessieren, als sie uns Aufschluss darüber geben können, was in Ihnen vorgeht, und dass ich Ihnen dabei helfen möchte, sie zu überwinden. Sollten Sie sich jedoch weiter selbst verletzen, würde ich mir ernsthaft die Frage stellen, ob Sie an dieser Art der Exploration und Klärung sowie einer wirksamen Beendigung der Therapie wirklich interessiert sind. Wenn nicht, wäre eine sozialpädagogisch ausgerichtete Betreuung, die ihr Hauptaugenmerk auf die Symptomebene legt, sinnvoller. Allerdings ist die Tatsache, dass Sie zu einer Abklärung erschienen sind, ein Zeichen dafür, dass ein Teil in Ihnen an der Klärung und Überwindung Ihrer Symptome interessiert ist. Dies setzt allerdings voraus, dass unsere Arbeit nicht von Ihren Selbstverletzungen derart bedroht und behindert wird, wie dies in Ihrer vorherigen Therapie der Fall war. Deshalb empfehle ich Ihnen, dass Sie sich etwas Zeit nehmen und über die Art der Behandlung, an der Sie interessiert sind, nachdenken, ehe Sie hier Ihre Zustimmung geben."

Mehrere wichtige Aspekte kommen in dieser Intervention zum Tragen.

- Der Therapeut erwartet von der Patientin ein ernsthaftes Bemühen, von ihren selbstdestruktiven Verhaltensweisen abzulassen, um statt dessen zu versuchen, die Hintergründe ihres Verhaltens zu verstehen. Die meisten Patienten würden an dieser Stelle protestieren und behaupten, sie seien dazu nicht imstande. Die Erfahrung lehrt jedoch, dass dies sehr wohl möglich ist, wenn der Therapeut seine entsprechende Überzeugung zum Ausdruck bringt.
- Der Therapeut bietet ein Vorbild dafür, eine Handlung zu reflektieren, statt impulsiv zu handeln: „Ich würde mir ernsthaft die Frage stellen ..."
- Er macht deutlich, dass nicht sein Verhalten, sondern das der Patientin das Aus für die gemeinsame therapeutische Arbeit bedeuten würde. Er sagt nicht: „Wenn Sie sich schneiden oder sich Brandwunden zufügen, beende ich die Therapie." Eine solche

Intervention wäre zwar denkbar, würde jedoch das Risiko bergen, die rigiden Überich-Vorläufer des Patienten widerzuspiegeln, die besser analysiert als in der Gegenübertragung agiert werden sollten.

Dennoch kann es Situationen geben, in denen der Therapeut spezifischere Maßnahmen zur Verhaltenskontrolle ergreifen muss. Ein Beispiel:

> Eine Patientin mit wiederholten stationären Aufnahmen in der Vorgeschichte schneidet sich auch im Krankenhaus. Erst als die Ärzte damit drohen, sie in eine psychiatrische Klinik zu verlegen, lässt sie von ihren Selbstverletzungen ab. Als es um die Bedingungen einer Wiederaufnahme der ambulanten Therapie geht und sich die Patientin sehr wohl in der Lage zeigt, ihr Verhalten zu kontrollieren, stellt sich die Frage, ob ein ähnlicher „Kontrollmechanismus" – bei Schnittverletzungen sofortige Verlegung in eine psychiatrische Klinik – als Parameter in die ambulante Therapie eingeführt werden sollte.

In diesem Fall war es so, dass die Patientin nach einigem Zögern der neuen Regelung zustimmte. Generell gilt es jedoch zu bedenken, dass Patienten sich vordergründig mit einer bestimmten Rahmenbedingung einverstanden erklären können, dann aber ihr selbstverletzendes Verhalten verheimlichen. In diesem Fall sei auf den in Kapitel 4 beschriebenen Umgang mit „Zurückhalten von Informationen" verwiesen (s. S. 106).
Bei kleineren Selbstverletzungen kann der Therapeut verlangen, dass der Patient zur Versorgung der Wunde einen Internisten oder Allgemeinarzt aufsucht, bevor die ambulante Therapie fortgesetzt werden kann. Ziel in all diesen Fällen ist es, deutlich zu machen, dass selbstverletzendes Verhalten dem TFP-Prinzip entgegensteht, die Sicherheit des Patienten zu gewährleisten, und für ausreichend Zeit und Raum zu sorgen, um den Sinn des selbstverletzenden Verhaltens sowie seine Bedeutung in der Übertragung zu verstehen.

Affektstürme und ihre Umwandlung in dominante Objektbeziehungen

In der Behandlung von Patienten mit einer Borderline-Persönlichkeitsorganisation haben wir es hauptsächlich mit zwei Arten von Affektstürmen zu tun (Kernberg 2004). Erstens, offene und unverhohlene affektive Entladungen in der Sitzung selbst. In der Regel sind diese durch eine aggressiv aufgeladene und fordernde Haltung des Patienten charakterisiert, können aber auch mit sexualisierten Attacken auf den Therapeuten einhergehen. Der Patient erweckt den Anschein, förmlich zum Handeln getrieben zu sein. Die Fähigkeit zur Selbstreflexion und Kommunikation seines inneren Zustands scheint völlig ausgelöscht. Affektstürme dieser Art können Wiederholungscharakter annehmen und sind nahezu vorhersagbar. Manche Patienten verfallen in eine chronisch anmutende Bereitschaft, auf jede Bemerkung des Therapeuten mit der Heraufbeschwörung eines Katastrophenszenarios zu reagieren.
Die zweite Art von Affektsturm verbirgt sich hinter einem rigiden, sich wiederholenden Verhaltensmuster, welches durch eine flache und monotone Stimmlage charakterisiert ist. Es ist, als sei der Patient nur teilweise lebendig, während sich im Therapeuten Langeweile, Gleichgültigkeit oder gar Wut ausbreiten angesichts der Aussichtslosigkeit des therapeutischen Unterfangens. Affektive Monotonie und inhaltliche Belanglosigkeit spiegeln eine bestimmte dominante Objektbeziehung wider, die es zu verstehen gilt. Gelingt dies dem Therapeuten, reagieren Patienten auf entsprechende Deutungen nicht selten mit intensiven Affekten, welche hinter der monotonen Kontrolliertheit verborgen gehalten wurden.

Der therapeutische Umgang mit Affektstürmen

Beide oben beschriebenen Situationen erfordern vom Therapeuten Fingerspitzengefühl. Affektstürme bringen es häufig mit sich, dass Patienten nicht mehr imstande sind, das, was der Therapeut sagt, anzunehmen oder aufzunehmen. Jede Bemerkung wird als Angriff erlebt, was die Situation nur noch mehr eskalieren lässt. Hier ist vonnöten, was Steiner (1998) als *objektzentrierte* Deutung bezeichnet. Der Therapeut beschreibt, wie ihn der Patient wahrnimmt – z. B. „Sie sehen mich als ...", oder „Sie haben das Gefühl, als hätten Sie es mit ... zu tun" –, ohne sich diese Wahrnehmung des Patienten tatsächlich zu eigen zu machen oder zurückzuweisen. Dank dieser vorsichtigen Umschreibung der therapeutischen Situation kann der Patient allmählich tolerieren, dass hier bestimmte Projektionen am Werk sind, klären, was genau projiziert wird, und sich schließlich den Gründen für die Projektionen annähern.

Was die Interventionen des Therapeuten angeht, so spielt neben inhaltlichen Gesichtspunkten auch sein affektiver Zustand eine große Rolle. Ein hölzerner, affektiv flacher oder wenig responsiver Tonfall führt für gewöhnlich dazu, dass der Erregungszustand des Patienten nur noch weiter angeheizt wird bzw. es erst recht zu einem Ausbruch kommt. Hat der Therapeut den Patienten nicht verstanden? Begegnet er diesem Kontrollverlust seitens des Patienten mit Desinteresse oder Verachtung? Oder ist er erschrocken und wie paralysiert angesichts der Heftigkeit von Emotionen und Verhalten? Wie wir in Kapitel 4 beschrieben haben, muss der Therapeut den Patienten auf einer affektiven Ebene erreichen, die sein emotionales Beteiligtsein widerspiegelt und den Affekt des Patienten aber trotzdem halten (*contain*). Seine affektive Reaktion muss auf die des Patienten abgestimmt sein, während er gleichzeitig vermittelt, dass auch noch so heftige Emotionen verstanden und moduliert werden können.

Eine angemessene affektive Responsivität ermöglicht dem Therapeuten, Schritt für Schritt die dominanten Objektbeziehungen von der Oberfläche in die Tiefe zu deuten, beginnend mit der bewussten Wahrnehmung des Patienten bis hin zu den unbewussten, dissoziierten, verdrängten oder projizierten Anteilen sowie den Beweggründen, diese abzuwehren. Dieser Prozess affektiver Beteiligung und schrittweiser Interpretation transformiert den durch Handlung und affektive Intensität charakterisierten Affektsturm in eine reflexive Erfahrung, in welcher mithilfe der Klärung der Beziehung zwischen den aktivierten Selbst- und Objektrepräsentanzen Affekt und Kognition miteinander verknüpft werden.

Das Leben des Patienten außerhalb der Therapie

Viele unserer Patienten kommen in einem Zustand chronifizierten Symptom- und Leidensdrucks, der durch das Fehlen jeglicher Struktur einer geregelten Arbeitstätigkeit oder Ausbildung häufig noch erschwert wird. In diesen Fällen machen wir deutlich, dass die Aufnahme einer sinnvollen Tätigkeit, eines Studiums oder einer Ausbildung einen ganz wesentlichen Teil unseres Behandlungskonzepts darstellt (s. Kap. 6, S. 168). Manche Patienten haben lange nicht gearbeitet oder haben eine nur unzureichende Berufsausbildung. Andere wiederum sind hochqualifiziert, scheitern jedoch aufgrund ihrer Symptome oder zwischenmenschlichen Probleme am Arbeitsplatz. Das Nachgehen einer geregelten Tätigkeit kann somit variieren – sie reicht vom Besuch einer Tagklinik im Falle psychisch noch stark beeinträchtigter Patienten bis hin zur Aufnahme einer bezahlten Arbeitstätigkeit. Häufig reagieren Patienten auf diesen Teil der Behandlung mit dem Einwand, sie seien aufgrund ihrer Erkrankung außerstande zu arbeiten oder zu studieren. Wir leugnen nicht, dass Ausbildung, Studium oder Berufstätigkeit mit Schwierigkeiten verbunden sein können. Wir sind jedoch überzeugt und machen dies auch unseren Patienten klar, dass erstens jeder Patient die Form sinnvoller und geregelter Tätigkeit finden kann, die seinem gegenwärtigen Zustand angemessen ist, und zweitens, dass eine Therapie dabei helfen kann, mit Stress und zwischenmenschlichen Problemen am Arbeitsplatz umzugehen, indem das Erleben und Verhalten des Patienten in diesen Bezügen genau exploriert wird. Von daher ist es wichtig, dass der Therapeut in Abständen immer wieder nachfragt, wie es um die Aktivitäten des Patienten außerhalb der Therapie bestellt ist.

Verlauf einer Sitzung in der frühen Therapiephase

Die TFP basiert auf dem Prinzip, dass die wesentlichen Dynamiken der Psyche des Patienten sich in einem angemessen definierten therapeutischen Rahmen entfalten werden. Im Gegensatz zu Therapieformen, die den Verlauf jeder einzelnen Sitzung vorschreiben, schweigt der Therapeut in der TFP am Beginn jeder Stunde und wartet, bis der Patient berichtet, was ihm durch den Kopf geht.

Der Therapievertrag beinhaltet die Regel, dass der Patient über die Probleme und Schwierigkeiten spricht, die ihn gegenwärtig beschäftigen, oder, wenn es nichts akut Belastendes gibt, all das anzusprechen, was ihm gerade durch den Kopf geht. Es ist anschließend Aufgabe des Therapeuten einzuschätzen, inwieweit der Patient in der Lage ist, diese Anweisung zu befolgen. Das Ausmaß, in dem Patienten sich an diese Grundregel halten, wird erfahrungsgemäß unterschiedlich sein, wobei mangelnde Compliance verschiedene Bedeutungen haben kann.

Somit bestimmt in der TFP den Ablauf der Stunde in gewisser Weise der Patient; und zwar werden Einleitung und Inhalt von ihm bestimmt, mögliche Widerstände aber werden vom Therapeuten angesprochen und er ist es auch, der das zentrale Thema (bzw. die zentralen Themen) fokussiert. Da die wichtigste Information häufig – vor allem zu Therapiebeginn – über nonverbale Kommunikationskanäle zum Ausdruck gebracht wird, muss das vom Therapeuten ausgewählte zentrale Thema nicht unbedingt deckungsgleich mit dem sein, worüber der Patient gerade spricht.

Obwohl der Therapeut entsprechend der Grundregel von sich aus kein Thema in die Stunde bringen sollte, kann er doch eine Vorstellung davon haben, was im Verlauf der Sitzung erörtert werden sollte. Dies wäre z. B. dann der Fall, wenn eine Patientin zwischen den Sitzungen die Nachricht hinterlassen hat, sie könne sich möglicherweise nicht mehr kontrollieren und müsse eine Notaufnahme aufsuchen; oder wenn sie die vorangegangene Sitzung mit einer Bemerkung verlassen hat, die, wenn sie nicht besprochen würde, den Fortgang der Therapie gefährden könnte. Aber selbst unter solchen Bedingungen sollte der Therapeut erst einmal abwarten, welches Material vom Patienten zur Sprache gebracht wird. Beginnt der Patient die Sitzung, ohne die im Raum stehenden Themen zu erwähnen, sollte der Therapeut nach Klärung verlangen und den Patienten mit der Bedeutung seines Verhaltens konfrontieren:

> „Beim letzten Mal haben Sie beim Weggehen kurz angemerkt, dass Sie Ihren Arbeitsplatz verloren haben und nicht wissen, wie Sie die Therapie weiter bezahlen können. Die Sitzung heute haben Sie begonnen, ohne auf diesen Punkt näher einzugehen. Da dies aber den Fortbestand unserer Arbeit betrifft, möchte ich mehr darüber wissen. Es fällt mir auch auf, dass Sie diese Tatsache ganz beiläufig erwähnt haben und es jetzt so scheint, als sei nichts passiert ... ich frage mich, was das wohl bedeutet."

Weil er möglicherweise ein dringendes Thema vorbringen möchte, sollte der Patient zuerst zu Wort kommen. Wenn wir auch auf die allgemeine Praxis aller psychodynamischen Therapien, den Patienten den Anfang machen zu lassen, Wert legen, sind viele TFP-unerfahrene psychodynamische Therapeuten trotzdem überrascht, wie rasch in der TFP interveniert und in welchem Ausmaß zum Dialog beigetragen wird. Dass Therapeuten in der TFP aktiver sind als psychodynamische Therapeuten in der Arbeit mit Nicht-Borderline-Patienten, liegt daran, dass bei Borderline-Patienten das wichtigste Material in der frühen Therapiephase nicht primär verbal mitgeteilt wird, sondern eher in den Diskrepanzen zwischen den verschiedenen Kommunikationskanälen zum Vorschein kommt. Dabei ist es wichtig, sich die psychische Struktur eines Borderline-Patienten ins Gedächtnis zurückzurufen: Spaltungen halten die unterschiedlichen Anteile der Persönlichkeit voneinander getrennt. Aufgabe des Therapeuten ist, die verbal kommunizierten Persönlichkeitsanteile mit denjenigen Anteilen, die über andere Kommunikationskanäle ausgedrückt werden, zu verbinden. Patienten neigen oft dazu, in den Sitzungen relativ triviale Themen anzuschneiden, um der inneren Beunruhigung auszuweichen, die mit dem Ansprechen der für sie wesentlichen Dinge verbunden ist. Eine Hauptaufgabe des Therapeuten besteht in der frühen und mittleren Therapiephase darin, die Diskussion immer wieder auf die zentralen Punkte zu konzentrieren:

> „Ihre Konflikte in der Arbeit sind zweifelsohne interessant, aber erst letzte Woche haben Sie erneut intensive Suizidgedanken verspürt. Deren Gründe haben wir bis heute noch nicht verstanden. Vielleicht hängt das, was Sie mir gerade berichten, damit zusammen. Ich komme dennoch auf dieses Thema zu sprechen, weil ich den Eindruck habe, dass Sie im Grunde froh sind, nicht über Ihre Suizidgedanken nachdenken zu müssen, bis sie Sie wieder völlig überraschend überkommen."

Den Fokus in der Therapiesitzung bestimmen

Der Therapeut verfolgt sowohl die Art als auch den Inhalt der Mitteilung eines Patienten. Seine Einschätzung bestimmt die nachfolgenden Interventionen. Wie in den vorangegangenen Kapiteln beschrieben, gibt es verschiedene Faktoren, an denen sich die Vorgehensweise des Therapeuten orientiert. Entsprechend dem ökonomischen Prinzip achtet er auf die Mitteilung des Patienten, die den heftigsten Affekt in sich birgt. Was die thematische Priorität angeht, lenkt er sein Augenmerk vor allem auf Themen der Suizidalität und Gefährdung der Therapie (s. Kap. 4, S. 102). Ganz wesentlich ist schließlich die Fokussierung der Übertragung des Patienten auf den Therapeuten im „Hier und Jetzt".

Die Beendigung der Therapiesitzung

Im Allgemeinen empfiehlt es sich, am Ende einer Sitzung kein neues Material mehr zur Sprache zu bringen oder Deutungen zu geben, wenn keine Zeit bleibt, die Angemessenheit der Intervention oder die Reaktionen des Patienten genauer zu explorieren. Ein Patient braucht am Ende einer Sitzung Zeit, das, was in der Stunde bearbeitet wurde, zu integrieren. Das Ende einer Therapiestunde liefert oft wichtige Hinweise dafür, wie der Patient das Weggehen vom Therapeuten erlebt, und – im weiteren Sinne – mit Trennung und Verlust umgeht.

Wann immer möglich, sollte der Therapeut die Sitzung zum vereinbarten Zeitpunkt beenden. Die außerordentliche Empfindlichkeit von Borderline-Patienten gegenüber Verlust drückt sich oftmals in dem Versuch aus, die Stunde zu verlängern, sei es durch das Anbieten neuen Materials, sei es durch die explizite Weigerung, zu gehen. Manchmal warten Patienten bis zum Ende der Sitzung, ehe sie ein besonders wichtiges Thema anschneiden, das beispielsweise den Fortgang der Therapie betreffen könnte. Der Therapeut hat dann das Gefühl, als bliebe ihm keine andere Wahl, als dieses Thema jetzt noch zu besprechen.

Eine Patientin teilt am Ende der Sitzung mit, dass sie sich zu einer Reise zusammen mit ihrem Freund entschlossen habe und deshalb in den nächsten drei Wochen nicht zu ihren Stunden kommen werde. Da der Therapeut befürchtet, dass eine längere Unterbrechung die Therapie ernsthaft gefährden würde, entschließt er sich zu folgendem Vorgehen: „Da Sie bis zum Ende der Sitzung gewartet haben, mir dies mitzuteilen, können wir dieses Thema jetzt nicht in unserer regulären Zeit besprechen. Drei Wochen Unterbrechung, ohne vorherige Absprache, gefährdet unsere Zusammenarbeit. Ich schlage daher vor, dass wir diese Sitzung noch so lange fortsetzen, bis wir verstanden haben, warum Sie gerade jetzt diese Entscheidung getroffen haben. Wir können dann später erörtern, wie wir die zusätzliche Sitzungszeit verrechnen werden."

Beispiel einer Sitzung in der frühen Therapiephase

Im Folgenden möchten wir eine Stunde aus der frühen Therapiephase vorstellen. Es handelt sich um die fünfte Sitzung mit einer 32-jährigen alleinstehenden Borderline-Patientin, die nach einem kurzen Aufenthalt in einer Tagklinik, dem ein Suizidversuch vorausgegangen war, in eine ambulante Therapie überwiesen wurde.

Die Patientin beginnt die Sitzung mit der Bemerkung, dass es ihr heute schwerer als sonst gefallen sei, in die Stunde zu kommen. In der Tagklinik habe sie von mehreren Seiten gehört, dass ihr Therapeut sehr erfahren sei und einen hervorragenden Ruf genieße, aber sie sei enttäuscht aus der letzten Sitzung gegangen. Ihre Erwartungen seien großen Schwankungen unterworfen. Hier greift der Therapeut den Affekt auf und bittet die Patientin, ihm mehr über ihre Enttäuschung zu erzählen. Die Patientin antwortet, sie komme in Therapie, um Zuneigung und Zuspruch zu erfahren, obwohl ihr durchaus bewusst sei, dass es darum in einer Therapie nicht gehe. An dieser Stelle entschließt sich der Therapeut, das bisher Gesagte im Kontext der dominanten Objektbeziehung zusammenzufassen, die für ihn spürbar in der Luft liegt: „Wenn wir das alles zusammen betrachten, dann frage ich mich auch, ob es nicht eine Angst in Ihnen gibt, ich könne eine zu große Bedeutung für Sie erlangen, so dass Sie von mir abhängig werden könnten und ich mich Ihnen gegenüber herablassend oder gleichgültig verhalten könnte. Das wäre eine sehr demütigende Situation. Die Tatsache, dass Sie anscheinend das Interesse an der Therapie verlieren – und dadurch auch Distanz zu mir wahren – könnte Sie davor schützen, mich als wichtig zu erleben und sich der Enttäuschung darüber auszusetzen, was Sie als Schweigen oder mangelnde Aufmerksamkeit meinerseits erleben."
Dies sei sehr wohl ihre Wahrnehmung gewesen, so die Patientin, und sie würde sich gedemütigt fühlen, ließe sie die Nähe zu ihm zu. Aus dieser Gefühlslage heraus sei dann der Gedanke entstanden, die Therapie beenden zu wollen.

Zu den höchsten Prioritäten in der TFP zählt die potenzielle Gefährdung des Patienten oder der Behandlung. Daher fokussiert der Therapeut in unserem Beispiel die Gefahr des vorzeitigen Therapieabbruchs.

„Das, was Sie sagen, erscheint mir sehr einleuchtend. Sie haben therapeutische Vorerfahrung. Sie wissen von sich, dass es starke Wünsche in Ihnen gibt, abzubrechen, insbesondere dann, wenn Sie sich gedemütigt fühlen. Und Sie haben begonnen, genau diese Gefühle zu empfinden. Ich nehme das, was Sie sagen, sehr ernst, aber ich sehe darin nicht unbedingt einen Grund, die Therapie abzubrechen. Mir stellt sich eher die Frage, warum diese Situation eine Beschämung für Sie dar stellt, und ob die Tatsache, dass Sie unsere Beziehung als demütigend erleben, etwas von den Problemen widerspiegelt, die es genauer zu untersuchen gilt. Mit anderen Worten, ein schmerzlicher, aber notwendiger Beginn, aber keineswegs ein Grund zu handeln. Vielmehr geht es um die Frage, wie Sie mich wahrnehmen. Ob als Gott auf dem Olymp oder als kalt, gleichgültig und unerreichbar. Ob Sie auf eine Realität oder eine Phantasie reagieren. All dies sind offene Fragen. Jedenfalls könnte Ihre Wahrnehmung meiner Person etwas sein, das wir näher untersuchen sollten, denn es könnte durchaus etwas mit Ihren Schwierigkeiten zu tun haben."

Ihm zu vertrauen und auf ihn zu hören, so die Patientin, könnte gefährlich für sie werden, denn sie würde womöglich Gefahr laufen, mehr auf ihn als auf sich selbst zu hören. Sie bezieht sich an dieser Stelle auf die Beziehung zu ihrem Vater, in der sie das Gefühl hatte, sich dem, was er zu sagen hat, unterwerfen zu müssen. Sie wolle sich nicht unterwerfen, schon gar nicht dominanten Männern. In ihren Liebesbeziehungen versuche sie, den Männern zu gefallen und sich ihnen sehr anzupassen.

Der dominante Affekt liegt nun bei den Liebesbeziehungen der Patientin, was vom Therapeuten mit folgenden Worten aufgegriffen wird: „Das leuchtet mir ein. Was ich versuche deutlich zu machen, ist die Macht jenes Teils in Ihnen, der sich offenbar in allen Beziehungen zu Männern als schwache Person erlebt, die sich unterwerfen muss, um sich dann nach einem mächtigen, aber gleichgültigen Anderen zu sehnen. Und genau dieses Erleben lässt den Wunsch in Ihnen entstehen wegzulaufen, wenn Sie erneut glauben, überwältigt und gedemütigt zu werden."

Indirekt ist die Patientin in dieser dominanten Objektbeziehung von Unterwerfung und Beschämung durch mächtige Männer gefangen – das heißt, Therapeuten, Partner, und Vaterfigur.

Die Patientin fährt nun fort, die Beziehung zu ihrem momentanen Freund zu beschreiben, in der sie verzweifelt versuche, ihm zu gefallen, aber fürchte, sein Missfallen zu erregen. Sie hat Angst, ihre wahren Gefühle für ihn zum Ausdruck zu bringen, weil sie sich ständig davor fürchte, von ihm kritisiert oder zurückgewiesen zu werden. Obwohl ihn ihre Wünsche nach Heirat und Kindern in der Tat nervös machten, könne er sich doch mehr und mehr für den Gedanken einer gemeinsamen Zukunft erwärmen. Sie erzählt einen Traum, in dem sie ein Kind zusammen haben. Der Therapeut deutet diesen Traum als Ausdruck ihres Wunsches nach einer gemeinsamen Zukunft, doch die Patientin korrigiert ihn mit den Worten, es handle sich um den Traum ihres Freundes. Sie lacht, klatscht in die Hände und meint, dies sei ein hervorragendes Beispiel dafür, dass er überhaupt nicht verstehe, worum es bei ihr gehe. Entschuldigend räumt der Therapeut ein, dass er sie wohl missverstanden habe. In munterem Tonfall fährt die Patientin fort, dass Männer im Allgemeinen, ihr Vater, und nun auch ihr Therapeut, sie nie verstanden hätten und wie sehr sie das in Rage bringe. Der Therapeut hält kurz inne angesichts dieser heftigen Reaktion auf seinen Fehler, um diese dann mit folgenden Worten zu kommentieren: „Ich denke noch darüber nach, welche Freude es Ihnen bereitet, recht zu haben, während ich einen Fehler gemacht habe. Dies bringt Sie in eine Position der Überlegenheit, die Sie auch sehr zu genießen scheinen. Ich frage mich also, ob Sie im umgekehrten Fall – wenn ich mit dem, was ich sage, recht behalte – davon ausgehen, dass ich mich darüber freue und mich Ihnen überlegen fühle, und dies ein weiterer Grund wäre, ein Gefühl der Beschämung hier in der Therapie zu fürchten."

Die Sitzung endet und der Kreis der dominanten Objektbeziehung, die die Patientin in der Stunde inszeniert und die sich hinter ihrem dringenden Wunsch, die Therapie abzubrechen, verbirgt, schließt sich.

Die beschriebene Sitzung weist eine Reihe bemerkenswerter Charakteristika auf. Da es sich um eine Stunde der frühen Therapiephase handelt, fokussiert der Therapeut – entsprechend der Prioritätenliste – die Gefahr eines möglichen Therapieabbruchs. Klärung und Konfrontation leiten über zur Deutung der dominanten Objektbeziehung, die einen Abbruch der Behandlung provozieren könnte. Der Therapeut weist darauf hin, dass das Gefühl der Beschämung zwar schmerzlich ist, dass es aber Teil der therapeutischen Arbeit ist, dieses Gefühl zu verstehen, anstatt mit Weglaufen zu reagieren. Der Therapeut validiert somit das Erleben der Patientin, lässt es aber nicht dabei bewenden. Auf die Validierung folgt eine Deutung möglicher Objektbeziehungen, inneren Überzeugungen und Projektionen, die in ein Gefühl der Demütigung oder Beschämung münden könnten.

Obwohl diese Sitzung das Zusammenspiel zwischen der Erörterung des Hier und Jetzt der therapeutischen Beziehung, der äußeren Realität (die Beziehung zu ihrem Freund) und der Vergangenheit der Patientin (die Beziehung zum Vater) demonstriert, konzentriert sich der Therapeut nicht auf die vergangene Beziehung zum Vater. Die Patientin bringt diese Beziehung als Vorläufer ihrer aktuellen Gefühle zur Sprache, doch der Therapeut bleibt bei der Fokussierung der Übertragungsanalyse im Hier und Jetzt, an die der dominante Affekt der Patientin gebunden ist.

Wenn wir den Fluss dieser Therapiestunde betrachten, können wir feststellen, dass die Patientin zuerst das Wort ergreift, während der Therapeut das Thema ihrer aktuellen Befürchtungen benennt. Auf der Übertragungsebene haben wir es mit einem paranoiden Übertragungsmuster zu tun, das, wie der Therapeut in einer entsprechenden Konfrontation feststellt, den Fortgang der Therapie gefährden könnte. Diese Interaktionsebene ist von zentraler Bedeutung für die grundlegende Vorgehensweise in der TFP. Es ist die Neigung der Patientin, Beziehungen paranoid zu verarbeiten, die vielen ihrer offensichtlichen Schwierigkeiten im äußeren Leben (z. B. instabile Beziehungen, Angst vor Nähe, Ärger mit Arbeitgebern) zugrunde liegt. Diese Art, Beziehung zu erleben, wirkt sich auch ganz wesentlich auf das Hier und Jetzt ihrer Beziehung zum Therapeuten aus, da ihre paranoid getönte Wahrnehmung seiner Person sie dazu veranlassen könnte, die Behandlung abzubrechen. Aus diesen Gründen ist es die Aufgabe des Therapeuten, dieses unbewusste Beziehungserleben (bzw. diese unbewussten Annahmen und Überzeugungen, was andere Menschen angeht) zu Bewusstsein zu bringen und der Patientin verstehen zu helfen, welche Beweggründe diesem Erleben (bzw. diesen Überzeugungen) zugrunde liegen.

Es handelt sich hierbei um ein Beispiel, wie ein TFP-Therapeut aktiv die dominante Objektbeziehung deutet und dabei über die von der Patientin selbst aufgeworfenen Themen hinausgeht, indem er die Art und Weise anspricht, wie sie ihn und ihre Beziehung zu ihm erlebt. Es ist ein Beispiel dafür, wie das therapeutische Tempo beschleunigt werden kann und bereits in der frühen Therapiephase Deutungen angeboten werden können.

8 Die mittlere Therapiephase

Integration und Umgang mit regressiven Episoden

Wenn die Ziele der frühen Therapiephase erreicht sind, geht die Arbeit ganz allmählich in die mittlere Therapiephase über, wobei mit der wachsenden Akzeptanz des Therapierahmens und den weniger chaotisch anmutenden Lebensverhältnissen des Patienten eine gewisse Ruhe einkehrt: Offenes Agieren und Unruhe, wie sie für die frühe Therapiephase typisch sind, können besser gehalten werden. Gleichzeitig kommt es zu einer Intensivierung der – positiven und negativen, in aller Regel jedoch sehr extremen – Affekte in den Sitzungen bzw. in der Übertragung. Wenn Abbruchsdrohungen und Suizidalität (die in regressiven Momenten immer wieder einmal auftreten können) zurückgehen, kann die Exploration der Übertragungsthemen vertieft werden. Intensive Konflikte in der Beziehung zum Therapeuten werden wiedererlebt, wechseln sich aber ab mit deren gemeinsamen Exploration. Ziel dieses Behandlungsabschnitts ist es, die Fähigkeit des Patienten zur Reflexion seines inneren Erlebens und dessen Auswirkungen auf seine Beziehungen außerhalb der Therapie zu erhöhen.

Die Stabilisierung des Patienten und des therapeutischen Rahmens dürfen nicht darüber hinweg täuschen, dass es zu Stagnationen kommen kann, wenn die Intensivierung der Affekte ausbleibt und stattdessen die Behandlung oder der Behandler idealisiert werden und durch die permanente Projektion des bösen Objekts nach außen die innere Spaltung des Patienten festgeschrieben wird. Das gleiche gilt für unterschwelliges Agieren, bei dem der Patient allein durch die Tatsache, in Therapie zu sein, einen sekundären Krankheitsgewinn erfährt und sich wünscht, die Behandlung möge endlos dauern, anstatt auf Veränderung hinzuarbeiten.

Vordringliche Aufgabe in der mittleren Therapiephase ist es, ein vertieftes Verständnis der abgespaltenen Selbst- und Objektrepräsentanzen zu erlangen, welche in den zentralen Übertragungsthemen respektive den alternierenden Rollenwechseln zwischen Patient und Therapeut immer wieder neu inszeniert und projiziert werden, sowie dem Patienten dabei zu helfen, diese zu erkennen, zu reflektieren und schließlich zu integrieren (s. Tab. 8-1). Da diese abgespaltenen Selbst- und Objektrepräsentanzen von primitiven aggressiven und libidinösen Affekten durchdrungen sind, trägt ihre Integration zu einer Verbesserung der allgemeinen Affektregulierung bei, während die extremen und unzusammenhängenden Selbstanteile, welche für die anhaltenden Konflikte des Patienten mitverantwortlich sind, nach und nach eine Modulierung in ein komplexeres Ganzes erfahren.

Ein vertieftes Verständnis der zentralen Übertragungsmuster

In Kapitel 2 haben wir die typischen Übertragungsrollenpaare beschrieben, die in der Interaktion zwischen Therapeut und Patient aktiviert werden (s. Tab. 2-3, S. 39). Im Folgenden wollen wir darstellen, wie diese Übertragungsthemen in der mittleren Behandlungsphase zum Vorschein kommen, verstanden und gedeutet werden. Während in manchen

Tab. 8-1 Zentrale Themen und Veränderungen in der mittleren Behandlungsphase

Ein vertieftes Bewusstsein und Verständnis für die Selbst- und Objektrepräsentanzen in den dominanten Übertragungsthemen	Die Zeitspanne der aktivierten Dyaden in der Interaktion mit dem Therapeuten ist kürzer. Dominante Übertragungsthemen werden wiederholt durchgearbeitet.
Schrittweise und vorübergehende Integration der extremen, unzusammenhängenden (idealisierten und verfolgenden) Selbstanteile	Der Patient wird sich seines von Spaltung und Widersprüchen gekennzeichneten Erlebens ebenso bewusst wie seiner zwischen Idealisierung und Entwertung oszillierenden Erfahrungen. Der Fokus richtet sich vermehrt auf das chronische Abwehren einzelner Dyaden untereinander. Es kommt zu periodischen regressiven Bewegungen in Richtung Spaltung.
Wachsende Fähigkeit zur Selbstbeobachtung und Triangulierung des Denkens bzw. zur Wertschätzung der symbolischen Natur des Denkens	führt wiederum zur Stärkung des affektiven Containments bzw. zur Reduzierung des überwältigenden affektiven Erlebens.
Phasen von erhöhter Angst und dem Bedürfnis zu spalten wechseln sich ab mit Phasen erhöhter Integrationsfähgkeit	sind jedoch immer wieder von paranoiden Ängsten durchzogen. Paranoide Abwehr/Orientierung wechselt ab mit depressiver Abwehr/Orientierung.
Zunehmende Integration der Repräsentanzen und Affekte der in der Behandlung inszenierten inneren Objektbeziehungen	Die Fähigkeit, Verantwortung für die eigene Aggression zu übernehmen wächst; aggressiv hoch aufgeladene Objektbeziehungen können vermieden werden. Konsolidierung der Selbst- und Objektrepräsentanzen schrittweise Auflösung der Identitätsdiffusion; teilweises Durcharbeiten depressiver Ängste.
Erprobung neuer Selbst- und Objektkonzepte und übertragungsunabhängiges Verhalten in anderen Beziehungen	

Momenten die manifesten Übertragungsthemen förmlich ins Auge springen, sind sie in anderen Phasen sehr viel subtiler und nur schwer auszumachen. Die Fähigkeit des Therapeuten, unter all den Affektstürmen und der Materialflut die aktuellen Übertragungsthemen zu erkennen, ist für das Gelingen einer TFP entscheidend.

In der Behandlung von Patienten mit einer Borderline-Persönlichkeitsorganisation (BPO) gibt es **drei chronische Grundübertragungsmuster**:

- Psychopathische Übertragungen
- Paranoide Übertragungen
- Depressive Übertragungen

Jedes kann von einer sehr umfassenden narzisstischen Abwehr überzogen sein, die der Übertragung eine narzisstische Note verleiht. Nichtsdestotrotz handelt es sich bei narzisstischen Übertragungen in der Regel um die Abwehr einer tiefer liegenden bzw. zugrunde liegenden Übertragung.

In Fällen extremer narzisstischer Übertragung begegnet der Patient dem Therapeuten mit einer derart ausgeprägten Entwertung und Gleichgültigkeit, dass der Eindruck entsteht, es liege überhaupt keine Übertragung vor – mit anderen Worten, der Therapeut habe keinerlei Bedeutung für den Patienten. Und doch verbirgt sich hinter Entwertungen dieser Art eine tiefe Angst oder Furcht vor einer paranoiden Übertragung. Ziel einer Deutung wäre es dann, die zugrunde liegende eigentliche Übertragung aufzudecken. In manchen Fällen bleibt die narzisstische Übertragung über Monate hinweg unverändert bestehen. Dies ist vor allem bei narzisstischen Persönlichkeitsstörungen der Fall, deren strukturelles Funktionsniveau sich von höher organisiert bis hin zu antisozial bewegen kann. Hier muss die narzisstische Abwehr konsequent gedeutet werden.

Die Grundübertragungsmuster und ihre typischen Abweichungen haben wir in Kapitel 3 beschrieben. Psychopathische Übertragungen begegnen uns als unverhohlene Täuschung oder Unehrlichkeit aufseiten des Patienten bzw. als Projektion dieser Merkmale auf den Therapeuten. Psychopathische Übertragungen dienen der Abwehr von paranoiden Übertragungen. Ihre systematische Analyse mündet, wenn alles gut geht, in die Transformation in paranoide Übertragungen (vgl. Jacobson 1971). Paranoide Übertragungen können sich als unmittelbare paranoide Merkmale präsentieren, begleitet von einer Angst des Patienten, durch den Therapeuten geschädigt zu werden, oder aber als chronisch masochistische oder sadomasochistische Übertragungen.

Die Mehrzahl der Patienten mit einer Borderline-Persönlichkeitsorganisation beginnt die Therapie mit einer vorwiegend paranoiden Übertragung. Paranoide Übertragungen wehren depressive Übertragungen ab, und in den meisten Fällen besteht der Hauptteil der therapeutischen Arbeit in der TFP darin, dem Patienten dabei zu helfen, sich aus einer überwiegend paranoiden Übertragung in Richtung depressiver Übertragung zu entwickeln, um diese schließlich aufzulösen. Depressive Übertragungen zeichnen sich durch intensive Schuldgefühle (über die vormals projizierten aggressiven Impulse) und das Empfinden aus, zu fordernd zu sein und Hilfe nicht verdient zu haben. Wichtig in diesem Zusammenhang ist, dass depressive Übertragungen immer auch die Möglichkeit einer negativen therapeutischen Reaktion bergen.

Der Übergang von der paranoiden zur depressiven Übertragung geht einher mit der Auflösung typischer struktureller Merkmale einer Borderline-Persönlichkeitsorganisation – d.h. Identitätsdiffusion und vorwiegend primitiver Abwehr. Diese strukturelle Entwicklung impliziert eine ganze Reihe von Einzelschritten. Zunächst geht es darum, dass der Patient nach und nach seine Identifikation mit den idealisierten und verfolgenden Objekten, sowie den entsprechenden liebevollen und hasserfüllten Impulsen diesen Objekten gegenüber akzeptiert, um in einem zweiten Schritt die innere Spaltung seiner Repräsentanzenwelt aufzuheben und beide Positionen von Liebe und Hass in ein komplexes Ganzes zu integrieren.

Die Integration negativer Affekte

Die Behandlung negativer Affekte in der Übertragung – Wut, Zorn und Hass miteingeschlossen – impliziert als erstes deren Bewusstmachung und Tolerierung, zumal sie typischerweise verleugnet und projiziert werden. Negative Affekte als zu sich gehörig anzuerkennen bedeutet auch, sie als Teil der conditio humana zu akzeptieren und sie nicht ausschließlich als reaktiv, sondern ebenso als Quelle von Befriedigung zu verstehen. Ist der Patient in der Lage, das Erleben negativer Affekte zu tolerieren und seine Beweggründe, sie zu projizieren, zu verstehen, erleichtert dies die Integration mit den entsprechenden idealisierten Selbst- und Objektrepräsentanzen. Im Zuge dieser Integration nähert sich der Patient der depressiven Position an. Er entwickelt Gefühle von Sorge und Schuld angesichts der Aggression, die er auf zuvor ausschließlich als böse wahrgenommene Objekte gerichtet hat und die er nunmehr als realistische Mischung von guten und schlechten Eigenschaften erkennen muss. Relativ unerfahrene Therapeuten haben oft Schwierigkeiten zu akzeptieren, dass Patienten, deren Verhalten von Hass, Verachtung und Aggression geprägt ist, den Affekt des Hasses nicht bewusst erleben, sondern sich auf eine Position der Rationalisierung ihres Verhaltens als natürliche Reaktion auf aktuelle oder frühere Verletzungen, das Verhalten des Therapeuten miteingeschlossen, zurückziehen. Die assoziative innere Verknüpfung von Hass und Aggression mit einem früheren verfolgenden Objekt macht den „Besitz" dieser Emotion so verachtenswert, so dass manche Patienten im wahrsten Sinne lieber sterben würden, als diesen Teil ihrer Selbst, welcher dem verfolgenden Objekt so ähnlich scheint, anzuerkennen. Vom Therapeuten erfordert dies eine Haltung der Akzeptanz gegenüber dem Gefühl des Hasses, wenn der Patient sich dieser Emotion zunehmend bewusst wird.

Wie schwierig es ist, mit der abgespaltenen Natur des Hasses umzugehen, zeigt folgendes Szenario, das uns häufig in der frühen Therapiephase begegnet: Auf das Agieren von Hass in den Sitzungen oder die Beschreibung entsprechender Vorkommnisse oder Szenen, in die der Patient involviert ist, reagiert der Therapeut – ganz im Sinne der therapeutischen Notwendigkeit, Selbst- und Objektrepräsentanzen aufzuzeigen –, indem er den hasserfüllten Selbstanteil des Patienten benennt, den es aufzugreifen, zu verstehen und zu integrieren gilt. Auf einen kurzen Moment der Selbsterkenntnis und des Innehaltens verfallen Patienten jedoch an dieser Stelle häufig in heftige Selbstanklagen und stellen den Kommentar in den Dienst ihrer eigenen von Hass durchdrungenen Selbstanteile: „Sehen Sie, Sie sind auch der Meinung, dass ich schlecht bin, dass ich es nicht verdiene, am Leben zu sein. Genau das ist es, was ich immer versucht habe, Ihnen klar zu machen: Ich sollte mich umbringen."

Der Therapeut seinerseits setzt die Analyse des aktuellen Geschehens fort und zeigt dem Patienten auf, dass der hasserfüllte Selbstanteil, von dem die Rede ist, im Moment selbst am Werk ist – und den Kommentar des Therapeuten verzerrt, ihn in einen allgemeinen Rundumschlag verwandelt, ohne zu berücksichtigen, dass der Patient Opfer und Täter gleichermaßen ist. Patienten (und Therapeuten) neigen oft dazu zu vergessen, dass der Patient mit beiden Polen der Dyade identifiziert ist, und über den Patienten als Täter zu sprechen, heißt nicht, dass er nicht gleichzeitig auch Opfer ist. Verschiedene Interpretationen des Hasses sind an dieser Stelle denkbar und können das analytische Verständnis vertiefen: Hass als Reaktion auf den eigenen Neid. Jemand anders wird als besser ausgestattet erlebt und verfügt über Dinge, die der Patient selbst als wünschenswert erachtet. Hass als Abwehr einer bewusst erlebten tiefen Sehnsucht nach idealer Fürsorge, die den Patienten verletzlich macht und aus diesem Grund hinter Wut und Hass, wie sie den entsprechenden Gefühlen von Frustration und Enttäuschung entspringen, verborgen gehalten werden muss.

Der erste Schritt, dem Patienten zu helfen, den eigenen Hass zu ertragen und anzuerkennen, dass die sadistischen Aspekte des verfolgenden inneren Objekts auch lustvollen Charakter haben, ist die Deutung der vermeintlichen Unerträglichkeit des Hasses. Dem Patienten zu helfen, sich der lustvollen Seite aggressiver Affekte bewusst zu werden – wie sie sich auch im Verhalten dem Therapeuten gegenüber äußern können – ist ein wichtiger Schritt, diese auch zu tolerieren. Ähnliches gilt für den traumatisierten Patienten, der erkennt, wie er dem Therapeuten genau die Eigenschaften der misshandelnden Person zuschreibt und sich allmählich bewusst wird, dass er – neben dem verfolgten Opfer – auch den Aggressor in sich trägt.

Wir betrachten Aggression als konstitutionelle Komponente eines jeden Individuums und halten die simplizistische Gleichsetzung von Aggression mit Schlechtigkeit für unzulässig. Aggressive Triebe können kontrolliert und in den Dienst von Selbstbehauptung, Kreativität und Führungsqualitäten gestellt werden. Als Therapeuten müssen wir unseren Patienten oft dabei helfen, ihre eigene Aggressivität anzuerkennen, zu verstehen und integrieren, um ihre Liebesfähigkeit zu fördern, welche gerade durch undifferenzierte und unintegrierte Aggression blockiert werden kann.

Die eigene sadistische Lust an den Interaktionen anzuerkennen, hilft dem Patienten, mit seiner doppelten Identifizierung als Opfer und Täter zugleich zurechtzukommen, insbesondere wenn er sich seiner aggressiven Angriffe auf den Therapeuten, der ihm helfen will, bewusst wird. Diese Bewusstwerdung markiert den Übergang von den vorwiegend paranoiden zu den depressiven Übertragungen, welche, wie bereits beschrieben, charakterisiert ist von Gefühlen der Schuld und Besorgnis, Wiedergutmachungstendenzen, Ambivalenztoleranz und einer größeren Fähigkeit, dankbar zu sein und zu sublimieren.

Latente Aggression, abgespaltene Idealvorstellungen und das Ziel reifer Liebe

Der Fokus auf Aggression und Hass in diesem Kapitel kann beim Leser den Eindruck erwecken, dass wir es in dieser Phase der Behandlung immer mit manifestem Hass zu tun haben. Dies ist keineswegs der Fall. Die verschiedenen Varianten von Aggression finden in diesem Kapitel besondere Bedeutung, da sie eine zentrale Rolle in der Dynamik der Borderline-Pathologie spielen. Es müssen jedoch zwei Dinge ins Gedächtnis zurückgerufen werden. Zum einen geben Patienten in den Sitzungen nicht immer den unreifsten Schichten ihrer inneren Vorstellungswelt Ausdruck. Trivialisierungen – d.h. das Berichten relativ unwichtigen Materials – ist sehr verbreitet. Haben sie sich erst einmal auf den therapeutischen Rahmen eingelassen, spalten manche Patienten vorübergehend ihre primitiven Affekte ab und setzen sich mit dem Therapeuten auf einer Ebene auseinander, auf der sie die Probleme in ihrem Leben aus dem Blickwinkel des beobachtenden Ich besprechen. Dies mag tatsächlich den Beginn eines höheren Funktionsniveaus ankündigen, oder aber einer Dissoziierung ihrer Probleme von der eigentlich zugrunde liegenden primitiven Organisation ihrer Psyche entspringen, wodurch eine mehr oder weniger angenehme Homöostase geschaffen wird, die jedoch die primitiveren Themen abwehrt. Die Aufgabe des Therapeuten besteht hier zunächst darin, zu klären, ob der Patient Themen auf einem höheren Funktionsniveau anspricht oder sie trivialisiert und dadurch abwehrt (s. „Trivialisierung“ in Kap. 4, S. 112).

Zum Zweiten stellt Aggression nur eine Seite der fundamentalen intrapsychischen Spaltung dar. Auf ihrer anderen Seite finden wir intensive libidinöse Wünsche, die sich als eine heftige positive Übertragung, basierend auf einer idealisierten Objektbeziehung, manifestieren können. Allerdings ist diese Beziehung – ähnlich der aggressiv aufgeladenen – unreif, der äußeren Realität nicht angemessen und wird in der frühen Therapiephase für gewöhnlich abgewehrt. Die paranoide Übertragung, die sich bei den meisten Patienten zu Beginn der Behandlung zeigt, enthält Misstrauen und Argwohn, was jeden unmittelbaren Ausdruck von libidinösem Verlagen als riskant erscheinen lässt. Dennoch manifestieren sich diese in der idealisierten Objektbeziehung begründeten Sehnsüchte in der Regel indirekt, und sei es nur darin, dass der Patient zur Sitzung erscheint. Der extreme Charakter dieser positiven Übertragung[1] ist ebenso Teil der Pathologie des Patienten wie eine extrem ausgeprägte negative Übertragung, da sie eine „reine“ Repräsentanz impliziert, die der komplexeren Realität unserer Welt nicht entspricht. Beide Übertragungen müssen in ein komplexes Ganzes integriert werden, um psychische Gesundheit zu erreichen und reife Liebesfähigkeit zu

1 Wir möchten an dieser Stelle den Leser daran erinnern, dass die Unterscheidung zwischen positiver und negativer Übertragung nicht „gut“ und „schlecht“ bedeutet. Von positiver Übertragung sprechen wir angesichts der libidinösen oder liebevollen Verlangens. In ihrer extremen Ausprägung als Teil innerpsychischen Spaltung ist sie jedoch ebenso pathologisch wie die extreme negative Übertragung, da sie ein ideales, nur-gutes Objekt repräsentiert, welches in der realen Welt nicht existiert.

entwickeln. Wie wir alle haben natürlich auch unsere Patienten das Bedürfnis, zu lieben und geliebt zu werden. Menschen mit einer reifen Persönlichkeit können in Phasen der Verliebtheit vorübergehend in einen Zustand der Idealisierung regredieren, was dann als Leidenschaft erlebt wird. Der Schlüssel für eine gesunde und reife Liebesbeziehung liegt in der Fähigkeit, die Unzulänglichkeiten des Liebesobjekts zu akzeptieren und zu integrieren. Hierin besteht eines der Ziele der TFP. Im Laufe der Behandlung kommt es in der Regel zu einer Intensivierung der positiven Affekte in der Übertragung, und die Arbeit an der Integration der extrem positiven und negativen Pole in der inneren Welt des Patienten verleiht ihm die innere Freiheit, auf reife Art zu lieben, ohne abrupten Schwankungen zwischen Idealisierung und Entwertung ausgesetzt zu sein.
Die aggressiv besetzte Objektdyade, der wir häufig als erstes in der Therapie begegnen, dient häufig der Abwehr einer tiefer liegenden libidinös besetzten Dyade. Die damit verbundenen positiven Gefühle und Sehnsüchte gelangen meist erst dann an die Oberfläche, wenn die paranoide Übertragung bis zu einem gewissen Grad durchgearbeitet wurde. Gleichwohl können wir manchmal aus Gegenübertragungsreaktionen und nonverbalen Mitteilungen des Patienten bereits zu einem früheren Zeitpunkt auf libidinöse Empfindungen und Wünsche des Patienten schließen. Der Therapeut sollte auf jeden Hinweis einer positiven Übertragung achten und hervorheben, dass trotz Argwohn und Misstrauen an der Arbeit festgehalten werden sollte („Es gibt eine Seite in Ihnen, die diese Beziehung, und mich, am Leben halten möchte.") Im Gegensatz dazu sollte weniger die Feindseligkeit als solche betont werden als vielmehr die Dyade, welche innerpsychisch Täter und Opfer impliziert. Der Teil des Patienten, welcher andere zu hassen scheint, hasst auch sich selbst und untergräbt seine Fähigkeit, eine gute und wohlwollende Beziehung zu sich selbst herzustellen.

Das Spektrum sexueller Beziehungen bei Patienten mit einer Borderline-Persönlichkeitsorganisation

Wenn wir über Liebe und Sexualität sprechen, so erkennen wir an, dass sich beide Bereiche nicht vollständig überschneiden. Sexualität vereinigt in sich libidinöse und aggressive Elemente und stellt, bis zu einem gewissen Grad, einen Scheideweg zwischen beiden dar. Die Entwicklung einer reifen und von Intimität geprägten Sexualität ist ein Ziel der TFP, insbesondere in solchen Fällen, in denen sie gehemmt oder überwältigend mit Aggression durchdrungen ist. In diesem Zusammenhang ist es wichtig, einen Eindruck von der sexuellen Vorgeschichte und Anpassung des Patienten zu gewinnen und auf entsprechende Hinweise in der Behandlung zu achten.
Die menschliche Sexualität umfasst Kerngeschlechtsidentität, Geschlechtsrollenidentität, Objektwahl und Intensität des sexuellen Verlangens (Kernberg 1995a), wobei besonders Objektwahl und Intensität des sexuellen Verlangens für die Behandlung von Patienten mit einer Borderline-Persönlichkeitsorganisation von zentraler Bedeutung sind. Die Objektwahl eines Patienten mit BPO kann, infolge seiner Identitätsdiffusion, von konfusem und chaotisch-bisexuellem Verhalten gekennzeichnet sein. Die Intensität des sexuellen Verlangens wiederum kann sehr unterschiedlich und gerade bei Patienten mit einer schweren Borderline-Störung nur gering ausgeprägt sein.
Im Allgemeinen weisen Patienten mit einer Borderline-Persönlichkeitsorganisation zu Beginn der Behandlung eine deutliche Pathologie bezüglich ihrer sexuellen Anpassung auf. Innerhalb dieses Spektrums gibt es jedoch beträchtliche Unterschiede (s. Tab. 8-2). Der Grad sexueller Erlebnisfähigkeit und Anpassung am Anfang der Behandlung bestimmt offensichtlich die Veränderungschancen im weiteren Behandlungsverlauf.

Bei schwereren Formen der Borderline-Persönlichkeitsorganisation – also Patienten mit narzisstischer Pathologie, antisozialen Tendenzen und ichsyntoner Aggression – kann die Fähigkeit, Lust an „normaler" Sexualität zu empfinden, vollkommen fehlen. So kann es sein, dass diese Patienten überhaupt keine sexuelle Lust verspüren, auch nicht bei Masturbation, und keinerlei sexuelles Verlangen gegenüber einem anderen Menschen empfinden. Häufig finden sich in der Vorgeschichte schwere traumatische Erfahrungen, körperliche Misshandlungen und/oder sexueller Missbrauch sowie das Fehlen jeglicher Bindung an ein liebendes elterliches Objekt. Die Behandlungsziele auf sexuellem Bereich sind bei diesen Patienten meist begrenzt. Die Integration primitiver, abgespaltener, idealisierter und verfolgender internalisierter Objektbeziehungen kann bei diesen Patienten allerdings die Fähigkeit zur Idealisierung entstehen lassen und ihre Sehnsucht nach einer idealisierten Beziehung zum Ausdruck bringen. Mithilfe der Behandlung können sie möglicherweise eine affektiv bedeutsame Bindung eingehen, aber keine leidenschaftliche Liebe zeigen.

Patienten mit Borderline-Persönlichkeitsorganisation und narzisstischer Struktur sind zwar sexuell erregungsfähig, ihnen fehlt jedoch die Fähigkeit zur tiefen Bindung an einen Liebespartner. Viele von ihnen waren nie verliebt. Ihre auffallende Promiskuität ist häufig verbunden mit sexuellem Verlangen nach einer Person, die von anderen als attraktiv und begehrenswert angesehen wird. Mit dieser Art von Bindung kann die sexuelle Befriedigung zwar das Bedürfnis nach Eroberung stillen, gleichzeitig wird jedoch ein unbewusster Prozess der Entwertung in Gang gesetzt, der zum Verlust der sexuellen Erregung und damit zum Verlust des Interesses am Gegenüber führt.

Patienten mit Borderline-Persönlichkeitsorganisation auf höherem Niveau können zu Beginn der Therapie bereits über die Fähigkeit zu sexueller Erregung und erotischem Verlangen verfügen. Genitale Sexualität und Orgasmusfähigkeit verbinden sich mit der Bereitschaft zu leidenschaftlicher Hingabe. Ihnen gelingt es, Aggression auf Liebe und Sexualität und eine unreife Form des Sich-Verliebens abzustimmen, die durch Idealisierung des Liebesobjekts charakterisiert ist. In der Tat können intensive sexuelle Empfindungen und heftige Liebesaffären mit einem idealisierten Liebespartner die zugrunde liegende Ambivalenzintoleranz verschleiern. Aufgrund der Spaltungsmechanismen bei der Borderline-Persönlichkeitsorganisation bergen intime Bezie-

Tab. 8-2 Das Spektrum sexueller Anpassung bei Patienten mit Borderline-Persönlichkeitsorganisation

Borderline-Persönlichkeitsorganisation auf hohem Strukturniveau	• Fähigkeit zu sexuellem Verlangen, sexueller Erregung und Orgasmus • fragile idealisierende Beziehungen mit Teilobjekten
Borderline-Persönlichkeitsorganisation mit narzisstischer Persönlichkeit	• Fähigkeit zu sexueller Erregung und Orgasmus • breites Spektrum infantiler Züge • keine Fähigkeit zu tiefen Gefühlsbindungen an das Liebesobjekt
Borderline-Persönlichkeitsorganisation mit Aggression	• Gefährliches Sexualverhalten • polymorph perverse Sexualität
Borderline-Persönlichkeitsorganisation auf niedrigem Strukturnviveau	• Fehlen sinnlicher Lust • keine Lust an Masturbation • kein sexuelles Verlangen gegenüber irgendeinem Objekt • keine Fähigkeit zu sexueller Erregung

hungen dieser Art immer das Risiko, von den abgespaltenen, nur-bösen Anteilen „infiziert“ zu werden, so dass es zu einem schnellen Umschlagen von Idealisierung zu Entwertung kommen kann, was die Beziehung an sich sehr fragil macht.

Vertiefung des Verstehens von Spaltungsvorgängen und das Bemühen um Integration

Bei manchen Patienten ist die für die Borderline-Persönlichkeitsorganisation so typische innerpsychische Spaltung unmittelbar ersichtlich, in anderen Fällen braucht es einige Zeit, ihr auf die Spur zu kommen. Auch die innerpsychische Integration eines Patienten läuft individuell sehr unterschiedlich ab, für gewöhnlich dauert es mindestens einige Monate, bis eine entsprechende Entwicklung in Gang kommt. Als Therapeut sollte man auf die Frustration gefasst sein, die das Hin und Her zwischen partieller Integration und zeitweiliger Regression auf frühere, von Spaltung gekennzeichneten Zustände, auslösen. Nichtsdestotrotz signalisiert der Beginn des Integrationsprozesses die Fähigkeit des Patienten, über seine innere Welt nachzudenken und sie zu verändern. Wiederholte Zyklen des Durcharbeitens führen zu einer entsprechenden Stabilisierung der integrativen Arbeit.

Hinweise für innerpsychische Spaltung

Wie wir in Kapitel 4 ausgeführt haben, sollte der Therapeut der Neigung mancher Patienten entgegenarbeiten, in einer anhaltend positiven oder negativen Übertragung verhaftet zu bleiben. Dieses Problem stellt sich allerdings nicht bei Patienten, die ihrer inneren Spaltung bereits in der frühen Therapiephase in ihren Reaktionen auf den Therapeuten Ausdruck verleihen. So betritt eine Patientin die Praxis ihres Therapeuten mit den Worten: „Wow, das ist ja eine tolle Praxis! Sie müssen wirklich gut sein. Jeder sagt das, und ich finde auch, dass Sie wirklich gut mit Patienten umgehen können.“ Zwei Sitzungen später fällt die Reaktion der Patientin folgendermaßen aus: „Diese Praxis macht einen so kalten und unpersönlichen Eindruck. Als hätten Sie eine Mauer hochgezogen, um sich hinter Ihren Diplomen und Titeln zu verstecken. Wenn Sie nicht gerne mit Menschen zu tun haben, dann hätten Sie kein Therapeut werden sollen.“

Die in diesem Beispiel erkennbaren gegensätzlichen inneren Objektrepräsentanzen entsprechen verschiedenen inneren Dyaden. Für den Therapeuten bieten sie die Richtschnur, den Patienten mit seinen unterschiedlichen Reaktionen zu konfrontieren und ihn zur Reflektion darüber aufzufordern, was ihn wohl zum Wechsel zwischen den verschiedenen Sichtweisen seiner Person bewogen haben mag. (Es wäre denkbar, dass hier eine narzisstische Dynamik zugrunde liegt, in der der Patient den „besten“ Therapeuten braucht, dann aber den dadurch hervorgerufenen narzisstischen Neid nicht ertragen kann und den Therapeuten entwerten muss.)

Es gibt allerdings Patienten, die bereits mit einer stärker verankerten negativen oder positiven Übertragung in Therapie kommen. Für gewöhnlich entspricht dies einer psychischen Struktur, in der eine Dyade konsequent zur Abwehr einer anderen Dyade eingesetzt wird, wobei der Rhythmus der Übertragungswechsel von Fall zu Fall variiert. Patienten, die neben ihrer Borderline-Struktur zusätzlich infantil-histrionische oder schizoide Zügen aufweisen, neigen zu raschen Übertragungswechseln, während die Interaktion von Patienten mit paranoiden, narzisstischen oder depressiven Zügen von langsameren Übertragungswechseln charakterisiert ist.

Folgendes Beispiel illustriert eine konsequent negative Übertragung bei Therapiebeginn:

Frau G., eine attraktive 30-jährige Patientin, begibt sich nach einer langen Reihe von stationären Aufenthalten, denen Selbstverletzungen und Suizidversuche vorausgehen, in Therapie. Die Beziehung zu ihrem Freund, mit dem sie in chaotischen Verhältnissen zusammenlebt, ist von Wutausbrüchen, in denen sie ihn wüst beschimpft, sowie wiederkehrenden Episoden von Selbstverletzung (Schneiden) geprägt. Lebensgeschichtlich relevante Daten sind der Weggang des Vaters, als die Patientin vier Jahre alt ist, und der Tod der Mutter im Alter von fünfzehn. Danach sollte der Vater die Patientin und deren Schwester zu sich holen und das Sorgerecht beantragen, hat dies jedoch nie getan.

Die Patientin beginnt die erste Sitzung mit den Worten: „Ich habe keine Lust auf Therapie. Ich möchte einfach nur diese blöden Symptome in den Griff bekommen, um dann auf niemanden mehr angewiesen zu sein. Ich hasse alle, aber ich kann es einfach nicht bleiben lassen, Dummheiten zu machen[1]. Deshalb es ist auch so schwierig mit der Arbeit. Und deshalb kann ich auch nicht für mich selbst sorgen, sondern bin auf meinen Freund angewiesen, aber ich hasse ihn auch. Was ich will, ist, dass es mir besser geht, damit ich niemanden mehr brauche."

Dr. E. teilt die Zielvorstellung der Patientin, ihr selbstdestruktives Verhalten stoppen zu wollen, nicht aber den Wunsch nach völliger Selbstisolierung, den er jedoch, so seine Hoffnung, im Laufe der Behandlung besser verstehen würde.

Die ersten drei Monate der Therapie sind durch anhaltend ärgerliches und negativistisches Gebaren der Patientin charakterisiert, das gegen die Welt im Allgemeinen und gegen den Therapeuten im Besonderen gerichtet ist. Nichtsdestotrotz gewinnt Dr. E. aus manchen nonverbalen Mitteilungen der Patientin und seiner eigenen Gegenübertragung den Eindruck, dass ein verborgener Teil seiner Patientin sich eine positive Beziehung zum ihm wünscht: „Obschon Sie mir permanent sagen, dass Sie keine Lust auf Therapie haben und am liebsten das Weite suchen würden, erscheinen Sie pünktlich zu den Sitzungen und schauen manchmal sehr sehnsüchtig. Es scheint, als gäbe es eine Seite in Ihnen, die durchaus Beziehung zu mir aufnehmen möchte, aber als müsste diese Seite vor jener, die sich ohne Unterlass gegen alle und alles stellt, verborgen gehalten werden." Diese Interventionen weist die Patientin pauschal zurück.

Auf die erste einwöchige Unterbrechung der Behandlung reagiert Frau G. ganz im Sinne ihrer negativen Übertragung: „Sehr gut! Das heißt, endlich keine Zeitverschwendung mehr!" Auch nach Rückkehr des Therapeuten nehmen die Beschimpfungen kein Ende. Als sechs Wochen später erneut eine einwöchige Therapiepause ansteht, reagiert die Patientin allerdings mit Entsetzen: „Das dürfen Sie nicht!"

Dieser abrupte Wechsel in der Haltung seiner Patientin überrascht Dr. E. und er versteht ihn als dramatisches Aufbrechen jenes abgespaltenen Anteils, der mithilfe des chronischen Negativismus in Schach gehalten werden musste und nur in den nonverbalen Mitteilungen der Patientin und Teilen seiner Gegenübertragung zu spüren war. Genau dieser Teil seiner Gegenübertragung hatte es ihm ermöglicht, trotz ihrer Renitenz und Ablehnung warmherzig auf die Patientin zu reagieren und sie zu mögen. Im Gegensatz zur manifesten Dyade – zwischen einer gnadenlosen und hartherzigen Einzelgängerin, die auf andere Menschen, mit denen man wohl oder übel zu tun hat, herabsieht – impliziert die eigentlich zugrunde liegende Dyade ein schwaches und bedürftiges Selbst, das sich nach einem fürsorglichen Gegenüber sehnt. Beide Dyaden waren nunmehr deutlich zutage getreten, und die Frage war, warum es der Patientin schwer fiel, sie zu einem komplexeren Ganzen zu integrieren.

Der erste Schritt auf diesem Weg bestand nun darin, die Wahrnehmung der Patientin für die jeweils aktuell aktivierte Dyade zu schulen. Dr. E.

1 Die Patientin meint damit ihre Selbstverletzungen und Suizidversuche.

machte deutlich, dass er ihre Not durchaus wahrnahm, gleichzeitig aber sicherstellen wolle, dass sie sich der Gefühle, die sie ausdrückte, bewusst war und dass sich diese von jenen unterschieden, die sie sonst ihm gegenüber zum Ausdruck brachte. Auf seine Frage, warum es ihr wohl so schwer falle, ihren Wünschen nach einer positiven Beziehung zu ihm Ausdruck zu verleihen, wusste die Patientin keine Antwort. Es könne doch sein, so Dr. E. weiter, dass ihre Schwierigkeit in einer tiefen Überzeugung begründet lag, dass, sobald sie es zuließ, sich jemandem nah zu fühlen, sie unweigerlich von dieser Person verletzt werden würde. Und dass es von daher nur allzu logisch sei, eine generell feindselige Haltung einzunehmen, um sich vor dieser Möglichkeit (von der sie mit großer Überzeugung ausging) zu schützen. Obschon nicht überzeugt von der Deutung des Therapeuten, schien Frau G. zumindest ansatzweise darüber nachzudenken. Diese Reflexion ist von zentraler Bedeutung für den Prozess der innerpsychischen Integration.

Das Vor und Zurück zwischen Integration und Regression

In den Sitzungen, die der neuerlichen Therapiepause unmittelbar vorausgehen, wechselt der Zustand der Patientin zwischen regressiven Bewegungen, in denen sie Dr. E. mit paranoidem Argwohn und Zurückweisung begegnet, und einem bewussten Erleben von Leidensdruck, der mit der zugrunde liegenden Bindung an ihn verknüpft ist. Entsprechend schwanken die Kommentare zwischen „Es war dumm von mir, mich darüber aufzuregen, dass Sie nicht da sein werden. Ich weiß nicht, was ich mir dabei dachte. Sie sind sowieso nie für mich da", und „wenn Sie wegfahren, dann bringe ich mich um. Und Sie sind schuld!" Auf diese letzte Bemerkung reagiert Dr. E. mit einer Neubesprechung der Rahmenbedingungen. Er erinnert die Patientin daran, dass die Therapie keine Garantie gegen einen möglichen Selbstmord sei und dass es ihrer eigenen Verantwortung obliege, in einer Notsituation die Hilfe zu holen, die sie brauche. Er konfrontiert sie auch mit dem Teil in ihr, der versuche, ihm den aggressiven Part zuzuschieben („und Sie sind schuld!"). Schließlich versucht er, mit ihr gemeinsam ein Verständnis für ihren Leidensdruck zu entwickeln und entwirft das Bild eines bedürftigen, kind-ähnlichen Selbst, das nach einem guten und fürsorglichen Gegenüber hungert, jedoch nur Enttäuschung erlebt. Er zeigt ihr auf, wie sehr sie mit dem verlassenden Objekt identifiziert ist, wenn sie versucht, ihr inneres Bild von ihm zu eliminieren, mit der Folge, dass sie Leere und Einsamkeit empfinde.

Nach seiner Rückkehr ist Frau G. noch stärker auf die paranoide Position regrediert. Als Dr. E. ihrer wütenden Zurückweisung jenen Moment gegenüberstellt, in dem sie sich ihm verbunden gefühlt hatte, schießt die Patientin feindselig zurück: „Wovon reden Sie überhaupt?" Er erinnert sie an ihre heftige Reaktion, als er ihr gesagt hatte, dass er nicht da sein würde. „Das habe ich nie gesagt!"

Der integrative Prozess war eindeutig einer regressiven Bewegung gewichen.

Fünf Monate später, nach zahlreichen Wiederholungen der soeben beschriebenen Dynamik, beginnt die Patientin eine Sitzung mit den Worten: „Ich habe darüber nachgedacht, was Sie gesagt haben. Dass ich dagegen ankämpfe, mich Ihnen nahe zu fühlen, weil ich fürchte, dass Sie mich verletzen könnten. Ich glaube, dass das stimmt."

Obwohl es sich dabei um einen eindeutigen Fortschritt in Richtung Integration handelt, reagiert Frau G. auf vermeintliche Bedrohungen oder Stressoren noch eine ganze Weile lang, wenn auch weniger häufig, mit einer Regression auf die paranoide Position.

Gegen Ende der Therapie und im fünften Jahr ihrer Behandlung, zieht die Patientin folgendes Fazit, das, in den Worten eines Laien, das Erreichen der depressiven Position beschreibt: „Sie haben mir viel gegeben, mir aber auch etwas genommen … Ich habe an die ideale Liebe geglaubt und danach gesucht, ganz egal, wie schlecht es mir in meinem Leben erging. Jetzt fühle ich mich meinem Mann hundertmal näher, aber ich weiß, dass es keine ideale Liebe geben kann ... und ich vermisse diesen Gedanken."

Projektion und Integration

Integration und Verbesserung der Realitätsprüfung

Mit zunehmender innerpsychischer Integration gehen die Verzerrungen der Wahrnehmung, die auf dem Erleben rigider innerer Dyaden basieren, zurück. Menschen und Situationen, welche zuvor als bedrohlich galten, wird nun mit größerem Wohlwollen begegnet, während aggressive und libidinöse Gefühle in einem komplexen Zusammenspiel zunehmende Differenzierung und Integrierung erfahren. Mit anderen Worten, der Patient ist in der Lage, negative Gefühle in einer Liebesbeziehung zu tolerieren und dadurch eine Vertiefung der Beziehung zuzulassen, welche sonst durch negative Emotionen vergiftet worden und zum Scheitern verurteilt gewesen wäre. Unbewusste aggressive Gefühle, die zuvor die „Liebes"Beziehung durchdrungen und zu sadomasochistischen Verwicklungen geführt haben, werden als Teil der inneren Welt des Patienten angenommen und sowohl sublimiert als auch situativ angemessener zum Ausdruck gebracht.

Mit zunehmender Integration wächst häufig auch die Fähigkeit des Patienten, seine Interaktion mit Anderen adäquater und differenzierter wahrzunehmen. Trotzdem kann es zum zeitweiligen Einsatz primitiver Abwehrmechanismen (Spaltung) kommen. Es sei an dieser Stelle daran erinnert, dass sich das Niveau der Persönlichkeitsorganisation am *überwiegenden* Gebrauch primitiver Abwehrmechanismen bemisst. Die Abwehr eines Menschen wechselt bis zu einem gewissen Grad, je nachdem, wie die Umstände beschaffen sind. So sind auch bei einem Borderline-Patienten, der ein höheres Niveau der Persönlichkeitsorganisation mit reiferen Abwehrmechanismen erreicht hat, „Rückfälle" auf primitivere Abwehrformationen möglich. Diese Art der Regression tritt vor allem in Situationen auf, die durch erhöhten Stress gekennzeichnet sind. Bei Patienten, deren neu erlangte Integration noch nicht gefestigt ist, kann es allein aus Ambiguität oder einem Mangel an Klarheit zu Regressionen kommen.

Die ausgeprägte Selbstdestruktivität von Frau G. ging dann zurück, als sie sich ihrer zuvor abgespaltenen aggressiven Anteile zunehmend bewusst wurde und diese tolerieren konnte („Rücknahme der Projektion"). Zuvor war dieser Teil ihrer inneren Welt in Form selbstdestruktiven Verhaltens ausagiert worden oder aber hatte Ihr Erleben Anderer, via Projektion, als bedrohlich und gefährlich geprägt. Mit zunehmender Bewusstwerdung ihrer eigenen aggressiven Gefühle gestand sich die Patientin angemessenen Ärger zu, hörte auf, sich selbst zu verletzen, und verbesserte ihr allgemeines Funktionsniveau. Vor der Behandlung hatte sie in einer abgeschiedenen Sphäre, die einzig durch ihre Krankheit bestimmt wurde, existiert. Sie lebte mit ihrem Freund zusammen und hatte wenig Kontakt zur Außenwelt, mit Ausnahme jener Menschen, mit denen sie im Rahmen ihrer stationären oder ambulanten Therapien zu tun gehabt hatte.

Diese Situation änderte sich mit Beginn der TFP-Behandlung. Der Behandlungsvertrag sah eine Intensivierung ihrer Alltagskontakte vor, und die Integration voneinander abgespaltener innerpsychischer Anteile führte dazu, dass sich die Patientin zunehmend wohler im Zusammensein mit Anderen fühlte. Ausgangspunkt dieser positiven Entwicklung war das vertiefte Verständnis für ihre eigene paranoide Übertragung – d.h. ihre Projektion von Aggression auf den Therapeuten und ihr Gefühl, mit ihren aggressiven Handlungen ihm gegenüber im Recht zu sein –, welches dann auch auf Situationen außerhalb der Therapie übersetzt werden konnte (vgl. Kap. 2, Strategie 4, S. 46).

Eine erste Veränderung in dieser Hinsicht fand im Rahmen eines College-Kurses statt, den die Patientin mit dem Ziel belegt hatte, ihre sozialen Aktivitäten zu steigern. Anfänglich noch der Überzeugung, ihre Kommilitonen könnten sie nicht leiden, verstand sie mit der Zeit, dass diese Annahme ihrer eigenen Schärfe und harschen Kritik entsprang, mit der sie anderen Menschen, aber auch sich selbst begegnete. Die Möglichkeit, dass ihrem Auftreten und Verhalten etwas Schroffes anhaftete, hatte Frau G. stets weit von sich gewiesen, während sie die Strenge sich selbst gegenüber als von außen kommend erlebte. Ihren Selbstverletzungen maß sie in diesem Zusammenhang keinerlei Bedeutung bei. Erst das Verständnis dafür, welche Rolle ihre Härte in bezug auf ihre Kommilitonen spielte, ließ sie erkennen, dass es sich in ihrer Therapie ganz ähnlich verhielt.

Diese positive Entwicklung schlug sich nach zwei Jahren Behandlung in dem Entschluss nieder, ein Kind zu bekommen. Schwangerschaft und Geburt verliefen komplikationslos und Frau G. war ihrem Baby eine gute und fürsorgliche Mutter. Allgemein betrachtet bewegte sie sich auf einem höheren Funktionsniveau. Sie war zwar nicht angstfrei, jedoch ähnelten ihre Ängste jenen vieler junger Mütter. Eine gewisse Brüchigkeit ihrer psychischen Integration ließ allerdings die Notwendigkeit erkennen, dass eine Weiterführung der Therapie und Konsolidierung des Erreichten sinnvoll waren.

Brüchigkeit der Integration und anhaltende Projektion

Obwohl sich das allgemeine Funktionsniveau der Patientin sehr verbessert hatte, gab es strukturell gesehen nach wie vor Bereiche, in denen die psychische Integration brüchig und instabil war. Diese betrafen zum einen den Bereich der Arbeit, zum anderen die Sorgen der Patientin um ihr Kind. Obwohl ihre Ängste durchaus mit den realistischen Sorgen einer Mutter zu tun hatten, haftete ihnen zuweilen etwas Übertriebenes und Verzerrtes an, was auf unvollständig integrierte innere Repräsentanzen zurückzuführen war.

Einer der ersten Hinweise für eine einsetzende allgemeine Verbesserung war der Entschluss der Patientin, ihr seit langem bestehendes Interesse am Komponieren wiederaufzunehmen. Wie bereits beschrieben, konzentrierte sich die frühe Behandlungsphase vor allem auf den abgespaltenen aggressiven Teil ihrer inneren Welt, dem ihre Selbstdestruktivität und ihr Agieren entsprangen. Manifest wurde der aggressive Teil in ihrer harschen und kritischen Stimme, mit der sie sich selbst (oder andere) und jedes einzelne ihrer Vorhaben attackierte. Dieser Anteil war es auch, der sie in einen Zustand der Lähmung versetzte, wann immer sie ein Lied schreiben wollte, und genau dieser Dynamik entsprangen ihre depressiven Zustände.

In der Behandlung ging es als Erstes darum, diesen aggressiven Teil ihrer Innenwelt zu erkennen und durch Bewusstmachung zu kontrollieren. Die Tolerierung und zunehmende Integrierung dieses Teil ihrer Selbst half der Patientin, sich aus einem Zustand der Identitätsdiffusion in Richtung Identitätskonsolidierung zu entwickeln. Nun konnte sie sich zugestehen, auch solche Interessen zu pflegen, welche sie zuvor als wertlos abgetan und abgebrochen hätte. Es gelang ihr sehr viel besser, kreativ zu sein. Dann kam es zu einer Änderung ihres Verhaltensmusters. Frau G. „gestand" ihrem Therapeuten, dass sie ein Lied geschrieben habe, um in der darauffolgenden Sitzung festzustellen, dass das Darüber-Reden ihr die Unzulänglichkeit ihrer Bemühungen vor Augen geführt habe.

Es wurde deutlich, dass die Patientin den unerbittlichen und kritischen Teil in sich selbst zum Schweigen bringen und abwehren konnte, so lange sie mit niemandem über ihre kreative Tätigkeit sprach. Offenbarte sie sich, konnte sie nicht mehr unterscheiden, ob die harte Kritik, der sie sich ausgesetzt fühlte, ihrer eigenen kritischen Stimme entsprang, oder ob ihr Ursprung in der äußeren Realität zu suchen war – d.h. in den negativen Urteilen anderer Menschen.

Die Differenzierung zwischen innerer versus äußerer Quelle eines Gedankens kann schwierig sein, weil negative Urteile von anderen natürlich auch reell sein können. Am besten exploriert man diesen Punkt anhand der Übertragung.

In unserem Beispiel konzentrierte sich der Therapeut auf das Muster der Patientin, ihre eigene Arbeit abzuwerten, nachdem sie in der Sitzung darüber gesprochen hatte. Das Darüber-Sprechen, so Frau G., holte sie aus ihrer Illusion („ich bin eine gute Komponistin") zurück auf den Boden der „harten Tatsachen" („ich habe kein Talent"). Obwohl sie zugeben musste, dass Dr. E. nichts gesagt oder getan hatte, was darauf schließen ließ, dass er ihre Arbeit negativ bewertete, meinte sie zu „wissen", dass er nichts davon hielt. Sie verstand schließlich, dass sie sich mit dieser Überzeugung auf „sicherem" Terrain bewegte. Ihre eigene aggressive Reaktion sich selbst gegenüber hatte sie mittlerweile im Griff. Sobald jedoch eine dritte Person mit im Spiel war, bestand die Möglichkeit, diese könne aggressiv werden, und via Projektion war die Patientin der Überzeugung, dies sei der Fall. Dass die Reaktion einer anderen Person wohlwollend oder gar positiv ausfallen könnte, war eine Möglichkeit, die die Patientin erst allmählich lernte in betracht zu ziehen – eine Erkenntnis, die einen weiteren Schritt auf dem Weg der Integration ihres aggressiven Anteils bedeutete.

Dieses Beispiel führt uns erneut vor Augen, wie wichtig es ist, als Therapeut technisch neutral zu bleiben. Dr. E. bekundete in diesem Fall zwar sein Interesse daran, zu erfahren, was die Patientin selbst über ihre Arbeit dachte, enthielt sich aber unmittelbar beruhigender Kommentare. Diese hätte die Patientin sehr wahrscheinlich als herablassend und mitleidig erlebt. Erst die Arbeit an der Übertragung – d.h. die Exploration der Annahmen und Überzeugungen, die die Patientin hinsichtlich ihres Therapeuten hegte – öffnete den Weg für die Erkenntnis, dass ihre Zweifel auf Projektionen basierten, und dass ihr Therapeut sehr wohl auch positiv über ihre Arbeiten denken könnte. Behandlungstechnisch muss in diesem Fall angemerkt werden, dass die Interventionen des Therapeuten auch auf der Tatsache beruhten, dass die Patientin tatsächlich begabt war. Es gibt allerdings Situationen, die sich ähnlich darstellen, in denen aber deutlich wird, dass die Bemühungen eines Patienten wenig Aussicht auf Erfolg haben. In solch einem Fall würde es darum gehen, genau zu explorieren, inwieweit der Patient in der Lage ist, seine Fähigkeiten adäquat zu beurteilen, sowie zu einer Einschätzung darüber zu gelangen, ob die Diskrepanz zwischen tatsächlicher Begabung einerseits und Ambitionen andererseits der narzisstischen Grandiosität eines Patienten oder dem Ausagieren einer aussichtslosen Dynamik entspringt.

Ähnlichkeiten auf der Verhaltensebenen können also psychodynamisch unterschiedlich determiniert sein, was es schwierig macht, das jeweilige Vorgehen des Therapeuten genau vorzuschreiben.

Wiederauftauchen abgespaltener Affekte als paranoide Regression

Zuweilen bleiben die primitiven Affekte des Patienten über längere Zeit von den Therapiesitzungen abgespalten, um dann unvermittelt und dramatisch hervorzubrechen.

Dies wird anhand folgendem Beispiel illustriert, das aus zwei Abschnitten besteht. Der erste Teil beschreibt den Beginn der Therapie, der geprägt ist durch das Ausagieren von Hass und dessen Fokussierung durch den Therapeuten. Gerade hier wird deutlich, wie die aggressive Durchdringung von Beziehung den Therapeuten dazu veranlassen kann, seine Position der technischen Neutralität aufzugeben. Der zweite Teil beginnt dann in einer Therapiephase relativer Ruhe, auf die ein dramatisches Wiederaufflackern des Hasses folgt, der nicht vollständig integriert worden war.

Teil 1: Der Beginn der Therapie

Herr B., ein 26-jähriger Patient mit mehreren hochaggressiven Suizidversuchen in der Vorgeschichte, kommt nach Entlassung aus dem Krankenhaus in ambulante Behandlung. Alle vorangegangenen Therapien waren nach einem ähnlichen Muster verlaufen. Zu Beginn erlebt der Patient die Therapeutin als hilfreich und spürt eine immer stärker werdende Abhängigkeit. Diese führt dazu, dass Herr B. die Therapeutin unter Druck setzt, zunehmend verfügbar zu sein. Das dringende Bedürfnis, diese habe „für ihn da zu sein", hatte einige seiner früheren Therapeuten dazu bewogen, Ausnahmen zu machen und ihm zu gestatten, sie auch in den Ferien anzurufen. Nichtsdestotrotz gab es immer wieder Zeiten, in denen sich Herr B. im Stich gelassen fühlte und mit Suizidversuchen reagierte.

Zu Beginn der TFP-Behandlung mit Frau Dr. F. äußert Herr B. heftige Vorbehalte gegen den Therapievertrag, den er als Möglichkeit für die Therapeutin ansieht, „auf Distanz" zu ihm zu gehen, und der belege, dass sich Dr. F. in keinster Weise für ihn interessiere. Da die anderen Therapien jedoch nicht geholfen hatten, akzeptierte er den Vertrag.

Die Fürsorge, die Herr B. von seinen Eltern erfahren hatte, war durch Unberechenbarkeit und Inkonsequenz gekennzeichnet. Zuzeiten erschienen sie ausgesprochen engagiert und auf unbedingter Einhaltung ihrer konservativ-religiösen Wertvorstellungen bedacht, dann wieder kam es zu tagelangen Saufgelagen, während derer ihr Sohn sich selbst überlassen blieb.

Herr B. beginnt die Behandlung übellaunig, so als sei Therapie eine bittere Pille, die es nun mal zu schlucken gelte. Nichtsdestotrotz entsteht der Eindruck von Kooperationsbereitschaft. Er kommt zu den Sitzungen und erzählt. Vorrangiges Thema ist seine Enttäuschung darüber, dass Dr. F. ihn mit so wenig abspeise. Wehmütig werden Vergleiche zu früheren Therapeuten angestellt, die „wirklich für ihn da gewesen" seien. Allerdings räumt er ein, dass es ihm nach diesen Therapien nicht besser ergangen sei. Nunmehr habe er sich mit seinem Schicksal abgefunden, das ihn an eine herzlose Therapeutin habe geraten lassen. Dr. F. weist auf die Emotionslosigkeit hin, mit der Herr B. seine Klagen vorbringe, und gibt zu bedenken, dass es durchaus stärkere Gefühle in ihm geben müsse, die es zu untersuchen gelte. Herr B. widerspricht dieser Deutung mit dem Hinweis, er habe alle seine Gefühle bei seinem letzten Suizidversuch aufgebraucht und sei nun emotional ausgelaugt.

Sechs Wochen nach Therapiebeginn sucht Herr B. an einem Freitagabend die Notaufnahme eines Krankenhauses auf und wird aufgrund akuter Suizidalität, die er nicht mehr zu kontrollieren vermag, stationär aufgenommen. Seine drängenden Suizidgedanken verschwinden am darauffolgenden Wochenende und er wird einen Tag später, an einem Montag entlassen. In seiner regulären Therapiestunde am Dienstag berichtet er von diesem Vorfall ohne jede affektive Beteiligung. Den Versuch der Therapeutin, die Gefühle hinter den Suizidimpulsen genauer zu explorieren, quittiert der Patient mit der Bemerkung, dass Dr. F. nicht begreife, dass diese Impulse „einfach ein Teil" von ihm seien. „Sie kommen und gehen." Und weiter, mit entwertendem Unterton: „Sie sind doch Ärztin?! Kennen Sie nicht den Zusammenhang zwischen SSRI und Suizidalität?!" (Herr B. war mit einer täglichen Dosis von 20 mg Fluoxetin antidepressiv eingestellt.) „Und außerdem war ja nach dem Wochenende sowieso alles wieder vorbei."

Die Therapeutin setzt die Behandlung ohne besondere Bedenken fort. Er hatte sich an den Therapievertrag gehalten und im Zustand akuter Suizidalität eine Notaufnahme aufgesucht. Obschon Herr B. in den Sitzungen eher schweigsam ist, fühlt sich Dr. F. durch die Tatsache beruhigt, dass er pünktlich zu den Sitzungen erscheint. Sie hält es nur für eine Frage der Zeit, bis tiefer liegendes Material an die Oberfläche kommen würde.

Einen Monat später kommt es zu einer erneuten, kurzfristigen stationären Aufnahme im Zustand akuter Suizidalität. Dieses Mal ist Dr. F. besorgter angesichts fehlenden bedeutsamen Materials in den Sitzungen, welches offenkundig in den sehr massiven Suizidimpulsen des Patienten hervorbrach. Sie konfrontiert ihn mit der Diskrepanz zwischen betonter Gleichgültigkeit in den Sitzungen und intensiven Suizidgedanken, die zu den beiden letzten stationären Aufenthalten geführt hatten. Wie erkläre er sich dieses Unbeteiligtsein in ihrer Gegenwart, während es doch in ihrer Abwesenheit zu derart heftigen Gefühlen komme?

Er kooperiere nur sehr widerstrebend mit ihr, so Herr B. Er glaube nicht, dass er je das von ihr bekomme, was er sich wünsche, und so habe er schon vor einiger Zeit heimlich damit begonnen, eine Domina, eine auf sadomasochistische Praktiken spezialisierte Prostituierte, aufzusuchen. Er erlebe diese Beziehung als sehr befriedigend und werde jedes Mal hoffnungslos und suizidal, wenn er merke, dass sein Wunsch nach einer echten Liebesbeziehung mit Cheryl (der Prostituierten), sich wohl nie erfüllen werde. Er habe sich etwas Erleichterung in seiner Verzweiflung verschafft, indem er Cheryl gebeten habe, russisches Roulette mit ihm zu spielen.

Alarmiert angesichts dieser Offenbarungen versucht die Therapeutin zu klären, wie ernst es ihm mit diesem Wunsch sei. Die Antwort des Patienten fällt alles andere als beruhigend aus. Alle seine Versuche, Besserung zu erlangen, so Herr B., seien fehlgeschlagen. Nun stünden ihm nur noch zwei Wege offen: seine Therapie, die er als völlig unbefriedigend erlebe, und seine Beziehung zu Cheryl, die, wie er einräumte, tödlich enden könnte.

Dr. F. deutet dem Patienten, dass er in seinem Verhalten einen inneren Konflikt nach außen verlagere, indem er eine Situation schaffe, in der sie, die Therapeutin, den Teil in ihm repräsentiere, der leben wolle, während Cheryl für den destruktiven Teil stand. Darüber hinaus bewirke sein fehlender Glaube an die Möglichkeit positiver Beziehungen, dass er Cheryl als jemanden ansah, der ihm eine vertrauensvolle Beziehung anbiete, während er seine Therapeutin als nicht vertrauenswürdig und gefährlich erlebe. Kurz gesagt: Die Tatsache, dass Cheryl in ihrer Aggression „offen" sei, machte sie in seinen Augen vertrauenswürdiger als Dr. F., die zwar seinem Wohlergehen Sorge und Interesse entgegenzubringen scheine, was er aber nur als Ausdruck einer raffiniert verborgenen Feindseligkeit erleben könne.

Herr B. hatte eine Situation geschaffen, die es ihm gestattete, seine innere Spaltung auszuleben, in der eine aggressiv besetzte Objektbeziehung zur Abwehr einer libidinösen Objektbeziehung diente, so dass er scheinbar frei von Konflikten war. Er konnte sich mit Cheryl verbünden, die eine oberflächliche Beziehung repräsentierte, und die tiefere, durch die Therapeutin repräsentierte Beziehung abwehren bzw. als nicht wirklich zu ihm gehörig erleben. Dies befreite ihn von der Angst, die er verspürt hätte, wenn die abgespaltenen Objektbeziehungen in seinem inneren Erleben zusammengekommen wären.

Darüber hinaus gestattete ihm diese Konstellation die Rolle des Verfolgers – ein Part, den zu übernehmen sich Herr B. auf bewusster Ebene nicht zugestand. Seine Ausführungen, wie er und Cheryl russisches Roulette planten, waren eine Möglichkeit, Dr. F. zu quälen. Das affektive Unbeteiligtsein verursachten der Therapeutin großes Unbehagen und sie musste sich fragen, ob es sicher sei, Herrn B. am Ende der Sitzung gehen zu lassen. Vor diesem Hintergrund entschied sie sich zu einer tieferen Deutung:

„Die Art und Weise, wie Sie die aktuelle Situation konstelliert haben, ermöglicht es Ihnen offensichtlich, einem inneren Konflikt aus dem Weg zu gehen. Sie scheinen sich vollkommen mit dem Teil in Ihnen identifiziert zu haben, der sich mit dem Tod als einer schnellen Lösung für Ihre Probleme verbündet. Dafür steht auch Ihre scheinbar konfliktfreie Beziehung zu Cheryl. Aber ein anderer Teil in Ihnen steht auf der Seite des Lebens und glaubt oder hofft zumindest, eine positive Beziehung zu jemanden einzugehen, der sich sorgt, anstatt zu zerstören. Im Augenblick verleugnen Sie jedoch diesen Anteil in sich und lassen den Eindruck entstehen, als sei ich die Einzige, die diese Seite vertritt. So schwach dieser Anteil zur Zeit auch sein mag: Wir haben den Beweis für seine Existenz – und sei es auch nur die Tatsache, dass Sie weiterhin in die Therapie kommen.

Ehe wir etwas anderes tun können, muss ich Gewissheit haben, dass Sie auch weiterhin hier erscheinen werden. Es gibt noch Vieles, was es zu verstehen gilt, doch dafür ist Ihre Anwesenheit erforderlich.

Zunächst müssen wir verstehen, warum Sie ausgerechnet Cheryl als einzigen Menschen ansehen, dem Sie vertrauen können. Ich glaube, es hängt damit zusammen, dass ich Ihnen eine Beziehung anbiete, die auf Sorge um Sie beruht – und Sie können einfach nicht glauben, dass das ernst gemeint ist. Sie erleben die Beziehung zu mir womöglich als eine ‚Inszenierung', mit dem Ziel, Ihnen weh zu tun oder Sie irgendwie auszubeuten, und Sie warten ängstlich darauf, bis das passiert. Bei Cheryl wissen Sie wenigstens, woran Sie sind, Sie kennen die ‚Spielregeln'. Cheryl ist jemand mit klaren und eindeutigen Absichten."

Herr B.: „Sie sind hier, weil Sie sich um sich sorgen ...!? Das glauben Sie ja selbst nicht. Ihnen geht es doch nur ums Geld!"

Diese Antwort des Patienten ist ein klassisches Beispiel einer paranoiden Übertragung. Dr. F. greift dieses Thema auf und fragt Herrn B., ob er sich, abgesehen vom Geld, eine andere Motivation vorstellen könne, weshalb Sie mit ihm arbeite. Die Exploration dieses Themas erstreckte sich noch über die beiden folgenden Sitzungen. Auf die Frage, ob er den Kontakt zu Cheryl abgebrochen habe, antwortete Herr B., dass er sie weiterhin sehe und dass Cheryl zu ihrem letzten Treffen eine Schusswaffe mitgebracht habe. Sie hätten keinen Gebrauch davon gemacht, aber sie hätten beide die Waffe bewundert und sie wie im russischen Roulette an den Kopf gehalten.

Dr. F. beschloss, die Behandlung unter diesen Bedingungen nicht fortzusetzen. Zum einen, da das Risiko, dass Herr B. seinen Plan mit Cheryl in die Tat umsetzen würde, zu groß war, zum anderen, da er offenbar mehr am Agieren seiner inneren Dynamik als an der Therapie interessiert war. Sie erklärte ihm, dass es drei Optionen gab: Entweder er verpflichte sich, die Beziehung zu Cheryl noch am selben Tag abzubrechen; oder er lasse sich stationär einweisen, wenn er zu einer solchen Zusage nicht imstande sei, aber dennoch die Therapie fortsetzen wolle (in der Klinik werde seine Krise spezifisch behandelt, um anschließend die Therapie wiederaufzunehmen); oder aber er entscheide sich für die Beziehung zu Cheryl, was jedoch einem Abbruch der Therapie gleichkäme und damit zum Ende ihrer gemeinsamen Arbeit führen würde.

Die Therapeutin entschließt sich hier zu einer Abweichung von der technischen Neutralität, die sie zum Schutz der Behandlung für erforderlich hält – eine Abweichung, die für den Fall, dass die Behandlung zu retten war, dann geklärt werden könne. Herr B. stimmt schließlich widerwillig zu, den Kontakt zu Cheryl zu beenden.

Teil 2: Das Wiederauftauchen von Hass

In der ersten Woche nach dieser Entscheidung beklagt sich Herr B. über die „übertriebene" Art und Weise, mit der die Therapeutin auf seine Beziehung zu Cheryl reagiert habe. Auf der anderen Seite wisse er gar nicht, was in ihn gefahren sei, und er bedankt sich dafür, wie Dr. F. mit der Situation umgegangen sei. Er fühle sich, als sei er aus einem „Alptraum" erwacht. Ab der zweiten Woche findet Cheryl keine Erwähnung mehr. Den Versuch der Therapeutin, das Ausmaß an Aggression und Hass bewusst zu machen, das in dieser Episode deutlich geworden war – inklusive der massiven Aggression ihr gegenüber – kommentiert Herr B. mit den lapidaren Worten: „Es kam über mich. Das war nicht ich", um danach das Thema zu wechseln. Trotz ihrer Besorgnis, dass hier die Abspaltung einer zentralen Erfahrung am Werk war, entschließt sich Dr. F., dem von Herrn B. dargebotenen Material zu folgen, in der Annahme, dass die beteiligten Affekte bei anderer Gelegenheit wieder zum Vorschein kommen würden.

Es beginnt nun eine eher gleichförmige Phase der Therapie. Oberflächlich betrachtet, kooperiert Herr B. Er erscheint zu den Sitzungen und bringt die Themen zur Sprache, die ihn beschäftigen: Arbeit und Liebesleben. Er ist zufrieden über eine gewisse Ruhe, die in sein Leben eingekehrt ist und die er als Resultat seiner Arbeit in der Therapie versteht. Er hat die Beziehung zu einer früheren Freundin wieder aufgenommen und ist intensiv mit der Frage beschäftigt, wie tief er sich auf diese „sichere", aber nicht aufregende Beziehung einlassen soll. Seine Arbeit wiederum würde er am liebsten an den Nagel hängen, angesichts der Tatsache, dass seine Kollegen ihn nicht mögen und gegen ihn eingestellt seien.

Wie waren die in diesen beiden Bereichen inszenierten Dynamiken zu verstehen? Und in welchem Zusammenhang standen sie zur Übertragung? Die Beziehung zur Freundin schien Herr B. sehr ähnlich der aktuellen Übertragung zu erleben: als sicher, aber oberflächlich. In der Arbeitssituation wiederum schien es um die abgespaltenen Gefühle von Neid und Hass (und damit verbundene paranoide Phantasie) zu gehen, die während der Episode mit Cheryl in der Therapie kurz zum Vorschein gekommen waren. Auf entsprechende Deutungen reagiert Herr B. mit Zustimmung und Verständnis. Es sei in der Tat denkbar, dass sein Gefühl, seine Kollegen seien gegen ihn eingestellt, auf verdecktem Neid beruhe. Er beginnt, sich stärker in der Arbeit zu engagieren. Im Gefühl eines scheinbar sehr guten Therapieverlaufs beginnt Dr. F. sich zu entspannen – Neid und Hass des Patienten werden allmählich integriert. Herr B. scheint zu verstehen, wie sein Erleben in der Arbeit durch diese Gefühle beeinflusst wurde.

Sechs Monate waren seit der Episode mit Cheryl vergangen. Thema ist nun sein Zweifeln an grundlegenden Lebensentscheidungen. Dies betrifft die Wahl seines Berufes und seiner Lebensgefährtin sowie die Frage, wie er in Zukunft leben wolle. Sich damit auseinanderzusetzen, löse Angst aus. Lieber lasse er die Tage verstreichen. Die Therapeutin ihrerseits hat den Eindruck, dass die Therapie weiterhin gut voranschreitet.

Zu einem abrupten Umschwung kommt es, als Herr B. eine Sitzung mit dem Hinweis beginnt, Dr. F. habe ihm eine versäumte Therapiestunde in Rechnung gestellt, von der er ausgehe, sie nicht bezahlen zu müssen. Dr. F. erinnert ihn daraufhinan die im Therapievertrag festgehaltene Vereinbarung, wonach er für Sitzungen, die er eigentlich wahrnehmen könnte (Herr B. war nicht krank gewesen, sondern zur Geburtstagsfeier seiner Nichte gefahren), ein Ausfallhonorar zahlen muss. Empört wirft Herr B. der Therapeutin vor, sein Bemühen um Verbesserung seiner familiären Bindungen nicht anzuerkennen. Auf den Hinweis der Therapeutin, dass er später auf die Feier hätte gehen oder die Stunde hätte verschieben können, wird Herr B. nur noch wütender. Nun hatte er den Beweis, dass sich Dr. F. in keinster Weise um ihn sorgte – aber das habe er ja schon die ganze Zeit gewusst! Hatte er nicht kürzlich deutlich gemacht, seine verhasste Anstellung in der Bank aufgeben zu wollen, um sich seiner eigentlichen Berufung, dem Schreiben, zu widmen? Und dass dies eine erhebliche Einschränkung seiner finanziellen Möglichkeiten zur Folge haben würde? Dr. F.s Beharren auf der Bezahlung nicht erbrachter Leistungen belege ihre extreme Abgebrühtheit und zeige, dass ihre Behauptung, sie würde sich um ihre Patienten sorgen, vollkommen gelogen sei. Er beendet die Sitzung mit den Worten, er werde nicht mehr kommen. Außerdem werde er einen Freund, der bei einer lokalen Zeitung arbeite, anrufen, mit der Bitte, einen Artikel über solche Therapeuten zu schreiben, die ihre Patienten durch Geldforderungen für Sitzungen, die niemals stattgefunden hatten, übers Ohr hauen würden.

Seine Gefühle, so Dr. F., brachten eine Krise in der Behandlung zum Ausdruck, stellten aber gleichzeitig eine Chance dar. Es gebe einige zentrale Aspekte seines Erlebens, die es zu verstehen gelte. Sie rate ihm daher dringend, zur darauffolgenden Sitzung zu erscheinen.

In ihren Überlegungen vor der nächsten Sitzung gelangt Dr. F. zu der Auffassung, die Macht der zugrunde liegenden paranoiden Übertragung des Patienten, die auf der inneren Repräsentanz des als desinteressiert und ausbeuterisch wahrgenommenen Objekts beruhte, unterschätzt zu haben. Es wird ihr klar, dass sie nach ihren anfänglichen Versuchen, den Patienten mit seinen Widerständen zu konfrontieren, ihm schließlich zugestanden hatte, diese zentralen Anteile seiner Pathologie, die in der Episoden mit Cheryl zum Vorschein gekommen waren, abzuspalten. Obwohl die zwischenzeitlich erfolgte gemeinsame Arbeit an oberflächlicheren Themen scheinbar bedeutsam war, könnte alles zum Scheitern verurteilt sein, falls die zentrale Paranoia die Therapie zerstören und den Patienten in seiner paranoiden Sicht der Welt und der Menschen bestätigen würde.

Dr. F. hofft auf die Gelegenheit, dieses „heiße" Übertragungsthema ansprechen zu können. Als Herr B. jedoch nicht zu seiner Sitzung erscheint, ruft sie ihn zu Hause an. Sie erklärt ihm, dass sie in Sorge sei, dass er ausgerechnet zu einem Zeitpunkt die Therapie abbrechen wolle, an dem die Aussicht auf einen Fortschritt besonders groß sei. Er erlebe mit ihr genau jene Gefühle, die dafür verantwortlich seien, dass er sich allein und unglücklich in der Welt fühle – abgesehen von der scheinbaren Freude darüber, sich zu „beweisen", dass Niemandem zu trauen sei. Herr B. antwortet wütend, dass sie ihm gerade hierfür genügend Beweise geliefert habe und er niemals in diese „Folterkammer", d.h. ihre Praxis, zurückkehren werde. Wenn sie ihm gegenüber tatsächlich indifferent eingestellt sei, so Dr. F., weshalb glaube er denn, rufe sie ihn an? „Des Geldes wegen!" Ob er denn glaube, dass vor dem Hintergrund der zahlreichen Möglichkeiten, die es in der Welt gebe, Geld zu verdienen, keine andere Motivation als das Geldverdienen sie dazu bewogen habe, den Beruf der Therapeutin zu ergreifen? An dieser Stelle hält Herr B. inne und erklärt sich schließlich bereit, zur nächsten Sitzung zu erscheinen.

Die folgenden Sitzungen sind von zentraler Bedeutung für die Therapie. Sie schwanken zwischen seltsam anmutender Ruhe einerseits – als sei nichts geschehen und ohne Anzeichen einer paranoiden Übertragung – und lautstarken Beschimpfungen der Therapeutin als selbstsüchtige Betrügerin, die ihre Patienten nur ausbeute und nicht einmal deren Verachtung verdiene. Dr. F. greift auch hier die manifeste paranoide Übertragung und den Hass des Patienten auf. Ihre Fähigkeit, angesichts der Aggression des Patienten eine Haltung technischer Neutralität zu bewahren, sowie die Fähigkeit, die Aggression zu beobachten, den Patienten dazu anzuhalten, darauf zu achten sowie über seine jeweiligen Beweggründe nachzudenken, führten schließlich dazu, dass sich sein Verständnis für diesen Anteil in ihm vertiefte, was wiederum die entsprechende psychische Integration förderte.

Anhand dieser Fallvignette wollten wir aufzeigen, wie es aufgrund einer Kollision zwischen Patient und Therapeut im Sinne eines gemeinsamen Widerstandes dazu kommen kann, dass die zentrale Arbeit in der mittleren Therapiephase zeitweilig außer Kraft gesetzt wird und wie zentrale Problempunkte in Form von Agieren wieder auftauchen, wenn sie nicht bearbeitet werden.

Schwere aggressive Durchdringung des Sexualverhaltens

In einer bestimmten Gruppe von Patienten mit einer Borderline-Persönlichkeitsorganisation weist das Sexualverhalten in hohem Maße selbstdestruktive bis hin zu lebensbedrohlichen Zügen auf. Anhand eines Fallbeispiels sollen diese Merkmale sowie die Integration der damit in Zusammenhang stehenden dissoziierten Selbstanteile illustriert werden.

Selbstverletzung, Dissoziation und Sexualität

Das folgende Fallbeispiel beschreibt besonders deutlich den Zusammenhang zwischen unreifen Abwehrmechanismen (vor allem Spaltung), Verhalten (vor allem Schneiden) und sexueller Hemmung mit späterer Auflösung. Spaltung manifestiert sich nicht immer so drastisch wie in diesem Fall, der eher typisch für Patienten mit histrionischen Zügen ist. Drastische Spaltungen der inneren Repräsen-

tanzen, wie sie das folgende Beispiel offenbart, können als Multiple Persönlichkeitsstörung (MPD) bzw. Dissoziative Persönlichkeitsstörung auftreten.
Im Hinblick auf die in diesem Kapitel behandelte Thematik werden wir uns in der Diskussion im Folgenden hauptsächlich auf den Bereich der Sexualität konzentrieren.

Frau T., zu Beginn der TFP-Behandlung 26 Jahre alt, wird wiederholt wegen Selbstverletzungen (Schneiden) stationär aufgenommen. Es wird die Diagnose einer Borderline-Persönlichkeitsstörung gestellt, wenngleich der behandelnde Therapeut auf Station aufgrund des bizarr anmutenden selbstverletzenden Verhaltens eine psychotische Erkrankung nicht ausschließen möchte: Begeistert und mit einer an Ekstase grenzenden Erregung beschreibt Frau T. ihre Phantasie, sich so lange systematisch am ganzen Körper zu schneiden, bis sie in ihrem Blut baden könne. Ihre tatsächlichen Schnittwunden – sie sind nie so tief, um genäht werden zu müssen – erstrecken sich über Arme und Beine. Besonders konzentriert sie sich jedoch auf den Brust- und Vaginalbereich.
Nach Entlassung aus dem Krankenhaus wird eine Übertragungsfokussierte Psychotherapie bei Dr. W. eingeleitet. Frau T. ist zu Beginn der Therapie noch Jungfrau. In ihrer Schulzeit war sie zweimal mit Mitschülern gegangen, hatte sich dabei jedoch sehr unwohl gefühlt. Ihr körperlicher Kontakt zu Männern beschränkte sich auf Küssen, ohne dass sie dabei Lust oder Vergnügen empfunden hätte. Nach Beendigung der Schule gibt es keine näheren Kontakte mehr zu Männern. Bei gelegentlichen Bar- oder Diskobesuchen mit ihren wenigen Freundinnen bleibt sie als „Mauerblümchen" übrig. Sie absolviert eine Collegeausbildung, geht jedoch aufgrund wiederholter stationärer Aufenthalte keiner beruflichen Tätigkeit nach.
Nach Ihrer Entlassung aus dem Krankenhaus zieht Frau T. zurück zu den Eltern – einem alkoholkranken Vater und einer depressiven, schwächlichen Mutter. Sie sucht sich nun Arbeit und ist in der Lage, die damit verbundenen Verpflichtungen einigermaßen durchzuhalten. In der Behandlung zeigt sie deutliche Widerstände gegen die tiefenpsychologische Arbeit. Sie verspürt weiterhin Impulse, sich zu schneiden, beherrscht sich aber nur deswegen, weil sie während ihrer zahlreichen stationären Aufenthalte erfahren hat, dass ihr selbstverletzendes Verhalten andere Menschen so sehr verstöre, und sie sonst nicht mehr in Ruhe leben könne. Doch eigentlich erlebe sie Schneiden als lustvoll und keineswegs als belastend. Versuche, eine Bedeutung für dieses Verhalten zu finden, lehnt sie ab. Gleichzeitig beklagt sie die „Kälte" des Therapeuten und äußert wiederholt den Wunsch, zu ihrem früheren Therapeuten zurückzukehren – einem Mann, den sie als herzlicher und zugewandter beschreibt. Dr. W. weist darauf hin, dass ihr Erleben seiner Person als „kalt" womöglich mit einer Vereinbarung im Therapievertrag zu tun haben könnte, in der festgehalten worden war, dass Selbstverletzungen oder Schneiden nicht zu vermehrter Zuwendung führen würden, wie dies bei ihrem früheren Therapeuten der Fall gewesen war. Offenbar könne sich die Patientin keine andere Beziehung zu ihm vorstellen als die, die über Schneiden besteht.
Als Frau T. eines ihrer wenigen Interessen erwähnt – ihr Engagement für eine Menschenrechtsorganisation – eröffnet sich eine erste Möglichkeit zu einem besseren Verständnis ihrer Verhaltensweisen. Das Symbol der Organisation – eine von einem Stacheldraht umgebene Kerze – löst in der Patientin die Phantasie und den Wunsch aus, diese Kerze zu sein. Die Kerze als Quelle von Wärme und Licht, der Stacheldraht als Verfolger, stehen hier für eine Beziehungsdyade. Die Patientin war mit beiden Teilen der Dyade identifiziert.
Es zeigt sich nun ein deutlicher Zusammenhang zwischen Schmerz und Lust, der von der Patientin bislang abgestritten worden war, obgleich die Verletzungen an Brust und Vagina eine solche Verbindung nahe legen. Interessanterweise schien der therapeutische Prozess zu stagnieren, nachdem diese Verknüpfung aufgedeckt worden war. Frau T. funktioniert in der Arbeit, zieht sich aber von allen sozialen Aktivitäten zurück. Ihre

Wochenenden verbringt sie allein zu Hause mit Lesen und Nähen, oder aber sitzt in einem Zustand völliger Geistesabwesenheit in ihrer Kleiderkammer.
In diesem allgemeinen Gefühl der Leere, das sich atmosphärisch auch in der Therapie ausbreitet, kommt Frau T. eines Tages in die Sitzung und berichtet von ihrer Angst, auf dem Weg von der Therapie nach Hause bei einem Autounfall ums Leben zu kommen. Sie ist in Sorge. Auf dem Weg zur heutigen Sitzung hatte sie den Eindruck, als tropfe aus den Rücklichtern der Autos Blut. Sie habe sich dadurch nahezu hypnotisiert gefühlt und befürchte nun, durch den Anblick von Blut abgelenkt zu werden und die Kontrolle über ihren Wagen zu verlieren. Dr. W. verspürt großes Unbehagen und erkennt, dass – was immer der Anblick von Blut und die Phantasie eines tödlichen Unfalls bedeuten mochten – dies ein Teil einer sadomasochistischen Dynamik war, mit der die Patientin ihn jetzt quälte. Er äußert seine Überlegungen und fügt hinzu, dass sadistische Gefühle vielleicht sehr viel mehr zum Kanon menschlicher Empfindungen gehörten, als sie sich das vorstellen mochte. Er erinnert an die frühere Beobachtung, dass die Patientin offenbar nur eine mit Aggression vermischte Beziehung zu ihm herstellen könne, ähnlich ihrer früheren Therapie, in der sie durch das Schneiden eng mit ihrem Therapeuten verbunden war. Welche anderen Gefühle, so Dr. W., könnten durch die Aggression abgewehrt werden, die im Moment die einzige Alternative zur Leere in ihrer Beziehung schien? Er deutete an, dass es sich dabei um den Wunsch nach Nähe und Intimität handeln könnte – repräsentiert im Bild der Kerze –, Frau T. aber nicht wisse, wie sie mit diesen Gefühlen umgehen solle, da diese so sehr von Aggression durchzogen seien, die sie in sich selbst zu verleugnen suche.
Kurze Zeit nach dieser Deutung – die Patientin ist zu diesem Zeitpunkt bereits zwei Jahre in Therapie – kommt Frau T. eines Tages in die Sitzung, die sie mit folgenden Worten eröffnete: „Susan ist heute nicht gekommen, statt dessen ist Renee hier." Dr. W., ganz perplex angesichts dieser Bemerkung, brauchte einen Moment, um sich zurecht zu finden. Er entschließt sich, Renee zu fragen, ob sie von sich erzählen wolle. Die Patientin erklärt, dass sie, Renee, davon träume, sich sexy anzuziehen und in Bars zu gehen, um dort Männer abzuschleppen und mit ihnen Sex zu haben, der ihnen Schmerz bereiten würde. „Die Andere" – Susan – habe sie jedoch in der Hand und halte sie davon ab, so etwas zu tun. Wegen dieser Prüderie sei Renee wütend auf sie.
In die darauffolgende Sitzung erscheint die Patientin wieder als Frau T. Als sich der Therapeut nach Renee erkundigt, reagiert sie leicht verwirrt. Sie könne sich durchaus an die andere Frau erinnern, die sich seit kurzem in ihr Leben dränge. Sie belästige sie gelegentlich. Es gebe aber auch lange Phasen, in denen sie nicht an sie denke. In den folgenden Wochen war Renee mal mehr, mal weniger in den Sitzungen anwesend. In Stunden, in denen andere Themen besprochen wurden, fehlte sie ganz. Dann wieder beklagt sich Frau T., wie sie von Renee, die sie als „das andere Mädchen" bezeichnete, gequält wurde. Dieses Mädchen sei schlecht, bereite ihr Unbehagen und traktiere sie mit Schimpfworten. In wieder anderen Stunden taucht Renee auf und äußert Verachtung für die prüde Susan, die sie einenge.
Dr. W. versteht diese Szenen als Manifestation einer Multiplen Persönlichkeitsstörung mit histrionischer Ausformung. Da es sich um gespaltene innere Selbstrepräsentanzen handelt, von denen jedes einzelne Fragment als eigenständiges Individuum behandelt wird und seinen eigenen Namen erhält, war nach seinem Dafürhalten keine Änderung der Interventionstechnik notwendig. Die therapeutische Aufgabe bestand darin zu verstehen, warum die Repräsentanzen getrennt voneinander gehalten werden mussten. Dr. W. vermutet, dass sein Ansprechen verdeckter, von Aggression durchzogener Gefühle Renee auf den Plan gerufen hatte, wodurch abgespaltenes Material an die Oberfläche gelangte.
Welche Rolle spielte Renee im Leben der Patientin? Frau T. äußert, sie habe keine Ahnung, woher Renee komme, sie wünsche sich lediglich, sie möge wieder verschwinden. Dr. W. wiederum fällt auf, dass Renees Erscheinen zeitlich in etwa

mit der Verminderung ihrer Impulse, sich zu schneiden, sowie mit seiner Anspielung auf mögliche Nähewünsche in Zusammenhang stand. Frau T. vermag hier keinen Zusammenhang entdecken. Renee, so der Therapeut weiter, schien auch sehr interessiert an Sexualität. Genau das störe sie, so Frau T., zumal sie selbst in keinster Weise an Sex interessiert sei. Eine Äußerung, so Dr. W., die durchaus zu hinterfragen sei, angesichts der Tatsache, dass sich ihre Schnittverletzungen vor allem auf den Bereich von Brust und Vagina konzentrierten. Diese Beobachtung bereitete der Patientin Unbehagen. Sie antwortete, dass diese „einfach da seien", merkte aber selbst, dass sie damit keine wirklich überzeugende Erklärung für ihr Verhalten liefern konnte. Sie wolle einfach nicht über Sex sprechen oder darüber nachdenken. Das sei offenkundig, so Dr. W.. Gleichzeitig aber scheine ihr Bemühen, nicht über Sex zu sprechen und nicht daran zu denken, wenig erfolgreich zu sein, da dieses Thema immer wieder zum Vorschein komme – einmal in ihrem Verhalten, zum anderen im Erscheinen von Renee, der unerwünschten Gefährtin. Das Schneiden stelle womöglich einen Kompromiss zwischen aggressiv besetztem sexuellen Verlangen einerseits und den Verboten gegen ein solches Verlangen andererseits dar. Es befriedige somit gleichzeitig sexuelles und aggressives Verlangen wie auch das Bedürfnis nach Bestrafung. In der Verschmelzung von Sexualität und Aggression übernehme Frau T. offenbar sowohl die Rolle eines Opfers ihrer eigenen Aggression als auch – auf einer weniger bewussten Ebene – diejenige des Aggressors.

Da sexuelle Wünsche mit ihrem Selbstbild nur schwer vereinbar waren, fühlte sich die Patientin bei dieser Interpretation ihres Verhalten unbehaglich. Renee allerdings verschwand von der Bildfläche. Als Dr. W. einige Wochen lang nichts von ihr gehört oder gesehen hatte und Frau T. nach ihrem Verbleib fragt, antwortet diese: „Seltsam. Ich habe gar nicht an sie gedacht ... Sie ist einfach nicht mehr da." Sie erzählt, dass sie sich seit einiger Zeit mit einem Mann treffe, der den gleichen Vornamen und das gleiche Alter wie Dr. W. habe und aus der gleichen Gegend stamme wie er. Zum ersten Mal entstand hier der Eindruck, dass im Verhalten ein Überwiegen libidinöser über aggressive Strebungen möglich schien.

Hier nun eine kurze Zusammenfassung der Übertragungsmuster im dargestellten Fallbeispiel:

- Das anfängliche Erscheinungsbild der Patientin, das durch unbarmherzige Selbstdestruktivität charakterisiert ist, erfüllt in der Übertragung mehrere Funktionen: Neben einem Hilferuf an den Therapeuten, sich um diese hoffnungslos krank scheinende Patientin zu kümmern, birgt es den Versuch, den Therapeuten auf subtile Art und Weise zu quälen (und sich dadurch in sadomasochistischer Weise mit ihm zu verbinden), wissend, dass andere auf ihr Schneiden ausgesprochen aversiv reagieren; schließlich handelt es sich um eine Form des Agierens, das ihre Aufmerksamkeit auf Brüste und Vagina lenken soll.
- Die blutigen Phantasien der Patientin und ihre Angst vor einem Unfall stellen eine weitere Form aggressiv besetzter Beziehungsaufnahme zum Therapeuten dar. Im Anschluss an die Deutung, dass es sich dabei um die Abwehr libidinöser Gefühle dem Therapeuten gegenüber handeln könnte, beginnt die Patientin, sich der Vermischung erotischer und aggressiver Gefühle zunehmend bewusst zu werden.
- Die Tatsache, dass sich Frau T. mit einem Mann trifft, der deutliche Parallelen zu ihrem Therapeuten aufweist, bedarf weiterer Exploration. Es handelt sich um einen, im großen und ganzen, psychisch stabilen Mann, der allerdings ein leichtes Suchtproblem hat, das an den Alkoholismus des Vaters erinnert.

Dieses Fallbeispiel zeigt eine Situation sexueller Hemmung: Abgespaltene, aggressiv durchzogene libidinöse Impulse drücken sich anfänglich in selbstzerstörerischem, provozierendem Verhalten aus und, wenn dieser wesentliche, abgespaltene Teil des Selbst in das Bewusstsein der Patientin gelangt ist, in einer vorübergehenden multiplen Persönlichkeitsstörung. Bei jedem dieser Schritte unterstützen die Deutungen des Therapeuten den Prozess der Bewusstwerdung und schließlich der Integration.

Der Umgang mit erotisierten Übertragungsformen: Sexualität und Aggression in der Übertragung

Der Schlüssel für die Auflösung einer von Aggression durchsetzten Sexualität und der mit Aggression abgewehrten Libido besteht darin, den Fokus auf die Vermischung beider Vorgänge in der Übertragung zu richten. In diesem Zusammenhang von *erotisierter* Übertragung zu sprechen ist spezifischer als der umfassender gebrauchte Begriff der *erotischen* Übertragung. In seinen Überlegungen zu erotischen Übertragungsformen spricht Freud (Bemerkungen über die Übertragungsliebe, Freud 1915) von der Unvermeidbarkeit von Liebesgefühlen, die der Patient für den Therapeuten entwickle, sowie von der Notwendigkeit, diese zu akzeptieren und mit ihnen zu arbeiten. Der Übertragungsliebe aus dem Weg zu gehen, hieße nach Freud,

„(...) als wollte man mit kunstvollen Beschwörungen einen Geist aus der Unterwelt zum Aufsteigen zwingen, um ihn dann ungefragt wieder hinunter zu schicken" (S. 312). Aber, *„bei einer Klasse von Frauen wird dieser Versuch, die Liebesübertragung für die analytische Arbeit zu erhalten, ohne sie zu befriedigen, allerdings nicht gelingen. Es sind die Frauen von elementarer Leidenschaft, welche keine Surrogate verträgt, Naturkinder, die das Psychische nicht für das Materielle nehmen (...) Bei diesen Personen steht man vor der Wahl: entweder Gegenliebe zeigen oder die volle Feindschaft des verschmähten Weibes auf sich laden. In keinem von beiden Fällen kann man die Interessen der Kur wahrnehmen. Man muss sich erfolglos zurückziehen (...)"* (a.a.O., S. 315).

Man könnte die Hypothese aufstellen, dass sich Freud an dieser Stelle auf Patienten mit schwerer Persönlichkeitsstörung bezieht, was uns zur Frage der erotisierten Übertragung bringt.

Blum (1973) versteht die erotisierte Übertragung als extreme Ausprägung einer erotischen Übertragung und beschreibt sie als eine

„lebhafte, intensive und irrationale erotische Beschäftigung mit dem Analytiker, die sich durch den offen geäußerten und scheinbar ichsyntonen Anspruch auf Liebe und sexuelle Befriedigung" auszeichne (a. a. O., S. 63).

Wir wollen an dieser Stelle weniger auf die unterschiedlichen Arten erotischer und erotisierter Übertragung eingehen, sondern uns auf die Formen konzentrieren, die am schwierigsten zu handhaben sind. Kernberg (1995) beschreibt, wie die erotische Übertragung dem unbewussten Versuch eines Patienten entspringen kann, die Möglichkeit einer dauerhaft positiven Beziehung zum Analytiker zu verhindern oder zu zerstören. Interessanterweise kann der Eindruck entstehen, als käme es in der erotisierten Übertragung zu einer Verschmelzung der Gegensätze von Liebe und Hass, bzw. Libido und Aggression. Dabei handelt es sich jedoch nicht um eine tatsächliche psychische Integration, sondern um eine Konstellation, in der ein Teil der innerpsychisch gespaltenen Welt in den Dienst des anderen Teils gestellt wird. Eine entwickelte und integrierte Psyche verfügt über die Fähigkeit zur Ambivalenztoleranz. Libido und Aggression sind integriert. Im Falle von Borderline-Patienten hingegen haben wir es zuweilen mit einer regressiven Form der Pseudointegration zu tun, in deren Rahmen sich der aggressive Anteil der Psyche an einzelne Aspekte des libidinösen Anteils andockt, um diese für seine destruktiven Bestrebungen zu nutzen. Liebe und sexuelle Erregung können in den Dienst der Aggression gestellt werden und so in eine Entwicklung von Perversität münden.

Kehren wir an dieser Stelle zur Behandlung der 30-jährigen Frau G. zurück (Fortsetzung von S. 205):

> Nach einem Jahr Therapie und zahlreichen Zyklen der Annäherung und daran anschließenden Distanzierung ist es der Patientin schließlich möglich, die Deutung, dass ihr Verhalten einer abgewehrten Liebessehnsucht entsprang, anzunehmen. „Ich glaube, Sie haben recht. Anscheinend ziehe ich mich immer dann zurück, wenn ich anfange, mich hier wohl zu fühlen."
>
> In der Annahme, diese Einsicht würde der Patientin helfen, ihre guten und schlechten Repräsentanzen seiner Person zu integrieren und die paranoide Position aufzugeben, beginnt sich Dr. E. in der Behandlung etwas zu entspannen. Bis zu dem Tag, als die Patientin mitten in der Sitzung plötzlich aufspringt, energischen Schrittes auf ihn zugeht, um sich auf seinen Schoß zu setzen. Obwohl gezwungen, sich die Patientin buchstäblich vom Leib zu halten, kann Dr. E. nicht verhindern, dass sie sich die Bluse aufknöpft.
>
> Sie wisse nun, so Frau G. voller Inbrunst, dass Dr. E. ihr nicht weh tun würde. Von daher sei es nur folgerichtig, sich ihm körperlich mitzuteilen. Er sei der netteste Mann, dem sie je begegnet sei, und sie könne gar nicht verstehen, weshalb er so freundlich zu ihr sei. Es würde ihr alles bedeuten, ihrer Liebe zu ihm körperlich Ausdruck zu verleihen. Wenn er sie zurückwies, so wäre dies der Beweis dafür, dass seine Aussage, es könne ein positives Gefühl zwischen ihnen geben, gelogen war. Es wäre der Beweis dafür, dass sie abstoßend war und er sie verachtete und zurückweisen würde. Das habe sie schon immer gewusst. Wenn er sie zurückwies, so würde das all ihre Hoffnungen auf ein anderes Leben zunichte machen und sie in ihrer Überzeugung bestätigen, dass Suizid die einzig vernünftige Alternative darstellte.

Dieses Beispiel illustriert die Inbesitznahme liebevoller/libidinöser Gefühle durch aggressive Empfindungen. Allerdings war sich die Patientin der Aggression in ihrer Reaktion nicht bewusst, sondern projizierte diese auf den Therapeuten. Dr. E. – so ihr Erleben – wies sie zurück, täuschte sie durch seine falsche Freundlichkeit und hatte sie durch einen Trick dazu gebracht, sich an ihn zu binden. Er hatte sie reingelegt, um sie zu verletzen. Sie hätte es besser wissen sollen, anstatt ihm zu trauen. Sie hatte doch recht behalten – in all ihrer Paranoia.

Wir haben es hier mit einem klassischen Beispiel für Ausagieren und Projektion zu tun. Im Sinne eines Ausagierens unerkannter aggressiver Identifizierungen stellen die Liebesbekundungen der Patientin in Wirklichkeit einen Angriff auf den Therapeuten und die Therapie dar – während die Patientin das Nicht-Eingehen auf ihre Avancen wiederum als einen Angriff auf ihre Person seitens des Therapeuten erlebt. Was hier oberflächlich als extreme Ausprägung einer positiver Übertragung anmuten mag, berührt auf einer tieferen Ebene die Frage von Destruktivität und Grenzverletzung. Um das komplexe Interaktionsgefüge mit Borderline-Patienten gedanklich zu ordnen, kann es hilfreich sein, es im Sinne der daran beteiligten Selbst- und Objektbeziehungen zu schematisieren (Abb. 8-1).

Abbildung 8-1 illustriert die typische frühe Behandlungssituation von Borderline-Patienten mit einer überwiegend paranoiden Übertragung. Diese Patienten sind, um es in einfachen Worten auszudrücken, der tiefen Überzeugung, dass man sie verletzen wird. Stellt sich der Therapeut als ein Mensch heraus, der sie nicht, wie erwartet, ausnützt oder missbraucht, tun sich diese Patienten schwer, sein Interesse an ihnen zu verstehen. Der vorliegende Fall wird dadurch erschwert, dass die Aggressionsabwehr der Patientin mit einer unbewussten Identifikation mit dem Aggressor einhergeht, die im Gewande offener Liebesbekundungen auftritt. Die Versuche der Patientin, den Therapeuten offen zu verführen, entsprechen einer Neuauflage eines altbekannten Szenarios zwischen einem Opfer auf der einen Seite und einem missbräuchlichen Täter

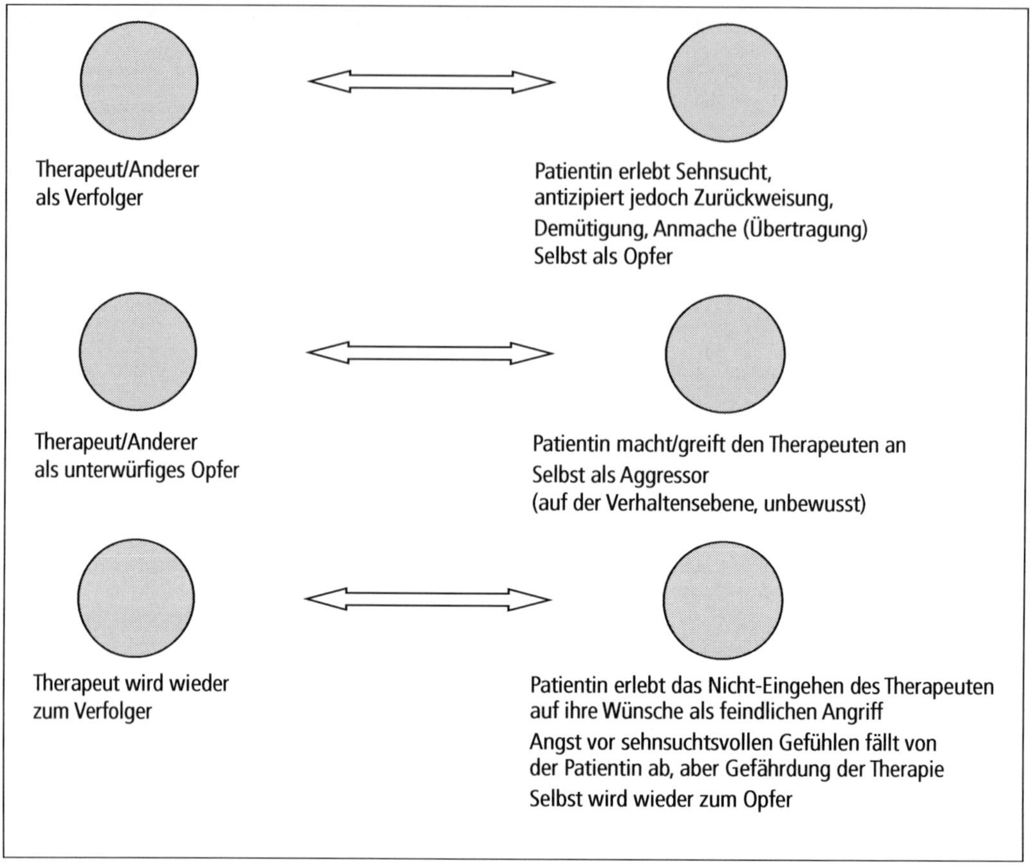

Abb. 8-1 Unterschiedliche Ebenen der Selbst- und Objektrepräsentanzen der Patientin G

auf der anderen Seite, wobei die Patientin hier unbewusst die Rolle des missbräuchlichen Täters übernimmt.

Die therapeutische Situation ist insofern hoch aufgeladen und von Chaos bedroht, als Grenzsetzung und Deutungsversuche des Therapeuten von der Patientin so erlebt werden, als würde sie wieder in die Opferrolle gebracht; als käme die Zurückweisung ihrer Liebesansprüche einer Zurückweisung ihrer Person insgesamt gleich und würde ihre Wertlosigkeit als Mensch belegen. Für den Therapeuten, wie es scheint, ein unlösbares Dilemma: Geht er auf die Wünsche und Verführungsversuche der Patientin ein, handelt er allen ethischen Richtlinien seiner Berufsgruppe zuwider und missbraucht die Patientin. Tut er es nicht, wird die Patientin sein Verhalten als harsche Zurückweisung ihrer Person erleben.

Die Grundregel in der Arbeit mit Borderline-Patienten besteht in der Wahrung des therapeutischen Rahmens. In unserem Beispiel reagierte der Therapeut wie folgt:

Dr. E.: „Unter diesen Bedingungen können wir nicht arbeiten. Wenn Sie nicht Ihre Bluse zuknöpfen und sich wieder hinsetzen, werden wir die Stunde abbrechen müssen. Sie schaffen eine Situation, in der es unmöglich ist, therapeutisch zu arbeiten."

Patientin: „Sie verstehen mich nicht. Das wird mir helfen. Sie wollten, dass ich Ihnen vertraue. Das tue ich ja jetzt, aber wenn sie mich zurückweisen, ist alles wieder weg."

Dr. E.: „Ich stimme mit Ihnen überein, dass es um die Frage von Zurückweisung geht. Aber wir müssen genau hinsehen, wer hier wen und warum zurückweist. Und das können wir nur, wenn Sie sich wieder hinsetzen. Wir müssen versuchen zu verstehen, was hier gerade passiert ist, bevor es unsere Arbeit zerstört."

Patientin: „Nichts wird zerstört. Das ist es, was ich mir immer gewünscht habe: Jemand, dem ich vertrauen kann. Jemand, der gut zu mir ist. Wenn Sie mich fallen lassen, machen Sie alles wieder kaputt."

Dr. E.: „Wir arbeiten nun seit einem Jahr miteinander und haben gerade begonnen, einige Dinge zu verstehen. Nun nähern Sie sich mir auf diese Art und Weise und sagen, dass Ihnen das hilft. Aber Sie wissen sehr genau, dass das alles zerstören würde, was wir hier machen. Wir müssen verstehen, warum Sie gerade jetzt so auf mich reagieren. Ich kann mir durchaus vorstellen, dass Sie zärtliche Gefühle für mich hegen. Ich glaube aber auch, dass Ihnen diese Gefühle große Angst machen und Sie sich verletzbar fühlen. Der einzige Weg, sich wieder sicher zu fühlen, ist dann, aufs Ganze zu gehen und dadurch die Kontrolle zu behalten."

Die Angst vor Vertrauen an der falschen Stelle und in der Folge Verrat – so die Grundrichtung der von Dr. E. vorgebrachten Deutung – habe die Patientin zu einer Rollenumkehr veranlasst, in der sie die Oberhand gewinnt. Die einzige Möglichkeit, sich in Beziehungen sicher zu fühlen, bestünde darin, Kontrolle auszuüben. Allerdings entspringe dieser Kontrollzwang einer Identifizierung mit genau jener Bezugsperson, die sie am meisten fürchte.

In späteren Phasen der Behandlung war es der Patientin möglich, das aggressive Element, das sie in ihre Beziehungen brachte, zu erkennen und es mit ihren libidinösen Strebungen zu verknüpfen. Neben anderen Formen der Sublimierung mündete diese Integrationsleistung in die Ausbildung von Witz und trockenem Humor, der außerordentlich ansteckend sein konnte.

Auch die erotische Übertragung machte im Laufe der Behandlung eine Entwicklung durch, die letztlich dazu führte, dass die Patientin die Unerfüllbarkeit ihrer Liebeswünsche bedauern konnte. Als Therapeuten sind wir hier mit einer schwierigen Situation konfrontiert: *„Während der Laie die Wahl hat zwischen Zurückweisung oder nicht, setzt die Psychoanalyse auf das Analysieren der Übertragung und die Anerkenntnis eines Paradoxons. In diesem Fall ist die Liebe echt und unaufrichtig zugleich"* (Hill 1994, S. 485).

Wenn liebevolle und sexuelle Gefühle stabiler werden

Wie wir bereits gesehen haben, können starke erotische Übertragungen in kategorische Ansprüche des Patienten nach Erfüllung seiner erotischen Wünsche münden. Manche Patienten verfallen erneut in selbstdestruktives Agieren auf sexueller Ebene – Promiskuität, ungeschützter Geschlechtsverkehr –, um dem Therapeuten, der auf ihre sexuellen Wünsche nicht eingeht, die Schuld für ihr Verhalten zuzuschieben. In diesen Fällen ist eine gründliche Durcharbeitung der Gegenübertragung unerlässlich, um über die sexuellen Gefühle, Wünsche und Ängste des Patienten sprechen zu können, ohne sich unnötig gehemmt zu fühlen oder aber erotische Gegenübertragungsgefühle auszuagieren. So wie in anderen Behandlungsphasen intensiver Hass in der Gegenübertragung toleriert werden muss, so müssen auch erotische und sexuelle Gegenübertragungsgefühle – ohne sie dem Patienten mitzuteilen – ohne Einschränkung toleriert und für eine tiefgreifende Analyse der dominanten Objektbeziehung nutzbar gemacht werden. Aggressive und sadistische Aspekte in den offen geäußerten sexuellen Forderungen des Patienten helfen im Rahmen der Gegenübertragungsanalyse, die komplexe Natur der erotischen Gefühle des Patienten zu klären.

Es ist wichtig, dass der Patient seine erotischen Empfindungen in der Übertragung offen äußern kann, ohne diese therapeutische Möglichkeit als verführerisch oder demütigend zu erleben. Der Therapeut seinerseits muss vorbereitet sein, die vielschichtigen Phantasien des Patienten darüber, dass seine Wünsche infolge einer konsequenten Wahrung des therapeutischen Rahmens zurückgewiesen werden, zu analysieren. Die vollständige Exploration sexueller Forderungen und Phantasien in der Übertragung ist eine Voraussetzung dafür, dass die Sexualität des Patienten von der Kontaminierung mit aggressiven Impulsen befreit und in eine reife Liebesbeziehung in der äußeren Realität integriert werden kann.

Was das Gegenübertragungsempfinden des Therapeuten in unserer ausführlich vorgestellten Vignette angeht, so fand der Verführungsversuch der Patientin keine sexuell-erotische Entsprechung im inneren Erleben des Therapeuten. Dies kann als Hinweis dafür gewertet werden, dass die Frage der Aggression das Hauptproblem darstellte. Als sich mit fortschreitender Behandlung ein Gefühl der Anziehung in der Gegenübertragung einstellte, bestand die Hauptaufgabe des Therapeuten darin, sich diese Empfindungen zuzugestehen, ohne Angst vor einer möglichen Grenzverletzung zu haben. Momente dieser Art stellen behandlungstechnisch eine große Herausforderung dar. Die Offenbarung eines Patienten kann sehr direkt ausfallen („Ich weiß nicht, wie ich es sagen soll, aber ich habe mich total in Sie verliebt"), auf ironischem oder scherzhaftem Wege erfolgen („Natürlich würden Sie sich mit mir niemals in der Öffentlichkeit zeigen!") oder aber indirekt oder nonverbal übermittelt werden. Am wichtigsten ist, als Therapeut dieses Material nicht zu umgehen. Über Gefühle der Anziehung zu sprechen, ist schwierig, wenn die eigenen Empfindungen in ihrer Intensität nicht denen des Patienten entsprechen. Die schlimmste Zurückweisung würde es jedoch bedeuten, einem Patienten das Gefühl zu vermitteln, seine Empfindungen seien unzulässig. Vielmehr sollte der Therapeut weiter klären: Kann der Patient mehr zu seinen Gefühlen der Anziehung sagen? Wie sind seine Phantasien? Manchen Patienten ist es peinlich, ihre Gedanken in dieser Richtung weiter zu offenbaren. Auch hier sollte nachgehakt werden: Was macht es schwierig, weiterzusprechen? Warum ist der Patient überzeugt, der Therapeut könne ihn nicht leiden? Was hält den Patienten davon ab, sich vorzustellen, dass ein Aufeinandertreffen unter anderen Umständen beiden, Patient und Therapeut, gefallen könnte? Wenn wir diesen Fragen nachgehen, erhalten wir wichtige Hinweise darauf, wie ein Patient nach dem idealen Anderen sucht, gleichzeitig aber seinen Tendenzen zur Selbstentwertung erliegt – beides zentrale Hindernisse auf dem Weg, einen passenden Partner im realen Leben zu finden (und damit eines der Hauptziele in den meisten Therapien zu erreichen). Zusammenfassend können wir also festhalten, dass eine erotische Übertragung sowohl Bedrohung als auch essenzieller Bestandteil einer Behandlung sein kann.

Ausweitung des Behandlungsfokus in der mittleren Therapiephase

Die Arbeit an den für die mittlere Therapiephase typischen Problemen kann es notwendig machen,
den Übertragungsfokus auszuweiten auf

1. die aktuelle äußere Realität des Patienten,
2. die zeitlich überdauernden typischen Interaktionsmuster im zwischenmenschlichen Bereich,
3. die Lebensgeschichte des Patienten und das entsprechende therapeutische Narrativ, sowie
4. die Phantasien des Patienten, welche sich zunehmend vom Erleben der äußeren Realität zu unterscheiden beginnen.

In der Anfangsphase der Therapie, wenn Angriffe auf den Rahmen und agierendes Verhalten allmählich zurückgehen und entsprechend gehalten werden können, liegt das Hauptaugenmerk auf der Identifizierung der wichtigsten inneren Objektbeziehungsdyaden des Patienten. Dies geschieht im Wesentlichen über eine aufmerksame Beobachtung der Übertragung, wenngleich natürlich auch andere Bereiche, die der Patient in den Sitzungen zur Sprache bringt, untersucht werden (s. Kap. 4, „Drei Interventionsprinzipien", S. 98).

Mit dem Übergang zur mittleren Therapiephase geht es vermehrt um die psychodynamische Erklärung von Dyaden und deren verhinderter Integration in eine komplexe innere Welt. Die Klärung dieser Fragen geht einher mit einer „Übersetzung" der in den Sitzungen erlangten Erkenntnisse auf das Leben des Patienten außerhalb der Therapie. Sie führt zu einem vertieften Verständnis der Persönlichkeit des Patienten und unterstützt diesen dabei, mehr Befriedigung in den Bereichen Arbeit, Liebesleben, soziale Kontakte und Freizeit zu erlangen. Der oft kurvenreiche therapeutische Fortschritt in Richtung Integration lässt sich in den Bereichen soziale Kontakte und Arbeit gleichermaßen beobachten. Die Verarmung sozialer Kontakte, die bei vielen Patienten zu Beginn einer Therapie charakteristisch ist, ist auf den so typischen chaotischen Interaktionsstil im zwischenmenschlichen Bereich sowie paranoide Annahmen über andere Menschen zurückzuführen. Wenn der Patient im Verlauf der Therapie allgemein aktiver wird und es zu einer zunehmenden innerpsychischen Integration kommt, die auch moduliertere Reaktionen auf andere Menschen erlaubt, so kommt es auch zu einer Steigerung der interpersonellen Interaktion. Gerade im zwischenmenschlichen Bereich können wir die „Unentschlossenheit" innerpsychischer Integrationsleistungen beobachten.

Allgemein lässt sich sagen, dass mit fortschreitender Behandlung der Therapeut ein tiefgreifendes Verständnis dafür entwickelt, wie ein Patient in den Bereichen Arbeit, Freizeit und Liebesbeziehungen „funktioniert". Die sorgfältige Exploration dieser Bereiche und die Exploration der Übertragung gehen dabei Hand in Hand: Der Patient entwickelt ein besseres Verständnis von sich selbst und den anderen, und der Therapeut ein vollkommeneres Bild des Patienten. Der Therapeut versteht, wie subtile Projektionen innerer Repräsentanzen, die nicht vollständig integriert sind, auch dann noch weiterbestehen können, nachdem manifestes Agieren zum Stillstand gekommen ist. Es ist von zentraler Bedeutung, diese Projektionen im Auge zu behalten, wenn der Patient den Übergang schaffen will von einem Leben, das zwar ohne offene Borderline-Symptomatik auskommt, nach wie vor aber Hemmungen unterliegt, in ein Leben, das sich durch befriedigende Beziehungen auszeichnet. In diesem Sinne geht eine TFP-Behandlung über jene Therapieformen hinaus, die sich auf die Auflösung der typischen Symptomatik einer Borderline-Persönlichkeitsstörung konzentrieren.

> Mit Eintritt ihrer Tochter in den Kindergarten entwickelte Frau G. verschiedenste Befürchtungen. Sie traf nun auf andere junge Mütter, die sie, so ihr erster Gedanke, für dumm und minderwertig halten würden. Überreste des kritisch-verfolgenden Selbst der Patientin waren hier am Werk: Nicht nur, dass es keinerlei Anhaltspunkte dafür gab, dass die anderen Mütter sie so sahen, vielmehr verbarg sich in der Patientin selbst die Neigung, die anderen Mütter zu entwerten, die sich ihrer Meinung nach weniger hingebungsvoll und fürsorglich um ihre Kinder kümmerten als sie das tat.

Auf der dynamischen Ebene half diese Exploration der Patientin, strenge innere Repräsentanzen zu integrieren, die eine zugrunde liegende Grandiosität stützen sollten („Am strengsten bin ich mit mir selbst, aber das macht mich auch zur besten Mutter"). Auf der pragmatischen Ebene konnte die Patientin ihre negativen Affekte überwinden, die sie davon abhielten, befriedigende Beziehungen zu anderen Müttern zu unterhalten. Je mehr eine Therapie in dieser Richtung fortschreitet – Ende der manifesten Symptomatik und wachsendes Augenmerk auf Entwicklungen innerhalb und außerhalb der Sitzungen –, desto selbstverständlicher wird die Wahrung des Therapierahmens.

Die Fokussierung von Übertragung *und* äußerem Leben des Patienten

Die Entfaltung der zentralen Übertragungsthemen bedarf oft einer gewissen Zeit. Manche Patienten offenbaren ihre Gedanken und Gefühle, die sie über ihren Therapeuten hegen, von Anfang spontan und ohne Umschweife. Andere wiederum äußern sich so gut wie gar nicht zur Person des Therapeuten und sprechen nahezu ausschließlich über andere Dinge. In diesem Fall muss der Therapeut womöglich über das nonverbale Verhalten des Patienten auf dessen Gefühlslage schließen und diese entsprechend kommentieren oder aber direkt nachfragen, wie der Patient die Beziehung zwischen ihnen beiden erlebt.

Neben der Fokussierung der Übertragung ist es jedoch auch Aufgabe des Therapeuten, sich aktiv nach dem Leben des Patienten außerhalb der Therapie zu erkundigen. Dieser behandlungstechnische Aspekt unterscheidet die TFP von der traditionellen psychoanalytischen Psychotherapie (und insbesondere der Kleinianischen Psychoanalyse). Aktives Nachfragen kann wichtige Informationen zutage fördern. So stellt sich womöglich heraus, dass ein Patient bestimmte Vereinbarungen, die im Therapievertrag festgelegt sind – z.B. Teilnahme an den Treffen der Anonymen Alkoholiker, sich um ein Praktikum bemühen – nicht einhält. Der behandlungstechnische Umgang mit Entwicklungen dieser Art wird in Kapitel 7 diskutiert. Andere Patienten wiederum mögen sich an die Vereinbarungen im Therapievertrag halten, entwickeln jedoch in den jeweils neuen sozialen Bezügen, in denen sie es mit anderen Menschen zu tun haben, pathologische Interaktionsmuster, die einer Bearbeitung in der Therapie bedürfen. Im Allgemeinen ist der effektivste Weg der Einsichtsgewinnung, den jeweiligen Konflikt, um den es geht, auf die Übertragungssituation rückzubeziehen und die Information, die hier zur Verfügung steht, unmittelbar zu nutzen.

> Mit Antritt einer neuen Praktikumsstelle schlichen sich bei einer Patientin altbekannte innere Überzeugungen ein, wonach man ihr im Kollegenkreis mit Verachtung, Hass und Zurückweisung begegnete. Entsprechend feindselig fiel ihre Reaktion auf die Kollegen aus. Dieses Verhalten galt es unbedingt näher zu untersuchen, da anhaltende Feindseligkeit (die die Patientin nicht als solche auffasste, sondern als notwendige Selbstverteidigung bezeichnete) sehr wahrscheinlich zu Versagen in der Arbeit führen und in einen neuerlichen Teufelskreis von Selbstzweifeln, Selbsthass, depressiver Verstimmung und potenzieller Suizidalität münden würde.

Für gewöhnlich führt ein Hinterfragen der Wahrnehmung der Patientin nicht zu einschneidenden Veränderungen oder Einsichten („Wie können Sie sagen, dass ich etwas falsch verstehe? Sie waren doch gar nicht dabei! Wenn die Sekretärin mich nicht grüßt, dann *weiß* ich, was das zu bedeuten hat. Sie hasst mich!") Auch wenn es hilfreich sein mag, auf wiederkehrende Verhaltensmuster hinzuweisen („Es scheint, als hätten Sie dort mit ganz ähnlichen Erfahrungen zu kämpfen wie an Ihrer letzten Arbeitsstelle"), letztlich ist eine Exploration des Übertragungsgeschehens sehr viel ergiebiger.

Der Therapeut sollte sein Erleben dahingehend überprüfen, ob sich in der therapeutischen Interaktion mit dem Patienten dieselben Dyaden beobachten lassen wie sie in den Erzählungen des Patienten über dessen Erfahrungen außerhalb der Therapie enthalten sind (z.B. verfolgtes Opfer, das einen sadistischen Täter fürchtet). In der Regel ist es durchaus möglich, die Diskussion auf das Interaktionsgeschehen zwischen Patient und Therapeut zu richten:

Therapeut: „Ich frage mich, ob es einen Zusammenhang gibt zwischen Ihrem Erleben in der Arbeit und Ihrem Gefühl hier, nachdem wir den Therapievertrag besprochen hatten. Sie sagten damals, der Vertrag diene nur dazu, mich vor Ihnen zu schützen. Sie hatten das Gefühl, dass Sie mir spontan unsympathisch waren und dass ich eine Barriere zwischen uns aufbauen wollte. Ihr Eindruck war, ich würde nur Sie so streng behandeln und meinen anderen Patienten nicht die gleichen Grenzen setzen. Und Sie waren überzeugt, dass das alles nur damit zu tun hatte, dass ich Sie als mir unterlegen und meiner Aufmerksamkeit nicht wert betrachtete."
Patientin: „Jetzt weiß ich aber, dass das nicht stimmt. Ich habe dieses Buch über Borderline-Therapie entdeckt, in dem steht, dass das Setzen von Grenzen zur Behandlung gehört."
Therapeut: „Das heißt, ohne diesen äußeren Beweis wären Sie immer noch der Überzeugung, dass ich Sie nicht mag?"
Patientin: „Ich sage nicht, dass Sie mich nicht mögen. Wir sitzen hier nur, weil Sie dafür bezahlt werden."
Therapeut: „Das ist also Ihrer Meinung nach das einzige Interesse, das ich an Ihnen habe?"
Patientin: „Sie würden sich mit jedem treffen, der durch diese Tür herein marschiert und Sie bezahlt. In gewisser Weise sind Sie wie eine Prostituierte, nur ohne Sex. Ha! Das ist schon komisch. Bei einer Prostituierten gibt es wenigstens Sex fürs Geld."
Therapeut: „Das klingt so, als hätten Sie das Gefühl, als würde ich Sie ausnutzen – Ihr Geld nehmen und Interesse heucheln."
Patientin: „Ich mag über diese Dinge nicht reden. Ich habe mich einfach daran gewöhnt, hierher zu kommen. Aber Sie sorgen dafür, dass ich jetzt wieder an allem zweifle."

Neben einer Verschiebung des Aufmerksamkeitsfokus vom Leben der Patientin außerhalb der Therapie auf das Übertragungsgeschehen illustriert dieses Beispiel das taktische Vorgehen, die negative und positive Übertragung gleichermaßen zu thematisieren. Die Behandlung mit dieser Patientin war in eine oberflächliche positive Übertragung gerutscht, in der negative Anteile ausgespart wurden, bis der Therapeut die zugrunde liegenden Überzeugungen der Patientin hinterfragte.

Therapeut: „Genau aus diesem Grund halte ich es für sehr wichtig, dass wir über diese Dinge sprechen. Ihr Gefühl, dass es Ihnen hier mit mir gut geht, scheint nicht sehr tief zu reichen. Wir haben einen Punkt erreicht, an dem Ihre Zweifel in der Versenkung verschwinden, aber trotzdem noch sehr real vorhanden sind. Sie vergleichen mich mit einer Prostituierten. Das würde bedeuten, dass Sie glauben, dass ich Ihnen gegenüber unaufrichtig bin und dass keinerlei echtes Interesse auf meiner Seite für Sie gibt. Ist das wirklich eine bessere Situation als diejenige in der Arbeit, von der Sie mir erzählt haben?"
Patientin: „Wenn ich meine Kollegen bezahlen würde, wären sie wahrscheinlich auch nett zu mir. Es ist doch immer das gleiche. Wahrscheinlich machen Sie sich lustig über mich, sobald ich aus der Tür draußen bin. Sie könnten sich auch im Moment innerlich über mich lustig machen, hinter ihrer ‚ernsten' Stirn. Wahrscheinlich lernt man das in der Therapeutenschule: ernst gucken, während man in Wirklichkeit das Gegenüber für einen Idioten hält."
Therapeut: „Ich glaube, im Moment gäbe es nichts, womit ich Sie überzeugen könnte, dass ich Sie nicht für eine Idiotin halte. Ich glaube, diese Überzeugung in Ihnen geht sehr tief. Was wir aber tun können, ist, uns das schreckliche Dilemma vor Augen zu führen, in dem Sie stecken, und in das Sie immer wieder geraten, inklusive Ihrer neuen Arbeitsstelle. Sie sind sich nicht sicher, ob ich Sie für eine Idiotin halte oder nicht, oder ob die anderen Sie im Allgemeinen für eine Idiotin halten oder nicht. Das zu glauben, ist aber am sichersten. Denn dann können Sie – wenn Sie nett zu anderen Menschen sind, die sich aber über Sie lustig machen oder Sie zurückweisen – nicht verletzt werden. Also zahlen Sie mit gleicher Münze zurück. Das Problem ist nur, dass Sie sich nicht wirklich sicher sind. Sollten Sie sich täuschen, werden Sie eine Menge

Schaden angerichtet haben, anstatt sich um gute Beziehungen bemüht zu haben. Mich zum Beispiel haben Sie als Prostituierte bezeichnet. Hier in der Therapie können wir über die Gefühle und Phantasien sprechen, die damit verbunden sind. Wenn Sie aber einem Kollegen gegenüber die gleiche Aggression an den Tag legen, so rufen Sie womöglich genau die Reaktion hervor, vor der Sie sich ursprünglich so gefürchtet haben."

Zu einem späteren Zeitpunkt in der Analyse würde es darum gehen herauszuarbeiten, wie die Patientin selbst zur Urheberin ihrer negativen und zurückweisenden Gedanken über sich und andere wird. Während sie ihre eigene negative Selbsteinschätzung auf Andere projiziert, um diese dann von außen kommend wahrzunehmen, kann sie gleichzeitig ihre harsche und abwertende Kritik gegen Andere richten. Sie selbst würde jedoch darauf bestehen, nur deshalb abweisend zu reagieren, weil sie sich gegen Angriffe von außen zur Wehr setzen müsse. Sowohl im Kontakt mit den Kollegen als auch in der Übertragung kommt also eine innere Objektbeziehungsdyade zwischen einem höhnischen Teil einerseits und einem verspotteten Teil andererseits zum Tragen. Obgleich mit beiden Anteilen der Dyade identifiziert, beschränkt sich das bewusste Erleben der Patientin jedoch lediglich auf den verachteten Teil.

Die Projektion von Teilrepräsentanzen auf Andere

Das dritte strategische Prinzip im Rahmen einer TFP-Behandlung besteht darin, Verknüpfungen zwischen Objektbeziehungsdyaden, die zur gegenseitigen Abwehr eingesetzt werden, ausfindig zu machen und zu deuten. In diesem Sinne impliziert ein Teil der therapeutischen Arbeit in der mittleren Behandlungsphase, den unintegrierten oder nur ansatzweise integrierten Teilrepräsentanzen, die in unterschiedlichen Settings projiziert werden, auf die Spur zu kommen. Es geht also um die Frage, wie die Wahrnehmung des Patienten, die auf diesen Teilrepräsentanzen basiert, auf die Beziehung zum Therapeuten abfärbt, und wie ein Agieren auf der Grundlage dieser Teilrepräsentanzen genau jene Situationen eintreten lässt, die vom Patienten so gefürchtet werden. Im weiteren Verlauf (der mittleren Therapiephase) soll versucht werden, die Analyse dieser Teilrepräsentanzen mit den jeweiligen Identifizierungen in Verbindung zu bringen, aus denen sich die abgespaltenen Teil-Selbst- und Teil-Objektrepräsentanzen zusammensetzen. Dabei gilt es zu bedenken, dass jede Teil-Identifikation einen bestimmten *Aspekt* einer Person im Leben des Patienten betrifft und für gewöhnlich mit einer gewissen Verzerrung dieser Person einhergeht. Aufgabe des Therapeuten ist es, die die jeweilige Identifizierung betreffenden Kognitionen und Affekte – welche in den Selbstrepräsentanzen des Patienten sowie seinen Projektionen auf andere gleichermaßen zum Vorschein kommen können – mit den projizierten Repräsentanzen in der Übertragung, der äußeren Lebensrealität des Patienten, seiner Vergangenheit und den in der Therapie vorgebrachten Phantasien in Bezug zu setzen.

Ein Therapeut kann dem Patienten zum Beispiel helfen zu erkennen, dass seine tiefe Überzeugung, er werde von seinen Kollegen und seinem Chef gehasst, in Wahrheit einer Projektion eigener kritischer und abwertender Anteile entspringt. Der nächste Schritt würde darin bestehen, die Beweggründe für eine derartige Projektion aufzuzeigen, die beispielsweise in der Schwierigkeit des Patienten liegen könnten, Gefühle des (Selbst-)Hasses in sich zu akzeptieren. Die anschließende Deutungsarbeit könnte zusätzliches „genetisches" Material aufgreifen, z.B. wie schwer es dem Patienten fällt, für sich die Möglichkeit einer Identifizierung mit vergangenen Aggressoren in Betracht zu ziehen.

Sinn und Zweck dieser Interventionen ist es, dem Patienten begreiflich zu machen, dass die Intensität seiner Reaktionen, insbesondere auf eine Person, die neu in sein Leben tritt, sich womöglich weniger dem manifesten Verhalten dieser Person verdankt, als vielmehr einem Teil seiner eigenen inneren Welt entspringt. Regressionen dieser Art können als eine Art Rückzug auf sicheres psychisches Terrain betrachtet werden. In der Unsicherheit und Ambiguität einer neuen Situation erscheint eine defensive Haltung angenehmer als eine, die offen ist für neue Erfahrung.

Wie in allen psychoanalytisch orientierten Therapien besteht das Ziel der TFP darin, Bewusstsein und Akzeptanz für verbotene Gedanken und Gefühle zu erhöhen. Wie unsere Beispiele gezeigt haben, kommen wir diesen Gedanken und Gefühlen oft auf die Spur, indem wir „der Projektion folgen". In der mittleren Behandlungsphase, mit zunehmender Integration abgespaltener innerer Anteile, kann diese Arbeit an den Projektionen mit größerer Sorgfalt durchgeführt werden. Die Innenwelt des Patienten ist weniger krude in nur-gut und nur-böse aufgeteilt, und die Beschreibungen des Patienten hinsichtlich bestimmter Situationen, in denen Projektionen im Spiel sein könnten, fallen differenzierter und weniger verzerrt aus. Innere Repräsentanzen und äußere Welt passen besser zusammen, wenngleich es in Zeiten von Anspannung und Stress zu Diskrepanzen kommen kann. Aus diesem Grund gibt es in der mittleren Therapiephase oft längere Abschnitte, in denen nicht klar ist, ob es sich bei den Beschreibungen des Patienten um Verzerrungen bzw. Projektionen handelt, oder aber um Situationen, die genuin störend sind. Mit anderen Worten, die Realitätsprüfung des Patienten hat sich zwar verbessert, weist jedoch noch Schwachstellen auf. Gerade die Arbeit an diesen Schwachstellen hilft dem Patienten, jene Bereiche seiner inneren Konflikte zu lösen, die ursprünglich durch offenes Agieren verborgen gehalten wurden, die aber gelöst werden müssen, um zu einer vollständigen Wertschätzung anderer und der eigenen Person zu gelangen, sowie in den Bereichen Liebe, Arbeit und Freizeit Befriedigung zu erfahren.

Eine Patientin – Mutter eines vierjährigen Sohnes – spricht davon, dass sie in Sorge sei, was das Kindermädchen ihres Sohnes angehe. Sie berichtet von beunruhigenden Blicken, die diese dem Kleinen zuwerfe, davon, wie sie ihn beim gemeinsamen Kuchenbacken auf eine Art und Weise den Löffel abschlecken lasse, die dem Ganzen eine bestimmte sinnliche Note verleihe. Sie finde, das Kindermädchen sitze auch einen Tick zu nahe an ihrem Sohn, wenn sie ihm vorlese. Sie habe Angst, dass die Kinderfrau ihrem Sohn gegenüber sexuelle Absichten hege und sie überlege, ob sie sie entlassen solle.

Der Kommentar des Therapeuten auf diese Äußerungen seiner Patientin ist eine Mischung aus lautem Nachdenken und Beruhigung:

„Ich kann durchaus verstehen, dass es verwirrend und beunruhigend sein kann, über diese Dinge, die Sie mir erzählt haben, nachzudenken. Es gibt perverse Menschen, die Kinder missbrauchen. Worüber ich jedoch nachdenke ist Folgendes: Je beunruhigter Sie sich über die Gefühle der Kinderfrau Ihrem Sohn gegenüber gezeigt haben, desto weniger haben wir über Ihre Empfindungen erfahren. Ich weiß, dass er Ihnen seit seiner Geburt große Freude bereitet hat, aber er wird schnell größer, wie das nun mal so ist. Er entwickelt seinen eigenen Kopf, seine eigene Persönlichkeit und seine eigenen Interessen. Er wird zu einem eigenständigen Wesen, genauso wie sich Ihre Gefühle ihm gegenüber weiter entwickeln und zweifelsohne komplexer werden. Das ist ganz normal. Womöglich empfinden Sie Bedauern über das Größerwerden Ihres Sohnes, vielleicht sogar Wut. Es ist auch denkbar, dass Sie seinen wachsenden Körper bewundern. Es kann schwer fallen, über all diese Dinge nachzudenken – Sie haben vielleicht den Eindruck, dass es falsch ist, so etwas zu denken. Aber ein Teil unserer Arbeit hier besteht darin, Ihre Gefühle besser kennen zu lernen, damit Sie lernen können besser damit umzugehen."

Der Patientin konnte daraufhin umfassender über ihre Reaktionen, die ihren Sohn betrafen, nachzudenken. Die Tatsache, dass sie im Rahmen der Therapie bereits sehr an der Integration libidinöser und aggressiver Affekte gearbeitet hatte, ermöglichte es ihr tatsächlich, Wut über die wachsende Unabhängigkeit ihres Sohnes und sexuelle Bewunderung zu empfinden, welche sich mit ihrer hingebungsvollen Liebe vermischte, ohne dass es das Gefühl tiefer Verbundenheit zu ihm bedrohen musste. Teil dieses Prozesses war die beruhigende Erkenntnis, dass sie sich diese Gefühle und Empfindungen ihrem Sohn gegenüber zugestehen konnte, ohne in Wutausbrüche oder unangemessene körperliche Annäherungen verfallen zu müssen, die sie nur allzu gut von ihrer eigenen Mutter her kannte.

Ein Prinzip der therapeutischen Arbeit in der mittleren Therapiephase besteht somit darin, den Projektionen der abgespaltenen Repräsentanzen des Patienten, wie sie sich in der Übertragung, in den Außenbeziehungen und in den Phantasien des Patienten zeigen, nachzugehen.

Die Reaktion des Patienten auf positive therapeutische Entwicklungen

Im Rahmen einer strukturierten Behandlung kommt es bei vielen Borderline-Patienten zu deutlichen Verbesserungen in den Bereichen Arbeit und Liebesbeziehungen. Die therapeutischen Fortschritte sind oft beeindruckend, jedoch nicht selten gefährdet durch Versuche im Patienten selbst, sie wieder zunichte zu machen. Auch diese Punkte gilt es im Behandlungsprozess zu berücksichtigen bzw. zu thematisieren.

Um ihre beruflichen Aussichten zu verbessern, beschloss eine Patientin, ihren Universitätsabschluss, den sie vor Jahren nicht gemacht hatte, nachzuholen. Während sie ihre ersten Prüfungen mit einem „sehr gut" bestand, befiel sie im Rahmen ihrer Abschlussarbeit eine schwere Schreibhemmung, die alles zunichte zu machen drohte. Die genaue Exploration dieser Problematik ergab drei Hauptthemen, derer sich die Patientin nicht bewusst war.

Als Erstes fürchtete sie Neid und Ausgrenzung seitens ihrer Kommilitonen angesichts ihres Erfolgs. Was sie selbst anging, so waren ihr starke Neidgefühle sehr vertraut, als dessen Zielscheibe sie sich, via Projektion nach außen, dann fühlen konnte.

Ein zweiter wichtiger Punkt war die innere Verknüpfung der Patientin von Erfolg mit dem Verlust ihres Therapeuten, welche auf der Überzeugung basierte, dass sich sein Interesse an ihr auf seine Helferrolle beschränkte, die sie selbst als krank und behindert erscheinen ließ. In der inneren Welt der Patientin existierte kein Modell einer Autoritätsperson, die Interesse daran haben könnte, dass sie sich zu einem gesunden und gleichwertigen Gegenüber entwickelt. Während Fortschritte unweigerlich Ängste in Bezug auf das Ende der therapeutischen Beziehung auslösen, ist es einfacher, mit diesen Befürchtungen umzugehen, wenn die schlimmste pathologische Ausprägung der Angst verstanden wird.

Zum Dritten konnte aufgedeckt werden, dass der anfängliche Erfolg der Patientin an der Universität Rivalitätsbestrebungen sowohl mit ihren Kommilitonen, als auch mit ihrem Therapeuten wachrief. Die inneren Dyaden der Patientin waren im Wesentlichen die zwischen einem unterlegenen und einem überlegenen Partner, so dass Konkurrenz und Rivalität letztlich mit sadistischer Unterwerfung gleichgesetzt wurde.

Erst die sorgfältige Exploration dieser Phantasien machte den Weg frei für die Sublimierung und Umwandlung aggressiver Affekte in akademische und andere Leistungen.

Folgende Entwicklungen in der Behandlung lassen sich für die mittlere Therapiephase zusammenfassen:

- Rückgang offenen Agierens, mit zunehmender Fokussierung der Interaktion zwischen Therapeut und Patient
- Beobachtung der vorherrschenden Übertragungsentwicklung
- Verfolgen der Projektionen abgespaltener Repräsentanzen

- Bewusstmachung und Integration dieser abgespaltenen Anteile, unter Berücksichtigung der Tatsache, dass sich Phasen der Integration mit Spaltung und Projektion abwechseln werden
- Beobachtung der Übertragungsthemen in anderen Bereichen (äußeres Leben des Patienten, Sichtweise der eigenen Lebensgeschichte, Phantasien)
- allmähliche Differenzierung des Verständnisses für einzelne Problemfelder in den Bereichen Liebe, Arbeit und Freizeit

9 Die fortgeschrittene Therapiephase und Beendigung der Therapie

„So könnten beispielsweise detaillierte Protokolle zum Verhalten des Patienten vor und nach den Wochenenden, Ferien oder unvorhergesehenen Therapiepausen und zu den entsprechenden Interventionen des Analytikers [erhellend sein]“ (Bowlby 1988).

Die fortgeschrittene Therapiephase

Die fortgeschrittene Phase der TFP-Behandlung ist dann erreicht, wenn die abgespaltenen verfolgenden und idealisierten Übertragungsentwicklungen ausreichend durchgearbeitet und integriert sind. In dieser Phase haben die Patienten emotional verstanden, dass sie sich häufig sowohl mit einer Selbstrepräsentanz als auch mit einer Objektrepräsentanz der entsprechenden Objektbeziehungsdyade identifizieren. Ebenso kann das Bewusstsein dafür toleriert werden, dass es in der Interaktion mit dem Therapeuten zum Rollentausch kommt, so dass eine zunehmende Integration der wechselseitig abgespaltenen verfolgenden und idealisierten Erlebensanteile mittels Deutungen zum zentralen Fokus der Therapie wird. Die fortgeschrittene Therapiephase beginnt nicht plötzlich, sondern entwickelt sich, wenn der Patient allmählich versteht, dass seine Identität Anteile beinhaltet, die er mithilfe unreifer Abwehrmechanismen wie Spaltung und projektive Identifizierung zu unterdrücken versucht hatte. Wie bereits in Kapitel 8 beschrieben, kann es auch in den fortgeschrittenen Therapiephasen zu vorübergehenden regressiven Entwicklungen kommen, entsprechend dem Abflauen und Wiedererstarken primitiver Abwehrmechanismen.

Die Zeitspanne, bis ein Patient die fortgeschrittene Therapiephase erreicht, variiert und kann zwischen sechs Monaten und mehreren Jahren liegen. Patienten mit weniger ausgeprägten antisozialen, paranoiden oder narzisstischen Persönlichkeitszügen erreichen diese Behandlungsphase im Allgemeinen rascher.

So hatte ein Patient verstanden, dass seine paranoiden Befürchtungen, der Therapeut verachte ihn (halte ihn für langweilig und dumm und wolle ihn loswerden) seinem eigenen Empfinden entsprach, wenn er sich dem Therapeuten gegenüber zuweilen als intellektuell überlegen (und angesichts der sich „wiederholenden" Deutungen und Kommentare urteilsfähiger und gelangweilt fühlte), so dass er einen Therapeutenwechsel in Betracht zog. Er verstand auch, dass er sich selbst gegenüber eine ebenso strenge und kritische Haltung an den Tag legen konnte. Mit anderen Worten, ein arrogantes Objekt und ein entwertetes Selbst (genauer gesagt, ein arrogantes, pathologisches Größenselbst mit idealisierten Aspekten mächtiger Elternfiguren, das einem abgespaltenen und entwerteten Selbst gegenüber steht, das jedoch bewusstseinsnäher ist) als Elemente einer hasserfüllten Beziehung, die vollständig vom Bedürfnis abgespalten ist, eine abhängige Beziehung mit dem Therapeuten als liebenden Vater einzugehen. In diesem Konflikt war auch die Befürchtung enthalten, dass Selbstentwertung, Minderwertigkeitsgefühl und Scham die einzig positive Möglichkeit einer abhängigen Beziehung zum Therapeuten vergiften oder zerstören könnte.

Die fortgeschrittene Therapiephase beginnt, wenn der Patient die idealisierten (abhängigen) und verfolgenden (aggressiven und arroganten) Anteile seines inneren Erlebens ausreichend zu Bewusstsein gebracht hat und sie emotional dauerhaft zu tolerieren vermag. Es bedarf keiner Spaltung oder massiven projektiven Identifizierung mehr. Die Realitätsprüfung in der Übertragung bleibt erhalten.

In unserem Beispiel eröffnete diese Entwicklung dem Therapeuten Raum, die wechselseitige Abspaltung dieser beiden Arten von Beziehungen zu deuten. Er konnte auf die Befürchtung bzw. innere Überzeugung des Patienten hinweisen, dass ein integrierteres inneres Bild seines Therapeuten (als einem idealen und potenziell frustierenden Gegenüber), sowie seiner selbst (als einem Menschen mit ernsthaften Konflikten, die sich um Hass drehen, der aber einen guten Selbstkern besitzt), darauf hinauslaufen würde, dass ihm keine befriedigende oder abhängige Beziehung zum Therapeuten zustünde.

Erst als klar wurde, dass es sich hierbei um eine abwehrbedingte wechselseitige Abspaltung der entgegengesetzten Erlebensanteile handelte, war Integration möglich. Mit anderen Worten, die Fähigkeit des Patienten, ambivalente Beziehungen zu tolerieren – zum Therapeuten als einem zugleich idealen und potenziell kritischen Vater, zu sich selbst als jemanden, der dem vermeintlich überlegenen Therapeuten gegenüber (was ihn mit Groll erfüllte) sowohl liebende als auch hasserfüllte Gefühle hegte – wuchs. Die zunächst nur flüchtige, dann konsistente Integration von Liebe und Hass (wobei die Liebe überwog) markierte in diesem Fall den Beginn der fortgeschrittenen Therapiephase.

Doch auch in diesem Behandlungsabschnitt geht die Integration nicht kontinuierlich vonstatten. Regressionen auf Zustände, die wie die ersten Therapiesitzungen anmuten, mit Spaltung, projektiven Manövern, omnipotenter Kontrolle und Verleugnung von Erfahrungen, die in der aktuellen Übertragung vorherrschen, sind nicht untypisch. Allerdings dauern diese regressiven Episoden nicht mehr Tage oder Wochen, sondern können in wenigen oder manchmal nur einer einzigen Sitzung durchgearbeitet werden. Primitive und abgespaltene Objektbeziehungen und integrierte **Objektbeziehungen** können sich rasch abwechseln:

1. Vom Erkennen der dominanten Objektbeziehung zur
2. Definition der Selbst- und Objektrepräsentanzen und deren wechselseitigem Austausch in der Übertragung zur
3. Integration wechselseitig abgespaltener Dyaden mit der korrespondierenden Integration der Selbstrepräsentanzen in ein integriertes Selbst, und die Integration der Objektrepräsentanzen in ein integriertes Konzept des bedeutsamen Anderen

sind allesamt Aspekte, die in einer einzigen Sitzung oder einigen wenigen Sitzungen Platz finden. Dieser Prozess hält über die gesamte fortgeschrittene Behandlungsphase an und ist von einem allmählichen Rückgang regressiver Tendenzen begleitet.

Die Veränderungen des Patienten in der fortgeschrittenen Therapiephase:

- Der Patient ist in der Lage, frei und offen mit dem Therapeuten über die gemeinsame Beziehung zu sprechen.
- Selbst- und Fremdkonzept – d. h. das innere Bild des Therapeuten und der eigenen Person – verändern sich.
- Der Patient ist in der Lage, Deutungen vom Therapeuten anzunehmen und sie zu sich selbst und zu anderen in Beziehung zu setzen.
- Angst und Depression werden durch deutende Interventionen unmittelbar in der Sitzung aufgelöst.
- Mit Ausnahme von „Flucht in die Gesundheit" zeigt der Patient eine typisch fragile, aber abhängige Übertragung.
  - Antisoziale Übertragungsmuster, sofern vorhanden, werden aufgelöst.
  - Die Intoleranz schwerer narzisstischer Strukturen hinsichtlich Neid und Ab-

hängigkeit, sofern vorhanden, geht ansatzweise zurück.
  - Paranoide Übertragungen, sofern vorhanden, werden aufgelöst, begleitet von der Erkenntnis, dass die Wahrnehmung des Therapeuten als Feind auf der Projektion abgespaltener Aggression basierte.
- In der Beziehung zum Therapeuten entwickeln sich Reflexivität und ein klareres Selbstkonzept.

Unter optimalen Bedingungen gehen die vorwiegend primitiven psychopathischen und paranoiden Übertragungen in depressive Übertragungsformen über. Sie beginnen dann den Übertragungsmustern von Patienten mit neurotischer Persönlichkeitsorganisation zu ähneln und signalisieren die Auflösung der Identitätsdiffusion. Depressive Übertragungen bewegen sich auf einem höheren strukturellen Niveau als psychopathische und paranoide, da letztere auf primitiven abgespaltenen Selbst- und Objektrepräsentanzen beruhen (z. B. die Dyade „böser Anderer und hilfloses, gequältes Selbst", die neben der entgegengesetzten und oft verborgenen Dyade „perfekter Versorger und geliebtes Selbst" existiert). Depressive Übertragungen basieren auf der beginnenden Integration primitiver Repräsentanzen der nur-guten und nur-bösen Repräsentanzen in eine komplexere und realitätsnähere Repräsentanz von anderen. Diese Entwicklung ist von einem depressiven Affekt begleitet, der dem Verlust und der Trauer um das ideale Objekt entspringt, dessen intrapsychische Existenz wiederum durch den primitiven und fragmentierten Selbstzustand aufrechterhalten und geschützt worden war.

Klinische Charakteristika der fortgeschrittenen Therapiephase

Auflösung psychopathischer Übertragungen

Im Verlauf einer erfolgreichen Behandlung erfolgt ein Wechsel von vorwiegend psychopathischen und paranoiden zu depressiven Übertragungsmustern (s. Kap. 2, S. 48). Psychopathische Übertragungen mit bewusst täuschendem Verhalten des Patienten als wesentlichem Merkmal oder aber sein anhaltender Verdacht, vom Therapeuten betrogen zu werden, sollten in der fortgeschrittenen Therapiephase weitgehend zugunsten einer aufrichtigen Kommunikation aufgelöst sein.

Aufrichtige Kommunikation heißt nicht, dass Patienten nicht gelegentlich „Geheimnisse" haben können, die sie dem Therapeuten vorenthalten wollen, oder dass sie aus paranoiden Ängsten, Schuldgefühlen oder Scham heraus wichtiges Material vorübergehend unterdrücken. Sie bedeutet vielmehr, dass sich der Therapeut generell auf die Ehrlichkeit des Patienten in der Kommunikation verlassen kann, um solche vorübergehenden Kommunikationsbrüche während der regulären psychotherapeutischen Arbeit zu bearbeiten. Vom Erreichen der fortgeschrittenen Therapiephase kann erst dann gesprochen werden, wenn psychopathische Übertragungen vollständig aufgelöst sind. Sie bilden sich zurück, wenn Patienten in der Lage sind, ihre ursprüngliche Überzeugung in Frage zu stellen, der zufolge der Therapeut ausbeuterisch und unfähig zu Empathie sei, und dass die Beziehung ausschließlich auf der Überlegung basiere, wer was von wem zu erwarten habe und wer den anderen wofür benutzen könnte.

Vorübergehende paranoide Übertragungen

Im Gegensatz zu psychopathischen können paranoide Übertragungsmuster in der fortgeschrittenen Therapiephase noch sehr präsent sein. Allerdings lassen sie sich in der Regel schon in wenigen Tagen auflösen. Das therapeutische Bündnis (d. h. die Beziehung zwischen dem Therapeuten in seiner therapeutischen Rolle und dem beobachtenden Ich des Patienten) ist stabil genug, um paranoide Regressionen auszuhalten, ohne dass es zu einem Bruch in der Behandlung kommen muss. Gerade im Zusammenhang mit diesen „Ausläufern" (aber nicht mehr chronisch quälenden) paranoider Übertragungen lassen sich die ersten Anzeichen einer dauerhaften Integration erkennen, wenn Schuldgefühle angesichts der eigenen Aggression, Ambivalenz und Wiedergutmachungsbestrebungen in der Übertragung sichtbar werden.

Kontrolliertes Agieren außerhalb der Sitzungen

Bei einem erfolgreichen Therapieverlauf sollte schweres Agieren außerhalb der Sitzungen bereits in den frühen Behandlungsphasen soweit unter Kontrolle sein, dass im Alltag des Patienten eine deutliche Normalisierung eintritt, der eine intensive Übertragungsregression in Form von Affektstürmen und allgemeiner Unruhe in den Sitzungen selbst gegenüber steht. In den fortgeschrittenen Phasen der Behandlung erkennen Patienten den Unterschied zwischen der Toleranz des Therapeuten angesichts ihres regressiven Verhaltens in den Sitzungen selbst und der Notwendigkeit, genau dieses Verhalten außerhalb der Therapie zu kontrollieren, um ihre Schwierigkeiten einer therapeutischen Bearbeitung zugänglich zu machen, anstatt sie in ihrem Alltag zu agieren. Um sich in der therapeutischen Arbeit stärker auf die Übertragung selbst konzentrieren zu können, sollten folgende Themen auf der Prioritätenliste, wie sie für frühere Therapiephasen typisch sind, signifikant an Bedeutung verloren haben:

- Bedrohung des Lebens des Patienten oder anderer Personen
- Gefahr für die Fortführung der Behandlung
- Bedrohungen durch schweres destruktives oder selbstdestruktives Agieren außerhalb der Sitzungen

Im Gegensatz zur früheren Neigung des Patienten, Teile der äußeren Realität abzuspalten, kann sich der Therapeut nunmehr sehr viel stärker auf die Schilderungen des Patienten und dessen Erleben verlassen.
Unruhe und Chaos in den Sitzungen können dazu führen, dass signifikante Fortschritte und Veränderungen, die das Leben des Patienten außerhalb der Therapie betreffen, übersehen werden. Insbesondere wenn die Übertragung in heftige negative Strömungen gerät, kann es sehr leicht passieren, dass Fortschritte außerhalb der Therapie dissoziiert werden und der Therapeut diese wichtigen Veränderungen in zentralen Beziehungsbereichen des Patienten nicht erkennt.

Somatisierung

Agieren, das von starken Somatisierungsneigungen begleitet ist, kann in der fortgeschrittenen Therapiephase in die Fähigkeit münden, emotionale Schwierigkeiten mit sich selbst, mit bedeutsamen Anderen, sowie in der Übertragungsbeziehung zum Therapeuten als solche zu erkennen und zu erleben, anstatt die damit zusammenhängenden affektiven Zustände automatisch in somatische Beschwerden umzuwandeln. Es ist nicht ungewöhnlich, dass Patienten in dieser Behandlungsphase bei auftretenden körperlichen Beschwerden von sich aus die Frage stellen, welche emotionalen Schwierigkeiten sie dadurch wohl zu vermeiden suchen. Die Somatisierung selbst wird somit zu einem natürlichen Bestandteil der Exploration in der Übertragung. Auf diese Weise konnte zum Beispiel eine Patientin mit infantiler Persönlichkeit, die an Bulimia Nervosa und Fettsucht litt, ihre wiederholten Fressanfälle mit bestimmten Entwicklungen und Konflikten in der Übertragung in Zusammenhang und dadurch unter Kontrolle bringen.

Zusammenfassend gilt auch hier, dass sich die Entwicklungen der fortgeschrittenen Therapiephase in einer Verstärkung der Ambivalenztoleranz sowie in einem Rückgang von Spaltungsvorgängen und damit zusammenhängenden Abwehrmechanismen (allen voran projektive Identifizierung) sowie Agieren und Somatisierungstendenzen selbst manifestiert. Die Fähigkeit zur Selbstreflexion wächst und das Mitteilen-Können subjektiven Erlebens ersetzt zunehmend die Kommunikation über nonverbales Verhalten und Aktivieren der Gegenübertragung des Therapeuten. Die Integration internalisierter Objektbeziehungen spiegelt sich wider in einer größeren Komplexität und Kontinuität dessen, wie das eigene Selbst und bedeutsame Andere erlebt werden. Eine Phantasie oder der Wunsch, etwas Bestimmtes zu tun, können in Worte gefasst werden, und müssen nicht mehr unmittelbar ausagiert werden. Patienten verfügen nun über die Fähigkeit, das eigene Verhalten vorherzusagen und darüber nachzudenken.

Die Vertiefung der Beziehung zum Therapeuten

Die beginnende Fähigkeit des Patienten, den Therapeuten zu internalisieren, wird daran erkennbar, dass seine Phantasien über dessen Person und Handlungen realistischere Züge annehmen. Auch die Außenbeziehungen des Patienten gewinnen in der Darstellung an Kontur, Plastizität und Lebendigkeit. Feine Widersprüche im Verhalten des Patienten, die zuvor unerkannt geblieben waren, werden nunmehr sichtbar. Die Beziehung zum Therapeuten vertieft sich: Der Patient weiß den Beitrag des Therapeuten zur Therapie mehr zu schätzen und seine Wahrnehmung des Therapeuten als Person ist von größerer Empathie und Realitätsnähe gekennzeichnet. Er erinnert sich an die gemeinsame Geschichte ihrer therapeutischen Beziehung. Widersprüchliche Übertragungsäußerungen, die normalerweise Verwirrung stiften, werden noch in derselben Sitzung aufgelöst und gewinnen eine neue emotionale Tiefe und Dichte. Die Patienten arbeiten autonomer in den Sitzungen. Oft taucht neues Material auf – z. B. Geheimnisse, die dem Therapeuten über längere Zeit vorenthalten wurden.

Was die Deutungstechnik angeht, so kann der Therapeut in der fortgeschrittenen Therapiephase vermehrt auf Zusammenhänge zwischen aktuellen Übertragungsmustern und unbewussten, früheren pathogenen Objektbeziehungen hinweisen. Er muss sich nicht mehr nur auf Deutungen des Hier und Jetzt beschränken, wie sie für die frühe und mittlere Therapiephase angemessen sind, sondern kann zunehmend genetisches Material miteinbeziehen. Während die Fähigkeit des Patienten, frei zu assoziieren und mit seinen Träumen zu arbeiten, wächst, kann sich der Therapeut in seinen Interventionen und Übertragungsdeutungen stärker auf das beobachtende Ich des Patienten verlassen. Im Gegensatz zu früheren Therapiephasen, in denen „Therapie" und „Leben außerhalb" scharf voneinander getrennt erlebt wurden, mutet es nunmehr natürlicher und selbstverständlicher an, einen Bezug herzustellen zwischen dem, was der Patient innerhalb und außerhalb der Therapie erlebt. Bezogen auf den Inhalt der zu analysierenden Konflikte haben normale und pathologische Trauerreaktionen, wie sie für die depressive Position charakteristisch sind, die vorwiegend paranoiden Übertragungsinhalte abgelöst.

In der fortgeschrittenen Therapiephase verändert sich auch das Klima in den einzelnen Sitzungen. Haben früher alles beherrschende primitive Abwehrmanöver die Übertragung verzerrt, so ähnelt die Beziehung des Patienten zum Therapeuten nun der eines neurotischen Patienten. Der Patient kann zu Beginn einer

Sitzung von sich aus zu erzählen beginnen und macht damit deutlich, dass er die grundsätzlichen Regeln der Therapie verinnerlicht hat und nicht ständig die Grenzen der psychotherapeutischen Beziehung infrage stellen muss. Durch den besseren Zugang zu seinen Phantasien und eine schärfere Wahrnehmung seiner psychosozialen Realität sind längere narrative Sequenzen möglich, in denen bedeutsame subjektive Erfahrungen verbalisiert werden können, anstatt sich über vorwiegend nonverbale Kommunikationskanäle Ausdruck verschaffen zu müssen. Die Beobachtungen des Patienten in Bezug auf sein eigenes Verhalten und auf wichtige, ihm nahe stehende Personen sind ausgewogener, weniger chaotisch und rigide.

Der Patient verfügt nun über die Fähigkeit, potenzielle Kommentare oder Bemerkungen des Therapeuten zu antizipieren. Das bedeutet, dass er manche Persönlichkeitsaspekte des Therapeuten realistischer und schärfer wahrzunehmen beginnt und dessen Haltung ihm gegenüber in bestimmten Situationen internalisiert hat. Die Folge ist eine Stärkung des beobachtenden Ich des Patienten, wenn dieser von besonders intensiven regressiven Übertragungsbewegungen beherrscht wird, die das innere Bild des Therapeuten erneut in eine unrealistisch idealisierende, entwertende oder verfolgende Richtung verändern. Eine typische Äußerung des Patienten in diesem Fall wäre: „Was Sie sagen, ärgert mich. Ich habe das Gefühl, dass Sie sich vor mir ekeln und mich los haben wollen ... obwohl ich weiß, dass das nicht stimmt."

Gleichzeitig ist es für den Therapeuten einfacher, offener mit dem Patienten zu sprechen und gezielter zu deuten. Dies mag zwar schmerzlich für den Patienten sein, er muss jedoch die Deutungen des Therapeuten nicht mehr als Angriff oder Entwertung erleben, sondern kann sie im Kontext der Bearbeitung eines ganz bestimmten Problems, das ihn betrifft, verstehen.

Konfrontiert der Therapeut konsequent, ohne den unbewussten Versuchen des Patienten, omnipotente Kontrolle auszuüben, zu erliegen, und hat der Patient gelernt, dass die Konfrontierung mit vermeintlich unerträglichen oder unannehmbaren Aspekten seiner Persönlichkeit nicht heißt, dass er angegriffen oder entwertet wird, wird der Patient sehr viel besser in der Lage sein, zuzuhören und sich seinen negativen Übertragungsgefühlen zu stellen, ohne eigene aggressive Impulse auf den Therapeuten projizieren zu müssen.

Generell führt das Nachlassen primitiver Abwehrmechanismen zu einer schärferen Wahrnehmung und besseren Toleranz gegenüber inneren Widersprüchen und Konflikten, sowie zu einer Ich-Stärkung im Sinne von Impulskontrolle und Angsttoleranz. Mit anderen Worten: Unspezifische Manifestationen von Ich-Schwäche nehmen ab, wenn reifere Abwehrmechanismen zu überwiegen beginnen. Der Patient kann nun autonomer arbeiten, was dem Therapeuten ermöglicht, sich ein Stück weit passiver und abwartender in den Sitzungen zu verhalten.

Hinweise auf strukturelle intrapsychische Veränderungen

Es gibt eine Reihe von Hinweisen auf einen strukturellen Wandel, die als Indikatoren für die fortgeschrittene Therapiephase in der TFP gelten können.

Exploration der therapeutischen Interventionen

Während es zu den typischen Verhaltensmustern in früheren Therapiephasen gehört, auf Kommentare des Therapeuten automatisch mit Zurückweisung oder Widerspruch zu reagieren, ohne auch nur darüber nachgedacht zu haben, sind Patienten nunmehr sehr viel eher in der Lage und bereit, Äußerungen des Therapeuten aufzunehmen und für sich abzuwägen. Die Frage ist dabei nicht, ob eine Deutung per se akzeptiert wird oder nicht. Vielmehr geht es darum, ob ein Patient über das Gesagte nachzudenken bereit ist, ohne es von vorneherein zu verwerfen. Ebenso wenig ist dabei die Frage positiver oder negativer Übertragung von Belang. Aufseiten des Patienten sollte die Bereitschaft zur Klärung bestehen – eine Haltung, die Lippenbekenntnissen, Unterwerfung, gedankenlosem Akzeptieren oder kategorischer Ablehnung entgegensteht. Von besonderer Bedeutung ist dieser Aspekt in der Behandlung von Patienten mit schweren narzisstischen Persönlichkeitsstörungen und solchen, die mithilfe primitiver Abwehrmechanismen ihre eigene Aggression abwehren.

Beherrschen und Tolerieren des Bewusstwerdens von Hass

Da eine Borderline-Persönlichkeitsorganisation eng mit dem Vorherrschen primitiver, in die Persönlichkeitsstruktur integrierter Aggression verbunden ist (unabhängig davon, ob ihr genetische, konstitutionelle oder im Temperament begründete Faktoren oder aber schwere, chronische Traumatisierung, körperliche Misshandlung, sexueller Missbrauch oder das Miterleben eines solchen Missbrauchs zugrunde liegen), ist der vorherrschende unbewusste Affekt einer solchen primitiven Aggression der Hass. Die innere Welt des Patienten ist von einer in der Charakterstruktur angelegten hasserfüllten Beziehung zwischen einem traumatisierten Selbst und einem als sadistisch erlebten Objekt geprägt – verbunden mit dem Wunsch, das Objekt zu zerstören, es leiden zu lassen, es zu kontrollieren. Doch führt die Projektion des eigenen Hasses auf das Objekt gleichzeitig zu Ängsten vor dem Hass des Objekts. Die Überwindung innerer Spaltung und die Integration aggressiver und hasserfüllter Affekte impliziert die Erkenntnis, dass diese Affekte Teil des menschlichen Erlebens sind und – im Falle ihrer Integration und Beherrschung – keineswegs die Möglichkeit zerstören, sich selbst als anständiges menschliches Wesen zu erleben und befriedigende Beziehungen aufzubauen. In diesem Zusammenhang offenbart sich uns häufig die verzweifelte Sehnsucht eines Patienten nach einer idealen Liebes- und Abhängigkeitsbeziehung. Diese Suche kann integriert werden, wenn der Patient allmählich die Erfahrung befriedigender, aber realitätsangemessener Liebesbeziehungen machen kann, die auch erotische Freiheit miteinschließen.

Das Bewahren und Ertragen des bewussten Hasses, anstatt ihn zu agieren, zu somatisieren oder die Kommunikation mit dem Therapeuten zu zerstören, ist Zeichen einer fortgeschrittenen Phase der Behandlung.

Die Manifestationsformen von primitivem Hass haben wir in Kapitel 1 bereits eingehend besprochen. An dieser Stelle interessiert uns nun deren *Nachlassen* – also die Abnahme der direkten Äußerung von Gewalt in den Sitzungen, der aggressiven Zurückweisung all dessen, was vom Therapeuten kommt, der Triade aus Arroganz, Neugier und Pseudo-Dummheit, wie wir sie für einen bestimmten Typus aggressiv-narzisstischer Patienten beschrieben haben, sowie der schweren sadomasochistischen Übertragungen.

Drei Grundtypen negativer therapeutischer Reaktionen auf Fortschritte im therapeutischen Prozess (im Schweregrad ansteigend):

1. *als Folge von unbewussten Schuldgefühlen*, die durch Fortschritte in der Therapie ausgelöst werden; kann in Gestalt einer masochistischen Übertragung auftreten;
2. *als Folge von Neid auf den Therapeuten*; häufig bei narzisstischen Patienten; jeder Fortschritt wird vom Patienten als Beleg für die Überlegenheit des Therapeuten angesehen und von daher zunichte gemacht; vermieden werden soll jegliche Erkenntnis, dass der Therapeut in der Lage ist, dem Patienten zu helfen, was seine Überlegenheit beweisen würde;
3. *bei Patienten, die Destruktivität und Selbstdestruktivität als Triumph und Macht erleben*: über andere Menschen, über Schmerz und Krankheit sowie generell über Leben und Tod; vor allem bei Patienten mit mali-

gnem Narzissmus oder antisozialer Persönlichkeitsstörung.

Diese typischen negativen therapeutischen Reaktionen verringern sich: der Ausdruck von unbewusstem Neid auf den Therapeuten sowie im Charakter verankerte und gegen das eigene Selbst gerichtete Äußerungen von Hass wie z. B. suizidale, parasuizidale und selbstverletzende Handlungen, Substanzmissbrauch, Essstörungen und schwere selbstverletzende sexuelle Praktiken. Auf den Rückgang psychopathischer Übertragungen haben wir bereits an anderer Stelle hingewiesen. In diesem Zusammenhang sollten auch antisoziale Verhaltensweisen außerhalb der Therapie signifikant abgenommen haben oder ganz verschwunden sein.

Weiterhin sollten in dieser Behandlungsphase die destruktivsten Anteile im Sexualverhalten des Patienten unter Kontrolle sein. In den frühen Phasen der Behandlung beeinträchtigt das Vorherrschen von schweren aggressiven und autoaggressiven Verhaltensweisen oft jede Form intimer Liebesbeziehungen. In vielen Fällen haben Patienten überhaupt keine sexuellen Kontakte. Während ein aktives Sexualleben, selbst mit selbstdestruktiven Zügen, prognostisch günstiger anzusehen ist als eine schwere primäre Hemmung jeder sinnlichen Erfahrung, kann ein wachsendes allgemeines Interesse des Patienten an seinem Liebes- und Sexualleben Ausdruck eines therapeutischen Fortschritts in diesem Bereich sein. Sexualität und Liebe unterliegen nicht mehr völlig der Kontrolle durch Aggression, sondern können freier und ungehemmter im Rahmen sich wechselseitig entwickelnder Objektbeziehungen erlebt und integriert werden.

In Fällen schwerer primärer Hemmung im Bereich der Sexualität kann jedoch eine Verbesserung des allgemeinen Funktionsniveaus des Patienten zu einer Verstärkung eben dieser Hemmung führen, wenn reifere Abwehrmechanismen, wie z. B. Verdrängung, primitive Spaltungs- und Dissoziationsmechanismen ersetzen. Diese Komplikation kann in fortgeschrittenen Behandlungsphasen eine Modifizierung des psychotherapeutischen Ansatzes erforderlich machen, etwa durch eine Kombination mit einer Sexualtherapie. Voraussetzung ist eine ausreichende Verringerung der schweren Hemmung und die Klärung ihrer unbewussten Dynamik.

Das Tolerieren von Phantasien

Das Tolerieren von Phantasien und die Öffnung eines „Übergangsraums“ sind in der Behandlung von Patienten mit Borderline-Persönlichkeitsorganisation und narzisstischer Persönlichkeit von besonderer Bedeutung. Wichtig ist, inwieweit sich die Patienten freien Assoziationen öffnen können, die nicht ihrer Kontrolle unterliegen – mit der impliziten Gefahr, dass der Therapeut versteht, was in ihnen vorgeht, noch ehe sie selbst sich dessen bewusst sind. Das Bedürfnis narzisstischer Patienten nach omnipotenter Kontrolle führt leicht zur Hemmung der freien Assoziation und dadurch zur Einschränkung des verfügbaren Phantasiematerials. Im Allgemeinen steigt jedoch mit der wachsenden Symbolisierungsfähigkeit von Borderline-Patienten auch deren Fähigkeit, Affekte in Phantasien auszudrücken, anstatt sie handelnd abzureagieren.

Die Fähigkeit, Deutungen von Abwehrmechanismen zu nutzen

In den frühen Behandlungsphasen sind Deutungen oftmals wirksam, selbst wenn sie rundweg zurückgewiesen oder vorschnell akzeptiert werden. In den fortgeschrittenen Behandlungsphasen haben Deutungen eine Zunahme selbstreflexiver und selbstexplorativer Fähigkeiten des Patienten zur Folge. Steiner (1998) schlägt vor, in den frühen Behandlungsphasen schwerer Persönlichkeitsstörungen das durch projektive Identifizierungen verzerrte Bild des Patienten vom Therapeuten zu deuten, ohne diese infrage zu stellen – und sie als das zu nehmen, was sie sind, d. h. innere Bilder des Patienten, die dieser auf den Therapeuten projiziert. Das schrittweise Tolerieren der projizierten Repräsentanzen geht einher mit dem Erkennen und der Akzeptanz innerpsychischen Erlebens. Die wachsende Fähigkeit, eigene Projektionen wieder zurückzunehmen, ist ein typisches Merkmal der fortgeschrittenen Phase einer Psychotherapie von Borderline-Patienten und lässt auf eine wichtige strukturelle Veränderung schließen.

Eine Patientin erlebt ihre Therapeutin in einer Sitzung als freundlich, in anderen Momenten als feindselig (entsprechend einer Projektion ihres inneren Bildes einer sadistischen Stiefmutter). Dazu die Therapeutin: „Das wirft die Frage auf, ob ich in der Tat aus zwei Personen bestehe, oder ob Sie in mir etwas sehen, womit Sie selbst innerlich zu kämpfen haben. Ein Teil dieser Person ist freundlich, nett und vertrauenswürdig. Der andere Teil entspricht einer feinseligen und sadistischen Person, die es liebt, zu provozieren und gleichzeitig so zu tun, als sei sie unschuldig, und die vollkommen blind gegenüber diesem Aspekt ihrer Persönlichkeit ist." Darauf die Patientin in ironischem Unterton: „Jemand, den wir kennen?" Sie fragt sich, ob es sich dabei um sie selbst oder ihre Stiefmutter handelt. Dieses Bild, so die Therapeutin, beziehe sich auf sie beide sowie auf die Vermischung mit dem inneren Bild ihrer Stiefmutter: eine Deutung, die die Patientin zu einem späteren Zeitpunkt aufgreift, um ihre zunehmend ins Bewusstsein gelangenden aggressiven und kontrollierenden Tendenzen besser in den Griff zu bekommen.

Wechsel in den vorherrschenden Übertragungsthemen

Der Übergang zur fortgeschrittenen Behandlungsphase zeichnet sich ab, wenn es zu einem Wechsel in den vorherrschenden Übertragungsthemen kommt, die gleichzeitig auf strukturelle Veränderungen schließen lassen. Bei jedem Patienten findet sich nur eine begrenzte Anzahl an dominanten Übertragungsmustern, die sich in den Monaten und Jahren der Behandlung stets wiederholen. Zu jedem Übertragungsthema gibt es drei Deutungsschritte:

1. Benennen der dominanten Beziehung in der Übertragung
2. Identifizieren der Selbst- und Objektrepräsentanz und ihrer Interaktion
3. Integration der voneinander abgespaltenen idealisierten und verfolgenden Selbst- und Objektrepräsentanzen

In der fortgeschrittenen Therapiephase kommt es durch die Überwindung der Spaltung und durch die Ausbildung einer normalen Ich-Identität zu einer signifikanten Veränderung in der Beziehung des Patienten zu seinen verinnerlichten Objektbeziehungen. Selbst und Objekte gewinnen an Komplexität und Differenziertheit. Die alten und starren Beziehungsmuster werden durch neue Beziehungen ersetzt.

Nachdem das Bild ihres Therapeuten lange Zeit zwischen einem warmherzigen, aber schwachen und asexuellen Vater einerseits und einer mächtigen und sadistischen Stiefmutter andererseits oszilliert hatte, wurde diese Wahrnehmung einer Patientin ganz allmählich durch neue Aspekte ergänzt, die ihn – als Folge der Integration zuvor abgespaltener primitiver Übertragungen – als freundliches und gleichzeitig starkes und sexuell verführerisches Wesen auszeichneten. Das heißt, dass im Gegensatz zur präödipalen Verleugnung von Sexualität, nunmehr auch ödipale Qualitäten in der Beziehung zum Vater zum Tragen kommen konnten.
Eine andere Patientin mit schweren antisozialen Zügen hatte ihren Therapeuten über Jahre hinweg als verfolgenden und sadistischen Moralapostel erlebt, gegen den sie sich nur durch eine Mischung aus Geheimniskrämerei und Manipulation zu schützen wusste. Erst ganz allmählich löste die Tatsache, dass sie ihn belogen und schlecht behandelt hatte, Schuldgefühle aus. Sie

erlebte ihn nun als ein Gegenüber, das trotz ihrer indirekten Angriffe die Beziehung zuverlässig aufrechterhalten und sich wie eine strenge, aber besorgte Vaterfigur verhalten hatte – ganz im Gegensatz zu ihrem tatsächlichen manipulativen und unaufrichtigen Vater der Vergangenheit. Angesichts der tiefen Überzeugung, die Liebe und Fürsorge des Therapeuten nicht zu verdienen, wurde die Patientin depressiv. Dazu kam eine stille Verzweiflung angesichts ihrer Bemühungen, die Beziehung zu früheren Freunden, die sie ebenfalls schlecht behandelt hatte, wiederherzustellen und zu versuchen, deren Freundschaft zurückzugewinnen.

Diese Vignette illustriert sehr deutlich den für die fortgeschrittene Behandlungsphase typischen Übergang in einen depressiven Übertragungsmodus.

Der vielleicht eindrucksvollste Wechsel von Übertragungsmustern in den fortgeschrittenen Behandlungsphasen zeigt sich im Aufbrechen und Durcharbeiten des pathologischen Größenselbst in der Übertragung von Patienten mit narzisstischer Persönlichkeitsstörung, vor allem im Rahmen des malignen Narzissmus (also einer narzisstischen Persönlichkeit mit schweren paranoiden Zügen, antisozialem Verhalten und ichsyntoner Aggression, die selbst- oder fremdgerichtet sein kann). Allerdings dürfen wir diese stark positive Entwicklung nicht in jedem Fall erwarten. Im Gegenteil, unserer Erfahrung nach verbessern sich die Patienten in dem Maße, wie sich die Ich-Stärke mit all den bisher beschriebenen Merkmalen entwickelt. Gleichzeitig kommt es aber auch zu einer Stabilisierung des pathologischen Größenselbst auf einem höheren und angepassteren Niveau und wird dann zur Abwehr weiterer Therapiefortschritte eingesetzt.

In diesen Fällen werden wir oft Zeuge sehr eindrucksvoller Verbesserungen auf der Symptomebene außerhalb der Therapie sowie einer Beruhigung in den Sitzungen, während sich gleichzeitig ein sehr subtiler, aber hartnäckiger Widerstand gegen jeglichen weiteren Fortschritt entwickelt. Dies, in Verbindung mit sehr beeindruckenden Verbesserungen im allgemeinen Funktionsniveau, kann den Therapeuten fälschlicherweise zu der Überzeugung verleiten, dass weitere Fortschritte nicht mehr zu erwarten seien. Es wird dann eine Beendigung der Therapie ins Auge gefasst, womöglich mit der Empfehlung, sie zu einem späteren Zeitpunkt in Form einer Psychoanalyse wiederaufzunehmen, sollte es aufgrund der weiterhin bestehenden narzisstischen Persönlichkeitsstruktur zu Schwierigkeiten in der Aufrechterhaltung von Liebesbeziehungen kommen.

Hindernisse beim Übergang in die fortgeschrittene Therapiephase

Narzisstische Persönlichkeitszüge

Wie bereits erwähnt, machen Patienten mit Narzisstischer Persönlichkeitsstörung, die offen auf Borderline-Niveau funktionieren – und die typischerweise zu Beginn der Behandlung die DSM-Kriterien einer Borderline-Persönlichkeitsstörung und Narzisstischen Persönlichkeitsstörung, womöglich auch des malignen Narzissmus, erfüllen – zuweilen beeindruckende Fortschritte außerhalb der Therapie. Es kann zu einem signifikanten Rückgang ihrer Gewalttätigkeit, Paranoia und Unaufrichtigkeit kommen – ohne dass das pathologische Größenselbst dieser Patienten davon in irgendeiner Form betroffen ist. Vielmehr wird dieses auf sehr subtile, aber rigide Weise konsolidiert. Die Fortschritte in der Therapie werden als Beleg dafür herangezogen, dass es ihnen besser geht. Manche Patienten bestehen sogar darauf, dass sich dies ausschließlich ihrer eigenen Anstrengung und in keinster Weise auch dem Zutun ihres Therapeuten verdanke. Sie bleiben in Therapie, ohne dass sich über einen längeren Zeitraum weitere Veränderungen ergeben, oder aber sie beenden die Behandlung mit der Begründung, dass es ihnen nun gut gehe und sie keine wesentlichen Probleme mehr haben.

Selbstverständlich stellen Symptomfreiheit, ein gutes Zurechtkommen im sozialen Umfeld, im Beruf oder in der Ausbildung – sowie die ansatzweise Fähigkeit zu intimen Beziehungen – gute Gründe dar, dem Patienten in seiner Einschätzung der Situation zu folgen. Doch angesichts der schlechten Prognose, was die Fähigkeit angeht, Liebesbeziehungen einzugehen und aufrechtzuerhalten, oder angesichts des Risikos, dass unzureichendes Engagement in Arbeit und Ausbildung nicht zu Befriedigung und Erfolg führt, empfiehlt es sich, die Behandlung fortzusetzen, solange Veränderungen festzustellen sind.

Eine anschließende Beendigung der Therapie sollte dann von der dringenden Empfehlung begleitet sein, im Falle von Problemen in der Zukunft erneut um Therapie zu ersuchen. In einer Zeit der Einsparungen im Gesundheitswesen mag eine solche lange Behandlung manchen als Luxus erscheinen. Wir möchten jedoch zu bedenken geben, dass Patienten mit einer ungelösten schweren narzisstischen Problematik, die dazu neigen, ihr Leben langfristig und auf unspektakuläre Art und Weise zu ruinieren, durch eine psychoanalytische Behandlung geholfen werden kann, Befriedigung und Erfolg in Beruf und Privatleben zu finden.

Depressive Übertragungen und unbewusste Schuldgefühle

Eine andere Komplikation in den fortgeschrittenen Phasen der Behandlung kann im therapeutisch erreichten Fortschritt selbst begründet sein. Der Übergang von einer vorwiegend paranoiden zu einer vorwiegend depressiven Übertragungskonstellation kann zu unbewussten Schuldgefühlen in Bezug auf die erhaltene Hilfe führen, begleitet von der Tendenz, eine weitere Besserung zu vermeiden – gleichsam als Preis für das bereits Erreichte.

Nach Jahren psychotherapeutischer Behandlung, in denen sie an ihre Wohnung oder die Station eines psychiatrischen Krankenhauses gebunden war, gelang es einer Patientin mit ursprünglich schweren selbstverletzenden Tendenzen, völliger Unfähigkeit zu arbeiten oder zu studieren, sowie einer ausgeprägten sexuellen Hemmung, ihr Studium wieder aufzunehmen und abzuschließen, sich mit Erfolg ihrer beruflichen Karriere zu widmen, zu heiraten und Kinder zu bekommen. Kein Interesse zeigte die Patientin jedoch an der weiteren Exploration ihrer schweren sexuellen Hemmung, die unverändert bestehen blieb als Ausdruck ihrer unbewussten Schuldgefühle, dass sie über ihre Geschwister triumphiert hatte und es ihr nun so viel besser ging als diesen.

Eine andere Patientin, die im Laufe einer Behandlung schwere antisoziale Tendenzen überwunden hatte, entschied sich plötzlich inmitten einer Phase schwerer depressiver Übertragung, einen an einer chronischen körperlichen Erkrankung leidenden Mann zu heiraten – eine Ehe, die ihr die Verpflichtung zu ständiger Pflege auferlegte und ihr Leben massiv einschränken sowie ihre Chancen, ein sozial und ökonomisch gesichertes Leben zu führen, drastisch reduzieren würde. Die Patientin war bis dahin allen Beziehungen zu Männern, die ihr bessere Möglichkeiten hätten bieten können, aus dem Weg gegangen und fühlte sich außerdem unwiderstehlich zu Männern mit schweren Behinderungen hingezogen.

Es muss unterschieden werden zwischen negativen therapeutischen Reaktionen aus Schuldgefühlen heraus und solchen, die unbewusstem Neid auf den Therapeuten entspringen, wie sie typisch für eine narzisstische Pathologie sind. Anhand der von uns dargelegten Kriterien lässt sich diese Differenzialdiagnose bereits in der frühen Phase der Behandlung stellen. Paradoxerweise kann gerade die Ausbildung normaler Überich-Funktionen in der fortgeschrittenen Behandlungsphase zu schweren Komplikationen führen – etwa in Form ausgeprägter masochistischer Tendenzen –, die aufmerksam beobachtet und gedeutet werden müssen.

Eine besondere Form negativer therapeutischer Reaktionen und unbewusster Schuld sind masochistische Übertragungen. Heftige Schuldgefühle angesichts der präödipalen, auf das mütterliche Objekt gerichteten Aggression sowie Schuldgefühle angesichts des Erfolgs im Rahmen ödipaler Konflikte und Rivalitätsbestrebungen bestimmen diese Übertragungsentwicklung.

Masochistisches Agieren – das der Vermeidung eines weiteren therapeutischen Fortschritts dient – manifestiert sich in der therapeutischen Interaktion, aber auch außerhalb der Therapie, als ein Gefühl von Langeweile, als Verlust der Motivation, mehr über sich zu erfahren, oder dem unbewussten Bestreben, die Sitzungen inhaltsleer zu machen und den Therapeuten dazu zu bringen, das Interesse am Patienten oder an der Behandlung zu verlieren. Im Zusammenhang mit relativ langen Behandlungen und eindeutigen therapeutischen Fortschritten kann eine solche Entwicklung fälschlicherweise zu dem Schluss führen, dass ein Maximum an therapeutischem Fortschritt erreicht sei. Was jedoch übersehen wird, sind die selbstdestruktiven Bestrebungen des Patienten, die therapeutische Beziehung und die damit verbundene Befriedigung aus einem Gefühl heraus, ihrer nicht wert zu sein, gleichsam zu entleeren.

Intensivierung schwerer paranoider Übertragungen

Es gibt – gemessen an den allgemeinen Therapiezielen durchaus positive – Übertragungsentwicklungen, die zeitweilig als schwere Regression anmuten und besonderer Beachtung bedürfen. Hierzu zählt die Intensivierung schwerer paranoider Übertragungen bei Patienten mit deutlich antisozialen Persönlichkeitsanteilen, die zuvor in psychopathischen Übertragungsmustern zum Ausdruck kamen. Im Allgemeinen wird eine solche Entwicklung als positiv empfunden, da die vorherige Distanz und Leere im emotionalen Kontakt nun von heftigen, wenngleich primitiven paranoiden Reaktionen abgelöst werden.

Allerdings können sich paranoide Übertragungen in der fortgeschrittenen Behandlungsphase zu wahnhaften Verkennungen auswachsen, die behandlungstechnisch auf die Taktik der „unvereinbaren Realitäten" (s. Kap. 4, S. 117) verweisen: Unterliegt der Patient einer wahnhaften Überzeugung in der Übertragung, oder ist er sich bewusst, dass es sich bei seinen paranoiden Übertragungen um Phantasien handelt? Im Falle einer manifesten Wahnvorstellung sollte der Therapeut dem Patienten darlegen, dass er in diesem Punkt nicht mit ihm übereinstimmt, jedoch auch nicht bestrebt ist, ihn vom Gegenteil überzeugen zu wollen – sondern vielmehr daran interessiert ist, die emotionale Beziehung zu untersuchen, die entsteht, wenn unvereinbare Realitäten aufeinanderprallen, so als befänden sich eine „normale" und eine „verrückte" Person im Raum.

Die Analyse unvereinbarer Realitäten mündet in die Analyse eines psychotischen Kerns oder einer psychotischen Objektbeziehung, während die Frage, wie es sich tatsächlich verhält, offen bliebt oder aufgeschoben wird. Dieses Vorgehen ist sehr wirksam, wenn es um die Auflösung paranoider Regressionen und schwerer sadomasochistischer Übertragungen geht, die einen ähnlich wahnhaften Ausprägungsgrad erreichen können.

Behandlungstechnische Ansätze in der fortgeschrittenen Therapiephase

Die Notwendigkeit, dominante Übertragungsmuster systematisch zu analysieren, also mithilfe von Deutungen die abgespaltenen Übertragungen mit ihren Gegenpaaren schrittweise zusammenzuführen und zu integrieren, bleibt auch in der fortgeschrittenen Therapiephase ein wichtiges strategisches Prinzip. Die Wirksamkeit dieses Ansatzes ist an der Zunahme depressiver Übertragungen sichtbar, die ihrerseits von folgenden Merkmalen begleitet sind:

- Vertiefte affektive Beziehung zwischen Therapeut und Patient
- Integration und Reifung der affektiven Reaktionen
- Tolerieren der Beziehungskontinuität
- Verminderung der abrupten Wechsel zwischen voneinander abgespaltenen Objektbeziehungen

An diesem Punkt der Behandlung können die Auswirkungen innerpsychischer Spaltung besonders gut beobachtet werden. Ganze Bereiche im Leben eines Patienten, die bislang weder bearbeitet noch integriert wurden, können sich nun auftun. Dies kann z. B. wichtige selbstdestruktive Verhaltensmuster in Arbeit, Ausbildung oder Beruf betreffen. Es kann sich herausstellen, dass die zwischenmenschlichen Beziehungen zu Kollegen, Mitarbeitern oder Vorgesetzten von allgemeinen masochistischen Mustern durchzogen sind, die die eigenen Interessen des Patienten chronisch untergraben. Gleichzeitig ist es nun aber möglich, die bislang durch das Syndrom der Identitätsdiffusion vereitelte Fähigkeit zu anhaltendem Interesse oder Engagement in bestimmten Bereichen umfassend zu explorieren. Darüber hinaus gewinnen die Beziehungen des Patienten zu seinem breiteren sozialen und kulturellen Hintergrund, seine kulturellen, religiösen, künstlerischen und intellektuellen Interessen und Engagements sowie seine komplexen Beziehungen mit Liebespartnern, in der therapeutischen Arbeit zunehmend an Bedeutung.

So entsteht in einer Patientin im Laufe ihrer Psychotherapie der Wunsch, Kunsttherapeutin zu werden. Nach Absolvierung eines entsprechenden Studiengangs arbeitet sie in verschiedenen psychiatrischen Einrichtungen. Die Entscheidung der Patientin – zum Teil auf einer Identifizierung mit den als positiv wahrgenommenen Qualitäten des Therapeuten basierend – war entstanden, noch bevor idealisierte und verfolgende innere Repräsentanzen adäquat integriert werden konnten. Die Folge ist eine unbewusste Projektion verfolgender Repräsentanzen: Sie imitiert das, was sie an der Mehrzahl der Psychotherapeuten und Psychiater als „aufgesetzt" und „Gehabe" gegenüber Patienten wahrzunehmen glaubt. In Wirklichkeit fehlt es der Patientin selbst an echtem Engagement für ihre Arbeit. So lässt sie sich auf unangemessene Kontakte mit Patienten ein (etwa in Form gemeinsamen Drogenmissbrauchs), was sie wiederholt ihre Stelle kostet. Im weiteren Verlauf der Therapie gelingt es jedoch, dieses Ausagieren negativer Übertragungen – insbesondere psychopathischer und parasitärer Übertragungsmuster – zu explorieren und aufzulösen. Erst jetzt kann sich echtes und über eine bloße narzisstische Gratifikation hinausgehendes Engagement für die eigene Arbeit entwickeln. Als sie in einer späteren Phase der Therapie ihre Tätigkeit als Kunsttherapeutin wieder aufnimmt, sorgt die Art und Weise ihrer Arbeit im Einzel- als auch Gruppensetting für Aufsehen, so dass sie von ihrer Vorgesetzten große Anerkennung und Unterstützung bekommt. Aus einem ursprünglich psychopathischen Objektbeziehungsmuster war eine innere Haltung entstanden, die von Sachverstand und echtem Engagement getragen wurde.

Es ist wichtig, uns als Therapeuten kontinuierlich dahingehend zu fragen, ob unser „routinemäßiger" Kontakt mit einem Patienten nicht zu einem eingeengten Bild seiner Person, seiner allgemeinen Konflikte, seiner Lebenssituation insgesamt sowie seiner Fähigkeiten führt, mit anderen Worten, uns nicht mit einem „so ist er eben" zu einer subtilen Restriktion der Therapieziele verleiten zu lassen. Vielmehr geht es um eine wiederholte Überprüfung gegenwärtiger und potenziell zu entwickelnder Fähigkeiten in der Zukunft. In diesem Zusammenhang erhält die Verbindung zwischen dem Lernen in den Sitzungen und der Anwendung des Gelernten außerhalb der Therapie eine besondere Gewichtung. Wichtig ist eine allgemeine Haltung von Ungeduld (versus Nachsicht) in jeder Sitzung, gepaart mit großer Geduld, was das langfristige Durcharbeiten der vorherrschenden Problematik angeht. Ungeduld im Sinne kreativer Unruhe hält den

Rhythmus der Arbeit lebendig, bewahrt den Patienten vor Gleichmaß in den Sitzungen und den Therapeuten vor seiner natürlichen Neigung zu entspannen, wenn die Dinge gut zu laufen scheinen.

Wir haben bereits auf die Möglichkeit von direkteren und weniger vorsichtigen Deutungen hingewiesen (vgl. „Vertiefung der Beziehung zum Therapeuten", S. 231), während wir die Arbeit des Patienten innerhalb und zwischen den Sitzungen verstärkt beobachten. An einem bestimmten Punkt können komplexere und reifere neurotische Übertragungsmuster zum Vorschein kommen wie z. B. typische ödipale Ängste und Phantasien oder Rivalitäten gegenüber anderen Patienten als Ausdruck einer ödipalen Konstellation. Unter Umständen müssen reifere neurotische Übertragungsmuster zunächst zurückgestellt werden, da regressive Bewegungen auf primitivere Übertragungsebenen im Allgemeinen vorrangig zu bearbeiten sind. Auch in dieser fortgeschrittenen Therapiephase gilt das allgemeine Behandlungsprinzip, psychopathische vor paranoiden vor depressiven Übertragungen zu bearbeiten und zu deuten.

Auch neue Aspekte im dargebotenen Material können nunmehr verstärkt an Bedeutung gewinnen. Mithilfe genetischer Deutungen werden Verknüpfungen zwischen *Gegenwarts-* und *Vergangenheits*unbewusstem hergestellt, was wiederum zur Integration der Lebensgeschichte des Patienten im Kontext einer zunehmenden Fähigkeit zur Selbstreflexion über die gegenwärtigen und vergangenen Ereignisse beiträgt. Diese Fähigkeit sollte sich aber auch in einem vertieften Verständnis für andere, insbesondere Liebespartner und enge Freunde, niederschlagen. Im Gegensatz zu früheren Behandlungsphasen, in denen die Arbeit an Träumen darin besteht, einen bestimmten Teilaspekt des manifesten Traums auszuwählen, um ihn in die Übertragungsdeutung zu integrieren, nimmt die Traumanalyse nunmehr eher klassische Formen an, wenn wir den Patienten auffordern, zu den manifesten Trauminhalten frei zu assoziieren, um diese Einfälle zu der Art seiner Traumdarstellung sowie der aktuell dominanten Übertragung in Bezug zu setzen (Koenigsberg et al. 2000).

Die Reaktionen auf Trennungen vom Therapeuten an Wochenenden, zu Ferienzeiten, in Krankheitsphasen oder während anderer unerwarteter Unterbrechungen der Behandlung müssen eingehend analysiert werden, da sich in ihnen auch der Übergang zu depressiven Übertragungsmuster widerspiegelt. Während Trennungen in der frühen Therapiephase zu schwerer Trennungsangst, Panik und regressiven Verhaltensweisen führen können – oder, im Fall einer narzisstischen Pathologie, zu einer kompletten Verleugnung der Abhängigkeit vom Therapeuten oder aber zur Neigung, ihn seinerseits zu verlassen –, treten nun stärker depressiv gefärbte Trennungsreaktionen auf, begleitet von Trauerprozessen und Gefühlen der Traurigkeit und Einsamkeit. Die systematische Analyse dieser Trennungsreaktionen hilft dem Patienten, seine abgespaltenen, primitiven Übertragungen zu integrieren. Sie fördert die Integration der Ich-Identität und unterstützt den Patienten, sich auf die Beendigung der Therapie einzustellen.

Die Beendigung der Therapie

Die Frage der Beendigung einer TFP-Behandlung steht in engem Zusammenhang mit dem gesamten Therapieverlauf. Die Art und Weise, wie ein Patient das Ende seiner Therapie erlebt, liefert einen bedeutsamen Hinweis auf das erreichte Struktur- und Funktionsniveau. Die Psychodynamik von Trennungen und Trennungsreaktionen eines Patienten beschäftigt uns jedoch von Anbeginn einer Therapie, indem wir die Reaktionen eines Patienten auf alle Unterbrechungen der Behandlung – durch Wochenenden, Feiertage, Urlaube, Krankheit – thematisch bearbeiten. Das jeweilige Reaktionsmuster des Patienten zeigt an, wo er – bezogen auf die Schwere seiner Erkrankung und den psychotherapeutischen Prozess – gerade steht. Im Folgenden wollen wir näher auf unterschiedliche Trennungsreaktionen eingehen, die uns Aufschluss über den innerlich erreichten Integrationsgrad eines Patienten liefern.

Der theoretische Kontext: Normale und pathologische Trauerreaktion

Wie sieht eine normale Trennungsreaktion aus? Wenn sich ein Mensch von einer bedeutsamen Beziehung trennt, kommt es zu einer Verlustreaktion. Je endgültiger diese Trennung, desto intensiver wird diese Trennungserfahrung erlebt. Prototypisch hierfür ist die Trauer um einen geliebten Menschen. Die psychoanalytische Theorie hat sich eingehend damit beschäftigt, mit welchen bewussten und unbewussten Prozessen Trauer einhergeht. In seinem Aufsatz „Trauer und Melancholie“ beschreibt Freud (1917) die Unterschiede zwischen normaler und pathologischer Trauer. Er kommt zu dem Schluss, dass normale Trauer eine Phase von Traurigkeit und normaler Depression umfasst. Diese sei jedoch frei von Schuldgefühlen über den Verlust des geliebten Objekts. Wenn jemand stirbt, sind wir darüber traurig, ohne uns jedoch deshalb schuldig zu fühlen. Dann durchleben wir einen Prozess der Introjektion des verlorenen Objekts, d. h. eine innere Wiederherstellung der verlorenen Person mit all den Aspekten, die wir geliebt haben und die uns nun fehlen. Auf subtile Weise übernehmen wir bis zu einem gewissen Grad Eigenschaften dieses verlorenen Objekts. Dieser Prozess geht einher mit einer narzisstischen Befriedigung darüber, am Leben zu sein und im Gegensatz zum verlorenen Objekt „da“ zu sein. Die Verbindung von Introjektion und narzisstischer Befriedigung über das eigenen Lebendigsein erlaubt ein schrittweises Durcharbeiten des Trauerprozesses, der nach sechs Monaten bis maximal einem Jahr mit einer Wiederherstellung der Normalität endet.

Im Gegensatz dazu kommt es nach Freud in der pathologischen Trauerreaktion zu einer sehr schweren und lang andauernden Depression, die von Schuldgefühlen begleitet ist. Dieses Schuldgefühle, so Freud weiter, entspringen einer unbewussten Feindseligkeit und Ambivalenz dem verlorenen Objekt gegenüber. Sie sind Ausdruck eines Angriffs auf das verlorene Objekt, der sich vor dem Verlust (womöglich unbewusst) auf das Objekt selbst gerichtet hatte. Im Versuch, sich während des Trauerprozesses mit dem verlorenen Objekt zu identifizieren und es zu internalisieren, wird der Angriff nach innen gerichtet. Eine normale Trauerreaktion kann so nicht stattfinden, da die zuvor gegen das verlorene Objekt gerichtete Aggression nun auf das eigene Selbst abzielt.

Freuds Theorie wurde von Melanie Klein (1983b) radikal modifiziert. Ihre Konzeptualisierungen ermöglichen ein Verständnis für die Trennungsangst von Borderline-Patienten bzw. von normaler und pathologischer Trauerreaktion auf die Beendigung der Therapie. Klein zufolge kommt es im Rahmen einer normalen Trauerreaktion zur Wiederholung eines sehr frühen Entwicklungsstadiums, in dem die ursprüngliche Spaltung idealisierter und verfolgender Beziehungen zu einem Objekt überwunden ist, d. h. eine Integration der nur-guten mit den nur-bösen Selbstrepräsentanzen erfolgt ist. Primitive Abwehrmechanismen der Spaltung und verwandte Abwehrformen sind durch Integration überwunden, was mit einem eindeutigen Bewusstsein für das eigene Selbst als weder nur-gut noch nur-schlecht einhergeht. Die Abkehr von Spaltungsmechanismen entspricht dem Übergang von der paranoiden (in Bezug auf das primitive verfolgende Objekt) zur reiferen depressiven Position (mit der Akzeptanz von sowohl gut als auch schlecht und der Trauer um das primitive nur-gute Objekt).

Das bedeutsame Objekt, in erster Linie die Mutter, ist weder nur-gut noch nur-schlecht, sondern weist eine Mischung beider Eigenschaften auf, was die Erkenntnis nach sich zieht, dass die eigene Aggression sich gegen wahrgenommene Angriffe eines Objekts richtet, das nicht ausschließlich böse ist. An diesem Punkt kommt es zu einem Rückgang projektiver Mechanismen: Es wird nicht mehr die gesamte Aggression als von außen kommend erlebt und in der Folge projiziert, sondern auch als Teil des eigenen Selbst wahrgenommen. Die dadurch entstehende Fähigkeit, Schuldgefühle als normalen Affekt zu entwickeln, impliziert die Integration von Gut und Böse, was wiederum den Verlust des idealisierten Objektes (und des idealisierten Selbst) beinhaltet und die depressive Position charakterisiert. Laut Melanie Klein erfolgt diese Integration von Beginn der zweiten Hälfte des ersten Lebensjahres an.

Wird die eigene Aggression als solche erkannt, werden die fordernden und verbietenden Aspekte des Objekts nicht mehr als Angriffe von außen wahrgenommen, sondern als Anforderungen, die es zu erfüllen gilt, internalisiert. Auf diese Weise kommt es zur Ausbildung einer ersten primitiven Überich-Struktur – im Sinne internalisierter Geboten und Verbote. Die Internalisierung der fordernden Aspekte des Objekts in Form eines primitiven Überichs stellt wiederum die Grundlage für die Entwicklung von Schuldgefühlen dar. Nach Klein (a.a.O.) richten sich Schuldgefühle nicht, wie von Freud angenommen, gegen das internalisierte Objekt, sondern gegen das Selbst, das sich einem Objekt gegenüber, welches zeitweilig als ausschließlich böse wahrgenommen wurde, als aggressiv gezeigt hat.

Gleichzeitig kommt es zu einer Konsolidierung eines inneren Objekts, welches weder nur-gut noch nur-böse, sondern nunmehr ein integriertes und ambivalent geliebtes ist. Dies entspricht der stabilen Internalisierung einer genügend guten („good enough") und realistischeren Mutter, die zwar ambivalente Gefühle hervorruft, wobei jedoch Empfindungen der Liebe die der Wut und Aggression überwiegen. Diese Wiederherstellung des äußeren Objekts in Form eines stabilen inneren Objekts führt zum Aufbau einer inneren Welt von Objektrepräsentanzen, die Schutz und ein Gefühl innerer Sicherheit und Stabilität dem eigenen Selbst gegenüber bieten. Gleichzeitig ist die Mutter in dieser depressiven Position noch anwesend, wenn auch in der Außenwelt lebend. Sie ist nicht verloren, wird nun aber anders wahrgenommen.

Die Schuldgefühle führen zu einem Bedürfnis, die Beziehung zur Mutter wiederherzustellen und gute Dinge zu tun. Klein (a.a.O.) bezeichnet dies als Wiedergutmachung, die sie als Grundlage der Fähigkeit zur Sublimierung ansah. Gefühle der Dankbarkeit, die der depressiven Position vorausgehen, treten zu diesem Zeitpunkt in den Vordergrund. Es besteht eine Sehnsucht danach, die gute Beziehung zum äußeren Objekt wieder herzustellen. Gleichzeitig kann es zu einer extremen Verstärkung von Schuldgefühlen kommen – insbesondere, wenn ein realer Verlust durch Tod vorliegt. Schuldgefühle können jedoch sekundär durch eine Art manischen Triumph abgewehrt werden (wobei „manisch" hier nicht im klinisch-pathologischen, sondern psychodynamischen Sinn verstanden werden soll. Es kann der unbewusste Wunsch entstehen, sich der eigenen Freiheit vom verlorenen Objekt zu versichern und es durch viele andere Beziehungen zu ersetzen, um sich vom Schmerz über die Schuld und den Verlust zu befreien. Es gibt aber auch Gefühle der Hoffnung auf die Entwicklung neuer und guter Objektbeziehungen. All diese Facetten umfassen nach Melanie Klein die gesunde Trauerreaktion.

Eine pathologische Trauerreaktion, so Klein (a.a.O.), stellt die grundlegende Dynamik einer depressiven Erkrankung dar. Die Aggression gegenüber dem verlorenen Objekt ist so heftig, dass die Internalisierung dieses verlorenen Objekts in das Überich sadistische Qualitäten annehmen kann, die wiederum zu einem sadistischen Angriff auf das Selbst führen. Mit anderen Worten, pathologische Schuldgefühle nehmen phantastische, außergewöhnliche Züge an. Der Mensch, der an dieser pathologischen Trauerreaktion leidet, fühlt sich als schlimmster Sünder der Welt – ein Empfinden, das wahnhafte Züge annehmen kann. Es finden sich eine Grausamkeit des Überich, Forderungen nach Vollkommenheit und Hass auf alle Triebimpulse. Der Angriff ist nicht nur gegen das eigene Selbst gerichtet, sondern wird gleichzeitig von dem Gefühl begleitet, das gute Objekt zerstört zu haben. Auf diese Weise wird also nicht nur das Gefühl eines guten Selbst, sondern auch das Gefühl eines guten inneren Objekts vernichtet. Es ist, als habe man alles verloren. Das gute Objekt ist nicht nur äußerlich *und* innerlich verloren gegangen. Die eigene Aggression hat das äußere Objekt völlig zerstört, und im Inneren ist nichts als Leere. In der Phantasie kommt es zur Zerstörung des inneren und des äußeren Objekts, da der ursprünglich projektiv gegen das äußere Objekt gerichtete intensive Hass in das Überich internalisiert wird.

Im Rahmen pathologischen Trauerns verstärken die Gefühle von innerer Leere und Verlust das Schuldgefühl. Es entsteht ein Teufelskreis von Schuld nicht nur wegen der Zerstörung des *inneren*, sondern auch wegen des Verlusts des *äußeren* Objekts. In der Folge ist das eigene Selbst noch heftigeren Angriffen ausgesetzt. Als sekundäre Abwehr gegen Gefühle von Schuld, Leere und Verzweiflung kann es zur Regression auf ein paranoid-schizoides Entwicklungsniveau kommen, welches der depressiven Position vorausgeht (Klein a.a.O.) und auf dem unreife Abwehrmechanismen der Spaltung, projektiven Identifizierung, omnipotenter Kontrolle sowie eine allgemeine Desorganisation des Selbst vorherrschen. Nicht selten kommt es unter diesen Bedingungen zur hypomanischen Abwehr von Schuldgefühlen, wobei diese dann übertriebene Züge annimmt im Sinne von Triumphgefühlen, Verachtung, abwehrender Identifizierung mit einem idealisierten verlorenen Objekt, Omnipotenz und Verleugnung jeglicher Trauer oder jeglicher Bedürftigkeit. Es entsteht eine Art zwanghaften Strebens nach möglichst zahlreichen Beziehungen als Ausdruck hypomanischer Bezogenheit auf die Realität, ohne sich jedoch wirklich auf andere einzulassen. In diesem Sinne sind nach Klein die psychotische Depression oder die Hypomanie die extremsten Manifestationen der pathologischen Trauer.

Schuld, so Freud, entstehe hier nur unter pathologischen Bedingungen. Melanie Klein hingegen sieht die Existenz von Schuldgefühlen sowohl unter normalen als auch pathologischen Bedingungen gegeben. Lediglich ihre Intensität und ihr Sadismus charakterisierten das Ausmaß an pathologischen Zuständen. Klein betrachtet die Ambivalenz einem Objekt gegenüber als etwas Normales, lediglich die Intoleranz ihr gegenüber sieht sie als pathologisch an. Angriffe auf das Selbst bis zu einem gewissen Grad seien immer vorhanden, erst ihr vernichtendes Ausmaß unterscheide die normale von der pathologischen Trauer.

Die Beendigung der Therapie: Normale, neurotische und Borderline-Persönlichkeitsorganisation

Wie reagieren Menschen mit einer normalen Persönlichkeitsorganisation, wenn eine zufriedenstellende und lang andauernde Therapie zu Ende geht und sie sich von ihrem Therapeuten trennen müssen? Wir beobachten Gefühle von Traurigkeit, von Verlust und Trauer, aber auch von Freiheit und Wohlbefinden. Es gibt die Bereitschaft zu einem Neuanfang – ähnlich dem, was Freud als normale Trauerreaktion beschrieben hat. Der Patient ist nicht übermäßig traurig, er weiß zu schätzen, was er vom Therapeuten erhalten hat, und er spürt, dass er nun gut allein zurechtkommen kann.

Was geschieht im Rahmen einer neurotischen Persönlichkeitsorganisation, wenn das Überich übermäßigem Druck und exzessiven Schuldgefühlen ausgesetzt ist? Die Trauer des Patienten mutet uns hier sehr viel intensiver an. Es kommt zu starken Gefühlen der Traurigkeit und zur Idealisierung des Therapeuten, dessen Liebe und Zugewandtheit sich der Patient als unwert erachtet. Er neigt dazu, an der therapeutischen Beziehung festzuhalten und erweckt den Eindruck, nicht loslassen zu können – Verhaltensweisen, die auf eine milde Variante der von Melanie Klein beschriebenen pathologischen Trauerreaktion hinweisen.

Wie reagieren Patienten mit einer Persönlichkeitsorganisation auf Borderline-Niveau? Selbst kürzere Trennungen vom Therapeuten – etwa infolge von Krankheit, Feiertagen oder Urlaubsunterbrechungen – führen zu schwerer Trennungsangst. Anstelle von Traurigkeit kommt es zu heftiger Angst und Verlassenheitspanik, wobei es sich um eine unmittelbare Manifestation der paranoid-schizoiden Position handelt. Das Gefühl normaler Ambivalenz kann nicht ertragen werden, wodurch es schwer fällt, das gute innere Bild aufrecht zu erhalten. Traurigkeit fehlt, da diese Patienten keine Integration auf einem depressiven Niveau erreicht haben, das das positive Bild des enttäuschenden Objekts bewahren könnte. Die Trennungsangst wird vom Patienten als unmittelbare Folge der Frustration durch den Therapeuten interpretiert, die einen Angriff durch das fehlende (und damit verfolgende) Objekt darstellt.

Die Abwesenheit des Therapeuten wird vom Patienten unbewusst als Angriff erlebt, welcher wiederum reaktive Wut auf das böse Objekt auslöst. Diese Wut richtet sich nicht nur gegen das äußere Objekt, sondern auch gegen dessen innere Repräsentanz. Das gute Bild des Therapeuten wird voller Rache zerstört. Der Patient bleibt mit leeren Händen zurück. Er fühlt sich angegriffen, wütend und innerlich entleert, so, als habe er den Therapeuten völlig verloren. Dieses Gefühl der Leere, verbunden mit Angst vor Rache aufgrund seiner Wut auf den Therapeuten, steigert das Verlustgefühl. Der Patient entwickelt Phantasien, misshandelt zu werden, sowie Angst vor der eigenen Wut aufgrund dieser Misshandlungen. Unter extremen Bedingungen kann es zu einer Fragmentierung im emotionalen Erleben kommen, welche in einer Art schizoider Leere und Gleichgültigkeit mündet.

Noch heftiger ist die Reaktion auf Abwesenheit des Therapeuten bei Patienten mit narzisstischer Persönlichkeit. Ein pathologisches Größenselbst und die Abwehr jeglicher Abhängigkeit führen zur sofortigen Entwertung des Therapeuten, hinter der sich jedoch eine zugrunde liegende paranoide Übertragung, basierend auf der Furcht vor der projizierten Aggression, verbergen kann – vergleichbar einem charakterologischen Abkömmling der manischen Reaktion auf einen Verlust, wie wir sie weiter oben beschrieben haben. Eine unmittelbare Entwertung des Therapeuten äußert sich hier in der Überzeugung des Patienten, es gehe ihm ausgezeichnet, er empfinde überhaupt nichts, oder auch, er haben den Therapeuten sowieso nie gebraucht. Typischerweise reagieren diese Patienten gar nicht auf Trennungen.

Es mutet an, als würde der Therapeut für die Zeit seiner Abwesenheit einfach „weggesperrt", um ihn, selbst nach langen Trennungsphasen, wieder „hervorzuholen".

Ein Patient beginnt die erste Sitzung nach einer zweimonatigen Unterbrechung der Therapie beispielsweise mit den Worten: „Um da fortzufahren, wo ich in der letzten Sitzung aufgehört hatte ..."

Ein anderer, narzisstischer Patient kommentiert die Abwesenheit seines Therapeuten folgendermaßen: „Andere Patienten vermissen ihre Therapeuten. Bei mir ist das überhaupt nicht der Fall. Ich mag Sie. Sie sind nett. Aber wenn Sie morgen sterben würden, dann würde ich mich ärgern über all die verlorene Zeit und darüber, dass ich mir einen neuen Therapeuten suchen müsste. Aber ansonsten würde ich nichts Besonderes empfinden."

Behandlungstechnische Konsequenzen

Wie sollte auf Trennungsreaktionen dieser Art behandlungstechnisch reagiert werden? Es bedarf einer eingehenden Exploration und Analyse, wann immer wir solche Reaktionen beobachten. Eine erfolgreiche Bearbeitung hilft dem Patienten, sich auf das Ende der Behandlung einzustellen.

So fürchtete eine Borderline-Patientin von Beginn ihrer TFP-Behandlung an, dass die Therapie eines Tages enden und dies für sie einer Katastrophe gleichkommen würde. Diese Patientin litt unter den für Borderline-Patienten typischen schweren Trennungsängsten. Die wiederholte Analyse der Übertragung in diesen Phasen (eine Mischung aus Angst, Wut, Leere und Furcht) hob schließlich ihre Reaktionen auf ein neurotisches Niveau – im Sinne milder depressiver Verstimmungen – und reduzierte gleichzeitig ihre Angst vor dem Ende der Therapie bzw. bereitete sie darauf vor.

Analyse von Trennungen während der Therapie

Welche behandlungstechnischen Konsequenzen ergeben sich aus dem Schweregrad der Trauerreaktion und der Trennungsangst? Als Erstes muss das vorherrschende Funktionsniveau des Patienten diagnostiziert werden. Wir dürfen nicht automatisch davon ausgehen, dass alle Patienten unter Trennungsangst leiden. Wie bereits beschrieben, kann diese völlig fehlen. Weiterhin müssen die Objektbeziehungen herausgearbeitet werden, die den depressiven, ängstlichen oder wütenden Gefühlen des Patienten zugrunde liegen und seine Reaktionen auf Trennungen an Wochenenden, in Urlaubszeiten und bei Krankheit bestimmen.

Im Falle neurotisch-depressiver Reaktionen (dieses Strukturniveau – oder ein höheres – sollten die Patienten gegen Ende der TFP-Behandlung erreicht haben) muss die Trauer über den Verlust des Therapeuten im Hinblick auf unbewusste Schuldgefühle des Patienten untersucht werden. Nicht selten sind Patienten unbewusst der Auffassung, zur Trennung und zum Verlust beigetragen zu haben, in der Überzeugung, nicht gut genug oder zu fordernd gewesen zu sein. Es gilt, die depressiven Ängste zu analysieren, die große Ähnlichkeit mit den für das eigentliche Ende einer Therapie typischen und intensiven Ängsten aufweisen können. Häufig wird die mit einer Depression verknüpfte Phantasie von der Überzeugung des Patienten bestimmt, er sei zu fordernd und habe einen so guten Therapeuten gar nicht verdient; er verdiene weder Autonomie noch Gesundheit; der Therapeut habe die Behandlung beenden müssen, weil seine (des Patienten) Ansprüche ihn völlig erschöpft haben. Der Patient empfindet sich als Last für den Therapeuten, so dass es nur allzu verständlich sei, wenn sich der Therapeut davon befreien wolle. Sich gut zu entwickeln und mit Ende der Therapie Unabhängigkeit und Eigenständigkeit zu erreichen, kann unbewusst mit dem Tod des Therapeuten gleichgesetzt werden.

Wenn wir die Trennungsängste bei Borderline-Patienten näher analysieren, so zeigt sich häufig die Phantasie, dass Trennung als Angriff und Verantwortungslosigkeit seitens des Therapeuten erlebt wird. Die auf den Therapeuten projizierte Wut geht mit der Überzeugung einher, im Stich gelassen zu werden und es mit einem Therapeuten zu tun zu haben, der nur an seinem eigenen Wohlergehen und an der Erfüllung seiner eigenen Wünsche interessiert ist, während er den Patienten allein zurück lässt. Es besteht ein heimlicher Hass auf den Therapeuten und der unbewusste Wunsch, beispielsweise dessen Urlaub zu ruinieren oder für jeden Schritt, den er ohne den Patienten unternimmt, Schuldgefühle zu wecken.

Analyse der Trennung bei Therapieende

Jede Trennung weckt unbewusste Wut, da die Trennung als Angriff erlebt wird und mit der unbewussten Zerstörung des Bildes vom guten Therapeuten einhergeht, Dies führt zu einem tiefen Gefühl innerer Leere und muss im Verlauf der Behandlung analysiert und bearbeitet werden; und wenn der Patient dem Therapeuten schlechte Absichten unterstellt, muss auch sein Misstrauen analysiert werden: sein Ärger und Neid auf das gute Leben des Therapeuten, der Wunsch, dieses Leben zu zerstören, und das Gefühl, das innere, gute Bild des Therapeuten durch Hass vernichtet zu haben.

Viele Patienten leiden unter einer Mischung aus paranoiden und depressiven Ängsten. Allgemein gilt, dass die paranoiden noch vor den depressiven Reaktionen gedeutet werden müssen. Werden depressive Ängste zuerst bearbeitet, bleiben die paranoiden Ängste oft unerkannt und dem Patienten wird nicht wirklich geholfen. Bei der systematischen Analyse paranoider Reaktionen hingegen nehmen depressive Ängste an Intensität zu – da das verlorene Objekt an Wert gewinnt –, werden besser erkennbar und einer Klärung eher zugänglich. Aus diesem Grund ist es bei jeder Trennung unbedingt erforderlich, Phantasien des Patienten, in denen der Therapeut ihn aus Gleichgültigkeit, Gier, Herzlosigkeit oder geheimer Geringschätzung verlässt – Ausdruck typischer paranoider Überzeugungen – genau zu analysieren. Im Gegensatz hierzu stehen die typischen depressiven Phantasien, in denen sich der Therapeut aus Erschöpfung vom Patienten trennt, oder weil dieser ihm geschadet hat oder weil er dessen Schlechtigkeit und Aggression nicht mehr ertragen konnte.

Ambivalenz dem Therapeuten gegenüber

In allen Fällen ist es wichtig, dem Patienten dabei zu helfen, seine Ambivalenz dem Therapeuten gegenüber zu ertragen und das Tolerieren von Ambivalenz mit der Analyse der voneinander abgespaltenen Objektbeziehungen zu verbinden, wie es für die Behandlung von Borderline-Patienten typisch ist. Wichtig ist, die Trauerprozesse zu tolerieren, ihre Entfaltung zu ermöglichen und sie nicht zu unterbinden oder durch künstliche Übertreibung zu übergehen. Sie sind unvermeidbar. Manche Therapeuten entscheiden sich für eine allmähliche Reduzierung der Sitzungssequenz, um den Patienten an die Trennung zu „gewöhnen". Wir halten dieses Vorgehen behandlungstechnisch für falsch. Idealerweise sollte die Intensität der Behandlung bis zum Ende aufrechterhalten werden, um Trennungsangst und Trauer so weit wie möglich durchzuarbeiten, bevor die Behandlung tatsächlich endet. Je intensiver Trennungsangst und Trauerreaktion vor Beendigung der Behandlung analysiert werden, umso eher wird der Patient nach dem Ende der Therapie in der Lage sein, diese eigenständig durchzuarbeiten. Trauer geht mit einem Wachstum der Persönlichkeit einher. In ihr wiederholen sich Erlebnisse, die mit dem Erwachsenwerden verbunden sind, wie zum Beispiel der Auszug von Zuhause oder der Beginn eines Studiums. Jeder Mensch hat die Möglichkeit solcher Erfahrungen, auch wenn er noch keinen schweren Verlust durch Tod, Trennung oder Verlassenwerden erlitten hat.
Die Reaktionsweisen auf Trennung, Beendigung der Behandlung und Verlust lassen sich somit in depressive und paranoide bzw. in übermäßige Trauerreaktionen und Trennungsangst einteilen.

Die Gegenübertragung des Therapeuten

Die Gegenübertragung des Therapeuten bietet oft einen guten Anhaltspunkt für aktuell vorherrschende Übertragungsmuster des Patienten. Überwiegen *paranoide* Reaktionen auf Trennungen oder das Ende der Behandlung kann es auch in der Gegenübertragung zu einer paranoid gefärbten Reaktion auf den Patienten kommen. Der Therapeut entwickelt womöglich ein Gefühl, als würde der Patient vor dem Ende der Behandlung fliehen, sie entwerten oder verleugnen, wie krank er eigentlich ist. Er erwartet förmlich vom Patienten wegen der Beendigung der Therapie angegriffen zu werden.
Im Rahmen eines vorwiegend *depressiv* getönten Übertragungsmusters kann auch die Gegenübertragung entsprechende Züge annehmen: Der Therapeut entwickelt Phantasien, in der Behandlung des Patienten versagt zu haben. Der Patient habe Besseres verdient. Nun lasse er ihn im Stich. Vielleicht hätte er den Patienten mehr lieben, ihn früher und besser

verstehen sollen. Der Patient habe allen Grund, enttäuscht zu sein.

Kommt es aufseiten des Patienten zu einer narzisstischen Entwertung der Therapie, kann auch der Therapeut in seiner Gegenübertragung mit narzisstischer Abwehr reagieren, indem er den Patienten als hoffnungslosen und unbehandelbaren Fall entwertet.

Aus praktischen Erwägungen heraus ist es immer wichtig, den Abschluss der Behandlung rechtzeitig vorzubereiten und anzukündigen und den Patienten wissen zu lassen, in welchem Stadium der Behandlung er sich befindet. In jeder Langzeittherapie sollte wenigstens drei Monate vor Beendigung der Behandlung der genaue Zeitpunkt festgesetzt werden, im Idealfall von Patient und Therapeut gemeinsam. Diese zeitliche Größenordnung gilt auch für Überweisungen in andere Therapieformen, wenn Patient und Therapeut mindestens ein Jahr miteinander gearbeitet haben. In Behandlungen, die über mehrere Jahre laufen, sollte idealerweise eine mindestens sechsmonatige Abschlussphase eingeplant werden. Wichtig ist, die Reaktionen des Patienten auf diese Entscheidungen genau zu beobachten, sich aber mit entsprechenden Deutungen so lange zurückzuhalten, bis man über ausreichend Material verfügt. Das bedeutet, dass im Fall einer langfristigen Psychotherapie der Zeitpunkt für die Beendigung der Behandlung (ähnlich längerer Unterbrechungen) rechtzeitig und verlässlich festgesetzt werden sollte.

Die zeitliche Planung der Beendigung der Therapie

Wann beenden wir eine Therapie? Idealerweise, wenn es zu einer befriedigenden Auflösung der Symptomatik und zu einer bedeutsamen Weiterentwicklung und Veränderung in der Persönlichkeit des Patienten gekommen. Wenn Lebens- und Therapieziele gleichermaßen erreicht wurden: das heißt, – neben der Auflösung spezifischer Symptomkomplexe – umfassende Verbesserungen in den Bereichen Liebe, soziale Kontakte, Arbeit und Freizeit. Allerdings sollte bereits während des gesamten Therapieverlaufs immer wieder überprüft werden, inwieweit diese optimalen Therapieziele bereits erreicht wurden.

Im Falle eines längeren Stillstands und wenn die Entscheidung schwer fällt, ob der Patient bereits das Maximum für sich aus der Therapie gewonnen hat, oder aber diese in eine Sackgasse geraten ist, kann eine sorgfältige Analyse von Übertragung und Gegenübertragung weiterhelfen. Im Falle eines längeren therapeutischen Stillstands sollte die Möglichkeit einer Supervision in Betracht gezogen werden, anstatt sich unmittelbar für die Beendigung der Behandlung zu entscheiden. In Fällen, in denen der sekundäre Krankheitsgewinn nicht ausreichend analysiert wurde und die Behandlung zum Ersatz für das eigentliche Leben geworden ist, können sich oft größte Widerstände gegen die Beendigung der Therapie entwickeln. Hier muss die Analyse des sekundären Krankheitsgewinns im Zentrum der therapeutischen Arbeit stehen, um eine angemessene Beendigung der Behandlung einzuleiten.

10 Krisenmanagement

Krisen in der Therapie treten dann auf, wenn das Agieren primitiver Konflikte die Behandlung untergräbt bzw. der therapeutische Prozess zu entgleisen oder ganz zu scheitern droht. Sie können einen Therapeuten in Angst und Schrecken versetzen, so dass es im ersten Moment schwer fällt, mit der Arbeit fortzufahren. Andererseits bergen Krisen dieser Art – bei adäquatem Umgang – immer auch die Möglichkeit zu therapeutischen Fortschritten. Praktisches Krisenmanagement in diesem Sinne kann bedeuten, als Therapeut aktiver in die Therapie einzugreifen – zum Beispiel den Patienten zu Hause anzurufen oder sich mit der Familie des Patienten in Verbindung zu setzen. Behandlungstechnisch kann es angemessen sein, Deutungen schneller und tiefer vorzubringen und verstärkt auf die Einhaltung der therapeutischen Rahmenbedingungen zu drängen. In manchen Fällen kann es auch erforderlich sein, von der Position technischer Neutralität abzuweichen.

Insbesondere in den frühen Therapiephasen werden die Konflikte des Patienten häufiger durch Handlungen als durch Worte zum Ausdruck gebracht. Aufgrund von Spaltungen und Projektionen, die in dieser Phase besonders intensiv sind, wird der Therapeut als bedrohlich und ausbeuterisch wahrgenommen, ohne dass eine Korrektur dieser Wahrnehmung möglich scheint. Unter solchen Bedingungen beschränkt sich die Mitarbeit des Patienten – d. h. die Auseinandersetzung mit seinen Problembereichen (zwischenmenschliche Konflikte, selbstzerstörerisches Verhalten, Depression, usw.) – in der Regel auf Gedankengänge, die ihm bereits bewusst sind. Die Charakterpathologie – insbesondere im Sinne der inneren Spaltung – durchzieht und bestimmt das Erleben und Verhalten des Patienten so grundlegend, dass sie nicht bewusst wahrgenommen werden kann: Die Struktur der Pathologie ist die Struktur der subjektiven Realität des Patienten.

Diese tiefgreifende Beeinträchtigung des allgemeinen Funktionsniveaus – mit anderen Worten: die strukturelle Störung – wird anfangs am ehesten in den Handlungen eines Patienten erkennbar. Aus diesem Grund muss dem manifesten Verhalten und der therapeutischen Interaktion besonderes Augenmerk beigemessen werden. Den Fortgang der Therapie gefährdende Handlungen des Patienten bieten immer auch die Möglichkeit für ein tieferes Verständnis, da sie ein untrügliches Zeichen für die Aktivierung heftiger Affekte in der Behandlung sind. Dazu kommt es für gewöhnlich dann, wenn die innere Spaltung des Patienten störende Selbst- und Objektrepräsentanzen nicht mehr aus dem Bewusstsein fernzuhalten vermag. Es ist gerade der Umgang mit Krisen, der einen besonders guten Zugang zur inneren Welt eines Patienten bietet, wobei ein wesentlicher Schlüssel für wirksame therapeutische Interventionen die erhöhte Aktivität des TFP-Therapeuten ist – etwas, das viele Therapeuten, die mit der Methode der Übertragungsfokussierten Psychotherapie nicht vertraut sind, überraschen mag.

Krisen können bereits zu einem sehr frühen Zeitpunkt in der Behandlung auftreten, noch ehe der Patient das anfängliche Agieren signifikant einzuschränken vermag. Darin ist womöglich der Versuch enthalten „auszutesten", ob sich der Therapeut an die vereinbarten Rahmenbedingungen hält oder nicht. Tut er

dies, kann dies für den Patienten eine große Beruhigung darstellen.
Aber auch nachdem sich Patienten mit den Rahmenbedingungen ihrer Therapie gleichsam „angefreundet" haben, kann es zu Krisen kommen – ausgelöst dadurch, dass die Therapie das prekäre Gleichgewicht zwischen primitiven Abwehrmechanismen (z. B. wenn Spaltung und Projektion aggressiver Affekte nicht mehr wirksam sind) nachhaltig erschüttert, oder aber wenn sich das Chaos im äußeren Leben des Patienten so weit beruhigt hat, dass er seine Identitätsdiffusion bewusst wahrnimmt und sich so den Gefühlen innerer Leere und Verlorenheit in der Welt ausgesetzt sieht. Es ist nicht untypisch, dass Patienten in Zeiten stürmischer Krisen weniger Angst verspüren als angesichts der nun bewusst erlebbaren Tatsache, dass ihnen eine klare Richtung im Leben fehlt.
Was sich in Krisen darstellt, ist häufig eine durch eine bestimmte Übertragungskonstellation ausgelöste (Re-)Inszenierung von Gefühlen. Von daher lautet die erste Frage, die wir uns beim Entstehen einer Krise stellen: „Wie erlebt der Patient mich oder die Therapie gerade? Was veranlasst ihn, mit Therapieabbruch zu drohen, den Therapievertrag nicht einzuhalten, psychotisch zu regredieren, etc.?" Wie bereits erwähnt, wird eine Krise in der Behandlung oft dadurch ausgelöst, dass ein Patient für ihn unerträgliche Selbst- und Objektrepräsentanzen wahrzunehmen beginnt. Um einer solch schmerzlichen Selbsterkenntnis aus dem Weg zu gehen, wird die Projektion einer unerwünschten inneren Repräsentanz so intensiv, dass die Wahrnehmung der Person des Therapeuten vollkommen von dieser negativen Projektion beherrscht wird.
Angesichts der Tatsache, dass solche Situationen im Therapeuten heftigste Gefühle (wie z. B. Angst, Frustration, Verzweiflung, Hass) hervorrufen können, erfordert die Bearbeitung dieser Episoden große Sorgfalt, um nicht in ein wechselseitiges pathologisches Agieren mit dem Patienten hineingezogen zu werden, was die Bemühungen der Klärung oder die therapeutische Arbeit insgesamt ernsthaft bedrohen würde. Im Allgemeinen lassen sich aufseiten des Therapeuten folgende Formen von *Gegenübertragungsagieren* beobachten: In einem auf den ersten Blick supportiv anmutenden Eingehen auf die Wünsche des Patienten „rettet" der Therapeut scheinbar die Therapie, macht damit aber ein Verstehen der agierten Objektbeziehungsdyade unmöglich. Das zweite Muster besteht in einer oberflächlich neutralen (strukturierten), aber letztlich starren und damit zurückweisenden Haltung dem Patienten gegenüber, die unbewusst das beschleunigte Ende der Behandlung anstrebt, um der zunehmenden Angst des Therapeuten ein Ende zu setzen.
Die Handhabung von Therapiekrisen ist ein Prüfstein für die Angemessenheit der im Behandlungsvertrag festgelegten Vereinbarungen (s. Kap. 5 und 6) sowie die Fähigkeit des Therapeuten, innerhalb dieses Rahmens vernünftig zu arbeiten. Explorativ-psychodynamisches Arbeiten erfordert ein ständiges Bemühen, Angriffe auf den therapeutischen Rahmen in ihrer Dynamik zu verstehen und so das Außerkraftsetzen der Behandlung durch krisenhafte Entwicklungen zu verhindern.

Typische Therapiekrisen

Die häufigsten Therapiekrisen entsprechen erwartungsgemäß und zum großen Teil der Hierarchie der Prioritätenliste, die wir bereits kennengelernt haben (s. Kap. 4):

- Suizidales oder selbstdestruktives Verhalten
- Bedrohliche Aggression, Störungen und Belästigungen
- Drohender Therapieabbruch
- Fehlende Compliance hinsichtlich zusätzlicher Therapiemaßnahmen
- Sexueller Missbrauch in der Vorgeschichte
- Psychotische Episoden
- Dissoziative Reaktionen

- Depressive Episoden
- Wiederholte Notaufnahmen
- Stationäre Aufenthalte
- Telefonanrufe des Patienten
- Abwesenheit des Therapeuten und Vertretung durch einen Kollegen
- Schweigen des Patienten
- Somatisierung

Es überrascht nicht, dass die häufigsten Krisen Bereiche betreffen, die bei der Erstellung des Therapievertrags bereits besprochen wurden. Der Therapievertrag soll ja die für den jeweiligen Patienten charakteristischen Muster erfassen, die sich im Behandlungsverlauf zu einer Gefährdung für die Therapie entwickeln können, sowie Bedingungen für den Umgang mit diesen potenziellen Gefährdungen schaffen. Wenn mögliche Klippen und Risiken für die Therapie bereits in der Vertragsvereinbarung besprochen wurden (was nicht immer der Fall ist), so muss zunächst die Frage gestellt werden, warum der Patient gerade zu diesem Zeitpunkt eine Situation schafft, die antizipiert und besprochen wurde bzw. was die Abweichung vom Therapievertrag zu bedeuten hat.

> Der Therapeut könnte sagen:
> „Bei unserer ersten Begegnung stellten wir fest, dass Sie Ihre letzten drei Therapien abgebrochen haben, und es wurde besprochen, dass sich ähnliche Impulse auch hier entwickeln könnten. Wir kamen überein, dass es therapeutisch für Sie das Beste sei, diesem Drang nicht nachzugeben, sondern statt dessen zu überlegen, was der Grund für diesen Impuls sein könnte. Jetzt sagen Sie mir, dass dies Ihre letzte Sitzung bei mir sei. Zuerst möchte ich klarstellen, dass es tragisch für Sie wäre, wieder eine Therapie abzubrechen, ohne die Hilfe bekommen zu haben, die Sie brauchen. Zweitens wäre dies doch eine gute Gelegenheit, etwas sehr Zentrales, was Ihr Erleben immer wieder bestimmt, zu verstehen, wenn wir uns einmal ansehen, was sich hinter Ihrer Entscheidung, die Therapie abzubrechen, verbirgt."

Umgang mit Suiziddrohungen und Suizidversuchen

Drohendes selbstdestruktives und suizidales Verhalten ist das schwerwiegendste Problem in der Behandlung von Borderline-Patienten und gleichzeitig die häufigste Ursache für das Abweichen des Therapeuten von seiner Rolle in der explorativen Psychotherapie. Trotz der Fülle von Bedeutungen, die die Suizidalität eines Patienten haben kann, lassen sich doch einige allgemeine Aussagen treffen. Wird Suizidalität bereits in der Anfangsphase einer Therapie zum Thema, so handelt es sich nicht selten um einen Versuch des Patienten, den Therapeuten auf die Probe zu stellen, ob er sich an die von ihm im Therapievertrag festgelegte Rolle halten wird. Auch wenn viele Borderline-Patienten nach außen hin den Gedanken einer explorativ-psychodynamisch orientierten Psychotherapie begrüßen und sich intellektuell darauf einlassen können, funktionieren sie innerpsychisch doch auf der Basis intensivster primärer Wünsche und Sehnsüchte nach Nähe, Verschmelzung und Fürsorge – abwechselnd mit Angst davor und/oder Wut darüber. Vor diesem Hintergrund können Patienten von ihrer eingegangenen Verpflichtung zur Mitarbeit abweichen, um zu prüfen, ob der Therapeut seine definierte Rolle verlassen und ihnen gegenüber eine besonders fürsorgliche Haltung einnehmen wird.

Suizidalität kann darüber hinaus Ausdruck von Wut, ein Versuch zu kontrollieren, ein Mittel zu quälen oder aber ein Zeichen für die innere Not des Patienten sein. Angesichts der Vielzahl möglicher Bedeutungen stellt die Abklärung von Suizidalität einen ganz wesentlichen Teil des therapeutischen Prozesses dar.

Äußert der Patient Suizidgedanken, muss als Erstes abgeklärt werden, ob diese im Zusammenhang mit einer depressiven Episode stehen, welche ein anderes therapeutisches Vorgehen erforderlich machen würde, etwa eine medikamentöse oder stationäre Behandlung.

Kann eine depressive Episode, z. B. im Sinne einer Major Depression, ausgeschlossen werden, gilt es, die Suizidalität des Patienten sowohl als intrapsychisches als auch interpersonelles Problem zu betrachten, um herauszuarbeiten, wer in diesem Suizidszenario die Rolle des Täters und wer die Rolle des Opfers einnimmt. Hierbei sind folgende Fragen hilfreich:

- Wer in der inneren oder äußeren Welt des Patienten ist das Ziel der Aggression?
- Welche Funktion hat die Suizidalität zu eben *diesem* Zeitpunkt und in genau *diesem* zwischenmenschlichen Kontext?

Obgleich es sich bei der Suizidalität eines Menschen unbestreitbar um ein vielschichtiges Phänomen handelt, so wird sie doch in vielen Fällen als äußerst wirkmächtiges Agens in zwischenmenschlichen Beziehungen – gleichsam als „Trumpfkarte" – eingesetzt.

Die Unvorhersagbarkeit des Verhaltens von Borderline-Patienten bedeutet oft, dass Suiziddrohungen genauso schnell wieder zurückgenommen werden wie sie geäußert werden. Dieses Problem muss im Rahmen des Therapievertrags offen mit dem Patienten und, falls erforderlich, dessen Familie erörtert werden. Eine kontinuierliche Überprüfung der potenziellen Suizidgefährdung ist vor allem bei jenen Borderline-Patienten notwendig, die ein erhöhtes Risiko für affektive Erkrankungen im klassisch psychiatrischen Sinn tragen.

Wenn chronische Suiziddrohungen zu einem festen Bestandteil im Leben des Patienten geworden sind, sollte der Therapeut noch vor Beginn der Behandlung sowohl den Patienten als auch dessen Familie darüber aufklären, dass der Patient an einer schweren psychischen Erkrankung mit einem nicht unerheblichen Mortalitätsrisiko leidet. Der Therapeut sollte gegenüber allen Betroffenen seine Bereitschaft zum Ausdruck bringen, im Rahmen seiner therapeutischen Möglichkeiten dem Patienten bei der Überwindung seiner Erkrankung zu helfen. Er sollte aber auch deutlich machen, dass er weder einen sicheren Erfolg garantieren noch im Verlauf der langfristig angelegten Therapie einen Suizid verhindern kann. Die realistische Erörterung der Grenzen einer therapeutischen Behandlung kann somit zum wirksamsten Schutz der therapeutischen Beziehung vor potenziell destruktiven Einmischungen seitens der Familienangehörigen eines Patienten werden. Sie soll jedoch auch vor Versuchen des Patienten bewahren, die Therapie zu kontrollieren und im Therapeuten Schuldgefühle sowie paranoide Ängsten gegenüber Dritten zu schüren.

Der Patient muss lernen, dass seine Suiziddrohungen keine besondere Macht über den Therapeuten haben (d. h. der sekundäre Krankheitsgewinn muss ausgeschaltet werden). Der Therapeut muss klarstellen, dass er zwar traurig über den Tod des Patienten wäre, dass er sich dafür aber nicht verantwortlich fühlen und sich sein Leben durch ein solches Ereignis nicht wesentlich ändern würde. Dass der Therapeut offen die Möglichkeit des Scheiterns in Betracht zieht und für sich akzeptiert, ist ein ganz wesentliches Moment in der Behandlung von Patienten mit schwerer Suizidgefährdung. Die unbewusste oder bewusste Phantasie eines Patienten, dass der Therapeut seinen Tod nicht ertragen würde (was ihm Macht über den Therapeuten verleiht), muss analysiert und aufgelöst werden.

Jeder versuchte oder vollendete Suizidversuch bedeutet nicht nur eine Aktivierung massivster Aggression im Patienten, sondern auch in seinem Umfeld. Therapeuten, die ausschließlich mit Sorge und Besorgtheit auf die Suizidalität eines Patienten reagieren, verleugnen ihre Gegenaggression und andere potenzielle Reaktionen. Offenheit den eigenen Gegenübertragungsgefühlen gegenüber wird es dem Therapeuten ermöglichen, sich in die Suizidalität des Patienten einzufühlen – in seine Sehnsucht nach Frieden, in die Erregung durch selbstdestruktive Aggression, in die Lust, sich an wichtigen Bezugspersonen zu rächen, in den Wunsch, der Schuld zu entkommen, und in das stimulierende Machtgefühl, das von Suiziddrohungen ausgeht. Nur diese Form der Empathie ermöglicht es dem Patienten, in der Therapie offen über seine Suizidalität zu sprechen.

Obgleich der Therapievertrag eindeutig festlegt, dass suizidale Handlungen außerhalb des Behandlungsrahmens liegen (und damit in anderen Settings zu behandeln sind, also vom Notarzt, in der Notaufnahme, im Krankenhaus, etc.), werden Patienten nichtsdestotrotz ermutigt, ihre Suizidgedanken und -phantasien in den Sitzungen eingehend und umfassend zu besprechen. Da sich Patienten jedoch häufig nicht vollständig an die Vereinbarungen des Therapievertrags halten – in der Tat kann ein Austesten des Rahmens eher die Regel sein –, ist es nicht selten, dass wir als Therapeuten auf Patienten treffen, die mit Suizid drohen oder bereits einen Suizidversuch unternommen haben.

Richtlinien für Entscheidungsprozesse

Für den Entscheidungsprozess in der Einschätzung und im Umgang mit Suiziddrohungen und suizidalem Verhalten lassen sich allgemeine Richtlinien aufstellen. Bereits in der Diagnostikphase sind die Intensität der Suizidalität, Pläne zur Durchführung, der begleitende Affekt, die Qualität der Übertragung, die therapeutische Beziehung sowie das Ausmaß, in dem sich Depression auf Verhalten, Stimmung und Denken auswirkt, zu berücksichtigen.

Vorrangige Aufgabe des Therapeuten ist es, zu bestimmen, ob die Suizidalität Ausdruck einer Major Depression mit begleitender Hoffnungslosigkeit und Selbstaufgabe ist oder ob es sich um einen angstvollen Drang zu sterben handelt, wie er im Rahmen einer agitierten Depression typisch wäre. Liegt eine Major Depression vor, muss deren Schweregrad bestimmt werden.

Die Schwere der Depression lässt sich daran ablesen, inwieweit Verhalten und Denken verlangsamt sind (mit einer entsprechenden Beeinträchtigung der Konzentration) und Traurigkeit durch Leeregefühle, innere Erstarrung und Depersonalisationserleben ersetzt ist. Darüber hinaus liefert das Vorliegen oder Fehlen typischer somatischer Symptome in zentralen Bereichen (Essverhalten, Schlaf-Wach-Rhythmus, Gewicht, Verdauung, Tagesschwankungen der Stimmung, Menstruationsstörungen, Libido und Muskeltonus) wertvolle Anhaltspunkte für den Schweregrad einer depressiven Episode. Als Faustregel gilt: Je ausgeprägter die klinische Depression, desto größer und akuter die Suizidgefahr, wobei das Gefühl der Ausweglosigkeit als besonderes Alarmsignal zu werten ist.

Patienten mit schweren Depressionen unterscheiden sich in ihrer Fähigkeit, ihre Suizidimpulse zu kontrollieren. Die diesbezügliche Einschätzung durch den Therapeuten ist abhängig von der Qualität seiner Beziehung zum Patienten sowie davon, ob die Äußerungen des Patienten durch impulsive, antisoziale, unaufrichtige, paranoide, schizoid-distanzierte oder psychotische Anteile unglaubwürdig sind. Darüber hinaus sind Alkohol- oder Drogenmissbrauch in der Vorgeschichte ein wesentlicher Faktor für die Beurteilung, ob den Zusagen eines Patienten Glauben geschenkt werden kann.

Patienten, die den Kontakt zum Therapeuten verlieren, zu sehr in ihrer Depression gefangen sind, um sich mitzuteilen, oder die Vorbereitungen für ihren Suizid treffen, müssen geschützt werden. Im Falle einer Major Depression muss der Therapeut eine aktivere therapeutische Haltung einnehmen als im Fall einer strukturell bedingten Suizidalität, wie wir sie von zahlreichen Borderline-Patienten kennen. Ist die Suizidalität Folge einer schweren depressiven Episode, kann die Empfehlung, die Notaufnahme eines Krankenhauses aufzusuchen, oder der Entschluss, Familienangehörige in die Beobachtung des Patienten miteinzubinden, für diesen eine große Entlastung bedeuten. Die Tatsache, dass sich der Therapeut wachsam zeigt gegenüber jedweden Anzeichen von Suizidalität, stärkt die Fähigkeit des Patienten, ihn als hilfreich und nicht als feindselig oder bestrafend zu erleben, was wiederum die Suizidgefahr senkt.

Sind die Suizidgedanken eines Patienten jedoch *nicht* Teil einer schwerwiegenden affektiven Störung, muss der Therapeut abklären, inwieweit es sich dabei um Phantasien mit tatsächlicher suizidaler Absicht handelt. Besteht eine solche Suizidabsicht, gilt es, den Patienten an seine Verantwortung zu erinnern, sich die für diesen Fall vereinbarte erforderliche Hilfe zu holen (Aufsuchen einer Notaufnahme, stationäre Aufnahme, Einbeziehung von Familienangehörigen, etc.). Gibt es hingegen keine Hinweise auf eine tatsächlich vorliegende suizidale Absicht, steht die weitere Exploration des dargebotenen Materials an erster Stelle:

- Welche Assoziationen verknüpfen sich mit den jeweiligen Suizidphantasien?
- Wie lässt sich das Auftreten von Suizidgedanken aus der Übertragungsbeziehung heraus erklären?
- Welche Bedeutung haben diese Suizidgedanken?
- Welche indirekte Mitteilung enthalten sie?
- Was wehren sie ab?

Suizidgedanken können je nach Patient und je nach Zeitpunkt ihres Auftretens in der Therapie Ausdruck unterschiedlichster Themen sein. Aus diesem Grund ist es unabdingbar, dass sich der Therapeut innerhalb des therapeutischen Rahmens sicher genug fühlt, die zugrunde liegende Bedeutung von Suizidphantasien zu erfragen, statt voller Angst (etwa vor juristischen Konsequenzen) in Aktionismus zu verfallen. Verspürt der Therapeut Angst, muss er versuchen zu verstehen, welche Entsprechung dieser Aspekt seiner Gegenübertragung in der inneren Welt des Patienten hat und ob nach wie vor angemessene Behandlungsbedingungen gegeben sind.

Ohnmächtige Wut – insbesondere, wenn sie mit der Phantasie verknüpft ist, dass erst durch den Tod der Wert der eigenen Person für das bedeutsame Objekt erkennbar wird oder aber das Objekt von Schuldgefühlen zerfressen wird – ist ebenfalls ein wichtiger diagnostischer Hinweis für einen potenziellen Suizid. Bereits in den Vorgesprächen kann es zu einer Übertragungskonstellation kommen, in deren Rahmen der Patient die Überzeugung hegt, der Therapeut sei nur durch die Zerstörung des Patienten wirklich erreichbar.

Gelangt der Therapeut zu der Auffassung, dass auf das Wort des Patienten Verlass ist, sind keine besonderen Maßnahmen erforderlich, solange der Patient bereit ist, sich an die vereinbarten Bedingungen zu halten und weiterhin willens und imstande ist, offen über seine Gedanken und Gefühle zu sprechen. Liegt keine schwere Depression vor, ist es durchaus denkbar, dass die weitere Exploration der Bedeutung von Suiziddrohungen und suizidalem Verhalten einen chronischen Borderline-Zustand zutage fördert, in dessen Rahmen selbstdestruktive Gedanken und Handlungen eine fest verwurzelte und gewohnheitsmäßige Anpassung an innerseelisches Chaos darstellen. Sie wurden nicht nur zur Beherrschung, Manipulation oder Kontrolle der Umgebung eingesetzt sondern sollen auch den seelischen Schmerz lindern.

Im Falle von Suiziddrohungen, mit deren Hilfe der Patient andere zu beherrschen, zu kontrollieren oder zu manipulieren beabsichtigt, muss die therapeutische Beziehung so strukturiert werden, dass sekundärer Krankheitsgewinn reduziert oder ganz ausgeschlossen wird. Suiziddrohungen und suizidale Handlungen sollten nicht durch eine Verlängerung der Sitzungen oder durch zusätzliche Termine belohnt werden. Häufig stellt sich heraus, dass es sich bei Suizidäußerungen um Versuche handelt, durch das Auslösen von Angst und Schuldgefühlen Kontrolle über die Umgebung (wieder) zu erlangen. Im Verlauf der Behandlung ist meist der Therapeut das Ziel eines solchen Kontrollversuchs.

Suiziddrohungen oder Anspielungen auf einen Suizid sind mit fortschreitender Therapie – sofern nicht Ausdruck einer klinischen Depression – in aller Regel ein Hinweis auf bestimmte Übertragungsthemen, durch die äußere Auslöser von Suizidphantasien ersetzt werden, je nachdem, wie tief sich der Patient auf die Therapie einlässt. Dies gilt vor allem dann, wenn ein Patient ohne entsprechende Symptome in der Vorgeschichte im Verlauf der Behandlung zum ersten Mal selbstdestruktive Verhaltensweisen entwickelt.

Ist ein Patient nicht bereit oder nicht in der Lage zuzusichern, sich an den Therapievertrag zu halten, oder aber schenkt der Therapeut den verbalen Zusicherungen des Patienten kein Vertrauen, muss der Therapeut die Verantwortung übernehmen und entsprechende Schritte unternehmen: zum Beispiel auf einem psychiatrischen Konsil, einer medikamentösen Behandlung oder aber einer stationären Aufnahme bestehen. Auch müssen die Angehörigen des Patienten auf mögliche Gefahren hingewiesen werden.

Aktive Maßnahmen zur besseren Strukturierung der Behandlung helfen dem Therapeuten, sich sicherer und somit auch besser in der Lage zu fühlen, mit den heftigen Empfindungen, die von suizidalen Patienten ausgehen, zurechtzukommen. Therapeuten, die zulassen, dass übermäßiger Druck auf sie ausgeübt wird (wenn etwa Idealisierungen des Patienten omnipotente Gegenübertragungsreaktionen auslösen), werden sich schließlich aus Selbstschutz emotional zurückziehen (z. B. daran denken, den Patienten zu überweisen). Ein solches Verhalten schadet der Behandlung weitaus mehr als eine klare Strukturierung, bevor die Ressourcen des Therapeuten erschöpft sind.

Die wirksamste Reaktion auf Suiziddrohungen kann darin bestehen, den Patienten auf die Therapievereinbarungen hinzuweisen, die in einem solchen Fall eine psychiatrische Notaufnahme zur Abklärung einer eventuell erforderlichen stationären Behandlung vorsehen. Indem er die Abklärung der Suizidalität in die Hände von Kollegen gibt, nimmt der Therapeut dem Patienten die Möglichkeit, ihn zum Handeln zu bewegen. Er verhindert damit den sekundären Krankheitsgewinn, wie er durch längere Telefonate oder zusätzlich anberaumte Sitzungen entstehen würde. Wie bereits in Kapitel 6 ausgeführt, sollte der Therapeut dem Patienten und seiner Familie deutlich machen, dass er keine weitere Verantwortung übernehmen könne, wenn der Patient eine in der Notaufnahme empfohlene stationäre Aufnahme ablehnt. Diese Position sollte auch dem psychiatrischen Kollegen in der Notaufnahme mitgeteilt werden, so dass der Patient nicht ohne Behandlung bleibt, sondern, falls erforderlich, gegen seinen Willen stationär aufgenommen oder zu einer angemessenen Weiterbehandlung überwiesen wird. Es mag unlogisch erscheinen, einen Patienten an einen anderen Therapeuten zu überweisen, wenn er es doch gerade abgelehnt hat, innerhalb festgelegter Bedingungen weiter therapeutisch zu arbeiten. Für viele Patienten bedeutet jedoch die Erfahrung, dass sich ein Therapeut sogar angesichts einer drohenden Beendigung der gemeinsamen Arbeit an die vereinbarten Bedingungen hält, eine intensive Auseinandersetzung mit ihrer omnipotenten Kontrolle. Manche machen womöglich das erste Mal die Erfahrung, dass ihnen nicht „nachgegeben“ wird, und sie erkennen, dass der Therapeut meint, was er sagt. Nach einer solchen Erfahrung ist ein Patient womöglich eher gewillt, sich ernsthaft auf eine Therapie einzulassen und innerhalb ihrer Grenzen zu arbeiten.

Gelangt der Therapeut zu der Überzeugung, dass das Verhalten des Patienten eine weitere Behandlung unmöglich macht, sollte er auf den ursprünglichen Therapievertrag verweisen und seinen Standpunkt dem Patienten sowie, falls erforderlich, auch dessen Familie folgendermaßen erläutern:

> „Wir hatten besprochen, dass Ihr Sohn – in Anbetracht seiner Vorgeschichte – einen Suizidversuch unternehmen könnte, während er bei mir in Behandlung ist, so wie das auch schon in seinen früheren Therapien der Fall war. Ich hatte Ihnen gesagt,

dass er sich in einem solchen Fall in die Klinik begeben müsse, um abklären zu lassen, ob eine stationäre Aufnahme erforderlich ist oder nicht. Ich hatte auch darauf hingewiesen, dass ich der Entscheidung des untersuchenden Arztes folgen und im Falle einer stationären Aufnahme erst wieder nach seiner Entlassung eine Therapiestunde vereinbaren würde. Die Tatsache, dass er und Sie die Empfehlung einer stationären Behandlung ablehnen, lässt mir keine andere Wahl, als die Therapie zu beenden."

Fallbeispiel zum Umgang mit selbstdestruktiven Drohungen

Frau H., eine 27-jährige Patientin, wird nach fünf Jahren supportiver Therapie in eine psychodynamische Psychotherapie überwiesen. Trotz bulimischer und selbstverletzender Symptomatik – Schneiden sowie Schlagen mit dem Kopf gegen die Wand – war zunächst eine Depression diagnostiziert und mit verschiedenen Antidepressiva behandelt worden. Darüber hinaus wurde eine Psychotherapie mit unregelmäßiger Sitzungsfrequenz – von zwei mal monatlich bis zwei mal wöchentlich – eingeleitet. Das Hauptziel der Therapie besteht darin, der Patientin effektivere Strategien für den Umgang mit ihren heftigen Wutanfällen zu vermitteln, die zu einem Abbruch fast aller ihrer Beziehungen geführt und eine kontinuierliche berufliche Tätigkeit verhindert hatten.

Im Verlauf der supportiven Therapie konnte die Patientin ihr Funktionsniveau im Sinne aufgabenorientierten Handelns verbessern, die Schule beenden und eine Ausbildung als Rechtsanwaltsgehilfin absolvieren. Das Ziel, ihr selbstdestruktives Verhalten zu vermindern, mit ihrer Wut besser umzugehen und ihre zwischenmenschlichen Beziehungen befriedigender zu gestalten, blieb jedoch vage. Von ihrem Therapeuten wurde Frau H. abhängiger denn je. Sie rief ihn an, wann immer sie sich unter Druck fühlte, während ihre Neigung zu Wutausbrüchen und Sarkasmus ihre Beziehung zu anderen Menschen immer mehr zerstörte. Wenn es ihr gelang, erlernte kognitive Bewältigungsstrategien an die Stelle von selbstdestruktivem Agieren zu setzen, konnnte sie ihre Wut unter Kontrolle halten. Nichtsdestotrotz kam es weiterhin zu impulsiven Schnitt- und Kopfverletzungen, die zu insgesamt vier stationären Aufnahmen führten, davon eine nach einer Überdosis mit den ihr verschriebenen Antidepressiva. Eine weitere dieser stationären Behandlungen war zwangsweise erfolgt, nachdem die Patientin in einem Zustand innerer Erregtheit telefonisch Kontakt zu ihrem Therapeuten aufgenommen hatte, sich jedoch abgefertigt fühlte und auf diese Kränkung mit Suizidäußerungen reagierte. Ihre Weigerung, der Empfehlung des Therapeuten Folge zu leisten und sich an die lokale Notfallambulanz zu wenden, führte dazu, dass der Therapeut die Polizei benachrichtigte, die die Zwangseinweisung der Patientin veranlasste. Nach fünf Jahren Therapie erklärte sich Frau H. bereit, dem Rat ihres Therapeuten zu folgen und in eine psychodynamisch orientierte Psychotherapie zu wechseln.

Im ersten Vorgespräch zeigt sie sich beeindruckt vom akademischen Umfeld, in dem der neue Therapeut, Dr. Z., tätig ist, was wiederum ihr Interesse, mit ihm zu arbeiten, erhöht. Nach Erhebung der Anamnese und des psychischen Befundes geht es um die Vereinbarung eines Therapievertrags. Dr. Z. kommt auf die spezifischen Formen des Agierens der Patientin zu sprechen, einschließlich des Verhaltens, das zur Zwangseinweisung in die Klinik geführt hat: Suizidäußerungen bei gleichzeitiger Weigerung, entsprechende Maßnahmen zu ergreifen. Ein solches Verhalten, so Dr. Z., würde seine Möglichkeit, mit ihr zu arbeiten, zerstören und im Anschluss an die Notfallversorgung die Beendigung der Therapie zur Folge haben. Dieser Punkt leuchtet der Patientin ein und sie erkennt, dass ihr ehemaliger Therapeut sich letztlich genauso verhalten hat, ohne dies vorher explizit erklärt zu haben. Nach Beginn der Therapie zeigt sich Frau H. zunehmend gereizt über das, was sie als „kalte und distanzierte Neutralität" des Therapeuten anmutet. Er sei ein „Snob" und hätte keine Ahnung von den „wirklichen" Problemen, die eine Frau wie sie quälten. Häufig kommt sie einige Minuten zu spät zu den Sitzungen, bis sie Dr. Z. eines Tages bittet, ihr dabei behilflich zu sein, einen Parkschein für den Personalparkplatz des Krankenhauses ausgestellt zu bekommen. Es sei schwierig, einen Parkplatz zu finden und sie leide zudem an einer leichten Gehbehinderung, weswegen sie häufig zu spät kommen würde. Als Dr. Z. beginnt, das Anliegen der Patientin im Lichte dessen zu beleuchten, was es wohl über ihr Selbstbild und ihre Beziehung zu ihm aussage, wird Frau H. zunehmend zornig darüber, dass Dr. Z. ihr seine Unterstützung vorenthalte. Waren sie nicht beide eine gewisse Verpflichtung eingegangen, als sie sich auf den Therapievertrag geeinigt hatten? Verdiente ihre körperliche Behinderung (welche im übrigen bis dato in der Therapie keine Erwähnung gefunden hatte) nicht Rücksichtnahme? Während Dr. Z. unbeirrt fortfährt, den Affekt der Patientin zu untersuchen (d. h. das sich abzeichnende Objektbeziehungsthema eines behinderten Kindes, das von einem vernachlässigendem – oder gar bösartigen – Elternteil nicht beachtet wird), besteht Frau H. darauf, dass ihr Wunsch nichts mit tieferen Themen zu tun habe. Einfache Tatsache sei, dass sie hinke und von daher nicht rechtzeitig zu den Sitzungen erscheinen könne.

Auch die folgenden Stunden wurden von diesem Thema bestimmt. Die Patientin zeigt sich zunehmend wütend über die „unmenschliche" Reaktion des Therapeuten. Am Abend nach der zweiten Sitzung erhält Dr. Z. eine telefonische Nachricht von der Pforte des Krankenhauses: Frau H. lasse mitteilen, dass sie sich in einer Notlage befinde und mit ihm sprechen müsse. Als Dr. Z. zurückruft, erklärt ihm die Patientin, dass sie daran denke, eine Überdosis zu nehmen und sich bereits mit einer Rasierklinge am Arm verletzt habe. Dr. Z. erinnert die Patientin daran, dass seine Rolle in der Therapie darin bestehe, ihr dabei zu helfen, das aktuelle Geschehen im Kontext der Sitzungen zu verstehen, während es ihrer eigenen Verantwortung obliege, für ihre Sicherheit zu sorgen, wenn diese gefährdet sei. Kaum hörbar fragt die Patientin nach freien Betten und ob er im Fall ihrer stationären Aufnahme ihr behandelnder Arzt sein würde. Seines Wissens nach, so Dr. Z., gebe es freie Betten. Behandelt würde sie aber vom jeweiligen Stationsarzt.

Die längere Pause, die nun folgt, unterbricht Dr. Z. mit den Worten, dass nur sie selbst entscheiden könne, ob sie sich imstande fühle, die Gedanken einer Überdosis zu kontrollieren, und ob sie ihren Teil der Verantwortung in diesem Zusammenhang verstehe und akzeptiere, oder ob es erforderlich sei, dass er entsprechende Maßnahmen ergreife, z. B. die Polizei zu rufen, was ihn jedoch von seiner Rolle als ihr Therapeut entbinde. Wiederum kaum hörbar murmelt die Patientin ihr Verständnis für das, was Dr. Z. gesagt hatte.

Noch während des Telefonats bemerkt Dr. Z. in sich eine aufsteigende Wut über die Art und Weise, wie sich Frau H. als hilflos präsentierte und versuchte, ihn einzubinden. Er verstand das Verhalten der Patientin als projektive Identifizierung – d. h. in anderen Gefühle auszulösen, die sie selbst nicht ertragen kann – und vermochte so den Zusammenhang herzustellen zwischen den Schnittverletzungen, dem Anruf und den jüngsten Entwicklungen in der Übertragung. Er gehe davon aus, so Dr. Z., dass Frau H. immer noch wütend auf ihn sei, da sie in der Überzeugung lebe, er verhalte sich ihrer Behinderung gegenüber „unmenschlich". Das Schneiden und der Telefonanruf seien ein Zeichen dieser Wut. Da diese so klar erkennbar sei, erübrige sich eigentlich eine weitere Manifestation ihres Ärgers in Form einer Überdosis. Frau H. reagiert mit einem leisen „ich weiß nicht". Der Hauptgrund, sich dennoch zu vergiften, so Dr. Z. weiter, bestehe wohl darin, einen konkreten Beweis für seine „Unmenschlichkeit" zu erlangen. Allerdings wäre ein derartiges Verhalten weder logisch, noch würde es irgendeinen Beweis liefern. Vielmehr sei es sinnvoller, ihre Überzeugungen im Rahmen der Therapie weiter zu besprechen. Mit matter Stimme murmelt die Patientin: „Vielleicht haben Sie Recht." In dem Gefühl, nun alles in seiner Macht stehende getan zu haben, sagt Dr. Z., dass sie jetzt entscheiden müsse, ob sie die

Therapie fortsetzen wolle. Das bedeute jedoch, dass sie die Verantwortung für den Umgang mit ihrer Krise selbst tragen müsse. Frau H. murmelt: „In Ordnung." Der Ton ihrer Stimme, so Dr. Z., lasse eine gewisse Unsicherheit erkennen. Er habe aber den Eindruck, dass sie trotz einer gewissen Ambivalenz verstehe, worauf er hinaus wolle. Aus diesem Grund nehme er sie beim Wort und erwarte sie zur nächsten Sitzung, sofern er keine andere Nachricht erhalte.

Dr. Z. ist zwar keineswegs frei von Angst, als er der Hörer auflegt, hat jedoch das Gefühl, alles im therapeutischen Rahmen Mögliche getan zu haben. Nur das Einschalten der Polizei hätte seine Besorgnis um die Sicherheit der Patientin vollkommen beseitigt. Damit hätte er sich jedoch aktiv in das Leben der Patientin eingeschaltet und seine Rolle als Therapeut aufgegeben, was die Zukunft der Behandlung aufs Spiel gesetzt hätte. Wäre seinem klinischen Urteil nach das Suizidrisiko bei Frau H. hoch gewesen, hätte er die Polizei gerufen – obwohl auch das keine Garantie gewesen wäre. Frau H. hätte sich womöglich von ihm im Stich gelassen gefühlt, ähnlich der Entwicklung in ihrer früheren Therapie, und sich noch vor dem Eintreffen der Polizei etwas angetan. Obwohl die Antwort der Patientin nicht so ausgefallen war, wie es in solchen Situationen wünschenswert („Ich verstehe, was Sie sagen. Ich werde schon zurechtkommen."), aber selten der Fall ist, hatte Dr. Z. doch den Eindruck, dass die Patientin ausreichend kontrolliert war, um das, was er sagte, aufzunehmen und zu verstehen. Aus diesem Grund hielt er es für wichtiger und therapeutisch sinnvoller, seine Angst im Kontext des Behandlungsprozesses zu nutzen. Während des Telefonats mit Frau H. war ihm klar geworden, dass seine Angst zumindest zum Teil ein Hinweis auf eine tiefer liegende Wut war, die in ihm ausgelöst worden war. Indem er diese Wut benannte und auf den therapeutischen Prozess bezog, konnte er Frau H. deutlich machen, dass dieser Affekt, wenn er denn in den Kontext der Behandlung gestellt wurde, die gemeinsame Zusammenarbeit keinesfalls zerstören würde – auch wenn sie ihn als zu heftig und destruktiv erlebte, um ihn auszuhalten und direkt mit ihm zu bearbeiten. Am darauffolgenden Tag teilte die Patientin Dr. Z. telefonisch mit, dass sie nicht im Krankenhaus sei und zur nächsten Sitzung erscheinen werde.

Dieses Fallbeispiel zeigt, wie Suizidalität, auch wenn sie als Krise in der Therapie erlebt wird, häufig die Chance zu Fortschritten in der gemeinsamen therapeutischen Arbeit bietet. Weicht der Therapeut allerdings auf Grund seiner Angst vom klärenden Vorgehen ab, kann dies eine weitaus größere Krise für die Behandlung bedeuten. Im vorliegenden Fall erlebte die Patientin die Reaktion des Therapeuten – die Verbindung zwischen Suizidgedanken und Wut auf den Therapeuten, die es in der Sitzung selbst zu bearbeiten gilt, solange die Patientin ihr Verhalten unter Kontrolle hat – als hilfreich und als Beleg dafür, dass er sie nicht zurückweisen würde, egal, wie intensiv die Gefühle, die sie in die Therapie einbringt, auch sein mögen.

Bei Patienten mit chronischer Suizidalität oder der Neigung zur Selbstverletzung muss diese Gefährdung kontinuierlich überprüft und in die Analyse der therapeutischen Interaktion eingebunden werden. So kann beispielsweise das zeitraubende hartnäckige Schweigen eines chronisch suizidalen Patienten als ein Versuch gedeutet werden, die Behandlung und damit jede Hoffnung auf Besserung zu zerstören. Die Interaktion mit dem Therapeuten in den Sitzungen wird damit zum Äquivalent einer suizidalen Handlung. Das Erkennen und Bewerten des Kontextes, in dem Suiziddrohungen auftauchen, ist der erste entscheidende Schritt im Umgang mit selbstdestruktiven Gedanken und Handlungen.

Angedrohte Aggression und intrusives Verhalten

Obwohl Borderline-Patienten Aggressionen häufiger gegen sich selbst als gegen andere richten, werden Therapeuten nicht selten zum Ziel von aggressiven Drohungen, die (bei Patienten mit malignem Narzissmus oder antisozialer Persönlichkeit) mehr oder weniger verdeckt bis offen ausgesprochen sein können. Die Patienten sind sich hierbei in sehr unterschiedlichem Ausmaß bewusst, dass Aggression gegen sich selbst immer auch Aggression gegen den Therapeuten bedeutet, dessen Haltung dem Patienten gegenüber von menschlicher Fürsorge geprägt ist, der aber auch ein Interesse daran hat, seine Arbeit gut zu machen, während gleichzeitig das Damoklesschwert möglicher Kunstfehlerprozesse über ihm schwebt. Im vorherigen Abschnitt haben wir über den Umgang mit Therapiekrisen gesprochen, in denen eine Selbstgefährdung des Patienten im Vordergrund steht. Nun möchten wir einige Überlegungen darüber anstellen, inwieweit diese Selbstgefährdungen des Patienten auch eine implizite Bedrohung für den Therapeuten sein können.

Wenn wir einen Patienten mit schweren Selbstverletzungen in der Vorgeschichte in Behandlung nehmen, sollten wir immer auf die Tatsache eines möglichen Suizids oder Suizidversuchs als Mittel, den Therapeuten anzugreifen, hinweisen. Als Therapeuten müssen wir klarstellen, dass wir es zwar bedauern würden, sollte das Vorhaben des Patienten gelingen, unser Leben aber davon unbeeinträchtigt weiter gehen würde. Ein Therapeut muss die Möglichkeit für sich in Betracht ziehen und akzeptieren, dass der Patient sich umbringen könnte. Hat er das Gefühl, mit einer solchen Situation nicht fertig werden zu können, so sollte dies im Rahmen der Supervision oder der eigenen Therapie oder Analyse bearbeitet werden.

Bleibt das Empfinden weiterhin bestehen, den Tod eines Patienten nicht ertragen zu können, sollte grundsätzlich von der Therapie schwer kranker Borderline-Patienten abgesehen werden. Patienten spüren in einem solchen Fall die Angst des Therapeuten und sind dadurch in einer Position, die Therapie zu kontrollieren (in einer Weise, die die Integration abgespaltener aggressiver Anteile verhindert). Sie können die Aggression agieren, indem sie den Therapeuten mit seinen Befürchtungen angesichts eines möglichen Suizids des Patienten regelrecht quälen. Therapeuten mit ärztlicher Grundausbildung fällt es oft leichter, die Möglichkeit, dass ein Patient zu Tode kommen könnte, zu akzeptieren, denn die Tatsache, dass trotz adäquater Behandlung ein Patient den Tod findet, ist Teil ihrer Ausbildung. Die innere Auseinandersetzung mit dem möglichen Suizid eines Patienten führt zu einer effektiveren therapeutischen Arbeit und macht den tatsächlichen Selbstmord weniger wahrscheinlich.

Ein Weg, die Angst vor dem möglichen Tod eines Patienten zu verringern, besteht darin, noch vor Einwilligung in die eigentliche Behandlung ein gemeinsames Treffen mit dem Patienten und dessen Familie zu vereinbaren, das nach Erhebung der Anamnese stattfinden und als Teil der Vertragsvereinbarungen betrachtet werden sollte. Dabei geht es um die Frage, welche Vorstellungen die Familie des Patienten von der Therapie hat und welche Erwartungen an den Therapeuten damit verbunden sind. Folgende Personen sollten an diesem Treffen teilnehmen: die Eltern des Patienten, wenn dieser noch recht jung oder finanziell/emotional von ihnen abhängig ist, der Ehepartner oder Lebensgefährte, oder – falls erforderlich – alle genannten Parteien. Ein solches Treffen ist deshalb von großer Bedeutung, da Familienangehörige nicht selten der Meinung sind, die bloße Tatsache, dass sich ein Patient in Behandlung befinde, sei bereits eine Garantie für seine „Heilung" oder Sicherheit. Einer solchen Idealisierung der Therapie kann die Verleugnung der Schwere der Pathologie zugrunde liegen. Sie kann schnell in einen wütenden Angriff gegen den Therapeuten umschlagen, wenn magische Heilserwartungen nicht erfüllt werden. Aus diesem Grund muss die Familie vom Therapeuten darüber aufgeklärt werden, dass es sich um eine sehr schwere Pathologie handelt und dass weder ein guter Therapieausgang garantiert noch die Möglichkeit eines Suizids ausgeschlossen werden kann. Kann die Familie diese Realität für sich akzeptieren, so verringert sich das Risiko eines Angriffs auf den Therapeuten, der aus der Selbstdestruktivität des Patienten erwächst. Vielmehr erhöht sich die Sicherheit des Patienten, da eine wichtige Motivationsquelle für einen Suizid beseitigt wurde. Familienangehörige, denen es nicht möglich ist, diese Position zu akzeptieren, tun besser daran, sich nach Behandlungsalternativen umzusehen, in denen ihnen die Sicherheit gegeben werden kann, die sie suchen.

So wie Selbstdestruktivität oder Suizidalität als Angriff auf den Therapeuten gewertet werden können, kann dies auch – auf subtilere Art und Weise – durch eine ausbleibende Besserung geschehen. Verständlicherweise haben Therapeuten ein narzisstisches Interesse am Erfolg ihrer therapeutischen Bemühungen. Manche Patienten spüren dies und richten ihre Aggression gegen den Therapeuten, indem sie kein Zeichen einer Veränderung oder Besserung erkennen lassen. Aus diesem Grund sollte weniger das Therapie*ergebnis* als vielmehr das kontinuierliche Bemühen um gute Arbeit die Haltung des Therapeuten prägen.

Um einiges unverstellter ist der aggressive Angriff auf einen Therapeuten, wenn es um Rufschädigung innerhalb der Kollegenschaft geht. Die diesem Verhalten zugrunde liegende Motivation – für gewöhnlich ist es der Neid eines Patienten, der hier zum Ausdruck kommt – muss geklärt werden, sobald der Therapeut darauf aufmerksam wird. (Ein entsprechendes klinisches Fallbeispiel findet sich bei Kernberg 1984, Kap. 13). Da Versuche dieser Art im Allgemeinen nicht so weit gehen, das Wohl des Therapeuten zu bedrohen, können sie normalerweise im Rahmen der Therapie bearbeitet werden, ohne dass eine Beendigung der Behandlung in Erwägung gezogen werden müsste.

Es kann allerdings auch vorkommen, dass Patienten Situationen konstellieren, in der das tatsächliche Wohl des Therapeuten direkt oder indirekt bedroht ist. Nachstellungen, Nachspionieren („Stalking“) oder aber Verunglimpfungen der Person des Therapeuten, so dass bedeutsame Dritte (z. B. Ehepartner oder Lebensgefährten) auf eine Art und Weise negativ vom Therapeuten eingenommen sind und ihrerseits zur Bedrohung für diesen werden. In diesen Fällen gilt es dem Patienten ohne Umschweife klar zu machen, dass er unter solchen Umständen nicht mit ihm arbeiten kann und dass diese Drohungen aufhören müssen, soll die Therapie fortgesetzt werden.

Androhung von Therapieabbruch

Die Abbruchrate unter Borderline-Patienten ist sehr hoch (Yeomans 1994). Am häufigsten kommt es zu Therapieabbrüchen in der frühen Behandlungsphase, nicht selten jedoch auch im mittleren Behandlungsabschnitt. Abbruchdrohungen oder manifeste Abbrüche können einen TFP-Therapeuten in eine Krise stürzen und er fragt sich womöglich wiederholt, ob durch eine unmittelbar befriedigendere Behandlung der Patient nicht hätte gehalten werden können. Obwohl verschiedene Faktoren hier eine Rolle spielen können (s.u.) und jeder einzelne so eingehend wie möglich untersucht werden muss, wollen wir uns an dieser Stelle auf den praktischen Umgang mit einer solchen Krise konzentrieren.

Faktoren, die Abbruchtendenzen des Patienten schüren:

- **Negative Übertragung**
  - Der Patient „verlagert“ verhasste innere Repräsentanzen in den Therapeuten und versucht sich anschließend davon zu befreien, indem er die Therapie verlässt.
  - Der Patient droht mit Abbruch als Protest gegen den Therapeuten, der ihm die ideale Fürsorge verweigert.

- **Narzisstische Probleme**
  - Konkurrenz und Neid in Bezug auf den Therapeuten lassen ein Gefühl der Demütigung im Patienten entstehen, der den Therapeuten aufgrund seiner Fähigkeit zu helfen als überlegen ansieht. Der Patient flieht aus der Therapie, um diese Gefühle zu vermeiden und um dem Therapeuten eine „Niederlage" zu bereiten.
  - Der Patient ist eifersüchtig auf die anderen Patienten und Interessen des Therapeuten
- **Probleme mit Abhängigkeit**
  - Der Patient fürchtet die im Rahmen der positiven Übertragung entstehenden (aber nach außen hin verborgen gehaltenen) Abhängigkeitsgefühle. Er verlässt die Therapie, um die damit verbundene Angst zu vermeiden.
- **Angst, den Therapeuten zu verletzen bzw. Wunsch, den Therapeuten zu schützen**
  - Der Patient hat das Gefühl, dass seine heftigen (aggressiven und/oder liebevollen) Affekte für den Therapeuten/oder einen anderen Menschen nicht aushaltbar sind. Er entscheidet sich, die Therapie zu beenden, bevor dies offenkundig wird. Denkbar ist auch eine mildere Form von Scham oder Schuld infolge sadistischer oder libidinöser Empfindungen.
- **Druck von Seiten der Familie des Patienten, die Therapie abzubrechen,** wenn diese die Veränderungen im Patienten als Bedrohung für das Gleichgewicht des Familiensystems wahrnimmt

Ein drohender Therapieabbruch verlangt vom TFP-Therapeuten ein Ausmaß an Aktivität, das viele analytisch ausgebildete Kollegen überraschen mag, die etwa im Falle von Nicht-Erscheinen eines Patienten erst einmal abwarten. Der TFP-Therapeut hingegen nimmt eine aktivere Rolle ein – sowohl in pragmatischer Hinsicht als auch im Hinblick auf Zeitpunkt und Tiefe einer Deutung –, wenn die Behandlung auf dem Spiel steht. Zuweilen muss er auch die Funktion des beobachtenden Ichs des Patienten übernehmen, die zeitweilig verloren gehen kann. Das bedeutet, dass der Therapeut kurzfristig die Position der technischen Neutralität aufgibt, wie wir es in Kapitel 3 (S. 59) beschrieben haben. Dies kann zu einer wirksamen Konfrontation des Patienten führen, der sich in eine Situation manövriert hat, in der er aufgrund seiner Projektion den Therapeuten nur noch als böse und ausbeutend erlebt. Das folgende Beispiel illustriert das Vorgehen in einer solchen Krise:

Eine Patientin beginnt im Januar ihre Therapie. Zu den wiederkehrenden Themen in ihrem Leben zählt die paranoide Überzeugung, man sorge sich nicht wirklich um sie, sondern sei lediglich darauf aus, sie auszunützen. Als der Therapeut ein knappes Jahr später eine Erhöhung seines Stundensatzes um 10 Dollar pro Sitzung beschließt – allerdings mit der Einschränkung, dass nur bezahlen müsse, wer sich diese Erhöhung auch leisten könne –, sieht sich die wütende und triumphierende Patientin in ihrer Überzeugung bestätigt, alle Welt sei nur darauf aus, sie auszubeuten. Den Hinweis des Therapeuten, dass letztlich ihre finanzielle Situation darüber entscheide, ob sie den neuen Stundensatz bezahlen wolle oder nicht, übersieht die Patientin geflissentlich.
In seinem Versuch, die Reaktion der Patientin auf dem Hintergrund ihres permanenten Misstrauens zu verstehen, erwähnt der Therapeut, dass er sogar in Erwägung gezogen hatte, bei ihr von vorneherein eine Ausnahme zu machen, ohne die geplante Erhöhung des Stundensatzes überhaupt zur Sprache zu bringen. Wutentbrannt schleudert ihm die Patientin hierauf entgegen, dass er sich so verhalten hätte, wenn sie ihm etwas bedeuten würde! Er hätte sich doch denken können, wie sie reagieren würde! Gerade weil sie ihm etwas bedeute, so der Therapeut, habe er keine Ausnahme bei ihr gemacht. Diese hätte bedeutet, ihrer Pathologie nachzugeben. Er könne sich sehr wohl entschließen, die Patientin als Ausnahme zu behandeln, doch sei nicht davon

auszugehen, dass auch der Rest der Welt sich so verhalten werde, nur weil sie ein so tiefes Misstrauen gegenüber anderen hege. Er sehe vielmehr seine Aufgabe darin, ihr zu helfen, besser in ihrem Leben zurechtzukommen und mehr Befriedigung darin zu finden. Doch wie solle er das erreichen, wenn er sich mit ihrer Pathologie verbünde, anstatt sie zu konfrontieren?
In den Augen der Patientin hatte der Therapeut einen nicht wieder gutzumachenden Fehler begangen. An eine weitere Zusammenarbeit sei nicht mehr zu denken! Dann verlässt sie fünf Minuten vor Ende der Sitzung die Praxis. In einer bissigen Nachricht, die sie am darauffolgenden Tag auf dem Anrufbeantworter hinterlässt, bekräftigt sie nochmals, dass sich der Therapeut eine Weiterführung der Therapie „abschminken" könne. Wütende Nachrichten auf dem Anrufbeantworter – für gewöhnlich als Reaktion auf eine vorhergegangene Stunde – waren bei dieser Patientin keine Seltenheit. Bislang war es auch immer möglich gewesen, die darin enthaltenen emotionalen Botschaften in der nachfolgenden Sitzung zu besprechen. Dieses Mal jedoch gelangt der Therapeut zu der Auffassung, dass es sich um einen Notfall handelt, und er ruft die Patientin zu Hause an. Sie ist sehr überrascht über diese Anruf. Er erklärt ihr, dass er sie anrufe, da er die Situation für sehr ernst halte. Obgleich die Entscheidung, wie sie weiter verfahren wolle, letztlich bei ihr läge, wäre es seiner Meinung nach tragisch, die Therapie gerade jetzt abzubrechen. Sie befände sich inmitten einer Auseinandersetzung mit einem ihrer wichtigsten Themen überhaupt, nämlich ihrem Glauben, dass die Welt nur aus Ausbeutung bestehe. Dieses Thema läge nun offen auf dem Tisch, und die Optionen seien, weiter an dieser Überzeugung festzuhalten, ohne sie zu hinterfragen, oder aber daran zu arbeiten. Die Patientin reagiert schmerzlich verwirrt. Einerseits überzeugt, der Therapeut sei „wie alle anderen", konnte sie doch nicht verstehen, weshalb er sie anrufe und ernsthaft um sie besorgt erschien. Sie erklärt sich einverstanden, zur nächsten Therapiestunde zu kommen. In jener darauffolgenden Sitzung macht sie deutlich, dass sie niemals in die Therapie zurückgekehrt wäre, hätte sie der Therapeut nicht angerufen. Sein Anruf habe ihre tief sitzende Überzeugung in Frage gestellt. Behandlungstechnisch gesehen schuf dieser Anruf ein Stück äußere Realität, wodurch der Therapeut das auf ihn projizierte Bild eines Ausbeuters konfrontieren konnte. Ohne diesen Anruf wäre die Projektion möglicherweise unangetastet geblieben und die Patientin in ihrem Glauben gelassen, einer korrupten Behandlung entkommen zu sein.

Ein Faktor, den viele Therapeuten angesichts eines drohenden Therapieabbruchs vergessen, ist die Tatsache, dass die negativ besetzte Objektbeziehungsdyade an der Oberfläche gewöhnlich zur Abwehr einer tieferen Objektbeziehungsdyade dient, die vom Wunsch nach Liebe und Fürsorge geprägt ist. Behält der Therapeut diese Kehrseite der intensiven und stürmischen negativen Übertragung im Hinterkopf, so kann ihm dies helfen, in Krisen ruhig, ausgeglichen und verfügbar zu bleiben und dadurch dem Patienten Sicherheit zu geben.

Nichtbefolgen von begleitenden Therapiemaßnahmen

Der Therapievertrag kann begleitende therapeutische Maßnahmen mit einschließen, wie etwa die Teilnahme an Gruppentreffen der Anonymen Alkoholiker oder Gewichtskontrollen durch einen Ernährungsberater. Da das Nichtbefolgen dieser Begleitmaßnahmen dem Therapeuten in vielen Fällen nicht sofort mitgeteilt wird, haben wir es hier häufig mit dem zusätzlichen Problem der Unaufrichtigkeit seitens eines Patienten zu tun. Wie immer geht es auch hier darum, Art und Weise der Kommunikation des Patienten, sowie Bedeutung und Folgen seines Verhaltens genauer zu explorieren. Es kann sich um einen Test handeln zu überprüfen, ob dem Therapeuten seinerseits die vereinbarten Parameter wichtig genug sind und er sich daran hält. Es kann aber auch den Versuch darstellen, Kontrolle über den Therapeuten auszuüben, was oberflächlich betrachtet Erleichterung verschaffen soll, auf einer tieferen Ebene jedoch eine Quelle von Stress und Not darstellt. Schließlich kann es sich um einen Angriff auf die Therapie selbst handeln, um die im durch den explorativen Prozess ausgelöste Angst zu vermeiden.

Die Behandlung von Borderline-Patienten mit sexuellem Missbrauch in der Vorgeschichte

Die Ätiologie der Borderline-Persönlichkeitsorganisation (BPO) – und, im engeren Sinne, der Borderline-Persönlichkeitsstörung (BPS) – ist vielschichtig und mit großer Wahrscheinlichkeit entwicklungspsychologisch vielfältig determiniert. Die genaue Rolle, die früher sexueller und körperlicher Missbrauch für die Ausbildung einer Persönlichkeitspathologie im Erwachsenenalter spielt, ist zwar nicht eindeutig, doch legen neuere Forschungsbefunde zumindest für eine Subgruppe von Borderline-Patienten frühen sexuellen Missbrauch und körperliche Misshandlung als eindeutigen ätiologischen Faktor nahe. Der Prozentsatz von Patienten mit einer BPS sowie sexuellem und körperlichem Missbrauch in der Vorgeschichte variiert enorm: Die Zahlen reichen von 26% bis 71% (Perry u. Herman 1993). Manche sprechen gar von 91% (Zanarini et al. 1997). Auf der anderen Seite gibt es Angaben, wonach lediglich 15% bis 20% von Menschen mit Missbrauchserfahrung in der Vorgeschichte später im Erwachsenenalter psychiatrisch erkranken (Paris 1994). Wenn wir also über die Rolle des Missbrauchs in der Ätiologie der Borderline-Persönlichkeitsstörung sprechen, ist es wichtig, diese Zahlen im Hinterkopf zu behalten.

Sexueller Missbrauch und körperliche Misshandlung können nicht als einheitliche Erfahrungen angesehen werden, da die Person des Täters oder Missbrauchenden, die Dauer des Missbrauchs und der Misshandlung, sowie die Kombination von Sexualität und Aggression in jedem einzelnen Fall unterschiedlich sind. Obgleich der Prozentsatz an sexuellem Missbrauch in der Kindheit bei Patienten mit einer BPS in den meisten Untersuchungen um die 70% beträgt, berücksichtigen diese Studien laut Paris (1994) in den wenigsten Fällen den genauen Schweregrad der jeweiligen Missbrauchserfahrungen. Er selbst kommt in seiner Studie auf einen Prozentsatz von 30% von Patienten mit einer BPS, die in ihrer Kindheit schwerem sexuellen Missbrauch mit Penetration ausgesetzt waren (Paris 1994).

Nicht nur die objektiven Erfahrungen unterscheiden sich von Fall zu Fall – auch internalisiert jedes Individuum diese frühen Erfahrungen entsprechend seiner eigenen Kognitionen und Affekte unterschiedlich. Traumatische Kindheitserfahrungen sind sowohl Vorläufer als auch Mitverursacher für eine Persönlichkeitspathologie. Umgekehrt werden sie aus der Sicht der aktuellen Persönlichkeitsorganisation des Patienten interpretiert. Deshalb wird die Integration dieser Erfahrungen im Rahmen des therapeutischen Prozesses über die jeweilige Persönlichkeitsorganisation erfolgen. Patienten mit einer Borderline-Persönlichkeitsorganisation oder neurotischen Persönlichkeitsorganisation erleben und reinszenieren frühe Traumata in der Therapie auf unterschiedliche Weise, wobei Patienten mit einer BPO Täter und Opfer sehr viel stärker – d. h. polarisierter – zum Ausdruck bringen.

Frühere (und gegenwärtige) Erfahrungen sexuellen Missbrauchs und körperlicher Misshandlung treten in der unmittelbaren Übertragung im Hier und Jetzt auf vielfältige Weise zutage. Wesentlich für die Behandlung von Patienten mit Borderline-Persönlichkeitsstörung und Missbrauchserfahrungen in der Anamnese ist die Art und Weise, wie diese frühren Erfahrungen – ähnlich anderen bedeutsamen Erlebnissen in der Vorgeschichte – erinnert und in die Persönlichkeitsstruktur des Erwachsenen integriert werden. Fonagy und seine Mitarbeiter (Fonagy et al. 1996) haben in ihren Forschungen zum *Adult Attachment Interview* Hinweise für eine enge Verknüpfung von unverarbeiteten Verlusten oder traumatischen Erfahrungen einerseits und einer Borderline-Persönlichkeit auf der anderen Seite gefunden. Unverarbeitete frühe Erfahrungen können sich in der Übertragung als Situationen manifestieren, in denen sich ein Patient als Opfer und dem Therapeuten ausgeliefert erlebt, oder aber als Angriffe auf die Person des Therapeuten bzw. dessen Viktimisierung.

Unsere Ausführungen konzentrieren sich im Folgenden auf die Behandlung jener Patienten, von denen ein Teil eindeutig Opfer eines früheren Missbrauchs oder einer Misshandlung war oder aber entsprechende Andeutungen machte. Man kann unterscheiden zwischen Patienten, bei denen früher sexueller Missbrauch und körperliche Misshandlung jegliche Sexualität gehemmt oder förmlich erstickt haben, und jenen, deren Missbrauch, in Verbindung mit Aggression, zur Ausbildung einer promisken Sexualität geführt hat, die häufig mit schweren sadomasochistischen Anteilen einhergeht.

Dort, wo Missbrauchserfahrungen pathologische Spuren hinterlassen haben, gelten für die Behandlung folgende **Richtlinien**:

1. In der Übertragung wird es zu einer Aktivierung des Missbrauchs kommen. Patienten mit vorangegangenen sadomasochistischen sexuellen Beziehungserfahrungen identifizieren sich sowohl mit dem Opfer als auch mit Täter. Diese Rollen werden in der Übertragung alternierend zum Vorschein kommen. Einmal wird sich der Patient als Opfer des Therapeuten und diesen als Täter erleben; ein anderes Mal wird es zu einer Idealisierung des Therapeuten kommen, dem die Rolle des Retters übertragen wird. In wieder anderen Momenten wird sich der Patient anderen gegenüber als Täter verhalten und diese, den Therapeuten miteingeschlossen, zu Opfern machen.
2. Angesichts dieser Übertragungsmatrix ist es Aufgabe des Therapeuten, die Identifizierung des Patienten sowohl mit dem Opfer als auch mit dem Täter bewusst zu machen. Je mehr es dem Patienten gelingt, diese Identifizierungen mit beiden Anteilen zu erkennen und zu tolerieren, desto besser wird er seine aggressiven Impulse beherrschen können, die ihn, solange sie abgespalten und außerhalb des Bewusstseins bleiben, immer wieder überwältigen. In diesem Sinne kann es auch zu einer Entmischung von Sexualität und sadomasochistischer Aggression kommen, was dem Patienten wiederum die Möglichkeit einer als befriedigend erlebten Sexualität eröffnet. Es wird eine tiefgehende Auseinandersetzung mit dem Erlebnis des sexuellen Missbrauchs möglich, mit dem Gefühl gewalttätiger Zerstörung, der Zerstörung der idealisierten Elternfigur, dem Triumph darüber, zum Sexualobjekt des Vaters geworden zu sein, und den Schuldgefühlen angesichts solcher Empfindungen. Schließlich kann das gesamte Spektrum der damit einhergehenden Gefühle – Angst, Ekel, Erregung, Triumph – in die erwachsene Sexualität des Patienten integriert werden.

Exploration und Analyse der unbewussten Identifizierung des Patienten mit der Person des Täters als auch der des Opfers sind deshalb unabdingbar, da ansonsten dieser Konflikt auf Bereiche außerhalb der Übertragung verschoben und die Spaltung idealisierter und verfolgender internalisierter Objektbeziehungen aufrechterhalten wird. Auch die in sexueller Hinsicht häufig anzutreffende Pathologie und Hemmung würden unaufgelöst bleiben. Im Gegensatz zur vorherrschenden Kultur der Infantilisierung und Viktimisierung des Patienten, halten wir es für wichtig, ihn als einen verantwortungsbewussten, erwachsenen Menschen zu behandeln, so dass alle Interventionen aus der Position der technischen Neutralität heraus jenen Ich-Anteil im Patienten ansprechen, in dem die Fähigkeit zu klarem Denken, ethischen Überlegungen und zur Entscheidungsfindung erhalten geblieben ist. Die Formulierung der Deutung des Therapeuten, die sich an den erwachsenen Selbstanteil des Patienten richtet, trägt sehr dazu bei, das therapeutische Bündnis nach und nach zu festigen.

Dies bedeutet, die Sicht des Patienten von seiner Vergangenheit sowie sein Bedürfnis, damit irgendwann zurechtzukommen, zu erkennen und anzuerkennen, anstatt sich gegen die Auswirkungen dieser Vergangenheit zur Wehr zu setzen, indem der Therapeut als Schutzmacht vor den ursprünglichen Verfolgern eingesetzt wird. Kommt es im Verlauf einer Sitzung zu dissoziativen Zuständen, kann mithilfe von *Grounding-Verfahren* versucht werden, den Patienten wieder in das Hier-und-Jetzt des therapeutischen Gesprächs zurückzuholen.

Um sich mit den Missbrauchserfahrungen der Vergangenheit auseinanderzusetzen und einen Weg zu finden, damit zurechtzukommen, müssen Angst, Schmerz und Entsetzen ebenso eingestanden und ausgehalten werden wie Wut und Hass darüber, dass die eigenen Körpergrenzen so schmerzvoll verletzt wurden. Die bedrohlichen Folgen der Korrumpierung früher Überich-Strukturen durch das sadistische und unaufrichtige Verhalten der Elternfiguren müssen ebenso vergegenwärtigt werden wie die in der traumatischen Erfahrung selbst und in ihren Wiederholungen womöglich enthaltene sexuelle und sadistische Befriedigung. Eine Fixierung auf traumatische Erfahrungen der Vergangenheit erfüllt mehrere Funktionen, die sich im Wiederholungszwang während der Behandlung widerspiegeln und die es systematisch zu untersuchen gilt (Freud 1920):

- die endlose Suche nach einem idealen Objekt, die sich (im Falle masochistischer Neigungen) hinter dem verfolgenden Objekt verbirgt;
- das Bedürfnis, sich an dem gehassten Objekt durch dessen gewaltsame Zerstörung zu rächen;
- das Bemühen, eine traumatische und schmerzliche Erfahrung in eine sexuell-erregende Erfahrung umzuwandeln, und sich gleichzeitig mittels sexueller Befriedigung zu rächen;
- der Versuch, aufgrund unbewussten Neides auf dessen vermeintliche Überlegenheit die Arbeit des Therapeuten zu zerstören;
- das drängende Bedürfnis, mit dem Therapeuten als einer allmächtigen, primitiven und unerschöpflichen Quelle von Liebe und Befriedigung zu verschmelzen.

Psychotische Episoden

Übertragungspsychosen

Übertragungspsychosen unterscheiden sich von einfachen paranoiden Regressionen in der Übertragung dahingehend, dass die Psychose über die Übertragungsbeziehung hinausgeht und auch sekundäre Wahnvorstellungen und Halluzinationen miteinschließt. Eine solche Psychose beginnt eindeutig in der Übertragung, um sich anschließend auf andere Bereiche im Leben des Patienten auszuweiten. Dies ist vor allem dann der Fall, wenn die betreffenden Übertragungsthemen in den Sitzungen nicht besprochen werden. Bei Borderline-Patienten ohne Komorbidität (z. B. einer bipolaren Erkrankung) stehen während der Therapie auftretende psychotische Episoden fast ausnahmslos in Zusammenhang mit der Übertragung.

Ein Patient glaubt, sein Therapeut hätte eine Affäre mit seiner Mutter. Er droht, den Therapeuten zu erschießen und trägt von nun an ständig eine Waffe bei sich. Ursprung der Regression war die Analyse ödipaler Konflikte in der Übertragung, welche der Patient auf den Therapeuten projizierte. Zu einer Ausweitung auf das Verhalten des Patienten außerhalb der Sitzungen kommt es, als dieser beginnt, seiner Mutter – bewaffnet – nachzuspionieren.

Greift eine paranoide Regression, die sich zunächst noch auf das Geschehen innerhalb der Behandlung selbst beschränkt hatte, auf Bereiche außerhalb der Therapie über, sollte der Therapeut diese Entwicklung entsprechend unseren Anregungen in Kapitel 4 („Taktisches Vorgehen 3", S. 110) bearbeiten: Anerkennen und Tolerieren der unterschiedlichen Sichtweisen, ohne Furcht vor psychotischen Gedanken, bei gleichzeitiger Kontrolle des Ausagierens der Wahnvorstellungen des Patienten:

> „Was immer Sie hier auch denken und fühlen mögen, ist vollkommen in Ordnung. Wenn aber Ihre Ideen Ihr Verhalten außerhalb der Sitzungen soweit beeinträchtigen, dass sich Ihr Verhalten nicht mehr im Rahmen der gängigen Konventionen bewegt, dann müssen wir etwas in der Behandlung ändern."

Als Therapeuten müssen wir Aggressionen, die sich gegen unsere Person oder Dritte richten, verhindern. Gleichzeitig haben wir die Pflicht, auch unsere Patienten zu schützen. Übertragungspsychosen sind für gewöhnlich schwer von herkömmlichen Psychosen zu unterscheiden. Differenzialdiagnostisch kann es hilfreich sein zu überprüfen, ob sich die psychotische Entwicklung innerhalb der Übertragung halten, bearbeiten und auflösen lässt. Dabei empfiehlt sich ein sehr direktes und entschiedenes Vorgehen seitens des Therapeuten. Gelingt dies nicht, muss ein psychiatrisches Konsil veranlasst und gegebenenfalls eine medikamentöse oder stationäre Behandlung in die Wege geleitet werden. Im Rahmen einer psychodynamischen Psychotherapie bedürfen solche Abweichungen von der technischen Neutralität einer nachfolgenden Deutung.

Psychotische Verzerrungen der therapeutischen Beziehung

Im Rahmen einer schweren paranoiden Regression kann es zu genuinen psychotischen Verzerrungen der therapeutischen Beziehungen auch bei solchen Patienten kommen, die außerhalb der Sitzungen keine Anzeichen für eine Psychose zeigen. Dies ist vor allem auf dem Hintergrund eines tiefsitzenden primitiven Hasses der Fall. So kann der Patient zu einem bestimmten Zeitpunkt in der Therapie aufrichtig von bestimmten Entwicklungen im therapeutischen Geschehen überzeugt sein, bei denen es sich nach Auffassung des Therapeuten eindeutig um wahnhafte Verzerrungen handelt. Um die psychotische Regression in der Übertragung zu lindern und dadurch den abgespaltenen aggressiven Anteil zu integrieren, bedarf es behandlungstechnisch eines spezifischen Vorgehens, in dessen Rahmen der Therapeut dem Patienten vermittelt,

1. dass beide Seiten, Therapeut und Patient, völlig unterschiedliche Sichtweisen bezüglich einer bestimmten Situation haben;
2. dass er, der Therapeut, sich der aufrichtigen Überzeugung seitens des Patienten bewusst ist, und
3. dass sich der Patient seinerseits vergegenwärtigen muss, dass der Therapeut eine eigene Sichtweise der Dinge hat, von der er überzeugt ist und die der des Patienten diametral entgegensteht.

Entweder der Patient akzeptiert, dass auch der Therapeut aufrichtig und unumstößlich an seiner Auffassung festhält, oder aber er muss von der Unaufrichtigkeit des Therapeuten ausgehen. Gelangt der Patient zu der Überzeugung, der Therapeut sage die Unwahrheit, so ist es wichtig, die phantasierte Beziehung zwischen einem ehrlichen Patienten und einem unaufrichtigen Therapeuten näher zu untersuchen (also auch die Beweggründe des Therapeuten für seine Unwahrheit zu hinterfragen, usw.), was zwangsläufig zur (neuerlichen) Exploration psychopathischer Übertragungen führt.

Wenn der Patient hingegen die divergierende Sichtweise des Therapeuten akzeptiert, und wenn der Therapeut ihm glaubhaft vermitteln kann, dass er nicht daran interessiert ist, ihm seine eigene Sichtweise aufzudrängen, sondern es darum geht, zwei unterschiedliche Auffassungen zu tolerieren, ohne sie gleich auflösen zu müssen, kann dies dazu führen, die beiden unvereinbaren Realitäten als einen Zusammenbruch der gegenseitigen Kommunikation zu verstehen, den es näher zu untersuchen gilt. Es kann dann darum gehen, den *psychotischen Kern* in der Übertragung zu verstehen, der auf der Projektion einer abgespaltenen Repräsentanz basiert. In einem nächsten Schritt kann die Objektbeziehung untersucht werden, die sich hinter den unvereinbaren Realitäten verbirgt und womöglich mit bestimmten lebensgeschichtlichen Ereignissen des Patienten in Zusammenhang steht – beispielsweise die Beziehung zu einem psychotischen Elternteil. Umschreibung, Analyse und Auflösung des psychotischen Kerns in der Übertragung sind nunmehr möglich.

So entwickelte ein Patient die feste Überzeugung, Änderungen im Terminplan waren nur dazu gedacht, die Allmacht des Therapeuten zu untermauern, nach Gutdünken über die Zeit des Patienten verfügen zu können. Kleinere Missverständnisse bezüglich Terminvereinbarungen wurden sofort als Beleg für die Manipulationsversuche seitens des Therapeuten gewertet. Nur um seine Macht unter Beweis zu stellen, lege es der Therapeut darauf an, so die unumstößliche Überzeugung des Patienten, dass er, der Patient, seinen gesamten Wochenplan über den Haufen werfe. Sein Beharren, über jeden Schritt des Therapeuten genauestens informiert zu werden, nahm schließlich solche Ausmaße an, dass die Weiterführung der Behandlung auf dem Spiel zu stehen schien.

Dass der Patient aufrichtig von seiner Wahrnehmung überzeugt war, so der Therapeut, sei für ihn sehr wohl erkennbar, und er nehme dies auch sehr ernst. Nichtsdestotrotz müsse er auf seiner eigenen Überzeugung bestehen, dass der Anspruch des Patienten, lückenlos über den Terminkalender seines Therapeuten informiert zu werden, einer willkürlichen Machtausübung seinerseits über den Therapeuten sowie dessen Zeit und Privatleben gleichkomme. Schließlich wurde deutlich, dass Therapeut und Patient eine gleichsam symmetrische Auffassung vom jeweils Anderen hatten: nämlich die einer Person, die absolut frei über Zeit verfügen konnte, die arrogant war und Größenphantasien hegte, und der es Spaß machte, andere nach ihrer Pfeife tanzen zu lassen. Kurz gesagt, Therapeut und Patient gelang es, ein derart Hass-einflößendes Objekt im analytischen Raum ausfindig zu machen, das – so beide übereinstimmend – weder im Patienten noch im Therapeuten existierte. Von dieser Erkenntnis bis hin zur Entdeckung, dass sich hierbei um eine sehr frühe Erfahrung des Patienten mit dessen Mutter handelte, die als innere Selbst-Objekt-Repräsentanz ihren Niederschlag gefunden hatte, war nur noch ein kleiner Schritt.

Kurz andauernde reaktive Psychosen

Zuweilen kommt es bei Borderline-Patienten zu kurzen reaktiven Psychosen, die scheinbar unabhängig von den Entwicklungen in der Übertragung auftreten. Unserer Erfahrung nach spiegeln diese psychotischen Episoden jedoch häufig ausgeprägte Übertragungsentwicklungen wider, die in den Sitzungen nicht zur Sprache gebracht wurden, deren Verknüpfung mit der Übertragung jedoch aufgedeckt werden muss. Auch kurz andauernde psychotische Entgleisungen wirken sich darauf aus, wie der Patient andere Menschen wahrnimmt und wie er sich außerhalb der Therapie verhält. Aufgabe des Therapeuten ist es, das Ausmaß der jeweiligen Realitätsverzerrungen, den Kontext, in dem sie auftreten, die damit verbundenen Objektbeziehungen und etwaige

Auslöser klären. Dazu zählt auch die genaue Abklärung potenzieller Selbst- oder Fremdgefährdung.
Eine genaue Untersuchung des Übertragungs-Gegenübertragungsgeschehens sollte Aufschluss darüber geben, inwieweit unentdeckte Entwicklungen in der Übertragung eine Rolle für die psychotische Dekompensation gespielt haben. Sich auf die Übertragungsbeziehung zu konzentrieren, kann zu einem Nachlassen der psychotischen Symptomatik führen. Dabei ist es hilfreich, auf lebensgeschichtliche Zusammenhänge bzw. reaktivierte Objektbeziehungen im Sinne potenzieller Auslösemomente zu achten. Die Deutung projektiver Identifizierungen und anderer primitiver Abwehrmechanismen kann zu einer Verbesserung der Realitätsprüfung führen. Gleichzeitig sollte agierendem Verhalten durch entsprechende Grenzsetzungen des Behandlungsrahmens Einhalt geboten werden. Bei Selbstgefährdung des Patienten muss eine kurzfristige stationär-psychiatrische Aufnahme in Betracht gezogen werden.

Drogeninduzierte Psychosen

Es gibt eine ganze Reihe von Substanzen – einige verschreibungspflichtige Medikamente miteingeschlossen –, die sich auf die Körperwahrnehmung, den Bewusstseinszustand oder aber die Sensitivität gegenüber äußeren Reizen auswirken und bei manchen Borderline-Patienten Psychosen auslösen können. Zur Symptomatik drogeninduzierter Psychosen gehören Depersonalisationserleben, Gefühle des Realitätsverlustes, visuelle oder akustische Halluzinationen sowie paranoide Wahnvorstellungen. Der Umgang mit drogeninduzierten Psychosen beginnt damit, dass sich der Therapeut einen genauen Überblick über den aktuellen Drogenkonsum des Patienten verschafft. Neben Drogen und verschreibungspflichtigen Medikamenten sollte dabei auch an freiverkäufliche Präparate (insbesondere Anticholinergika) gedacht werden. Der Therapeut sollte dem Patienten die realitätsverzerrende Wirkung von Drogen erläutern und dabei auf die Reaktion des Patienten achten. Erklärt sich der Patient bereit, seinen Substanzmissbrauch einzustellen? Sollte dies nicht der Fall sein, muss die Entscheidung des Patienten geklärt, konfrontiert und gedeutet werden. Bei manchen Patienten kann ein Teufelskreis entstehen, wenn das ursprünglich psychotische Erleben Ängste auslöst, die wiederum mithilfe der auslösenden (oder einer anderen) Substanz im Sinne einer „Selbstmedikation" behandelt werden sollen.
Wenn Deutungen das Verhalten des Patienten nicht auflösen können oder wenn der Patient durch sein psychotisches Erleben so desorganisiert ist, dass er den Interventionen des Therapeuten nicht zu folgen vermag, muss eine entsprechende Grenzsetzung erfolgen. Unter Umständen ist eine kurzzeitige stationäre Behandlung notwendig, wenn der Substanzmissbrauch auf ambulanter Ebene nicht wirksam kontrolliert werden kann.

Dissoziative Reaktionen

Eine Sonderform schwerer Spaltungsvorgänge zwischen idealisierten und verfolgenden Objektbeziehungen kann bei Patienten mit dissoziativen Reaktionen beobachtet werden. Dissoziative Zustände zeigen sich häufig in Form eines inneren Rückzugs des Patienten, der nicht mehr auf äußere Reize reagiert (die Interventionen des Therapeuten miteingeschlossen). In einem solchen Fall können sogenannte *Grounding-Verfahren* hilfreich sein, wobei der Therapeut den Patienten immer wieder aktiv in den Dialog holen sollte, um ein gewisses Maß an beobachtender Ich-Funktion im Patienten aufrechtzuerhalten. Dissoziationen können sich auch in Form des umstrittenen Syndroms multipler Persönlichkeiten manifestieren. Wie in diesem Fall behandlungstechnisch

zu verfahren ist, haben wir in Kapitel 8 in einer Fallvignette ausführlich beschrieben (s. S. 211).
Die Deutung der im Rahmen der Dissoziation aktivierten Objektbeziehung sowie ihre Abwehrfunktion im Sinne einer Abspaltung alternativer Objektbeziehungen in der Übertragung ermöglicht ein allmähliches Verstehen und in der Folge Nachlassen der dissoziativen Symptomatik. Behandlungstechnisch besteht in diesen Fällen die größte Komplikation in der Angst und Verwirrung des Therapeuten, wenn dieser versucht ist, sich in den dissoziativen Zustand des Patienten hineinziehen zu lassen und diesen als eine andere Person zu betrachten und behandeln, anstatt von einer abgespaltenen Objektbeziehung in der Übertragung auszugehen.

Depressive Episoden

Den Umgang mit Patienten mit depressiver Symptomatik haben wir bereits im Abschnitt „Umgang mit Suiziddrohungen und Suizidversuchen während der Therapie" ausführlich diskutiert (s. S. 182 ff.).

Aufsuchen von Notfallambulanzen

Ist sich ein Patient nicht sicher, ob es ihm gelingen wird, seine selbstdestruktiven Impulse zu kontrollieren, ist es sinnvoll, zur Abklärung einer eventuellen stationären Behandlung die Notaufnahme eines Krankenhauses aufzusuchen. Allein die Tatsache, dass ein Patient Hilfe sucht, anstatt seine Impulse zu agieren, kann für sich genommen schon auf eine positive Veränderung hindeuten. Unserer Erfahrung nach ist es nicht selten, dass es bei Patienten kurz nach Beginn ihrer Therapie zu ein oder zwei kurzen stationären Aufenthalten kommt, weil sie sich unsicher sind, ob sie ihre selbstzerstörerischen Impulse noch kontrollieren können – eine Entscheidung, die sich von früheren Verhaltensmustern insofern unterscheidet, als in der Vergangenheit das Krankenhaus meist erst *nach* dem Ausagieren ihrer Impulse aufgesucht wurde. In den meisten Fällen finden Notaufnahmen und stationäre Einweisungen dann ein Ende, wenn die Patienten erkannt haben, dass sich ihre Hoffnung, den Therapeuten dadurch stärker in ihr Leben einbinden zu können (sekundärer Krankheitsgewinn) nicht erfüllt.
Nichtsdestotrotz können Notaufnahmen den Therapeuten vor ein Dilemma stellen, wenn – was nicht selten der Fall ist – Notaufnahmearzt und Krankenhauspersonal die Auffassung vertreten, der Therapeut trage die volle Verantwortung für seinen Patienten. In diesem Fall muss der Therapeut den Kollegen in der Klinik über die Gefahr des sekundären Krankheitsgewinns und dessen kontraproduktive Folgen für die ambulante Behandlung erläutern.
Hier eine kurze Sequenz eines Telefonats zwischen dem diensthabenden Arzt der Notaufnahme und dem Therapeuten.

Arzt: Wir haben hier Ihren Patienten Herrn X. Er hat uns aufgesucht, weil er das Gefühl hatte, sich selbst verletzen zu wollen, das heißt, zu schneiden. Wir würden gerne wissen, was wir mit ihm machen sollen?
Therapeut: Erlauben Sie, dass ich kurz etwas zur Therapie meines Patienten erkläre. Ich habe mit Herrn X. vereinbart, dass – sollte er die Notaufnahme aufsuchen – ich es nicht als meine Aufgabe ansehe zu entscheiden, ob er stationär aufgenommen wird oder nicht.
Arzt: Warum nicht?
Therapeut: Bei Herrn X. ist es in der Vergangenheit sehr häufig zu schweren Selbstverletzungen gekommen. Er hat sich dann jeweils stationär einweisen lassen. Ich gehe davon aus, dass dieses Risiko weiterhin besteht. Allerdings habe ich den starken Eindruck, dass einer der Faktoren,

wenngleich nicht der wichtigste, der zu diesem Verhaltensmuster beigetragen hat, darin bestand, durch sein Verhalten seinen früheren Therapeuten stärker in das Geschehen einzubinden. Das heißt, sein früherer Therapeut kam dann zu Krisengesprächen ebenfalls in die Notaufnahme. Ich habe mit Herrn X. darüber gesprochen und ihm erläutert, dass ich mich nicht auf diese Art und Weise involvieren lassen werde, sondern dass unsere therapeutische Arbeit in meiner Praxis stattfindet. Aber natürlich kann er, wann immer nötig, sich zur Abklärung in die Notaufnahme begeben. Ich für meinen Teil halte es jedoch für sehr wichtig, mich aus diesen Kriseninterventionen herauszuhalten. Andernfalls würde dies dem Patienten eher schaden als nutzen.
Arzt: Aber es ist doch *Ihr* Patient. Ich kenne ihn ja gar nicht. Was soll ich denn mit ihm machen?
Therapeut: Es wäre sicher hilfreich, wenn Sie ihm sagten, dass wir miteinander telefoniert haben und dass ich mich genauso verhalten werde, wie wir es für einen solchen Fall in unserer Therapievereinbarung besprochen haben. Mit anderen Worten, ich kann Ihnen sagen, was meiner Ansicht für den Patienten im Moment hilfreich wäre. Ich kann Ihnen aber nicht die Entscheidung abnehmen, ob im Moment eine stationäre Aufnahme erforderlich ist oder nicht.
Arzt: Er möchte mit Ihnen sprechen.
Therapeut: Das halte ich nicht für sinnvoll. Erstens glaube ich nicht, dass ich am Telefon eine vollständige Beurteilung über seinen aktuellen Zustand abgeben kann. Zweitens bin ich, wie bereits gesagt, der Ansicht, dass das den sekundären Krankheitsgewinn verstärken würde. Es kann durchaus sein, dass Herr X. wütend wird, wenn Sie ihm sagen, dass ich nur mit Ihnen und nicht mit ihm sprechen möchte, und er wird dann womöglich auf einer stationären Aufnahme bestehen. Auf der anderen Seite kann er durch mein Verhalten sehen, dass ich mich an die Therapievereinbarungen halte, was wiederum einen beruhigenden Effekt haben und ihm ermöglichen kann ohne, stationäre Aufnahme in die ambulante Therapie zurückzukehren. Sie können meiner Ansicht nach im Moment am besten einschätzen, wie er darauf reagieren wird.
Ich muss dazu sagen, dass Herr X. bislang sehr engagiert in der Therapie mitgearbeitet hat. Wir haben vor vier Monaten mit der Behandlung begonnen. Zuerst war er nicht sicher, ob er durchhalten würde, vor allem, wenn er mich in Angstzuständen zwischen den Stunden nicht anrufen könne. Doch dann hat sich herausgestellt, dass er diese Zustände sehr wohl bewältigen kann. Geholfen hat ihm dabei, sich vorzustellen, wie er über seine Angst mit mir sprechen würde. Ich bin mir nicht sicher, weshalb er gerade jetzt ein verstärktes Bedürfnis verspüren sollte, sich zu schneiden. Thema in der Therapie war zuletzt sein Schmerz darüber, dass ihn seine Freundin vor einem Jahr verlassen hat. Vielleicht hat er jetzt sehr ähnliche Empfindungen, da es ihm schwer fällt zu glauben, dass ich ihn nicht auch eines Tages im Stich lassen werde. Vielleicht versucht er, mein Engagement ihm gegenüber auf die Probe zu stellen.
Lassen Sie ihn bitte wissen, dass ich ihn zu unserer nächsten Sitzung erwarte, entweder am kommenden Donnerstag oder nach Entlassung aus der Klinik, falls Sie eine stationäre Aufnahme für erforderlich halten. Ich glaube nicht, dass er starke antisoziale Züge hat, wenn Ihnen das bei Ihrer Einschätzung hilft. Das heißt, wenn er sich in der Lage fühlt, eine Vereinbarung zu treffen, so wird er sich aller Wahrscheinlichkeit auch daran halten.

Diese kurze Sequenz illustriert, wie der Therapeut dem Kollegen in der Notaufnahme notwendige Informationen über seinen Patienten zukommen lassen kann, ohne in die eigentliche Krisenintervention miteinbezogen zu werden, was den sekundären Krankheitsgewinn nur verstärken würde. In der Regel führt eine Vorgehensweise seitens des Therapeuten, wie wir sie hier beschrieben haben, zu einem allmählichen Rückgang von Notaufnahmen bzw. stationären Kriseninterventionen.

Stationäre Aufnahmen

Eine stationäre Aufnahme stellt an sich noch keine Krise in der Behandlung dar. Ein Patient, der, *bevor* er sich etwas antut, den Schutz einer Klinik sucht, verfügt möglicherweise über eine gute Selbsteinschätzung, was wiederum für eine Besserung seines Zustands bzw. einen therapeutischen Fortschritt spricht. In solchen Fällen ist es Aufgabe des Therapeuten, mit dem Patienten gemeinsam herauszuarbeiten, wie es zu diesem plötzlichen Gefühl der Gefährdung gekommen ist. Eine stationäre Aufnahme kann auch bei schweren depressiven Episoden oder psychotischen Dekompensationen angebracht sein (obwohl beide oft im Rahmen der ambulanten Psychotherapie aufgefangen werden können).

Unter Umständen ist es sinnvoll, dass der Therapeut zu einer oder, wenn nötig, mehreren Sitzungen auf Station kommt. Sollte dies nicht möglich sein, empfiehlt es sich, dass der Patient vor seiner Entlassung den Therapeuten aufsucht, um zu besprechen, welche Bedeutung der stationäre Aufenthalt hat und inwieweit es zum gegenwärtigen Zeitpunkt sinnvoll ist, die ambulante Therapie fortzusetzen. Da stationäre Aufenthalte heutzutage immer kürzer werden, kann es durchaus sein, dass Patient und Therapeut nur über Telefon Kontakt haben werden. Ziel ist dabei immer abzuklären, ob ein ambulantes Setting für die Weiterführung der Therapie geeignet ist und ob sich der Patient dazu ausreichend motiviert zeigt – diese Frage ist insbesondere dann von Relevanz, wenn der Grund der stationären Aufnahme ein Bruch des Therapievertrags zugrunde lag (z. B. ein erneuter Substanzmissbrauch oder das Verschweigen wichtiger Informationen in der Therapie).

Neben einem direkten Gespräch mit dem Patienten selbst sollte der Therapeut auch unbedingt mit dem zuständigen Arzt, Psychologen oder Sozialarbeiter Kontakt aufnehmen. Im günstigsten Fall sind die Kollegen in der Klinik mit einem psychodynamischen Behandlungsansatz einigermaßen vertraut, so dass sie dabei behilflich sein können, die Wiederaufnahme der ambulanten Therapie vorzubereiten. Es kommt aber auch vor, dass sich der behandelnde Therapeut auf Station in das Agieren des Patienten hineinziehen lässt. Häufig haben wir es dann mit dem sehr typischen Szenario zu tun, dass das Team auf Station zu der Auffassung gelangt, der Patient sei nicht in der Lage, Verantwortung für seine Behandlung und sein Leben zu übernehmen. Patienten zeichnen zuweilen ein Bild ihrer ambulanten Behandlung, das den Therapeuten als fordernd, autoritär und einer vernünftigen Argumentation nicht zugänglich erscheinen lässt. In diesem Fall sollte die Deutung erfolgen, dass der Patient seinen inneren Konflikt zwischen Abhängigkeit und Autonomie nach außen verlagert und den Anteil, der eine größere Unabhängigkeit anstrebt, auf den Therapeuten projiziert, während er selbst sich mit der Rolle eines passiven Teilnehmers einer durchweg supportiven Therapie zufrieden gibt. Der Patient sollte daran erinnert werden, dass er durchaus die Freiheit hat, das weitere Vorgehen selbst zu bestimmen, dass jedoch der Konflikt weiter in ihm bestehen bleibt, auch wenn er sich im Moment mit der Entscheidung für eine Seite wohl zu fühlen scheint. Auch wenn das Klinikpersonal ihn in seiner selbstgewählten Rolle als chronischen Psychiatriepatienten unterstützen möge – was eine momentane Entlastung für sein Leben bedeute –, so wäre es doch tragisch, wenn er sich dadurch um die Möglichkeit brächte, in Zukunft sein Leben eigenständiger zu gestalten.

Zuweilen lässt ein stationärer Aufenthalt die Notwendigkeit einer grundsätzlichen Überprüfung und Modifizierung des Therapievertrags deutlich werden. So etwa im Falle eines Patienten, der bis zum Zeitpunkt seiner stationären Einweisung – nachdem er im Rauschzustand eine Überdosis Tabletten genommen hatte – kein Wort über seinen Alkoholkonsum verloren hatte. Zwei Dinge galt es hier zu besprechen: erstens, die Verpflichtung des Patienten, offen über alles in der Therapie zu sprechen, und zweitens, die Teilnahme an den Selbsthilfegruppen der Anonymen Alkoholiker als Voraussetzung für den Wiedereinstieg in die Therapie.

Die Tatsache, dass es im Rahmen einer ambulanten TFP-Therapie zu einem stationären Aufenthalt kommt, kann unterschiedlichste Bedeutungen haben. In der frühen Behandlungsphase verbirgt sich dahinter nicht selten Protest über vermeintlich unerfüllbare Rahmenbedingungen, die im Therapievertrag festgelegt wurden. Darüber muss mit dem Patienten offen gesprochen werden, um zu entscheiden, ob er sich auf diese Form der Behandlung unter den festgelegten Bedingungen einlassen möchte oder nicht. Eine stationäre Einweisung kann aber auch ein Hinweis dafür sein, dass der Patient ein Problem hat – sei es außerhalb der Therapie, mit sich selbst oder im Rahmen einer Übertragung –, mit dem er nicht fertig wird, das ihm jedoch schwer fällt anzusprechen. Auch diese Möglichkeit sollte in Betracht gezogen und mit dem Patienten offen besprochen werden. Manchen stationären Aufenthalten wiederum haftet ein stark appellativer Charakter an, der Therapeut möge sich stärker engagieren. Schließlich testen manche Patienten ihren Therapeuten, ob er sich an die vereinbarten Grenzen des therapeutischen Rahmens halten wird, oder aber sind darauf aus, ihn fachlich zu diskreditieren, indem sie demonstrieren, wie erfolglos oder sogar schädigend seine Art zu arbeiten ist.

Was in der stationären Behandlung oft inszeniert wird, ist die für die Borderline-Dynamik typische Spaltung, der es deutend zu begegnen gilt, wie folgende Fallvignette illustriert.

Eine Patientin mit ausgeprägt narzisstischen Zügen und mehreren ernsten Suizidversuchen in der Vorgeschichte hatte sich im Laufe der nunmehr drei Jahre dauernden Therapie gut entwickelt. Es war zu keinen Suizidversuchen mehr gekommen, sie ging einer regelmäßigen Arbeit nach und lebte in einer festen Beziehung. Unverändert stark waren jedoch eine extreme Neigung zur Selbstkritik einerseits und Entwertung ihres Therapeuten andererseits. Trotz sehr guter Rückmeldung seitens ihrer Vorgesetzten bestand sie förmlich darauf, „inkompetent" zu sein, bis sie aufgrund ihrer Versagensangst immer öfter zu Hause blieb und schließlich ihre Anstellung verlor. Obwohl sie nicht lange arbeitslos blieb und rasch eine neue Stelle fand, setzte sich nun eine Abwärtsspirale in Gang.

Eines Tages teilt sie ihrem Therapeuten mit, dass sie tags zuvor nicht zur Arbeit, sondern statt dessen an einen nahe gelegenen Damm gegangen sei, um sich von dort in die Tiefe zu stürzen. Den Hinweis des Therapeuten, dass sie sich im Therapievertrag dazu verpflichtet habe, sich in die Klinik zu begeben, sollte sie sich nicht mehr in der Lage sehen, ihre suizidalen Impulse zu kontrollieren, kontert die Patientin mit der Bemerkung, dass sie unsicher sei, ob sie nicht von einer Minute zur nächsten die Kontrolle über sich verlieren könne. Von daher könne sie auch nicht versprechen, eine Notaufnahme aufzusuchen. Da in dieser Situation von einer ernstzunehmenden Gefährdung der Patientin auszugehen ist, gibt es zwei Alternativen: Entweder die Patientin kehre nach Hause zurück und begebe sich in die Obhut ihrer Familie, die sie beaufsichtige. Oder aber sie lasse sich stationär einweisen. Nach anfänglichem Widerstand stimmt die Patientin der zweiten Lösung zu und ruft noch aus der Sitzung heraus ihren Vater an, der sie abholen und in die Klinik bringen soll.

Die auf Station zuständigen Kollegen und Pflegekräfte finden die Patientin regelrecht besessen von dem Gedanken, sich umzubringen. Die Behandlung besteht in einer Kombination aus medikamentöser Therapie (Mood-Stabilizers) und der psychotherapeutischen Vermittlung von Coping-Strategien. Nachstationär werden zwei Wochen später bei Entlassung die Wiederaufnahme der Berufstätigkeit auf Teilzeitbasis, der Besuch der Tagklinik an fünf Nachmittagen die Woche sowie die Wiederaufnahme ihrer zweistündigen ambulanten Psychotherapie vereinbart. Der Therapeut unterstreicht bei dieser Gelegenheit nochmals die Bedeutung des Therapievertrags, insbesondere die Verantwortung der Patientin im Umgang mit ihrer Suizidalität. In der zweiten Woche nach Entlassung aus der Klinik gesteht die Patientin inmitten der Sitzung, dass sie tags zuvor weder zur Arbeit gegangen noch am Tagklinikprogramm teilgenommen habe. Statt dessen sei sie wieder zum Damm gefahren, um hinunterzuspringen. Nach abermaliger Abklärung der akuten Suizidalität wird die Patientin erneut stationär aufgenommen. Während des zehn Tage dauernden stationären Aufenthaltes liegt der therapeutische Schwerpunkt auf der Bearbeitung ihrer Angst vor der Arbeit und dem Erlernen entsprechender Bewältigungsstrategien.

In der Woche nach ihrer Entlassung ruft sie kurz vor Stundenbeginn ihren Therapeuten an, um ihm mitzuteilen, dass ihr Wecker nicht geklingelt habe und sie es nicht mehr rechtzeitig schaffe. Es ginge ihr gut und sie käme zur nächsten Sitzung. In Anbetracht seiner Erfahrungen mit der Patientin äußert der Therapeut seine Zweifel an der Wahrheit des Gesagten. Es wolle ihm nicht einleuchten, dass die Patientin nur eine gute Woche nach der Entlassung aus dem Krankenhaus eine Therapiestunde mit so offenkundiger Gleichgültigkeit absagte. Erst auf beharrliches Nachfragen gibt die Patientin zu, für jenen Tag ihren Suizid geplant zu haben. In dieser Situation, so der Therapeut, gebe es drei mögliche Auswege: Erstens, sich erneut in stationäre Behandlung zu begeben; zweitens, in die Therapiestunde zu kommen, die er ihr am späten Vormittag einrichten könne; oder drittens, ihren Plan wahr machen und sich umzubringen. In diesem Fall würde er die Polizei verständigen, was jedoch keine Garantie dafür wäre, dass sie sich nicht doch das Leben nehmen werde.

Die Patientin entscheidet sich für die Therapiestunde. In der Zwischenzeit bittet der Therapeut bei einem Kollegen telefonisch um Supervision. Die aktuellen Geschehnisse stünden in keiner Relation und er sei nur noch damit beschäftigt, die Patientin am Leben zu erhalten und habe den Eindruck, seit der ersten stationären Aufnahme jeglichen psychodynamischen Überblick über diese Therapie verloren zu haben. Nachdem er im Gespräch einiges für sich hatte klären können, standen ihm zwei Möglichkeiten offen: Entweder er entschied sich, weiter psychodynamisch, d. h. deutend mit der Patientin zu arbeiten, oder aber, wenn er sich nicht ausreichend sicher fühlte, eine erneute stationäre Einweisung zu veranlassen. Er entschließt sich zunächst zur Fortsetzung seiner Arbeit, will es jedoch von der Reaktion der Patientin abhängig machen, ob ein erneuter stationärer Aufenthalt sinnvoll sei. Als die Patientin zur vereinbarten Zeit kommt, bietet er ihr folgende Deutung an:

„Sie benehmen sich so, als gebe es in ihnen keinen Konflikt zwischen Leben oder Sterben. Sie sagen, dass Sie nur noch sterben wollen und dass lediglich andere Sie daran hindern. Die Tatsache, dass Sie immer wieder an den Damm gefahren sind, scheint auf den ersten Blick diese Darstellung zu unterstützen. Ich habe jedoch den Eindruck, als suchten Sie einen Ausweg aus einem Konflikt, der sich auf dramatische Art und Weise *in Ihnen selbst* abspielt. Während es auf der einen Seite in der Tat einen zerstörerischen Teil in Ihnen gibt, der – aus Gründen, die wir noch nicht verstanden haben – den Tod sucht, so gibt es doch auch einen anderen Teil in Ihnen, der genau das nicht will, der leben will und Beziehung zu anderen Menschen sucht. Sie scheinen diesen Konflikt dadurch lösen zu wollen, indem Sie diesen anderen Teil verleugnen. Mithilfe dieser Verleugnung könnten Sie sich wie in einer Art Todestanz ganz dem destruktiven Anteil in Ihnen hingeben. Ihr Verhalten zeigt mir jedoch, dass Sie diesem Konflikt nicht so leicht entkommen. Zunächst einmal ist festzustellen, dass Sie leben. Wenn Sie wirklich hätten sterben wollen, dann wären Sie jetzt tot. Zum Zweiten fällt auf, dass Sie in einer Therapie sind, die, wie Sie wissen, auf der Seite des Lebens steht. Zum Dritten sind Sie zwar wiederholt zum Damm gefahren, sind aber nicht gesprungen – das heißt, Sie gehen sehr weit, halten dann aber inne. Ich würde Ihnen gerne helfen, diesen Konflikt zu lösen, aber ich habe seit Kurzem Probleme damit, da sich unser Augenmerk fast ausschließlich auf Ihre Handlungen konzentriert – auf Ihr offensichtliches Bedürfnis, stationär aufgenommen zu werden. Es kann sein, dass Sie auch heute wieder zurück ins Krankenhaus müssen. Ich habe

mir Gedanken darüber gemacht und bin zu der Ansicht gelangt, dass Sie bereits tot wären, wenn Sie das wirklich gewollt hätten. Von daher glaube ich, dass es um etwas anderes geht und dass es sinnvoll wäre, unsere Arbeit fortzusetzen, statt eine neuerliche Einweisung zu veranlassen. Das ist allerdings nur möglich, wenn Sie am Leben bleiben. Was halten Sie davon?"
Die Patientin hat den Ausführungen des Therapeuten interessiert und etwas überrascht zugehört und antwortet nun: „Ich glaube, Sie könnten recht haben. Von der Warte aus habe ich es noch nicht betrachtet. Alles, was ich in jenen Momenten fühle, ist der Drang, mich umzubringen. Und dennoch, da haben Sie ganz recht ... tue ich es dann doch nicht. Ich fahre zum Damm und sitze und sitze und sitze da ... stundenlang, aber ich springe nicht. Ich weiß nicht, was mich abhält, aber vielleicht ist es das, wovon Sie sprechen."
Hierauf der Therapeut: „Es wäre hilfreich herauszufinden, was Ihnen in diesen Situationen durch den Kopf geht, welche Gedanken, Bilder, Phantasien. Genau das wäre unsere Aufgabe hier, vorausgesetzt der Rahmen ist sicher genug. Ich möchte aber noch auf einen anderen Aspekt der Situation zu sprechen kommen. Ich habe eine Vermutung, die stimmen kann oder auch nicht. Mir scheint, es bereitet Ihnen eine gewisse Lust mitanzusehen, wie ich mich hier in meinem Sessel winde, wenn Sie mir von Ihren Fahrten zum Damm berichten ... und zwar eine sadistische Lust. Ich weiß nicht, ob Sie das auch so empfinden, aber rückblickend habe ich den Eindruck, dass diese Seite in Ihnen stärker geworden ist, seit Sie Ihren Arbeitsplatz verloren haben. Ich frage mich, ob das etwas mit einem Gefühl der Demütigung zu tun hat und einem damit verbundenen Neid. Wir wissen, wie streng Sie mit sich selbst sind. Der Verlust Ihres Arbeitsplatzes hat Sie offenbar in Ihrem Gefühl, nichts wert zu sein, bestätigt. Und dennoch gibt es eine Seite in Ihnen, die sich anderen überlegen fühlt und es nicht ertragen kann, dass irgendjemand besser als Sie sein könnte. Es könnte also sein, dass für Sie seit dem Verlust Ihres Arbeitsplatzes – instinktiv – die einzige Möglichkeit, sich gut zu fühlen, darin besteht, sich mir überlegen zu fühlen, indem Sie angefangen haben, mich zu quälen. Der Teil in Ihnen, der Sie selbst angreift, kann sich eben auch gegen mich richten. Dies kann ein Grund sein, warum Sie noch leben – diese Lust, mich in Bedrängnis zu sehen. Gleichzeitig glaube ich aber, dass ein anderer Teil in Ihnen sich eine bessere Beziehung zu mir wünscht. Falls irgendetwas von dem, was ich gerade beschrieben habe, zutrifft, sollten wir uns das ansehen. Auch wenn Sie neidische, aggressive oder selbst sadistische Gefühle haben, bedeutet es noch lange nicht, dass Sie es verdienen zu sterben. Viele Menschen haben solche Gefühle. Wenn Sie jedoch diese Gefühle verleugnen oder sich so dafür verurteilen, dass wir sie hier nicht klären können, damit werden sie sich Ihrer Kontrolle entziehen und wiederum Sie kontrollieren."
Die Patientin lächelt zustimmend, als der Therapeut ihre sadistische Lust anspricht: „Ich muss zugeben, dass es mir tatsächlich eine gewisse Lust bereitet, Sie in Bedrängnis zu sehen. Mir war nicht klar, dass Sie das bemerkt haben."
Im Anschluss daran ging es um die Etablierung eines sinnvollen Behandlungsplanes. Die Ausführungen des Therapeuten hatten für die Patientin zu einer Klärung der Situation geführt, so dass sie von nun an der Versuchung, zum Damm zu fahren, widerstehen konnte. Sie war in der Lage, Gefühle ansprechen, die ihr bislang nur zum Teil bewusst gewesen waren und die einzugestehen sie gezögert hatte. Die beiden beschlossen die Fortführung der Therapie ohne neuerlichen stationären Aufenthalt. Von diesem Zeitpunkt an war eine tiefer gehende Analyse der Dynamik möglich. Die Frage nach einer stationären Behandlung stellte sich nicht mehr.

Auch wenn dieses Fallbeispiel eine ganze Reihe von Behandlungsaspekten beleuchtet, so wollten wir an dieser Stelle deutlich machen, auf welche Art und Weise sich die wiederholten stationären Aufnahmen der Patientin in die zugrunde liegende Dynamik des Geschehens einfügten und wie der Therapeut in die sich zuspitzende Krise wiederholter Klinikaufenthalte eingriff. Der Versuch der Patientin, ihren Konflikt zwischen Leben und Sterben, zwischen Aufnahme und Abbruch von Beziehungen, zu externalisieren, mündete in mehrere stationäre Aufenthalte, die Teil eines allgemeinen Agierens dieser Dynamik waren. Die Klinik, das dortige Team, der Therapeut repräsentierten den abgespaltenen, gesünderen Anteil der Patientin. Weitere Themen waren der Neid und der Wunsch der Patientin, den Therapeuten durch ihre wiederholten Klinikaufenthalte zu quälen und zu „beweisen", dass die Therapie nichts tauge. Wäre eine Deutung dieser Themen – insbesondere des Versuchs der Patientin, ihren Konflikt zu externalisieren – ausgeblieben, hätte sich dieser Kreislauf aller Wahrscheinlichkeit nach fortgesetzt. Die Intervention des Therapeuten mittels einer Deutung hatte somit in dieser Krisensituation zum gewünschten Erfolg geführt.

Telefonanrufe des Patienten

Mithilfe einer sorgfältigen Anamneseerhebung lässt sich feststellen, ob Telefonanrufe des Patienten in vorangegangenen Therapien ein Problem darstellten. Falls ja, empfiehlt es sich, eine entsprechende Regelung zu treffen und diese im Therapievertrag festzuhalten. Telefonanrufe beeinträchtigen den Therapieverlauf zwar weniger unmittelbar als konkrete Suiziddrohungen, nichtsdestotrotz bedarf es in diesem Punkt eines strukturierten Vorgehens. Folgendes Beispiel soll dies verdeutlichen.

Therapeutin: Obwohl Sie sagen, dass es wichtig für Sie war, Dr. Jones zwischen den Sitzungen telefonisch erreichen zu können, scheint genau dieser Punkt letztlich zum Ende Ihrer gemeinsamen Therapie beigetragen zu haben. Sein wachsender Unmut über Ihre häufigen nächtlichen Anrufe scheint einer der Gründe gewesen zu sein, weshalb er Ihnen einen Therapeutenwechsel vorschlug. Aus diesem Grund möchte ich gerne mit Ihnen besprechen, wie wir in diesem Punkt verfahren können, um das Risiko, dass sich Anrufe auf unsere therapeutische Arbeit störend auswirken, so gering wie möglich zu halten. Abgesehen von solchen Anrufen, in denen es Wichtiges mitzuteilen gibt – beispielsweise, wenn Sie eine Stunde absagen müssen –, werde ich Anrufe nur entgegennehmen, wenn es sich um einen echten Notfall handelt. Notfälle sind bedeutsame, unvorhergesehene Ereignisse, die weder mit Ihren selbstzerstörerischen Gefühlen, noch mit alltäglichen Ärgernissen zu tun haben, die Ihnen zu schaffen machen – zum Beispiel Auseinandersetzungen mit Ihrem Freund oder Ihrem Vorgesetzten. Unter Notfall verstehe ich Ereignisse wie einen schweren Unfall, den plötzlichen Verlust Ihres Arbeitsplatzes, einen positiven HIV-Test, eine Krebsdiagnose oder den Tod eines nahestehenden Menschen.
Wenn Sie mich in meiner Praxis oder zu Hause anrufen, dann lassen Sie mich bitte sofort wissen, um was es sich handelt. Wenn kein Notfall vorliegt, werde ich Sie auf die nächste Therapiestunde verweisen und eine Woche lang keine weiteren Anrufe von Ihnen annehmen. Sollten Sie danach erneut ohne Grund anrufen, erweitere ich diesen Zeitraum auf einen Monat.
Patientin: Aber wie können Sie behaupten, mein Therapeut zu sein, wenn Sie nicht einmal mit mir sprechen wollen?
Therapeutin: Unsere Therapie findet in den Sitzungen statt, in denen ich für Sie da sein, Ihnen zuhören und mit Ihnen sprechen werde. Das bedeutet selbstverständlich nicht, dass ich zwischen den Sitzungen aufhöre, Ihre Therapeutin zu sein – wie gesagt, in echten Notfällen stehe ich Ihnen immer zur Verfügung. Sie haben in der Vergangenheit Ihren Therapeuten immer wieder angerufen, obwohl kein wirklicher Grund im Sinne einer Notsituation vorlag, und ich glaube nicht, dass Ihnen das in irgendeiner Weise genutzt hat. Vielmehr bin ich der Meinung, dass es Ihrer Therapie letztlich geschadet hat.
Die Form der Behandlung, die ich empfehle und anbiete, besteht darin, kontinuierlich daran zu arbeiten, dass wir ihre Gefühle und Handlungen

besser verstehen, und nicht darin, unnötig für Unruhe zu sorgen. Außerdem wäre es unrealistisch, Ihnen meine Verfügbarkeit rund um die Uhr anzubieten. Die Realität bringt es mit sich, dass ich zeitweilig nicht verfügbar bin. Diese Behandlung findet in einem Rahmen statt, der auch Angehörige, Freunde und medizinische Notdienste miteinschließt. Es ist wichtig, dass Sie sich dieser Möglichkeiten bewusst sind und sie im Bedarfsfall auch nutzen.

Da ein strukturierter Umgang mit unangemessenen Telefonanrufen auch solche Zeiten impliziert, in denen ein Therapeut überhaupt keine Anrufe seines Patienten entgegennimmt, wäre – falls der Patient ihn weiterhin mit Anrufen behelligt – die Fortsetzung der Therapie infrage gestellt. Um dies zu vermeiden, ist es natürlich wichtig, genau auf die Reaktion des Patienten zu achten, wenn die Telefonregelung besprochen wird. Manchen Lesern mag diese Art der Strukturierung überzogen und willkürlich anmuten. Wir möchten jedoch darauf hinweisen, dass es immer wieder Fälle gibt, in denen Anrufe bei Therapeuten zu Hause dessen gesamtes Familienleben beeinträchtigen und belasten und nur durch eine klare und eindeutige Strukturierung eingegrenzt werden können. Ziel dabei ist immer, das, was der Patient zu sagen hat, wieder in die Sitzungen selbst zurückzuführen, also dorthin, wo die eigentliche therapeutische Arbeit stattfindet.

Die Abwesenheit des Therapeuten und der Umgang mit Vertretung

Routinemäßige Abwesenheiten des Therapeuten durch Urlaub, Teilnahme an Kongressen etc. können bei Borderline-Patienten eine genaue Planung erforderlich machen. In diesen Fällen empfiehlt sich, eine Vertretung zu organisieren. Unserer Erfahrung nach ist die Wahrscheinlichkeit einer Krise, die durch die Abwesenheit des Therapeuten ausgelöst wird, im ersten Behandlungsjahr am größten. Sinnvoll ist, in dieser Phase feste Ersatztermine für den Patienten zu vereinbaren, sollte dieser es für erforderlich halten. Im Allgemeinen kann jedoch die damit verbundene Psychodynamik im ersten Behandlungsjahr so weit bearbeitet werden, dass die Abwesenheit des Therapeuten nicht mehr als Krise erlebt wird. Vor allem zwei Themen sind hier im Vorfeld zu klären:

Wie erlebt der Patient die Abwesenheit seines Therapeuten und wie wird er aller Wahrscheinlichkeit nach darauf reagieren?

Der Therapeut sollte die Schwierigkeit des Patienten ansprechen, sich ein inneres Bild vom Therapeuten zu bewahren. Häufig zerstört die Wut des Patienten auf das Objekt, das ihn vermeintlich „im Stich lässt", sein inneres Bild des versorgenden Objekts. Der Patient hat dann, während der Abwesenheit des Therapeuten, kein Gefühl mehr für eine Verbindung zu ihm. Eine Deutung dieser Dynamik kann dem Patienten helfen, sie zu vermeiden.

Häufig berichten Patienten von ihrem Gefühl, „im Stich gelassen" zu werden. Es ist wichtig zu verstehen, *weshalb* der Patient eine Unterbrechung der Therapie auf diese Weise erlebt. Für viele Patienten ist die Abwesenheit des Therapeuten ein Beleg dafür, was sie schon immer „gewusst" haben – z. B. dass der Therapeut überhaupt kein Interesse an ihnen habe, dass er sie abstoßend finde oder sie loswerden wolle. Mit anderen Worten: Es kommt zu einer Verstärkung der inneren negativen Repräsentanz sowie der Abwehr der verdrängten positiven Repräsentanz gleichermaßen: „Ich bin Ihnen doch scheißegal! Ich war ein Narr, dass ich auch nur für einen Augenblick geglaubt habe, Sie oder irgendjemand könnte wirklich Interesse an mir haben." Diese Auffassung sollte hinterfragt werden, zumal der Patient, trotz aller Wut und Enttäuschung, richtiggehend erleichtert scheint, einen „Beweis" für seine tiefsitzende Überzeugung erbracht zu haben. Diese Erleichterung entspricht dem Ausmaß an Angst, die aufkommt, wenn die Abwehr der Spaltung zusammenbricht und der Patient die

Möglichkeit einer guten Beziehung wahrzunehmen beginnt. Die Tatsache, dass die Abwesenheit des Therapeuten die Spaltung verstärkt, kann folgendermaßen gedeutet werden:

> „Sie haben damit begonnen, die Möglichkeit in Betracht zu ziehen, dass ich echte Sorge für Sie empfinden könnte – auch wenn das natürlich nicht alles ist, was Sie wollen. Die Nachricht von meinem Urlaub scheinen Sie nun als Gelegenheit zu nutzen, den ursprünglichen Zustand wiederherzustellen. Dies ist ein trauriger Zustand, in dem weder ich noch sonst jemand wirklich an Ihnen interessiert ist. Dennoch ist er insofern beruhigend, als Sie mit seinen Spielregeln vertraut sind und von daher glauben, dass man Ihnen nicht weh tun kann."

Sollen im Voraus Vertretungsstunden eingerichtet werden oder nicht?
Wie bereits besprochen, kann dies im ersten Behandlungsjahr in Erwägung gezogen werden. Danach sollten Patienten jedoch ein ausreichendes Verständnis ihrer inneren Repräsentanzen und deren Auswirkung auf ihre Reaktion entwickelt haben, um mit der Abwesenheit des Therapeuten unter normalen Bedingungen zurechtzukommen. Ist eine Vorab-Vereinbarung nicht notwendig, können Patienten im Bedarfsfall selbst bei der Vertretung ihres Therapeuten anrufen, um einen Termin zu vereinbaren.

Schweigen des Patienten

Den Patienten zum Reden zu ermutigen und seine nonverbale Reaktion darauf zu beobachten, fördert – ebenso wie das Beobachten der eigenen Gegenübertragung unter solchen Bedingungen – das Verstehen jener Objektbeziehung, die zwischen einem besorgten Therapeuten und einem (provokativ, arrogant, ängstlich oder schuldgeplagt) schweigenden Patienten aktiviert wird und in einem nächsten Schritt deutend aufgegriffen werden kann. Auf diese Weise kommt ein nicht-bedrohlicher Zyklus von Übertragungsanalyse und Deutung in Gang, der im Allgemeinen die Auflösung selbst lang dauernder Schweigephasen erlaubt. In extremen Fällen, in denen ein Patient, trotz wiederholter Aufforderung des Therapeuten zu sprechen, weiterhin schweigt, muss überlegt werden, ob die Behandlung fortgesetzt werden kann. (Ein ausführliches Beispiel hierzu findet sich bei Yeomans et al. 1992.)

Somatisierung

Schwere Formen der Somatisierung, wie etwa das Syndrom der Hypochondrie, lassen sich ebenso schwer in psychisches Erleben umwandeln wie extreme Formen paranoiden Verhaltens. Der therapeutische Rahmen sieht im Falle schwerer Somatisierungsneigung umfassende und (wenn nötig) wiederholte körperliche Untersuchungen und Überprüfungen der Laborwerte vor, um einen Punkt zu erreichen, an dem der Therapeut den Patienten mit der Tatsache konfrontieren kann, dass nach dem gegenwärtigen medizinischen Kenntnisstand seine körperlichen Symptome mit einer unerträglichen psychischen Realität zu tun haben und weniger mit irgendeiner körperlichen Anormalität. Aus zweierlei Gründen wird es durch diese konsequente und realitätsgestützte Konfrontierung zu einer Aktivierung extremer paranoider Übertragungen kommen. Erstens kann das körperliche Symptom selbst die Aktivierung einer aggressionsgeladenen Objektbeziehungsdyade repräsentieren, in der ein Körperteil den gesamten Rest angreift und Schmerz verursacht. Zweitens kann auch der Therapeut, der dieses Symptom benennt und konfrontierend aufgreift und von daher das innere Gleichgewicht des Patienten gefährdet, als Angreifer wahrgenommen werden. Unglücklicherweise ziehen es viele hypochondrische Patienten vor, eine Psychotherapie, die emotionale Konflikte in das psychische Erleben zu holen droht, zugunsten eines supportiven Ansatzes zu verlassen, der die Somatisierung schützt und dem Patienten hilft, mit „unvermeidlichen“ Schmerzen oder einer Reduzierung seiner körperlichen Funktionsfähigkeit zu leben. In vielen Fällen sind einem explorativen und psychodynamischen Ansatz hier Grenzen gesetzt.

11 Veränderungsprozesse in der Übertragungsfokussierten Psychotherapie

Theorie und Empirie

Jeder Behandlungsansatz in der Psychotherapie beinhaltet eine explizite oder implizite Theorie der Veränderung. In diesem Kapitel wollen wir jene Veränderungsprozesse und Behandlungstechniken näher betrachten, die mit den Entwicklungen, wie sie im Rahmen der Übertragungsfokussierten Psychotherapie (TFP) zu erwarten sind, in Zusammenhang stehen. Dabei geht es nicht nur um die wichtige Frage, ob Veränderung überhaupt stattfindet, und wenn ja, in welchen Bereichen, sondern auch um die jeweiligen Veränderungsmechanismen: Gibt es eine einigermaßen vorhersehbare Abfolge dessen, was Therapeut und Patient in einer TFP-Behandlung miteinander tun und was zu einer signifikanten Verbesserung nicht nur der Symptomatologie, sondern auch der Persönlichkeitsorganisation führt? (vgl. Tab. 2-2, S. 37)

An diesen Prozessen sind eine ganze Reihe von Faktoren beteiligt:

- Behandlungstechniken
- Reaktionen des Patienten
- Interaktion zwischen Therapeut und Patient
- Abfolge von Veränderungsschritten beim Patienten
- Veränderungen in unterschiedlichen Bereichen (Symptomebene, Strukturniveau)

Die Konzeptualisierung der Veränderungsphasen und Veränderungsprozesse in der Behandlung von Patienten mit Borderline-Persönlichkeitsorganisation (BPO) ist sowohl aus klinischer als auch wissenschaftlicher Sicht sinnvoll. Therapeuten brauchen ein klares Konzept von Behandlungsfortschritt und zu erwartendem Therapieergebnis, das als Vergleichsgrundlage zur Evaluierung von Behandlungsverläufen dienen kann. Wie bei einem Entscheidungsbaum eröffnen sich dem Therapeuten somit zahlreiche Möglichkeiten, den Fortgang der Therapie zu bestimmen. Im Falle eines positiven Therapieverlaufs etwa hat der Therapeut die Möglichkeit, eine Vorstellung davon zu entwickeln, was wohl als Nächstes passieren wird. Verläuft die Behandlung weniger günstig – gemessen an den zu erwartenden Veränderungen bei Patienten mit einer BPO –, kann über Änderungen im therapeutischen Vorgehen nachgedacht werden.

Aus wissenschaftlicher Sicht wiederum ist es wichtig, die jeweiligen Veränderungsmechanismen im Behandlungsverlauf zu verstehen (Levy et al. 2006a). Ergebnisstudien im Rahmen der Psychotherapieforschung sind intellektuell mehr als unbefriedigend, wenn sie keine Aussagen über die zentralen Faktoren des Veränderungsprozesses im Hinblick auf das Endergebnis enthalten. Das Wissen um die zentralen Veränderungsfaktoren liefert uns wichtige Informationen über das Wesen und Funktionieren von Pathologie. Die klinische Ausrichtung unserer Forschungsarbeit ermöglicht uns nicht nur, die Veränderungen in erfolgreichen und misslungenen Therapien im Sinne einzelner Phasen zu beschreiben, sondern auch den therapeutischen Prozess als solchen besser zu verstehen und, wenn nötig, einzelne Behandlungsparameter zu verändern.

Bestimmte Kapitel unseres Buches zeichnen unterschiedliche Abläufe im Rahmen der TFP nach: Kapitel 1 den allgemeinen Behandlungsverlauf – eine allgemeine Konzeption von Pathologie und Therapieeffekten miteingeschlossen; Kapitel 7 den Ablauf einer einzelnen Sitzung und die Veränderungen in der frühen

Behandlungsphase; Kapitel 8 Veränderungen in der mittleren Therapiephase; und Kapitel 9 Veränderungen in der fortgeschrittenen Therapiephase und Abschlussphase der Behandlung. In diesem Kapitel geht es ebenfalls um Veränderungen bzw. angenommene Veränderungsmechanismen in der Abschlussphase der Therapie sowie um Veränderungen auf individuellem Niveau des Patienten.

Unser Arbeitsmodell der Bordeline-Pathologie

Unseren klinischen Forschungsarbeiten liegen unterschiedliche, aber sich überschneidende Modelle der Borderline-Pathologie zugrunde, welche auf einem psychoanalytischen Verständnis der Borderline-Pathologie (Kernberg 1984, 1992) sowie auf Überlegungen zur Interaktion zwischen Verhalten und neurobiologischen Faktoren basieren (Depue u. Lenzenweger 2005; Posner et al. 2002). Das psychoanalytische Verständnis der Borderline-Organisation mit seinem zentralen Konzept der Identitätsdiffusion war von zentraler Bedeutung, eine Vorstellung vom psychischen Erleben des Patienten zu gewinnen und entsprechende behandlungstechnische Richtlinien zu entwerfen (vgl. Kap. 1). Unser Kollege Michael Posner hat das Konzept des Temperaments in unsere empirische Arbeit eingeführt, während Depue u. Lenzenweger (2001, 2005) mit dem Konzept der Persönlichkeitspathologie arbeiten – Persönlichkeits-Traits miteingeschlossen – und diese zur neuralen und neurochemischen Organisation von Verhaltensmustern bei Säugetieren in Bezug setzen. Auf diesem Weg gelangten sie zu vier zentralen Konstrukten in ihrem Modell menschlichen Verhaltens:

- Ziel- und handlungsgerichtete Extraversion
- Zugehörigkeit
- Neurotizismus (Angst) und Vermeidung von Schädigung (Furcht)
- Affekt-unabhängiger Zwang

Borderline-Patienten sind nach diesem Modell gekennzeichnet durch

- Verminderung der zielgerichteten und handlungsauslösenden Motivation (positive Emotion) bei gleichzeitig erhöhter Angst (negative Emotion),
- reduzierte Aktivität des modulatorischen neuralen und affekt-unabhängigen Zwangssystems,
- übertriebene Reaktivität des Furchtsystems innerhalb eines breiteren Kontextes von Zugehörigkeit (Lenzenweger et al. 2004).

Unser Arbeitsmodell der Borderline-Persönlichkeitsstörung postuliert somit ein dynamisches Zusammenspiel von Temperament – insbesondere einem Überhang an negativen Affekten –, einer gering ausgeprägten Fähigkeit zu *effortful control*, sowie dem Fehlen eines kohärenten Gefühls für das eigene Selbst und Andere im Kontext eines unsicheren und ängstlichen Bindungsstils. Dieses Modell ähnelt anderen in vielerlei Hinsicht (Trull 2001; Trull et al. 2001), berücksichtigt aber als einziges den Faktor Temperament und dessen Ausprägung, des weiteren neurokognitive Mechanismen der Aufmerksamkeit, Orientierung und Konfliktlösung sowie die jeweilige Ausprägung von Identitätsdiffusion und Bindungsstil. In unserer empirischen Arbeit bedienen wir uns dieser Schlüsselkonzepte in einem experimentellen Design, um zu verstehen, wie sie aktuell funktionieren. Ein informationsverarbeitendes System, das aktiv durch negative Affekte beeinflusst wird, fehlerhafte und ineffektive Konfliktlösungsmodelle, sowie die Erwartung ängstlicher, ambivalenter Bindung an andere, sind nicht nur typische Charakteristika des Erlebens im Rahmen einer Borderline-Persönlichkeitsstörung, sondern lassen auch die Frage nach Behandlungsschwerpunkten und Behandlungskonzeptualisierung praktikabel und lösbar erscheinen. Das bedeutet, dass die auf das informationsverarbeitende System abzielenden Interventionen, insbesondere im sozialen und interpersonellen Bereich, den nachhaltigsten Effekt haben werden und dass das informationsverarbeitende System ein notwendiges Ziel von Veränderung darstellt, wenn es zu einer Symptomreduktion, sowie gesunden Beziehungen im Privat- und Arbeitsleben kommen soll.

Die Heterogenität von Borderline-Patienten: Behandlungsrelevante Subgruppen

Bevor wir uns den Veränderungsprozessen zuwenden, die im Rahmen einer Behandlung zutage treten, wollen wir den Mensch, der zur Therapie kommt, einmal näher betrachten. Es gibt klinisch signifikante Unterschiede innerhalb der Patientenpopulation, die eine Borderline-Persönlichkeitsorganisation aufweist, und auch bei jenen Patienten, die an einer Borderline-Persönlichkeitsstörung im engeren Sinn leiden. Diese bereits im Vorfeld der Behandlung existierenden Unterschiede wirken sich auf den jeweiligen Behandlungsfokus in den Bereichen Symptomatik und Dysfunktionalität aus und stehen in Zusammenhang mit der Beziehung, die sich zwischen Patient und Therapeut entwickeln wird.

Bei Patienten mit der DSM-IV-TR-Diagnose *Borderline-Persönlichkeitsstörung* (American Psychiatric Association 2000) handelt es sich um eine in verschiedenster Hinsicht sehr heterogene Gruppe. Kliniker sind sich dieser Unterschiedlichkeit sehr wohl bewusst, so dass man sich durchaus die Frage stellen kann, warum manche die Nützlichkeit dieser Diagnose im klinischen Bereich infrage stellen. Wir haben eine große Anzahl von Patienten auf allen deskriptiven Ebenen untersucht und möchten im Folgenden die Heterogenität der Patientenpopulation in Bezug auf Behandlungsschwerpunkt, Therapieverlauf und Therapieergebnis zusammenfassend darstellen.

Diagnose

Eine der größten Schwierigkeiten im Bemühen, Verständnis und Behandlungsmethoden für Borderline-Patienten zu verbessern, liegt in der Heterogenität der Patientenpopulation, auf die die polythetische Definition der Borderline-Persönlichkeitsstörung zutrifft – hinsichtlich der allgemeinen und spezifischen Diagnosekriterien ebenso wie auch im Hinblick auf die ausgeprägte Komorbidität mit Achse-I und Achse-II-Diagnosen. Die Komorbidität einer Achse-II-Diagnose der BPS mit Achse-I-Symptomstörungen und anderen Achse-II-Persönlichkeitsstörungen wurde in zahlreichen Studien aufgezeigt (z. B. Shea et al. 2004). Es ist durchaus denkbar, dass die empirische Forschung hinsichtlich eines Komorbiditätsmusters von Achse-II-Störungen auf bislang unbekannte Verbindungen stößt, die möglicherweise mit theoretischen Überlegungen in Zusammenhang stehen (z. B. Kernberg u. Caligor 2005).

Unsere Versuche, die Borderline-Pathologie zu verstehen, gehen über einfache Querschnitt-Komorbiditätsvergleiche zwischen BPS und anderen Achse-II-Störungen hinaus. Vielmehr ging es uns darum, systematische Verknüpfungen einer Borderline-Persönlichkeitsstörung (BPS) mit anderen spezifischen Achse-II-Störungen auf der Ebene individueller Patientenprofile zu untersuchen, um daraus in der Folge Patientengruppen mit ähnlichen Profilen abzuleiten. In einem nächsten Schritt untersuchten wir die auf der Profilebene kategorieller Achse-II-Störungen auftretenden Ähnlichkeiten und verglichen sie mit anderen Variablen z. B. Persönlichkeits-Traits.

Jeder Proband unserer Stichprobe (N = 92) war mithilfe der *International Personality Disorders Examination* (IPDE; Loranger 1999) untersucht und mit einer Borderline-Persönlichkeitsstörung gemäß den DSM-IV-Kriterien (American Psychiatric Association 1994) diagnostiziert worden. Um die Heterogenität der Achse-II-Borderline-Persönlichkeitsstörung zu untersuchen, kamen zwei Ansätze zur

Anwendung. Erstens, die Identifizierung und Charakterisierung prototypischer Profile zeitgleich auftretender Achse-II-Merkmale. Zweitens, die Konzeptualisierung spezifischer Dimensionen, die den zeitgleich auftretenden Merkmale zugrunde lagen. Anschließend wurden Prototyp und faktorenanalytische Ergebnisse miteinander verglichen.

Unter Rückgriff auf sämtliche IPDE-dimensionale Ratings leiteten wir anhand einer Q-Faktorenanalyse prototypische Achse-II-Komorbiditäts-Profilmuster ab. Eine Drei-Faktoren-Lösung erwies sich als die angemessenste und erklärte 75% der Varianz. Eine gruppenspezifische Zuordnung der Probanden ergab drei prototypische Profile, die hauptsächlich aufgrund ausgeprägter paranoider, histrionischer/narzisstischer und vermeidender Merkmale unterscheidbar waren. Anschließend erfolgte eine Zusammenfassung zu

- Cluster A (Borderline-Persönlichkeitsstörung und Paranoide Persönlichkeitsstörung; N = 10),
- Cluster B (Borderline-Persönlichkeitsstörung und Narzisstische Persönlichkeitsstörung; N = 28) sowie
- Cluster C (Borderline-Persönlichkeitsstörung und Vermeidende Persönlichkeitsstörung; N = 23)

BPS-Subtypen, entsprechend den DSM-IV-Clustern der wichtigsten Störungen in jedem Prototyp. Fünf Probanden wurden aufgrund signifikanter Verknüpfungen mit mehr als einem Prototyp nicht klassifiziert. Eine qualitative Untersuchung der nicht-klassifizierten Profile ergab ein signifikantes Vorliegen von Achse-II-Merkmalen, allerdings ohne konsistent erkennbare Themen und von daher weniger allgemeine Merkmals- bzw. Musterbildung. Die Größe der nicht klassifizierten Gruppe scheint die heterogene Natur der zeitgleich auftretenden Achse-II-Merkmale der Borderline-Persönlichkeitsstörung zu unterstreichen.

Faktorenstruktur sämtlicher Achse-II-Kriterien

In einem zweiten Schritt wurden die dimensionalen Scores der IPDE (mit Ausnahme der BPS-Dimension) transformiert, um sich auf die Musterbildung der Achse-II-Kriterien zu konzentrieren. Anschließend wurde eine exploratorische R-Typen-Komponentenanalyse durchgeführt. Eigenwertanalysen und graphische Darstellung ergaben zwei Faktoren, die insgesamt 47% der Varianz erklären.

Der erste Faktor reichte von histrionischen und narzisstischen bis hin zu vermeidenden und schizoiden Merkmalen und wurde als Repräsentanz einer Dimension externer versus interner Persönlichkeitsorientierung interpretiert. Der zweite Faktor reichte von paranoiden, schizotypen und antisozialen bis hin zu zwanghaften und abhängigen Merkmalen. Die zweite Dimension wurde hauptsächlich im Sinne der Objektbeziehungstheorie interpretiert (Kernberg u. Caligor 2005), die von einer ähnlichen – in der Pathologie der Objektbeziehungen eines Patienten sich widerspiegelnden – Dimension ausgeht (s. Abb. 1-1, S. 2). Mit anderen Worten, diese Dimension wurde interpretiert als Art und Weise, wie Patienten mit einer BPS Beziehungen erleben – von pathologischen Formen, die sich durch Feindseligkeit und mangelndes Sich-Einlassen charakterisiert sind, bis hin zu eher konflikthaft anmutenden Formen, die sich durch eine freundlich geprägte, aber nichtsdestotrotz konflikthafte Verstrickung mit anderen auszeichnen. Die hieraus abgeleitete Skala haben wir als Qualität der Objektbeziehungen (Quality of Object Relations QOR) bezeichnet.

Initialvalidierung der Ergebnisse mit ausgewählten externen Maßen

Die abgeleiteten Dimensionen wurden mit externen Maßen korreliert, um zu einer Interpretation und Evaluierung der explorativen Ergebnisse zum IPDE zu gelangen. Anhand von Subskalen sollten klinisch relevante Bereiche erschlossen werden, die Maße enthielten, wie z. B. Funktionsniveau in Arbeit und Beziehung, Identität, Affekt, Verhaltensdyskontrolle, Symptom- bzw. Leidensdruck, sowie allgemeines Funktionsniveau. Der Mittelwert zeitgleich auftretender Achse-II-Merkmale wurde ebenfalls mitaufgenommen, um den allgemeinen Schweregrad der Persönlichkeitsstörung (unabhängig davon, um welche Persönlichkeitsstörung es sich genau handelt) in Bezug auf diese klinisch relevanten Bereiche zu untersuchen. Angesichts des explorativen Charakters dieser Analysen wurden keine Anpassungen für multiple Tests vorgenommen.

Der Mittelwert der Achse-II-Pathologie wurde mit einer höheren Ausprägung an Identitätsdiffusion, negativem Affekt, Symptomdruck, und einem schlechteren allgemeinen Funktionsniveau auf der Social Adjustment Scale (Weisman 1995) in Verbindung gebracht. Der externe Fokus stand in positivem Zusammenhang mit Impulsivität im Sinne eines Persönlichkeitsmerkmals (*Trait*) und in negativem Zusammenhang mit dem Vermeiden von engen Beziehungen, parasuizidalem Verhalten, und Symptomdruck. Probanden mit einer hohen Ausprägung auf der QOR-Skala waren tendenziell ängstlicher, was enge Beziehungen anging, funktionierten jedoch besser im Arbeitskontext. Variablen aus den Bereichen Aggression, Suizidalität und *Global Assessment of Functioning* (Hall 1995) korrelierten nichtsignifikant mit der Komorbiditäts-IPDE Faktor-Lösung.

Die unterschiedlichen Subgruppen von Patienten mit einer Borderline-Persönlichkeitsstörung, die wir in dieser Studie identifiziert haben, könnten psychotherapeutisch durchaus von prognostischem Wert sein. Klinisch gesehen, ließe sich davon ausgehen, dass die Patienten aus dem Cluster C rascher und gründlicher auf Behandlung ansprechen. Im Gegensatz dazu würde die Gruppe aus dem Cluster B mehr Symptome aufweisen und wäre schwieriger zu behandeln, während die Patienten aus dem Cluster A vor einer Behandlung ganz zurückschrecken oder aber vorzeitig abbrechen. Diese klinischen Hypothesen sollten einer empirischen Überprüfung unterzogen werden.

Temperament

Die aus der Temperamentsforschung hervorgegangenen Konstrukte könnten sich für das Verständnis von Persönlichkeitsstörungen als außerordentlich nützlich erweisen. Eine Sichtweise von Temperament bezieht sich auf die individuellen Unterschiede in den Bereichen motorische und emotionale Reaktivität sowie Selbstregulation (Posner u. Rothbart 2005). Das Temperament eines Menschen steht in unmittelbarem Zusammenhang mit seiner genetischen Ausstattung (Rothbart u. Bates 1998). Das Zusammenspiel von Temperament und Umwelt scheint von zentraler Bedeutung zu sein für die Entwicklung von Selbstkontrolle, emotionaler Kontrolle, Empathie und sozialem Verhalten (Posner u. Rothbart 2000). Es ist verantwortlich für die jeweilige Ausformung der erwachsenen Persönlichkeit und ihrer Pathologie. Empathie und die Entwicklung des Bewusstseins wiederum stehen in engem Zusammenhang mit den Mechanismen der *effortful control* (Kochanska 1997; Rothbart et al. 1994).

Da die Einschlusskriterien einer BPS auch die Dysregulation negativer Emotionen beinhalten, insbesondere in zwischenmenschlichen Beziehungen, hatten wir die Hypothese aufgestellt, dass Borderline-Patienten in allgemeinen Temperaments- und Persönlichkeitstests eine hohe Ausprägung im Bereich negativer Affekt, und eine geringe Ausprägung im Bereich *effortful control* aufweisen würden. Der *Adult Temperament Questionnaire* (Rothbart et al. 2000) wurde eingesetzt, weil er die Skalen *negativer Affekt* und *effortful control* enthält und auf Maßeinheiten basiert, die in großem Umfang zur Testung von Kindern verwendet wurden. Es erscheint naheliegend anzunehmen, dass eine hohe Ausprägung im Bereich negative Emotionalität – Wut miteingeschlossen – und eine niedrige Ausprägung im Bereich *effortful control* den Nährboden für schlechte zwischenmenschliche Beziehungen bereitet und zu genau jenen Schwierigkeiten führt, wie wir sie von Patienten mit einer BPS kennen. Unsere Ergebnisse lassen darauf schließen, dass Patienten mit einer BPS sich in ihrer Selbstbeschreibung mit ausgeprägteren negativen Affekten (als normal) ausgestattet sehen und ihre Fähigkeit zur Emotions- und Verhaltenskontrolle (*effortful control*) geringer (als normal) einschätzen. Wie erwartet fiel die Ausprägung auf der Skala *effortful control* bei diesen Patienten etwas geringer aus als normal.

Selbstregulation

Ein zentrales Merkmal der Borderline-Pathologie ist die instabile und unterschiedlich ausgeprägte Hemmung der Emotions-, Kognitions- und Verhaltenskontrolle. Dieses Defizit selbstregulatorischer Fähigkeiten manifestiert sich in impulsiven Verhaltensweisen – impulsive Selbstdestruktivität miteingeschlossen – sowie in Schwierigkeiten in der Modulierung des affektiven Erlebens. Impulsivität und impulsive Aggression gelten als grundlegende Dimensionen der BPS (Links et al. 1999; Silver u. Davis 1991; Zanarini 1993).

Ein Score zur Erfassung von impulsivem Verhalten hat sich für katamnestische Untersuchungen als bester Prädiktor einer Borderline-Pathologie erwiesen (Links 1999). Impulsivität in Verbindung mit anderen Faktoren steht mit Suizidalität bei BPS und anderen, gemischten Persönlichkeitsstörungen in Zusammenhang (Mann et al. 1999).

Es spricht einiges dafür, dass Impulsivität und die zugrunde liegenden biologischen Systeme eng miteinander verknüpft sind. Sowohl impulsive Aggression als auch affektive Instabilität weisen eine engere familiäre Korrelation auf als die Diagnose einer Borderline-Persönlichkeitsstörung selbst (Silverman et al. 1991). Zwillingsstudien wiederum liefern Hinweise für die Vererbbarkeit von Impulsivität und affektiver Instabilität (Torgersen et al. 2000). Biologische, neuroendokrine und bildgebende Untersuchungen zeigen den Einfluss serotonerger Aktivität bei impulsiver Aggression (Coccaro et al. 1989; Gurvits et al. 2000). Unsere eigenen Forschungen haben ergeben, dass es sich bei Impulsivität und Aggression um zwei getrennte Faktoren handelt, die bei Borderline-Patienten vorherrschend sind (Critchfield et al. 2004).

Affektdysregulation und emotionale Instabilität werden als erhöhte Grundlabilität, Unvorhersehbarkeit von Reiz-Reaktions-Mustern, ungewöhnlich starke Reaktionen auf bestimmte Reize, sowie allgemein ungewöhnliche Reaktionen beschrieben (Spoont 1996) – allesamt Merkmale eines mangelhaft kontrollierten biologisch-behavioralen Regulationssystems. Patienten mit affektiven Störungen leiden an einer Dysregulation positiver Affektivität (Depue u. Spoont 1986), während wir es bei Borderline-Patienten mit einer typischen Dysregulation negativer Affekte zu tun haben (Spoont 1996).

Die Entwicklung selbstregulatorischer Fähigkeiten beim heranwachsenden Kind ist von zentraler Bedeutung für das Verständnis von Persönlichkeit, ihrer Organisation sowie pathologischen Ausprägungen (Posner u. Rothbar 2000). Die Fähigkeit zu *effortful control* folgt einem bestimmten Entwicklungsstrang, so dass sich manche Kinder bereits im Alter von drei Jahren in der Lage zeigen, in Konfliktsituationen Entscheidungen zu treffen, insbesondere solche, die mit der Unterdrückung dominanter Reaktionsmuster einhergehen.

In einer eigenen Studie (Hoermann et al. 2005) untersuchten wir den Zusammenhang zwischen Symptomatologie, zwischenmenschlichem Verhalten, Selbstkonzept bzw. Identitätsdiffusion einerseits, und unterschiedlichen Graden an *effortful control* andererseits. Es stellte sich heraus, dass Borderline-Patienten mit dem höchsten Ausprägungsgrad die wenigsten Symtpome und die geringste Ausprägung an Identitätsdiffusion aufwiesen.

Neurokognitive Defizite

Die empirischen Hinweise mehren sich, wonach Borderline-Patienten Defizite im Bereich der exekutiven Neurokognition aufweisen – d. h. in der Ausführung neurokognitiver Aufgaben wie z. B. der Verzögerung oder Ausführung einer kognitiven oder motorischen Reaktion zur Erreichung eines mittelbaren Zieles (Fertuck et al. 2006). Exekutive Neurokognition betrifft die willentliche Kontrolle von Aufmerksamkeit und Motorik (Interferenz-Kontrolle), die Unterdrückung von Informationen aus dem Arbeitsspeicher des Gedächtnisses (kognitive Hemmung), die Hemmung einer Kognition und eines motorischen Verhaltens (Verhaltenshemmung) sowie die willentliche Unterbrechung von Verhalten, das motivational oder emotional bedingt ist (motivational-affektive Hemmung) (Nigg 2000). Inwieweit Borderline-Patienten über diese Kontrollfunktionen verfügen, wurde in unterschiedlichen experimentellen Designs überprüft.

So hat unsere Forschergruppe (Posner et al. 2002) anhand der *Attention Network Task* (Fan et al. 2002) drei unabhängige Aufmerksamkeitsfunktionen – Alarmbereitschaft, Orientierung, und Konfliktlösung – bei Borderline-Patienten untersucht und diese den Probanden aus zwei verschiedenen Kontrollgruppen gegenübergestellt (eine durchschnittlich zusammengesetzte Kontrollgruppe und eine nach Temperament zugeordnete Kontrollgruppe). Unterschiede zwischen der Patientenpopulation und den beiden Kontrollgruppen bestanden in den Bereichen Konflikt und Konfliktlösung, nicht jedoch in den Bereichen Aufmerksamkeit, allgemeine Reaktionszeit oder Fehlerrate. In nachfolgenden Re-Tests wiederum zeigten sich Unterschiede zwischen der Patientengruppe und der allgemeinen Kontrollgruppe, nicht jedoch im Vergleich zur Temperaments-Kontrollgruppe. Tendenziell kann man von einem erhöhten Konflikt-Score der Temperaments-Kontrollgruppe sprechen; allerdings sind die Unterschiede im Vergleich zur allgemeinen Kontrollgruppe und zur untersuchten Patientenpopulation nicht signifikant. Die Unterschiede zwischen der Gruppe der Borderline-Patienten und der allgemeinen Kontrollgruppe wiederum waren nicht durch Alter oder medikamentöse Behandlung erklärbar.

Die genannten Ergebnisse lassen zwei wichtige Schlussfolgerungen zu: Erstens, Borderline-Patienten weisen eine ganz spezifische Beeinträchtigung ihres kognitiven Aufmerksamkeitsnetzwerkes *(attentional network)* auf, das besonders im Zusammenhang mit Konfliktbewältigung und Konfliktkontrolle zum Tragen kommt. Die beiden anderen Faktoren des Aufmerksamkeitssystems – Alarmbereitschaft und Orientierung – scheinen nicht in Mitleidenschaft gezogen. Zweitens, diese Anormalität, die wir bei Patienten mit einer Borderline-Persönlichkeitsstörung feststellen konnten, fehlte in der Temperaments-Kontrollgruppe. Obwohl letztere erhöhte Werte im Bereich der Konfliktkontrolle aufwies, so unterschieden sich diese nicht signifikant zu den Werten in der Durchschnitts-Kontrollgruppe. Wir schließen daraus, dass Temperament womöglich eine Rolle spielt und zur Entwicklung einer Borderline-Persönlichkeitsstörung prädisponieren kann, dass jedoch noch andere Umwelt- oder temperamentsbedingte Faktoren daran beteiligt sein müssen.

Unabhängig von affektiven Einflüssen haben wir es auch mit Defiziten in den Bereichen Aufmerksamkeit und kognitiver Interferenzkontrolle zu tun. Diese betrafen u.a. Aufgaben, die eine kontrollierte Informationsverarbeitung – im Sinne exekutiver Funktionen – verlangten (Lenzenweger et al. 2004). Im *Wisconsin Card Sorting Test (WCST)* schnitten die Borderline-Patienten in den Bereichen Antwort-Perseveration, Fehler-Perseveration und Allgemeine Fehler schlechter ab als die Kontrollgruppe. Diese Defizite in den exekutiven Funktionen weisen auf eine Aufhebung hemmender Mechanismen hin, die mit dem Modell von Depue und Lenzenweger (2001) konsistent ist. Im Gegensatz dazu zeigten sich zwischen Patientengruppe und Kontrollgruppe keine Unterschiede in den Bereichen „Aufrechterhalten der Aufmerksamkeit“ und „Funktionen des räumlichen Erinnerns“. Signifikante Unterschiede gab es hingegen sehr wohl, was die Defizite im Bereich exekutiver Neurokognition betraf, sowie deren jeweiligen Ausprägungsgrad (Fertuck et al. 2005). Wie erwartet, waren diese Defizite substanziell und umgekehrt proportional zur Dimension des „Zwangs“ im Multidimensional Personality Questionnaire (Tellegen 1982).

Im Hinblick auf die Verarbeitung affektiver Stimuli setzten wir (Silbersweig et al., in Bearbeitung) und andere (Donegan et al. 2003) das Funktionale Magnetresonanzverfahren zur Untersuchung von Borderline-Patienten ein, die – im Vergleich zu psychisch gesunden Probanden – eine hohe Reaktivität in der Verarbeitung affektiver Stimuli aufwiesen. In unserer Arbeitshypothese – die wir anhand einer Ja/Nein-Versuchsanordnung eines emotiv-linguistischen Testverfahrens überprüften – gingen wir von einer verminderten präfrontalen inhibitorischen Funktion in der Verarbeitung negativer Emotionen aus. Im Vergleich zu psychisch unauffälligen Kontrollpersonen zeigten Borderline-Patienten eine verminderte ventromediale Aktivierung, wenn es zu einem Zusammenspiel von behavioraler Hemmung und negativer Emotion kam. Diese Ergebnisse lassen die Existenz neuraler Substrate in Verbindung mit den klinischen Kernmerkmalen emotionaler und behavioraler Dyskontrolle bei Borderline-Patienten plausibel erscheinen.

Zusammenfassend können wir aus den sorgfältig durchgeführten Laborstudien einige wenige Schlüsselbereiche ableiten, die mit einer Beeinträchtigung der Kontrollfunktion in Zusammenhang stehen:

- Unabhängig vom Einfluss affektiver Komponenten gibt es Defizite in den Bereichen Aufmerksamkeit und kognitiver Interferenz-Kontrolle.
- Es bestehen eine erhöhte Enkodierung sowie eine defizitäre kognitive Hemmung negativ validierter emotionaler Stimuli (Korfine u. Hooley 2000).
- Motivationale und kognitive Hemmung sind beeinträchtigt.
- Negativ validierte episodische Gedächtnisinhalte muten weniger spezifisch an (Fertuck et al. 2006).

Identität

Zahlreiche Autoren (Bowlby 1979; Kernberg u. Caligor 2005) postulieren die Entwicklung eines Selbst- und Fremdkonzeptes, insbesondere unter dem Einfluss affektiv besetzter Interaktionen mit Anderen, die entweder tröstend und lustvoll oder aber gefährlich und aversiv sind. Auf der Basis dieser frühen Interaktionen entwickelt sich ein inneres Modell des Selbst und des Anderen, aus dem spätere interaktionelle Erwartungen erwachsen.

Unter dem Einfluss von Temperament, umweltbedingten (traumatischen) Ereignissen, oder aber einer Kombination aus beiden, entsteht eine zweite Ebene intrapsychischer Organisation, die das klinische Syndrom der Identitätsdiffusion bestimmt (Kernberg u. Caligor 2005), welches unserer Auffassung nach dem DSM-IV-TR Diagnosekriterium der Identitätsdiffusion im Rahmen der Borderline-Persönlichkeitsstörung zugrunde liegt. Identitätsdiffusion zeichnet sich aus durch nur mangelhaft integrierte Selbst- und Fremdkonzepte. Diese entstammen exzessiver Spaltung – häufig als dichotomes Denken bezeichnet – oder einer primitiven Dissoziation zwischen positiver und negativer affektiver Besetzung von Selbst- und Objektrepräsentanzen, die zu einer chronischen Beeinträchtigung in der Selbst- und Fremdeinschätzung sowie in der Beurteilung eigener und fremder Motivationen führt. Zu den klinischen Merkmalen der Identitätsdiffusion zählen: chronische Unreife in der Beurteilung emotionaler Beziehungen; Schwierigkeiten, sich auf intime Beziehungen einzulassen; Störungen im Sexual- und Liebesleben; Probleme, einer geregelten beruflichen Tätigkeit nachzugehen.

Gedächtnisfunktionen, die das autobiografische Selbst und das Selbstempfinden betreffen, können sich bei Borderline-Patienten anders auswirken als bei anderen Menschen. Trotz inkonsistenter Forschungsbefunde spricht einiges dafür, dass es bei Borderline-Patienten zu einer Übergeneralisierung autobiografischer Erinnerungen mit negativen Gedächtnisinhalten kommt. Von daher ist durchaus denkbar, dass die Beeinträchtigung von Enkodierung und Abruf negativ bewerteter episodischer Erinnerungen an dissoziative Erfahrungen geknüpft sein könnte.

Liebesbeziehungen und Arbeit

Unter den Probanden unserer Borderline-Stichprobe existieren beträchtliche Unterschiede in der Art und Weise, Freundschaften zu pflegen, sich auf Liebesbeziehungen einzulassen, und sich ernsthaft um eine berufliche Tätigkeit zu bemühen. Persönlichkeitsstörungen implizieren per definitionem mit einer Form des Denkens und Fühlens, die mit einem normalen Funktionsniveau in diesen Bereichen interferiert.

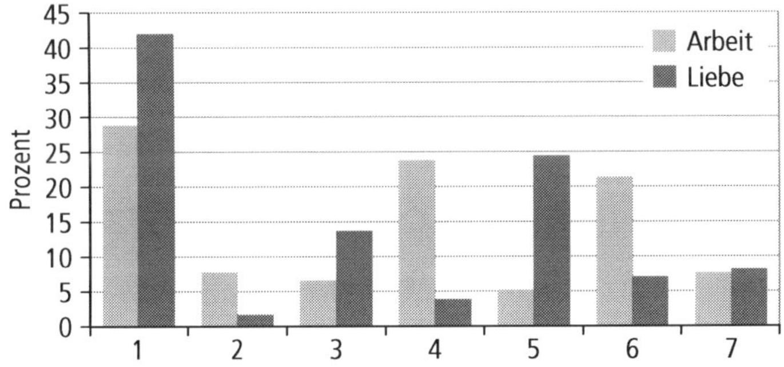

Abb. 11-1 Liebe und Arbeit bei Patienten mit Borderline-Persönlichkeitsstörung

Arbeit
1 geht keiner bezahlten oder unbezahlten Beschäftigung nach
2 geht einer dem Ausbildungsgrad unangemessenen unbezahlten Tätigkeit (wenige Wochenstunden) nach
3 ist teilzeit beschäftigt bzw. geht einer unbezahlten Tätigkeit nach
4 geht einer dem Ausbildungsgrad unangemessenen Tätigkeit (Vollzeit oder Teilzeit) nach
5 geht einer dem Ausbildungsgrad unangemessenen Vollzeitbeschäftigung nach
6 geht einer dem Ausbildungsgrad unangemessenen Vollzeitbeschäftigung nach, die kompetent ausgeführt wird
7 geht einer dem Ausbildungsgrad angemessenen Vollzeitbeschäftigung nach, die kompetent ausgeführt wird

Liebesbeziehungen
1 fehlende sexuelle bzw. Liebesbeziehungen
2 kurze konfliktgeladene Beziehungen ohne sexuellen Kontakt
3 kurze sexuelle Kontakte mit einem oder mehreren Partnern, ohne romantische oder lustvolle Gefühle
4 sexuelle Kontakte mit einem oder mehreren Partnern, die lustvoll erlebt werden
5 sexuelle Kontakte mit einem Partner; sinnliche Lust ohne romantische Gefühle
6 Liebesbeziehung zu einem Partner; sexueller Kontakt mit wenig bzw. ohne sinnlicher Lust
7 befriedigender sexueller Kontakt zu einem Partner; Nähe, gegenseitige Abhängigkeit

Anhand der *Social Adjustment Scale* untersuchten wir die Bereiche „Arbeit“ und „Liebesleben“ einer großen Borderline-Stichprobe (N = 74). Abbildung 11-1 zeigt die prozentuale Verteilung der Patienten auf einer Skala von 1 bis 7. Wie erwartet, haben zahlreiche Borderline-Patienten, die sich einer ambulanten Therapie unterziehen, weder eine Arbeit noch eine Liebesbeziehung. Interessant ist allerdings die Bandbreite innerhalb dieser Stichprobe sowie die Tatsache, dass einige Patienten mit der Diagnose Borderline-Persönlichkeitsstörung sehr wohl einer beruflichen Tätigkeit nachgehen und in einer festen Liebesbeziehung leben. Diese Funktionsniveaus sind wichtige Ziele einer jeden Behandlung, und die Möglichkeit, Verbesserungen in diesen Bereichen herbeizuführen, sollte Teil des Therapieplans sein.

Was das Sexualverhalten eines Menschen angeht, so ist dieses nicht gleichzusetzen mit der Fähigkeit zur Intimität, gehört aber als ein wesentlicher Bestandteil dazu. Ausgehend von der Hypothese, dass zahlreiche Borderline-Patientinnen aufgrund ihres risikoreichen und impulsiven Sexualverhaltens ein hohes HIV-Risiko trugen, führten wir (Hull et al. 1993) eine detaillierte Untersuchung einer entsprechenden weiblichen Stichprobe durch: Die Hälfte der untersuchten Frauen trug ein hohes HIV-Infektionsrisiko infolge häufigen Partnerwechsels, ungeschützten Sexualverkehrs sowie Geschlechtsverkehrs unter Drogen-, Alkohol-, oder Medikamenteneinfluss, etc. Interessanterweise war jedoch das Risiko einer HIV-Ansteckung bei der zweiten Hälfte der untersuchten Stichprobe gering, was auf das völlige Fehlen jeglichen Sexuallebens zurückzuführen war. Ebenso interessant war die Tatsache, dass diejenigen Frauen, die ihre Sexualität lebten – wenngleich in unterschiedlichem Ausmaß chaotisch und gefährlich – gesünder anmuteten im Sinne bestimmter Persönlichkeitszüge, wie z. B. Warmherzigkeit, als ihre asexuellen Pendants.

Bindungsstil

Wir wissen seit einiger Zeit, dass wesentliche Aspekte der Borderline-Persönlichkeitsstörung – wie etwa instabile, aber intensive zwischenmenschliche Beziehungen, Gefühle der Leere, Wutausbrüche, chronische Verlassenheitsangst, Unfähigkeit allein zu sein – Beschädigungen der zugrunde liegenden Bindungsorganisation entstammen (Blatt 1997; Fonagy et al. 2000; Gunderson 1996; Levy u. Blatt 1999).

Die durch die Arbeiten John Bowlbys (1979, 1988) angeregte Forschung hat unser klinisches Denken und Forschen bezüglich der Entwicklung gesunder Individuen ebenso beeinflusst wie im Hinblick auf die Entstehung pathologischer Strukturen, die der Borderline-Patienten miteingeschlossen. Unsere Konzeptualisierung der Borderline-Pathologie als strukturelle Störung der Identität, die mit einem verarmten und konflikthaften Selbst- und Fremdkonzept einhergeht, steht in Zusammenhang mit Bowlbys Konzeptualisierung von Bindung und Bindungs-Desorganisation.

Die empirische Literatur zum Bindungsstatus von Borderline-Patienten wächst stetig. Verglichen mit dysthymen Patienten weisen Borderline-Patienten eine signifikant höhere Wahrscheinlichkeit für ängstlich-verstrickte und ungelöst-traumatische Bindungsmuster auf, obwohl beide Gruppen eine ähnlich traumatische Vorgeschichte haben (Patrick et al. 1994). In einer weiblichen Stichprobe mit sexuellem Missbrauch in der Vorgeschichte zeigten jene Frauen, die als Borderline-Patientinnen diagnostiziert worden waren, einen ängstlichen oder vermeidenden Bindungsstil. Bei den meisten lag zusätzlich ein ungelöstes Bindungsmuster in Bezug auf ein Trauma vor (Stalker u. Davies 1995). In einer Stichprobe stationär behandelter Jugendlicher war die Mehrzahl der Borderline-Patienten ängstlich-verstrickt gebunden, wobei eine signifikante Untergruppe (28%) einen zusätzlich ablehnenden Bindungsstil aufwies (Rosenstein u. Horowitz 1996). In einer großen Stichprobe nichtpsychotischer stationär behandelter Patienten sowie einer entsprechenden Kontrollgruppe fanden Fonagy et al. (1996), dass 75% der Borderline-Patienten verstrickt und 47% ängstlich-verstrickt gebunden waren. In unserer eigenen Untersuchung sehr sorgfältig diagnostizierter Borderline-Patienten (Levy et al. 2005) fanden wir eine Rate von 44% verstrickt, 32% ablehnend, 8% sicher gebunden und 4% mit einem unklaren Bindungsstatus. Zusammenfassend lässt sich sagen, dass Borderline-Patienten häufig entweder einen verstrickten oder ablehnenden Bindungsstil aufweisen sowie häufig traumatisch-ungelöst gebunden sind. Die wissenschaftlichen Veröffentlichungen zu den Auswirkungen des Bindungsverhaltens auf die Fähigkeit eines Patienten, Therapie sinnvoll für sich zu nutzen, sowie auf die Qualität der therapeutischen Beziehung und das Ergebnis einer Behandlung sind zwar noch dünn gesät, nehmen an Zahl jedoch kontinuierlich zu (Diamond et al. 2003a). Unsere klinische Erfahrung, die wir im folgenden näher ausführen werden, hat uns gelehrt, dass Patient und Therapeut eine Behandlung unterschiedlich erleben, je nachdem, wie der Bindungsstatus des Patienten beschaffen ist.

Wir können insgesamt festhalten, dass die Symptomkriterien im DSM-IV-TR eine verdeckte Beziehung zu den kognitiven, neurokognitiven und Bindungsfunktionen von Borderline-Patienten aufweisen, und dass diese Funktionen sich sehr wohl unmittelbar auf die Behandlungsplanung auswirken können. Vereinfacht gesagt zeichnen sich Borderline-Patienten als Menschen durch einen Überhang an negativen Affekten, mangelhafte Affektkontrolle sowie konfuse und konflikthafte Selbst- und Objektrepräsentanzen aus. Es ist jedoch durchaus möglich, dass eine eingehendere Erforschung der Gehirnfunktionen sowie der neurochemischen und neurokognitiven Funktionen dieser Patienten weitere Klassifikationsmöglichkeiten eröffnet, welche wiederum den Weg bahnen für eine genauere Indikation und spezifischere Therapieplanung. Eine zentrale Frage lautet dabei, welche der uneinheitlichen Konstrukte innerhalb dieser Patientengruppe von grundlegender Bedeutung für Behandlungsstrategien und anhaltende Therapieeffekte sind.

Der Entwicklungsweg eines Borderline-Patienten

Sowohl die frühe Entwicklung des Kindes und des Jugendlichen als auch der nachfolgende Werdegang eines Menschen, der als junger Erwachsener oder später als „Borderline“ diagnostiziert wird, geben uns wichtige Aufschlüsse über das Wesen dieser Pathologie. Unsere Kenntnis über den Entwicklungsweg eines Borderline-Patienten im Erwachsenenalter verdanken wir zum einen den frühen und sehr wichtigen Arbeiten von Stone (1990), der eine große Anzahl stationär behandelter Patienten über einen Zeitraum von mehr als 25 Jahren beobachtete, zum anderen Studien erwachsener Patienten mit Persönlichkeitsstörungen. Der Untersuchungszeitraum war hier zwar kürzer angelegt, zeichnete sich jedoch durch ein besseres Kontrolldesign aus. Wir können an dieser Stelle nicht näher auf diese Forschungsliteratur eingehen, wollen sie jedoch nicht unerwähnt lassen, da wir es hier mit der zentralen Frage zu tun haben, welche Aspekte der Störung (z. B. Kriterien und Symptome einer BPS) im Rahmen einer Persönlichkeitsstörung allgemein (Lenzenweger et al. 2004) und im Rahmen einer Borderline-Persönlichkeitsstörung im besonderen (Grilo et al. 2004) eher Veränderungen und Schwankungen unterliegen, und welche Aspekte eher zu den langfristigen Merkmalen der Erkrankung gehören (z. B. Arbeits- und Beziehungsfähigkeit; Skodol et al. 2005).

Interessanterweise gibt es einige Diskrepanzen zwischen den Veränderungsbereichen in spezifischen Borderline-Therapiestudien und in Langzeitstudien zu Patienten mit Persönlichkeitsstörungen allgemein. Die Literatur zu Therapie und Behandlungstechnik betont Veränderungen in den Bereichen Diagnosekriterien einer BPS, Symptomatik und Suizidalität. Im Gegensatz dazu weisen Langzeitstudien auf die Variabilität von Symptomen über die Zeit hinweg hin, während das Funktionsniveau in den Bereichen Arbeit und soziale Beziehungen als außerordentlich stabil und chronisch mangelhaft anzusehen ist.

Die Veränderungen des Patienten in der Behandlung

Psychotherapieforschung zur Borderline-Persönlichkeitsstörung

Die am häufigsten angewandte Technik zur Behandlung von Borderline-Patienten ist die Psychotherapie, die laut einer metaanalytischen Untersuchung von Perry et al. (1999) ein wirksames Verfahren zur Behandlung von Persönlichkeitsstörungen ist, mit einer bis zu siebenfach schnelleren Genesungsrate im Vergleich zum „natürlichen" Verlauf der Störung. Obwohl Psychotherapie als Methode der Wahl zur Behandlung von Borderline-Patienten empfohlen wird (American Psychiatric Association 2001) und entsprechende Forschungsbefunde (vgl. die von Perry zitierte Studie) sehr wohl dafür sprechen, ist die Wirksamkeit *spezifischer* Behandlungsmethoden für Borderline-Patienten bislang erst in wenigen Studien untersucht worden. In unserer Übersicht randomisierter Studien mit Kontrollgruppen-Design (Bateman u. Fonagy 1999; Koons et al. 2001; Linehan et al. 1991, 1999; Munroe-Blum u. Marziali 1995) haben wir lediglich zwei Behandlungsformen ausgemacht – ein psychodynamisch orientiertes tagklinisches Behandlungsprogramm sowie die Dialektische Verhaltenstherapie (DBT) –, die einen ernsthaften Behandlungseffekt gezeigt haben (Bateman u. Fonagy 1999; Koons et al. 2001; Linehan et al. 1991, 1999).

Im Vergleich mit herkömmlichen Therapieverfahren hat sich DBT (Linehan 1993) als allgemein wirksam erwiesen (Linehan et al. 1991): Rückgang in Anzahl und Schweregrad von Suizidversuchen sowie Rückgang der Dauer stationärer Aufenthalte. Allerdings zeigten sich bei der ersten Studie keine Unterschiede zwischen der mit DBT behandelten Patientengruppe und der mit herkömmlichen Therapieverfahren behandelten Kontrollgruppe hinsichtlich der Anzahl stationärer Aufnahmen, depressiver Symptomatik, Hoffnungslosigkeit oder den von den Patienten genannten Gründen zu leben. Auch im Hinblick auf die Anzahl von Krankenhaustagen nach sechs Monaten oder selbstdestruktiver Handlungen nach zwölf Monaten zeigten sich keine Unterschiede zwischen den verschiedenen Behandlungsgruppen (obwohl sich die DBT-Gruppe nach wie vor in Therapie befand, wohingegen die Hälfte der Patienten in der Kontrollgruppe bereits ausgeschieden war) (Linehan et al. 1993). DBT wurde auch zur Behandlung von drogenabhängigen Frauen mit einer Borderline-Persönlichkeitsstörung eingesetzt (Linehan et al. 1999). Im Vergleich zur Kontrollgruppe zeigten sich in der DBT-Gruppe ein signifikant stärkerer Rückgang des Drogenmissbrauchs sowie deutlichere Verbesserungen im Bereich sozialer Anpassungsleistungen.

Während die Ergebnisse der Studien zur DBT insgesamt für die Bedeutung dieses *kognitiv-behavioralen* Behandlungsansatzes sprechen, lassen die Ergebnisse naturalistischer Katamnese-Untersuchungen von DBT-Patienten eine unterschiedliche Stabilität von Therapieeffekten sowie eine zunehmende Verschlechterung des allgemeinen Funktionsniveaus bei Patienten erkennen, bei denen es anfänglich durchaus zu einer Symptomlinderung gekommen war. Obwohl die Begeisterung für den klinischen Nutzen der DBT nachvollziehbar erscheint, bedarf es weiterer Informationen darüber, wie DBT und andere Therapieverfahren wirken und wie stabil die dabei erzielten Veränderungseffekte sind (Scheel 2000; Westen 2000).

Bateman u. Fonagy (1999) haben die Wirksamkeit eines *mentalisierungsgestützten* 18-monatigen tagklinischen Therapieprogramms untersucht und im Rahmen eines randomisierten Kontrolldesigns einer allgemeinpsychiatrischen Betreuung von Patienten mit Borderline-Persönlichkeitsstörung gegenübergestellt. Die Patienten des Tagklinik-Programms zeigten eine statistisch signifikante Verbesserung ihrer depressiven Symptomatik sowie ihres sozialen und interpersonellen Funktionsniveaus. Suizidalität, selbstverletzendes Verhalten und die Zahl an Krankenhaustagen gingen ebenfalls signifikant zurück. Eine nach 18 Monaten durchgeführte Katamnese (Bateman u. Fonagy 2001) zeigte beeindruckend stabile Therapieeffekte. Allerdings fehlte es an einer manualisierten Form des Therapiekonzepts sowie Bewertungen der Therapeuten zur Einhaltung dieses Konzepts.

Die Grenzen von Therapiestudien

Es gibt nicht viele Therapiestudien zur BPS. Die Anzahl der untersuchten Patienten ist gering und die Aussagekraft jeder dieser Studien ist begrenzt. Aus diesem Grund dürfen Verallgemeinerungen nur vorsichtig formuliert werden – im Sinne einer relativen Wirksamkeit unterschiedlicher Behandlungen in Bezug auf die Ergebnisbereiche, die gemessen wurden. Diese wurden bislang eher eng gesteckt und konzentrierten sich hauptsächlich auf Symptome. Die eigentlichen Veränderungsmechanismen (Veränderungsmediatoren) wurden kaum untersucht, so dass es keine Belege für die angenommenen spezifischen Wirkfaktoren der untersuchten Behandlungen gibt. Dazu kommt, dass weder Linehan et al. (1991) noch Bateman u. Fonagy (1999) Bewertungen zur therapeutischen Kompetenz *(competence)* und Einhaltung des Therapiekonzepts *(adherence)* durchgeführt haben. Die genannten Studien enthalten auch keine Vergleichsuntersuchungen ihres Behandlungsverfahrens zu anderen laufenden Behandlungen. Da die DSM-IV-TR-Achse-II-Kriterien zur BPS auf eine ausgesprochen heterogene Gruppe an Patienten mit verschiedenen komorbiden Störungsbildern abzielen, ist es darüber hinaus schwierig, die Behandlungen an unterschiedlichen Stellen miteinander zu vergleichen. Dies lässt letztlich nur die sehr dürftige Schlussfolgerung zu, wonach strukturierte Behandlungen besser seien als unstrukturierte, die Differenzierung zwischen vorgegebener Struktur und angenommener Veränderungsfaktoren jedoch empirisch nur schwer zu lösen sei (Roth u. Fonagy 2005). Solange im Rahmen empirischer Psychotherapieforschung ausschließlich DSM-IV-TR Kriterien herangezogen werden, ohne die ausgewählten Patienten zusätzlich zu beschreiben, wird der Zusammenhang zwischen definierter Intervention und den entsprechenden Auswirkungen auf eine homogene Patientengruppe mit klaren Therapiezielen nur schwerlich eindeutig, wenn überhaupt, herzustellen sein.

Die Erforschung der Übertragungsfokussierten Psychotherapie TFP

Die Zielsetzung der TFP ist vielschichtig. Patienten mit einer Borderline-Persönlichkeitsstörung zeichnen sich aus durch selbstdestruktives Verhalten (Suizidalität und Selbstverletzung miteingeschlossen, jedoch nicht darauf beschränkt), Affekdysregulation, Depression und Angst. Veränderungen in diesen Bereichen sind vorrangiges Ziel des Behandlungsauftrags. Auch die Bereiche Liebe und Arbeit sind für diese Patienten mit großen Schwierigkeiten verbunden. Im Sinne des inneren Erlebens eines Patienten ist schließlich nicht so sehr die Einsichtsförderung das Ziel (wie häufig im Zusammenhang mit psychodynamischen Therapien angenommen), sondern die Förderung von Selbstreflexion, Akzeptanz und Integration abgespaltener Selbst- und Fremdkonzepte, die Entwicklung differenzierterer Selbst- und Fremdkonzepte sowie eine funktionale Fähigkeit, die Interaktionen mit anderen tiefergehend zu verstehen. Die Veränderung, die stattfindet, ist die von einer Persönlichkeitsorganisation, welche auf fragmentierten, extremen und unrealistischen inneren Selbst- und Fremdbildern basiert, hin zu einer Persönlichkeitsorganisation, die sich durch differenzierte und integrierte Selbst- und Fremdbilder auszeichnet, was wiederum die Voraussetzung schafft, die Wechselfälle des Lebens erfolgreich zu meistern. Eine reife Persönlichkeitsorganisation akzeptiert und integriert die zuvor abgespaltenen Gefühle und extremen Ausprägungen von Liebe und Hass. Erst dann ist eine realistische Form von Nähe und Intimität zu einem anderen Menschen möglich, verbunden mit der Fähigkeit, Affekte, die zuvor als überwältigend erlebt wurden, zu kontrollieren.

Im Folgenden möchten wir darlegen, zu welchen Veränderungen eine TFP-Behandlung auf Verhaltens- und Symptomebene führt. Im Anschluss geht es um eine detaillierte Untersuchung des therapeutischen Prozesses und der möglichen Veränderungsmechanismen, wie sie in den Moment-zu-Moment-Interaktionen im Laufe einer Sitzung, im jeweiligen Bindungsmodus zwischen Therapeut und Patient, sowie in der Verbesserung von Selbstreflexion und *Reflective Functioning* zutage treten.

Makro-Veränderungen: Veränderungen in der TFP auf Symptom- und Verhaltensebene

Es gehört zu den vorrangigen Zielsetzungen einer Behandlung, Verbesserungen auf symptomatischer Ebene (Depression, Angst) und Verhaltensebene (Suizidversuche, Schneiden) herbeizuführen, sowie die damit verbundenen Kosten (Notaufnahmen, Krisenintervention, stationäre Behandlung) zu reduzieren. Unsere Befunde zeigen, dass eine TFP-Behandlung zu substanziellen Veränderungen in diesen Bereichen führt.

Unterstützt durch Forschungsgelder des *National Institute of Mental Health* war es uns möglich, eine Gruppe von Patienten mit einer Borderline-Persönlichkeitsstörung ein Jahr lang ambulant mit TFP zu behandeln, wobei die untersuchte Gruppe zugleich als ihre eigene Kontrollgruppe fungierte (Clarkin et al. 2001c). Der Vergleich von Symptomatik und allgemeiner Anpassungsleistung im Jahr vor Behandlungsbeginn und während der laufenden Behandlung ergab substanzielle Verbesserungen während des Behandlungsjahres. Es kam zu einem signifikanten Rückgang von Symptomen und Suizidversuchen. Obwohl die Häufigkeit selbstverletzender, aber nicht-suizidaler Verhaltensweisen sich nicht-signifikant reduzierte, gab es einen signifikanten Rückgang hinsichtlich des damit verbundenen medizinischen Risikos, sowie eine allgemeine Verbesserung der körperlichen Verfassung nach derartigen Krisen. Die Inanspruchnahme medizinischer Dienstleistungen und Einrichtungen wurde deutlich weniger: Die Anzahl stationärer Aufnahmen zeigte einen signifikanten Rückgang von durchschnittlich 1,24 auf 0,35; der Rückgang der insgesamt im Krankenhaus verbrachten Tage von 39,21 auf 4,5 erreichte nahezu Signifikanzniveau ($P = 0{,}06$). Die Abbruchrate innerhalb des Behandlungsjahres war mit 19% niedrig, und kein Patient beging Selbstmord. Bei keinem der Patienten, die die Behandlung abschlossen, kam es zu Verschlechterungen oder negativen Folgeerscheinungen durch die TFP-Behandlung.

In einem weiteren, zeitgleich durchgeführten Vergleich stellten wir diese für ein Jahr mit TFP behandelte Patientengruppe einer anderen Gruppe von Borderline-Patienten gegenüber, die nach den herkömmlichen klinischen Methoden behandelt wurden (TAU; Levy et al. unveröffentlichtes Material). Wir führten keine randomisierte Zuordnung zu den beiden Behandlungsgruppen durch und fanden keine signifikanten Unterschiede zwischen den Gruppen hinsichtlich Symptomatik und Funktionsniveau vor Behandlungsbeginn. In der TFP-Gruppe kam es zu einem deutlichen

Rückgang von Kriseninterventionen, stationären Aufnahmen, sowie der Anzahl an Krankenhaustagen. Die Effektstärken sowohl innerhalb als auch zwischen beiden Behandlungsgruppen waren hoch und signifikant. Sie waren nicht geringer als die im Rahmen ambulanter DBT (Linehan et al. 1991), stationärer DBT (Bohus et al. 2000), sowie tagklinisch psychodynamischer Therapie (Bateman u. Fonagy 1999) erzielten Effektstärken.

Im Anschluss an diese ersten Therapiestudien ermöglichte die Finanzierung durch die *Borderline Personality Disorder Foundation* die Durchführung einer randomisierten klinischen Vergleichsstudie, in deren Rahmen drei Formen ambulanter Borderline-Therapie gegenüber gestellt wurden: TFP, DBT sowie eine definierte psychodynamische supportive Therapie (Clarkin et al. 2004b). 90 Patienten mit einer diagnostizierten BPS wurden einer einjährigen ambulanten Psychotherapie zugeteilt. Bei entsprechender Indikation erfolgte eine medikamentöse Zusatzbehandlung. Die Patienten hatten einen unterschiedlichen ethnischen Hintergrund und waren zum überwiegenden Teil weiblichen Geschlechts (92%), mit einem Durchschnittsalter von 31 Jahren. Der erste psychiatrische Kontakt hatte im Alter von durchschnittlich 17 Jahren stattgefunden. Der Durchschnittswert auf der GAF-Skala (Global Assessment of Functioning) zum Zeitpunkt der Aufnahme in die Studie betrug 50, was auf eine substanzielle Störung des allgemeinen Funktionsniveaus und eine ausgeprägte Symptomatik schließen lässt. Während alle Patienten die Kriterien einer Borderline-Persönlichkeitsstörung erfüllten, waren sie heterogen hinsichtlich zusätzlich vorliegender Persönlichkeitsstörungen und Störungen auf Achse I. Das Ausmaß an suizidalen Verhaltensweisen vor Behandlungsbeginn betrug 57%, an parasuizidalem Verhalten 64%. 17% waren in diesen Bereichen unauffällig.

Unsere Untersuchungen fanden zu vier Messzeitpunkten bzw. in dreimonatigen Abständen über ein Behandlungsjahr verteilt statt. Mithilfe eines hierarchischen linearen Modells waren wir in der Lage, Veränderungen von Symptomen und symptomwertigen Verhaltensweisen im Verlauf dieser zwölf Monate nachzuzeichnen. Zu diesem frühen Zeitpunkt der Datenanalyse scheinen alle drei Behandlungsmethoden wirksam zu sein – d. h., in allen drei Therapieverfahren kam es in einer ganzen Reihe von Bereichen zu Veränderungen, die signifikant von Null abwichen (was auf keine Veränderung hinweisen würde). Dieses Ergebnis ist ermutigend und lässt darauf schließen, dass Borderline-Patienten insgesamt auf strukturierte ambulante Behandlung ansprechen. Daneben stellten wir wenig größere Unterschiede fest zwischen TFP und supportiver Therapie, verglichen mit DBT. Dies ist insofern nicht überraschend, als bereits frühere Ergebnisstudien (Roth u. Fonagy 2005) auf die positive Wirkung von dynamischen und kognitiv-behavioralen Therapien hinwiesen. Keine Unterschiede zwischen den drei Therapieverfahren zeigten sich in den Bereichen Angst, Depression und allgemeines Funktionsniveau. Im Bereich Suizidalität führten jene Verfahren, die einen strukturierten Umgang mit suizidalem Verhalten vorsahen (nämlich TFP und DBT), zu signifikanten Verbesserungen. Dies war nicht der Fall für die supportive Therapie.

Veränderungsmechanismen

Veränderung der Reflexiven Funktion und des inneren Bildes des Patienten vom Therapeuten

Die Reflexive Funktion wurde definiert als die funktionale Fähigkeit, eine Vorstellung darüber zu entwickeln und zu formulieren, welche mentalen Prozesse – Gefühle, Überzeugungen, Absichten, Konflikte, Beweggründe – sowohl in der eigenen Person, als auch in anderen ablaufen. Diese Form der Reflexionsfähigkeit kann als vermittelnde Variable zwischen aktuellen Anpassungsleistungen einerseits und den Folgen eines frühen missbrauchenden Umfelds andererseits angesehen werden (Fonagy et al. 1995, 1996). Nach unserer Auffassung

stellt die sog. Identitätsdiffusion die zentrale Pathologie bei Borderline-Patienten dar, so dass eine erfolgreiche Behandlung die Fähigkeit des Patienten zur adäquaten Konzeptualisierung von Selbst- und Fremdbildern stärken würde. Man würde also erwarten, dass eine erfolgreiche TFP-Behandlung in einen Zuwachs an reflexiver Funktionsfähigkeit – wie ihn etwa das Adult Attachment Interview (AAI) (George et al. 1996) misst – münden würde.
In unserer Vergleichsstudie haben wir die Veränderungen der Reflexiven Funktion im Laufe eines Jahres ambulanter Therapie (TFP, DBT, supportive Therapie) untersucht. Die zu zwei Messzeitpunkten erhobenen Daten – vor und ein Jahr nach Behandlungsbeginn – ergaben eine signifikante Verbesserung der mittels des AAI gemessenen *narrativen Kohärenz* der Patienten in allen drei Behandlungsverfahren. Veränderungen der Reflexiven Funktion erwiesen sich jedoch als ein Spezifikum der TFP. Während DBT und supportive Therapie keinerlei Veränderungen der Reflexiven Funktion nach sich zogen, kam es in der Gruppe der TFP-Patienten hier zu signifikanten Verbesserungen. Diese Befunde bestätigen die Annahme, dass TFP – in der mittels Klärung, Konfrontation und Deutung im Hier und Jetzt permanent dazu aufgerufen wird, Beziehung und Beziehungsgeschehen zwischen Therapeut und Patient zu beobachten und zu formulieren – zur Verbesserung der Identitätsentwicklung (bzw. zur Bildung einer reichhaltigeren und differenzierteren Reflexionsfähigkeit) beiträgt. Die Frage, wie sich der jeweilige Grad an Reflexiver Funktionsfähigkeit auf die Stabilität von Behandlungsfortschritten nach Beendigung einer TFP auswirkt, wird Bestandteil weiterführender Untersuchungen sein.

TFP im Patientenvergleich

Durchschnittliche Veränderungswerte in Gruppen sind nur begrenzt aussagekräftig, was den Grad an Veränderung angeht, die in jedem einzelnen Fall stattfindet. Nicht jeder Patient, der mit TFP behandelt wird, verbessert seine reflexive Funktionsfähigkeit. In einem Versuch, die auf individueller Ebene stattfindenden Veränderungen genauer zu verstehen, haben wir in einem Beobachtungszeitraum von zwölf Monaten Bindungsstatus, Reflexive Funktion, sowie Selbst- und Fremdkonzepte von zwei Patientinnen, die von demselben gleichen Therapeuten behandelt wurden, einer sorgfältigen Überprüfung unterzogen (Diamond et al. 1999, 2003a). Bei beiden Patientinnen handelte es sich um Frauen Mitte 30 mit mehreren stationären Aufenthalten vor Therapiebeginn, aufgrund selbstdestruktiven und suizidalen Verhaltens.
Näher betrachtet werden sollen im Folgenden vor allem die Ergebnisse aus dem *AAI* (Bindungsstatus und Reflexive Funktion) sowie aus dem *PT-AAI (Patient-Therapist Adult Attachment Interview*; Therapeutenbild des Patienten, Patientenbild des Therapeuten) vor und einem Jahr nach Behandlungsbeginn. Beim PT-AAI handelt es sich ebenfalls um ein semistrukturiertes Interview zur Erfassung mentaler und bindungsrelevanter Zustände, bzw. bewusster und unbewusster Regeln, nach denen der Patient den Kontext der therapeutischen Beziehung organisiert. Die genaue Untersuchung einzelner Patienten ermöglicht die Differenzierung wichtiger Unterschiede innerhalb ein und derselben diagnostischen Kategorie der Borderline-Persönlichkeitsstörung, sowie eine genaue Betrachtung dessen, inwieweit es sich bei Veränderung um einen individuellen Prozess handelt.

Patientin A

Bei der Patientin A handelte es sich um eine verheiratete Frau mit einer – gemäß den DSM-IV-TR Kriterien diagnostizierten – Borderline-Persönlichkeitsstörung mit starken narzisstischen und antisozialen Zügen. Das vor Behandlungsbeginn durchgeführte AAI ergab die primäre Bindungsklassifikation von *„ungelöst in Bezug auf ein Trauma“ (U)* und eine sekundäre Klassifikation von *„verstrickt“ (E)*, mit spezifischen Subtypen von *„ängstlich verstrickt *mit traumatischen Ereignissen" (E3)* sowie *„wütend und konflikthaft" (E2)*. Das Sprechen über vergangene bindungsrelevante Traumata war durch ein hohes Maß an Desorganisation und Inkohärenz gekennzeichnet. Die Patientin ließ erkennen, dass diese Erfahrungen mit ihrem aktuellen Funktionsniveau interferierten (verstrickt). Das reflexive Funktionsniveau betrug zum Messzeitpunkt 1 (vor Behandlungsbeginn) 1 – was einen sehr niedrigen Wert darstellt und als Hinweis auf nur rudimentär ausgebildete Selbst- und Fremdkonzepte zu lesen ist.

Ein Jahr nach Behandlungsbeginn ergab das AAI einen Bindungsstatus von *„sicher gebunden"* mit einer Subklassifikation (F5), die sich durch Kohärenz und Autonomie auszeichnete, allerdings angesiedelt am „verstrickten" Pol des sicheren Spektrums. Die Patientin zeigte sich bis zu einem gewissen Grad nach wie vor *„wütend verstrickt"* mit ihren Bindungspersonen, wies jedoch ein hohes Maß an Kohärenz, Einsicht, Humor, sowie wachsender Akzeptanz und Verständnis für ihre eigenen Schwächen und die ihrer Eltern auf. Der Wert auf der *Reflective Functioning Skala* war zum Messzeitpunkt 2 auf (von ursprünglich 1) auf 5 gestiegen, was für eine normale und durchschnittliche Fähigkeit spricht, über sich und andere nachzudenken.

Um zu einer differenzierten Einschätzung der Beziehung zwischen Therapeut und Patientin zu gelangen, führten wir zum Messzeitpunkt 1 (ein Jahr nach Therapiebeginn) ein PT-AAI durch. Gemäß den objektiven diagnostischen Daten, die uns ursprünglich zur Verfügung standen, hatte bei Patientin A vor Therapiebeginn eine tiefer greifende Störung bestanden als bei Patientin B, was auch die Prognose einer Behandlung zum damaligen Zeitpunkt als weniger günstig erschienen ließ. Nichtsdestotrotz wiesen die Ergebnisse des PT-AAI darauf hin, dass – trotz eines stürmischen Behandlungsverlaufs – die Beziehung zwischen Therapeut und Patientin Raum für positive Veränderungen aufseiten der Patienten bot.

Ein am Ende der Behandlung durchgeführtes PT-AAI ergab eine sichere Bindung an den Therapeuten, wenngleich ärgerliche und konflikthafte Aspekte erkennbar waren (F5). Patientin A charakterisierte ihre Beziehung zum Therapeuten nunmehr als „verlässlich, ernsthaft, wichtig, manchmal frustrierend, und verwirrend", was sie durch klare Beispiele zu illustrieren vermochte. Sie hatte ursprünglich das Gefühl gehabt, der Therapeut würde sie zwischen den Stunden vergessen – eine Befürchtung, die jedoch mit der Zeit wachsendem Vertrauen gewichen war. Zu Beginn der Behandlung, so die Patientin, sei sie dem Gedanken eines Therapievertrags, von dem sie fürchtete, er könne zu streng formuliert sein, sehr skeptisch gegenüber gestanden. Mit der Zeit sei es ihr jedoch gelungen, diese Rahmenvereinbarung als gegeben zu akzeptieren, ohne dass es allzu großer Diskussionen bedurfte. Da sie ihren Therapeuten ursprünglich als kalt und nur an seinen Forschungsergebnissen interessiert wahrgenommen habe, habe sie wenig Entgegenkommen gezeigt, sondern stattdessen versucht, ihn „auszutricksen" – wobei ihr allerdings schnell klar geworden sei, dass dies reine Zeitverschwendung war. Wachsender Respekt habe schließlich dazu geführt, dass sie ihre Täuschungsmanöver einstellte und „den ganzen Mist" in ihr ad acta legte.

Nach ihren Trennungserfahrungen in der Therapie befragt, gibt die Patientin an, diese als „anstrengend" und zuweilen „endlos" erlebt zu haben. Allerdings sei es ihr mit der Zeit gelungen, besser damit fertig zu werden. Die Kommentare der Patientin lassen an dieser Stelle jedoch eine deutliche Ambivalenz bezüglich Abhängigkeit und Trennung erkennen. Die letzte Trennung, so ihr Hinweis, sei gut verlaufen. Vielleicht sei sie ein bisschen ärgerlich. Auf die Frage, wie die Beziehung zum Therapeuten auf sie persönlich wirke, erhalten wir folgende Antwort, die als Beschreibung einer sicheren Basis in der therapeutischen Beziehung angesehen werden kann: „Ich glaube, ich fühle mich insgesamt etwas sicherer, weil er so zuverlässig und beständig da war ... ich

glaube, ich kann all diese Unwägbarkeiten des täglichen Lebens besser ertragen, weil es diese Beständigkeit gibt ... so wie sich idealerweise ein Zuhause anfühlt, wenn man ein Kind ist."
Die Antworten der Patientin im PT-AAI bestätigen Bions (1962) Hypothese, wonach die Internalisierung der Erfahrung, dass ein Anderer (in diesem Fall der Therapeut) über unser inneres Erleben nachdenkt, zur Entwicklung und Stärkung selbstreflexiver Fähigkeiten, sowie der Wertschätzung des inneren Erlebens unseres Gegenübers führt. Sie bestätigen auch Bowlbys (1988) Konzept von Therapie als einem Ort, der eine sichere Basis bereit hält. Dem würden wir hinzufügen, dass die Sicherheit einer Beziehung einen hilfreichen und auf Kooperation basierenden Rahmen bietet, innerhalb dessen ein neues Gefühl für das eigene Selbst und den Anderen (den Therapeuten) entstehen kann.
Der Therapeut seinerseits umschreibt seine Beziehung zu Patientin A mit folgenden Worten: sehr engagiert, stabil, von ihrer Seite aus sehr verführerisch, und angenehm. Sie erscheine ausgesprochen zuverlässig und pünktlich zu den Sitzungen. Nach seinen eigenen Worten habe er ein gutes Gleichgewicht gefunden zwischen dem Gefühl, die Patientin einerseits als interessant und angenehm zu empfinden, ohne sich auf der anderen Seite von ihren Verführungsversuchen überwältigen oder einlullen zu lassen bzw. sich in falscher Sicherheit zu wiegen. An der Oberfläche voller Charme und Witz, sei jedoch auch immer etwas Abgründiges in den Stunden spürbar. Patientin A, so seine Einschätzung, sei ausgehungert nach Bestätigung und voller Verlangen nach einem Menschen, der ihr die Liebe und Bewunderung zuteil werden lasse, die sie selbst nicht in sich verspüre. Bleibe diese Form der Zuneigung aus, so könne die Stimmung schnell in Wut und Paranoia umschlagen. Gleichwohl fühle er sich von ihrer klugen, witzigen und engagierten Art angezogen. Daraus ließe sich die Schlussfolgerung ziehen, dass die Patientin im Laufe der Behandlung erkannt hat, dass der Therapeut nicht nur zuverlässig und konsequent war, sondern auch ihren Verführungsversuchen angemessen standhielt, ihr Engagement wahrnahm und ihr Wertschätzung entgegenbrachte. Er sah ihre Aggression nicht als etwas an, vor dem man weglaufen musste (wenngleich sie einem durchaus einen Schrecken einjagen konnte), sondern als etwas sehr Nachvollziehbares angesichts ihrer Lebensgeschichte. Er selbst tolerierte die Aggression der Patientin und fühlte sich in der Lage, sie durch konsequentes Deuten der Interaktion im Hier und Jetzt verständlich zu machen. In der Patientin wiederum, so der Therapeut, sei eine Vorstellung davon entstanden, dass sie ihre Aggression immer bei sich trug, und es besser war, sie nicht zu verleugnen, sondern sie zu modulieren und als Teil ihrer Persönlichkeit zu integrieren, um ihr gespaltenes Selbsterleben zwischen Grandiosität einerseits und chronisch psychiatrischer Behinderung andererseits zu überwinden.

Patientin B

Patientin B. wurde zu Beginn der Behandlung im AAI als *„ablehnend" (D dismissing)* mit der Subkategorie *„entwertend" (D2)* klassifiziert. In dieser Klassifizierung spiegelt sich ihre abfällige und distanzierte Beschreibung der Eltern wider, während die an frühe Bindungserfahrungen geknüpfte Bedeutung von Gefühlen und Affekten, sowie die Bedeutung von Bindung und Beziehung allgemein heruntergespielt wurden. Zum Messzeitpunkt 1 (ein Jahr nach Behandlungsbeginn) wurde Patientin B. als *„sicher gebunden"* klassifiziert, wenngleich am ablehnenden Pol, nach wie vor mit Anzeichen für eine Entwertung von Bindungsbeziehungen (F1A). Wie im Falle von Patientin A war die Einordnung auf der *Reflective-Function-Skala* vor Behandlungsbeginn mit einem Wert von 1 sehr niedrig. Im Gegensatz zu Patientin A jedoch hatte sich an dieser schwach ausgeprägten Reflektionsfähigkeit auch ein Jahr nach Behandlungsbeginn mit TFP nichts verändert.

In ihren Beschreibungen ihres Therapeuten lässt Patientin B zum Messzeitpunkt 1 (ein Jahr nach Behandlungsbeginn) Probleme mit Nähe und Distanz, Grenzsetzung, sowie Kontrolle erkennen, gepaart mit einem abwehrbedingten konkretistischen Denkstil. Sie kenne ihn nicht wirklich, angesichts seiner unvoreingenommenen und distanziert-ärztlichen Haltung. Er lasse sich nicht verwickeln, sondern sei gleichbleibend höflich und zuvorkommend. Sie erlebe ihn als sehr klug, aber unemotional.

Gleichsam als passendes Gegenstück zu den Beschreibungen der Patientin charakterisierte der Therapeut die Beziehung zu Patientin B als distanziert, steif, formal, kalt und oberflächlich. Sie erwecke den Eindruck, an keinerlei tieferen Erkundungen ihrer Persönlichkeit interessiert zu sein. Sie sei in Therapie, weil sie musste – eigentlich gegen ihren Willen, aber im Bemühen um gutes Benehmen. Ihr geschmackvolles Äußeres passte eher zu einem wohlgesitteten Kaffeekränzchen, und der Großteil der therapeutischen Interaktion drehte sich um Nebensächlichkeiten ihrer Arbeit. Die Patientin, so der Therapeut, zeige kaum affektive Regungen hinsichtlich seiner Person. Auf Trennungen in der Behandlung erfolge so gut wie keine Reaktion.

Zusammenfassung und Vergleich

Die Gegenüberstellung von Patientin A und Patientin B sowie ihres jeweils einjährigen Behandlungsverlaufs im Rahmen einer TFP-Therapie beim selben Therapeuten lassen Veränderungspotenzial auf verschiedenen Ebenen erkennen. Bei beiden Patientinnen kam es zu einer Verbesserung ihrer Symptomatik. Während bei Patientin A ein Jahr nach Therapiebeginn Suizidalität und selbstdestruktives Verhalten verschwunden waren, blieb es auch bei Patientin B beim einmaligen, sehr überraschend und plötzlich anmutenden Suizidversuch, der sie ursprünglich in Therapie geführt hatte. Auf der Ebene des reflexiven Funktionsniveaus zeigten sich hingegen große Unterschiede zwischen beiden Patientinnen. Während Patientin A sich in diesem Bereich deutlich verbesserte, zeigte sich bei Patientin B keinerlei Veränderung in ihrer Fähigkeit, über sich und andere nachzudenken. Dieser Unterschied wurde deutlich an der Konzeptualisierung des Therapeuten, d. h. in der Art und Weise, wie sie ihn und das, was in der Therapie passierte, beschrieben. Bei Patientin A wuchsen Vertrauen und Offenheit im Laufe der Behandlung, wohingegen Patientin B trotz der Versuche des Therapeuten, ihre innere Welt zu erkunden, in distanziertem Schweigen verharrte. In gewisser Weise ließ es diese Patientin nicht zu, dass die dominante Objektbeziehung im Kontakt zum Therapeuten deutlich wurde, außer auf Verhaltensebene, auf der sie in Anwesenheit eines Gegenübers, dem nicht zu trauen war, distanziert schwieg. Hierbei schien es sich nicht um eine Unfähigkeit zur Symbolisierung zu handeln, wie manche womöglich vermuten würden (Bateman u. Fonagy 2004), sondern eher um eine Weigerung, ihre Gedanken und Gefühle preis zu geben, um die Dinge an der Oberfläche zu halten. Es ist auch anzunehmen, dass es bei Patientin A nicht nur auf Symptom- und Verhaltensebene zu wichtigen Fortschritten gekommen war, sondern auch zu wichtigen Veränderungen ihrer internalisierte Schemata, ihrer kognitiv-affektiven Einheiten sowie ihrer Objektbeziehungen. Ihr inneres Arbeitsmodell, was die eigene Person, sowie Freunde und Familie anging, hatte sich erweitert, was ihr eine größere Flexibilität im Umgang mit anderen Menschen verschaffte. Entsprechend wuchs ihre Bereitschaft, sich – im beruflichen Kontext ebenso wie in ihren allgemeinen Sozialkontakten und in ihrem Liebesleben – auf andere Menschen einzulassen. Die Frage, ob Veränderungen innerer Objektbeziehungen als Prädiktor anhaltender Therapiefortschritte in der Behandlung von Borderline-Patienten angesehen werden kann, muss in weiteren Untersuchungen empirisch überprüft werden.

Zusammenfassung: Prozess und Ergebnis

Da sich unsere Forschungsbemühungen eng an unserer theoretischen Ausrichtung orientieren, haben wir uns um eine Triangulierung der Behandlungseffekte im Laufe einer 1-jährigen TFP bemüht:

1. Ergebnisse im Verhalten
2. Veränderungen der Reflexiven Funktionsfähigkeit
3. subjektive Einschätzung der Patientin bezüglich veränderter Selbst- und Fremdkonzepte (den Therapeuten miteingeschlossen)

Mehr als an der Erfassung von Gruppen-Mittelwerten lag uns an individuellen Untersuchungen von Bindungsstil, Konzeptionen der therapeutischen Beziehung (PT-AAI), sowie Veränderungen der Reflexiven Funktion. Angesichts des Wesens der Borderline-Persönlichkeitsorganisation (BPO) haben wir ein Therapieverfahren entwickelt, das zum Ziel hat, die Selbst- und Fremdkonzepte eines Patienten nachhaltig zu modifizieren. Unsere Veränderungsmessungen betreffen sowohl klinische Ergebnisse (selbstdestruktives Verhalten und Symptome), als auch Veränderungsmechanismen. Obschon die Wirksamkeit von TFP belegt ist, gilt auch hier – wie bei allen Therapieverfahren –, dass sie für manche Patienten besser geeignet ist als für andere. Aus diesem Grund ist es von zentraler Bedeutung, die verschiedenen Subgruppen von Borderline-Patienten in Abhängigkeit zu den unterschiedlichen Behandlungsmethoden weiterhin empirisch zu untersuchen.

Die Anwendung von TFP-Prinzipien in anderen therapeutischen Settings

Die im vorliegenden Band zusammengefassten Ausführungen zur Übertragungsfokussierten Psychotherapie (TFP) beziehen sich auf Erfahrungswerte und therapeutische Settings, wie sie für eine Ostküstenmetropole der USA typisch sind. Wie wir jedoch in zahlreichen Workshops in Nordamerika, Europa und Südamerika immer wieder feststellen konnten, kann TFP nicht in allen Settings auf exakt die gleiche Art und Weise zur Anwendung kommen, wie dies hier dargestellt wurde. Nichtsdestotrotz lassen sich die im folgenden aufgeführten Prinzipien und Behandlungstechniken der TFP ohne weiteres auf stationäre und tagklinische Settings, Gruppentherapien, sowie Einzeltherapien, in denen keine wöchentliche Sitzungsfrequenz von zwei Stunden vorgesehen oder möglich ist, übertragen:

- **Durchführung des strukturellen Interviews zur diagnostischen Einschätzung von Persönlichkeitsorganisation, Symptomatik und Dysfunktionalität:** Die in Kapitel 5 beschriebene diagnostische Erhebung dient zur Orientierung bei Indikationsfragen und bietet die Möglichkeit, bestimmte Aspekte der Pathologie eines Patienten verstärkt ins Blickfeld zu rücken. Welche und wie viele Ressourcen sollen genutzt und wie weitreichend sollen die jeweiligen Behandlungsziele gesteckt sein?
- **Regelmäßige Intervision:** Sowohl in der Dialektisch-Behavioralen Therapie als auch in der Übertragungsfokussierten Psychotherapie wird allen Therapeuten, auch den erfahrenen, der regelmäßige fachlich-kollegiale Austausch im Rahmen von Intervision und Supervision empfohlen. Angesichts überschießender Affekte, primitiver Abwehrmechanismen und potenziell selbstschädigenden oder suizidalen Verhaltens können sich selbst erfahrene The-

rapeuten in der Aufrechterhaltung ihrer therapeutischen Rolle schwer tun.

- **Fokussierung der internalisierten Objektbeziehungen:** Viele kognitive Verhaltenstherapien legen Wert auf die kognitive Interpretation dessen, was wir im vorliegenden Band als „internalisierte Objektbeziehungen" bezeichnet haben. So zielt Ryle (1997) in seiner Kognitiv-analytischen Therapie (Cognitive analytic therapy CAT) darauf auf, typische Muster der Selbst- und Fremdwahrnehmung, sowie entsprechender Interaktionen mit anderen aufzudecken. Aaron T. Beck (Beck et al. 2004) wiederum konzentriert sich in seinem Ansatz zur Behandlung von Persönlichkeitsstörungen auf die Exploration von Interaktions-Schemata – ein Vorgehen, an das sich Youngs (1999) Schemafokussierte Therapie anlehnt. Alle diese Behandlungsansätze scheinen davon auszugehen, dass die Bewusstmachung dominanter Objektbeziehungen recht einfach – d. h. ohne Berücksichtigung von Widerständen bzw. Beweggründen, sich gegen diese Bewusstmachung zu sträuben – vonstatten geht. Insgesamt setzt sich jedoch die Erkenntnis zunehmend durch, dass eine Bearbeitung dominanter Selbst- und Fremdkonzepte vonnöten ist, weil diese Konzepte – in ihrer Verbindung mit mächtigen Affekten – motivationale Kräfte im Leben unserer Patienten darstellen.
- **Die Kombination von TFP und anderen Behandlungsverfahren:** Psychopharmaka, Fertigkeiten-Training (skills groups) oder 12-Schritte-Programme, wie es etwa das Selbsthilfeprogramm der Anonymen Alkoholiker vorsieht, sind Therapieverahren, die sich gut mit einer TFP-Behandlung im Einzelsetting kombinieren lassen.
- **Gruppentherapie als effektive Methode, eine größere Anzahl von Patienten zu erreichen:** Viele Gesundheitssysteme erlauben nicht den Luxus einer Einzeltherapie mit zwei Sitzungen pro Woche, wie wir es für die Durchführung einer TFP-Behandlung entwickelt und beschrieben haben. Die TFP-Strategien, taktischen Vorgehensweisen und einzelnen Behandlungstechniken lassen sich jedoch auch auf gruppentherapeutische Settings übertragen. Der zuverlässige und haltende Kontakt zwischen den einzelnen Gruppenmitgliedern und dem Gruppenleiter bildet den Rahmen, innerhalb dessen agierendes Verhalten und die Projektion abgespaltener Selbst- und Objektrepräsentanzen konsequent bearbeitet werden können.

Anhang: Praxis der TFP im deutschsprachigen Raum

Peter Buchheim, Stephan Doering, Susanne Hörz, Petra Holler, Mathias Lohmer, Philipp Martius, Michael Rentrop, Agnes Schneider-Lehmann, Flora von Spreti für das TFP-Institut München[1]

Übersicht

1 Forschung

Mit der Übertragungsfokussierten Psychotherapie (TFP) ist eine auf die Borderline-Störung passende manualisierte Therapiemethode entwickelt worden, die an verschiedenen internationalen Zentren gelehrt und angewandt wird (USA, Kanada, Mexico, Holland, Deutschland, Österreich, Dänemark). Um Aussagen über die Wirksamkeit der Methode treffen zu können, wurden verschiedene wissenschaftliche Studien durchgeführt.

Schon im Vorfeld der Entwicklung des TFP-Manuals liefen zahlreiche empirische, zum Teil durch das *National Institute of Mental Health (NIMH)* geförderte Vorstudien, insbesondere zur Klassifikation, Entwicklung und Reliabilität der verfahrensspezifischen Instrumente. Die Entwicklung des Manuals (Clarkin et al. 2001a) profitierte von den vielfältigen Erfahrungen und Untersuchungen des *Cornell Psychotherapy Program*. So konnten in einer ersten unkontrollierten Studie Clarkin und Kollegen (2001b) bei 17 Patientinnen mit Borderline-Persönlichkeitsstörung eine signifikante Verbesserung nach 12 Monaten TFP nachweisen. Veränderungen wurden unter anderem hinsichtlich Häufigkeit und Schwere parasuizidaler Handlungen sowie hinsichtlich der Anzahl der Kriterien für die DSM-IV Diagnose der Borderline-Persönlichkeitsstörung deutlich. Als weiterer Schritt in der empirischen Untersuchung der Therapiemethode erfolgte der Vergleich einer mit TFP behandelten Gruppe von Patienten (N = 26) mit einer Gruppe, die unter naturalistischen Bedingungen (*treatment as usual*, TAU; N = 17) ein Jahr lang Psychotherapie erhielt (Levy et al. in review). Die Ergebnisse dieser nicht-randomisierten Vergleichsstudie zeigten einen signifikanten Unterschied zwischen der TFP-Gruppe und der TAU-Gruppe dahingehend, dass in der TFP-Gruppe weniger psychiatrische Notaufnahmen und stationäre Behandlungen verzeichnet wurden, weiterhin gab es eine signifikante Verbesserung des allgemeinen Funktionsniveaus nur in der Gruppe der Patienten, die die TFP-Behandlung abschlossen.

Schließlich untersuchten Clarkin und Kollegen (2004a; 2007) in einer randomisierten und kontrollierten Studie die Wirksamkeit von TFP im Vergleich zur *Dialektisch-Behavioralen Therapie (DBT)* nach Linehan und zu der *Supportiven Psychotherapie* nach Rockland *(SPT)*. Alle drei Therapieformen zeigten Verbesserungen in einer Vielzahl klinischer Variablen (Depression, Angst, allgemeines Funktionsni-

1 Kontaktadresse: Dr. med Philip Martius, Abteilung Psychosomatik, Klinik Höhenried gGmbH, 82347 Bernried/Obb., Tel. 08158 / 242554, Fax: 08158 / 242471, E-Mail: info@tfp-muenchen.de, www.tfp-institut-muenchen.de

veau, soziale Anpassung). TFP und DBT bewirkten eine signifikante Verbesserung im Bereich Suizidalität. TFP und SPT wiederum zeigten positive Veränderungen in den Bereichen Wut und Impulsivität, doch nur TFP führte zu einer Verbesserung hinsichtlich Reizbarkeit sowie verbaler und direkter Angriffe (Clarkin et al. 2007). Weiterhin zeigte sich, dass nur in der TFP-Gruppe eine signifikante positive Veränderung im Bereich des Reflective Functioning nach Fonagy (et al. 1998) und des Bindungsstils (erfasst mit dem Adult Attachment Interview AAI; George, Kaplan u Main, 1996) von einer unsicheren zu einer sicheren Bindung erreicht wurde (Levy et al. 2006b). Die letztgenannten Ergebnisse deuten darauf hin, dass mit der TFP-Methode strukturelle Veränderungen beim Patienten erreicht werden können.

In einer weiteren randomisierten Vergleichsstudie von Giesen-Bloo und Kollegen (2006) wurde nachgewiesen, dass TFP in einem Zeitraum von drei Jahren Psychopathologie und klinische Symptome signifikant reduzieren konnte. In dieser Studie erwies sich jedoch die *Schemafokussierte Therapie* nach Young als wirkungsvoller, was möglicherweise auch auf methodische Mängel bei der TFP-Behandlung zurückzuführen ist, etwa in Fragen der Manualtreue und Supervision bei den TFP-Therapeuten (siehe Yeomans 2007).

Um die Wirksamkeit der TFP im Vergleich zur Behandlung, wie sie üblicherweise in ambulanten Praxen angeboten wird, zu untersuchen, wird derzeit eine multizentrische Studie am Klinikum rechts der Isar der Technischen Universität in München und in der Universitätsklinik für Tiefenpsychologie und Psychotherapie der Medizinischen Universität Wien durchgeführt (Projektleitung: S. Doering und P. Buchheim). In dieser Studie wurden in einem randomisiert-kontrollierten Design insgesamt 104 Patientinnen mit Borderline-Persönlichkeitsstörung mit TFP bzw. Treatment-as-usual (TAU) behandelt. Die TFP-Therapeuten wurden aus Therapeuten, die im TFP-Curriculum in München und Wien ausgebildet worden waren, rekrutiert und regelmäßiger Supervision unterzogen. Die TAU-Therapeuten hatten verschiedene therapeutische Ausrichtungen, jedoch keine Borderline-spezifische Zusatzqualifikation. Voraussetzung war eine Kassenzulassung in Deutschland bzw. Österreich.

Die teilnehmenden Patientinnen wurden hinsichtlich ihrer Repräsentativität für Patientinnen mit Borderline-Persönlichkeitsstörung untersucht, indem sie mit den Patientinnen verglichen wurden, die die Teilnahme ablehnten. Die Ergebnisse zeigen bezüglich der Borderline-spezifischen Psychopathologie keine signifikanten Unterschiede zwischen den beiden Gruppen und stellen somit einen befriedigenden Befund zur externen Validität der Studie dar (Rentrop et al. im Review). Erfasst werden bei den Patientinnen symptomatische und strukturelle Veränderungen nach einem Jahr und nach zwei Jahren Therapie, weitere katamnestische Untersuchungen werden folgen. Auch differenzialdiagnostische Fragestellungen werden bearbeitet. Als Outcome-Maße dienen Messinstrumente der allgemeinen und der Borderline-spezifischen Psychopathologie, insbesondere zur Erfassung des selbstschädigenden, suizidalen Verhaltens und der emotionalen Instabilität, sowie die Inanspruchnahme von Einrichtungen des Gesundheitssystems. Bezüglich der Persönlichkeitspathologie ist von Bedeutung, dass nicht nur die Veränderung in der Anzahl der diagnostischen Symptome der Persönlichkeitsstörungen (SKID-II), sondern auch strukturelle Veränderungen erfasst werden. Hierfür wird erstmals die deutsche Version des Strukturierten Interviews zur Persönlichkeitsorganisation (STIPO; Clarkin et al. 2004b) angewandt, das eine strukturierte Version von Kernbergs Strukturellem Interview darstellt (s. Buchheim et al. 1987, 2006). Das STIPO erfasst auf sieben dimensionalen Skalen (u. a. Identität, Objektbeziehungen, Abwehrmechanismen) das Niveau der Persönlichkeitsorganisation (normal, neurotisch 1 und 2, Borderline 1 bis 3). Das Verfahren wird derzeit in der englischsprachigen und deutsch-

sprachigen Version validiert (u.a. Hörz 2007; Hörz et al. im Review; Stern et al. im Review). Weiterhin wird, analog zur New Yorker Studie (Clarkin et al. 2007; Levy et al. 2006b) die Bindungsklassifikation anhand des Adult Attachment Interviews (AAI; George et al. 1996) und des Adult Attachment Projective (AAP; George et al. 1996) ermittelt, um mögliche Veränderungen im Bindungsstil und im Reflective Functioning im Therapieverlauf zu erfassen.
Diese Vergleichsstudie ist derzeit noch nicht abgeschlossen, Zwischenauswertungen deuten auf eine Überlegenheit der TFP nach einem Jahr Therapie in den Bereichen Globales Psychosoziales Funktionsniveau (GAF), Suizidversuche, Therapieabbrüche, Anzahl erfüllter diagnostischer DSM-IV Items für die Borderline Persönlichkeitsstörung (SKID-II) und Strukturniveau (STIPO) hin.
Die manualisierte psychodynamische Übertragungsfokussierte Psychotherapie und die Instrumente, die im Kontext des Kernberg'schen Modells entwickelt wurden (STIPO, IPO; Clarkin et al. 2004b) werden in mehreren empirischen Studien erforscht (Doering u. Buchheim, 2005). Die Ergebnisse zeigen die Wirksamkeit des Verfahrens nach ein bis drei Jahren Therapie. Wichtig für zukünftige Forschungsprojekte ist die Untersuchung der Veränderungsmechanismen und des therapeutischen Prozesses. Weiterhin sind langfristig angelegte Follow-Up Untersuchungen notwendig, um anhaltende Therapieeffekte beurteilen zu können. Auch die *Passung* zwischen *Patient und Therapeut* sollte sorgfältig untersucht werden, um Aussagen darüber treffen zu können, welches therapeutische Verfahren für welchen Patienten mit welchem Therapeuten wirkt.

2 Lehre und Anwendung von TFP

Das Angebot des TFP-Instituts München

Die psychodynamische Psychotherapie der Borderline-Störungen nach dem TFP-Modell kann sowohl als ambulante analytische Psychotherapie, als tiefenpsychologisch fundierte wie als stationäre Psychotherapie angewandt werden (näheres dazu in den nächsten Abschnitten).
Für den Bereich der ambulanten Psychotherapie empfiehlt sich die Teilnahme an einem Curriculum mit Basis- und Aufbaukursen und der Besuch einer kontinuierlichen Supervisionsgruppe.
Derzeit wird dieses Curriculum in Deutschland vom TFP-Institut München angeboten – langfristiges Ziel ist es jedoch, dieses Curriculum als Teil oder „Herzstück" einer Fort- und Weiterbildung über *psychoanalytische oder psychodynamische Psychotherapie* auch in Kooperation mit privaten und universitären Fortbildungseinrichtungen zu installieren. Nach unserer Einschätzung bietet TFP eine hervorragende Möglichkeit, das Defizit vieler Fortbildungsprogramme in Psychotherapie auszugleichen, da es in gut lehr- und lernbarer Weise eine adäquate Methode der Arbeit mit Patienten mit Persönlichkeitsstörungen zur Verfügung stellt.
Auf dem Boden der TFP können auch gut ergänzende Ansätze (Mentalisierungsgestützte Psychotherapie MBT, Traumatherapie) vermittelt werden – siehe auch dazu weiter unten.
Im Bereich der stationären Psychotherapie (s. Abschnitt 6) bietet das TFP-Institut München eine Kombination von Training vor Ort und der Möglichkeit, einzelne Module des Curriculums in München zu besuchen, an.
Vor Ort finden Einführungs- und Vertiefungsseminare sowie regelmäßige Supervision statt.

Für Spezialthemen ist dann eine Teilnahme an Seminaren des Curriculums möglich.

Die Ausrichtung einzelner Stationen oder einer gesamten Klinik am TFP-Modell bringt einige Vorteile:

- Auf dem Boden einer *gemeinsamen Behandlungsphilosophie* fällt es leichter, den Beitrag der einzelnen Berufsgruppen und Arbeitsfelder zu definieren, einen Behandlungsfokus immer wieder zu formulieren und den therapeutischen Prozess gemeinsam zu reflektieren.
- Eine *störungsspezifische Methode* erlaubt ein genaueres Arbeiten als polypragmatische Ansätze, deren Ausgestaltung dem Zufall der jeweiligen Vorlieben und Fortbildungen der Therapeuten überlassen bleibt.
- Die *Beziehungsorientierung* stellt einen natürlichen Fokus in der Behandlung von Patienten mit einer Borderline-Persönlichkeitsorganisation dar. Durch die starke Orientierung an internalisierten und in den therapeutischen Beziehungen externalisierten *Objektbeziehungsmustern* kann das rasche Oszillieren der Übertragungen gut nachvollzogen, beschrieben und gedeutet werden.
- Die Orientierung an *Vereinbarungen*, der Erhaltung des therapeutischen *Rahmens* sowie der Begrenzung des destruktiven Agierens stellt eine Grundhaltung zur Verfügung, die Behandlung, Patienten, Teams und die Institution insgesamt vor Agieren und Gegenagieren schützt.
- Die Fokussierung auf die in der Behandlung notwendig auftretenden starken *Affekte* bei Patienten *und* Team wirkt erleichternd und gibt die „Erlaubnis", das eigene unmittelbare Erleben wichtig zu nehmen und mitzuteilen.
- Diese generelle Orientierung an der *Gegenübertragung* im umfassenden Sinne hilft den Teams, sich aus kollusivem Gegenübertragungsagieren und Verstrickungen immer wieder befreien zu können – somit kann dem bei diesem Klientel immer drohenden Burn-out von Therapeuten und Teams wirksam vorgebeugt werden.

Grundsätze zur Implementierung[1]

Die erfolgreiche Implementierung einer neuen oder ergänzenden therapeutischen Methode, die letztlich zu einem besseren Therapieergebnis und einer höheren Zufriedenheit der Mitarbeiter führen soll, bedarf verschiedener Voraussetzungen:

- Die Einführung eines neuen psychotherapeutischen Verfahrens muss von der *Leitung* eindeutig gewünscht und gefördert werden. Es braucht eine klare Orientierung, wie der Prozess der Einführung gesteuert wird.
- Es hat sich bewährt, eine *Steuergruppe* zu installieren, die aus Mitgliedern der Leitung der Einrichtung, engagierten Repräsentanten wichtiger Berufsgruppen der Einrichtung und Vertretern der externen Ausbilder und Supervisoren besteht.
- Die einzelnen *Schritte der Implementierung* – z. B. vorbereitende Seminare, Auswahl der beteiligten Therapeuten, Auswahl der „TFP-Stationen", sollte in diesem Gremium konsensuell geschehen und dann durch die Leitung angeordnet werden.
- Die begleitende *Fortbildung* sollte folgende Bausteine umfassen: praxisorientierte Fortbildungsseminare – Lesegruppen ohne externe Begleitung – externe und interne Supervision.
- Die Institution sollte in ihren Alltagsabläufen ausreichend *Zeit* dafür einräumen, dass das neue Verfahren geübt, praktiziert und ausgewertet werden kann.
- Lieber „klein anfangen und dann wachsen", als eine neue Orientierung flächendeckend einführen! Es bewährt sich, eine *Einführung und konzeptionelle Fortbildungen*, die allen Mitarbeitern und allen Berufsgrup-

1 Der folgende Text wurde modifiziert übernommen aus Lohmer 2008.

pen zugänglich gemacht wird, mit dem intensiven Training und der Erprobung des Verfahrens auf speziellen Stationen oder in speziellen Bereichen zu kombinieren.

- Die Dynamik des „Besonderen“ und „Speziellen“, die durch ein solches Vorgehen auch mobilisiert wird, muss in ihren Auswirkungen für die anderen Teile der Institution beachtet werden. Latente Rivalitäten, Neid und verdeckte Konflikte treten durch die Einführung eines solchen Verfahrens an die Oberfläche. Daher ist ein *Erfahrungsaustausch* auf der Ebene der gesamten Einrichtung von Anfang an zu empfehlen!
- In den TFP-orientierten Teams, Stationen oder Bereichen sollten *alle* Beteiligten, die TFP-Einzel- oder Gruppentherapeuten, Stationsarzt oder Psychologe, Pflegepersonal, Spezial- und Sozialtherapeuten in das Erlernen und Praktizieren des Verfahrens eingebunden werden. Es bringt enorme Reibungsverluste bis hin zum Scheitern der Implementierung, wenn zum Beispiel Einzeltherapeuten und Pflegepersonal an TFP interessiert sind, der verantwortliche Stationsarzt oder Psychologe TFP aber ablehnt und eine deutlich konkurrierende therapeutische Orientierung vorzieht.
- Für *jede Berufsgruppe* und jedes therapeutische Feld sollte die *TFP-spezifische Arbeitsweise* gemeinsam definiert werden – z. B. Klärung und Konfrontation mit Verhalten und Beziehungsweisen in der *Milieutherapie*; Fokussierung auf den Umgang mit der sozialen Realität und realitätsgerechte Schritte in der *Sozialarbeit*; Klärung, Konfrontation und Interpretation der Übertragungen des Patienten zum Einzeltherapeuten und dem Gesamt des therapeutischen Feldes sowie des Umgangs mit der sozialen Realität in der *Einzeltherapie*; Interpretation der Beziehungsmuster im Hier und Jetzt zu Mitpatienten, Pflegepersonal und Gruppentherapeuten in der *Gruppentherapie*.
- Werden gute Erfahrungen mit dem neuen Verfahren gemacht und kann es erfolgreich in die Abläufe der Institution übernommen werden, kann dann eine *Ausweitung* auf andere Stationen und andere Schwerpunkte stattfinden. Dabei kann das Verfahren an die Gegebenheiten des therapeutischen Feldes, der therapeutischen Aufgaben und der Arbeitsweise der Institution adaptiert werden.
- Es ist hilfreich, relativ rasch in den praktischen Bereich mit strukturellen Interviews und Therapiesitzungen einzusteigen, aber auch darauf zu achten, dass genügend Möglichkeiten zum Einüben und zum Erfahrungsaustausch auch zwischen den Berufsgruppen bestehen, damit keine Überforderung und „Abstoßungsreaktion“ der Einrichtung gegenüber dem Verfahren eintritt.
- Neben der direkten Vermittlung von Kompetenz in den verschiedenen Berufsgruppen durch die externen Trainer und Supervisoren sollte frühzeitig auch eine *interne Kompetenz* zur Anleitung und Supervision innerhalb der Organisation gefördert werden. Der oder die *internen Supervisoren* könnten dann an der ausführlicheren Weiterbildung des TFP-Instituts teilnehmen und intern für kontinuierliche Supervision und Klärung behandlungstechnischer und das Setting betreffender Fragen zur Verfügung stehen – damit kann auch vermieden werden, dass sich die Einrichtung zwischen den Supervisionen von den „Experten verlassen fühlt“ und es kann frühzeitig mit der „Aneignung der Methode“ durch die Einrichtung begonnen werden. Die internen Supervisoren müssen für diese Aufgabe von der Leitung offiziell autorisiert werden. Diese interne Anleitung und Supervision sollte natürlich durch eine regelmäßige externe Supervision und Fortbildung unterstützt und ergänzt werden.

Die Einführung von TFP bei der Gruppe der Therapeuten

Für psychoanalytisch-psychodynamisch bereits erfahrene Kollegen bietet TFP eine gute Möglichkeit, eine sehr aktive, beziehungsorientierte, an der Gegenübertragung orientierte Variante des psychodynamisch-psychotherapeutischen Arbeitens zu erlernen. Für psychodynamisch noch wenig erfahrene Kollegen bietet unserer Erfahrung nach das kompakte und durch intensive Supervision begleitete TFP-Curriculum, sei es innerhalb oder außerhalb einer Institution, eine konzentrierte „Nachschulung" in psychodynamischer Psychotherapie.

In vielen Organisationen führt die Einführung von TFP dazu, dass zum ersten Mal der individuelle therapeutische Stil in einer respektvollen Atmosphäre zur Diskussion gestellt werden kann und die Institution darin unterstützt wird, die Grundlagen eines gemeinsamen therapeutischen Stiles allmählich zu entwickeln. Dies bedeutet eine zentrale Unterstützung der *therapeutischen Identität* einer Einrichtung.

Gut eingeführt werden kann TFP bei Therapeuten, die von sich aus einen eher aktiven und das Beziehungsgeschehen direkt aufgreifenden therapeutischen Stil haben oder zumindest Sympathien für diesen aufweisen. Schwieriger wird es für Therapeuten, die eher die Neigung haben, ausgesprochen supportiv zu arbeiten und möglichst in einer stabilen positiven Übertragung ein gutes Objekt für den Patienten zu bleiben.

Für die Ausbilder und Supervisoren in TFP ist es wichtig, die *unterschiedlichen therapeutischen Stile*, Vorerfahrungen und methodischen Orientierungen der Teilnehmer an einem Training respektvoll und wertschätzend zu behandeln! Die Implementierung einer neuen Methode darf nicht als „feindliche Übernahme" erlebt werden, bei der die bisherige Arbeitsweise plötzlich „nichts mehr wert ist". Die Teilnehmer sollten daher darin unterstützt werden, Brücken zwischen der bisherigen und der neuen Arbeitsweise zu erkennen und Neues zunächst „versuchsweise" zu erproben.

So konnten wir z. B. feststellen, dass Gestalttherapeuten Ähnlichkeiten in der direkten und spielerisch Objektbeziehungsdyaden benennenden Arbeitsweise zu ihrer Haltung feststellen können, Körpertherapeuten die explizite Beachtung der nonverbalen Ebene schätzen und Traumatherapeuten die konzeptuelle Ähnlichkeit von „Ego-States" und „internalisierten Selbst- und Objektrepräsentanzen" als hilfreich erleben.

Ein schwieriger und kontrovers diskutierter Punkt ist der Aspekt der *Selbsterfahrung*. Während Therapeuten mit einer abgeschlossenen tiefenpsychologisch fundierten oder psychoanalytischen Ausbildung in der Regel eine gewisse analytische Selbsterfahrung haben, ist dies bei vielen in Kliniken arbeitenden Kollegen mit unterschiedlichen Fortbildungen nicht immer der Fall. Dies führt häufig zu einer ungenügenden Kenntnis der eigenen „blinden Flecken", zur eigenen Tendenz zum Mitagieren und zuweilen zu therapeutisch sich wiederholenden und durch Supervision schwer aufzulösenden Kollusionsneigungen.

Bei diesen Grundhaltungen stößt die klassische „Patienten-fokussierte" *Supervision*, in der die Dynamik der therapeutischen Beziehung vorwiegend als Ausdruck der Patientendynamik und der durch diese angestoßenen projektiven Identifizierungen verstanden wird, an ihre Grenzen. In diesem Zusammenhang erscheint es bedenkenswert, den etwas außer Mode gekommenen Begriff der „Kontroll-Analyse" wiederzubeleben: In der ursprünglichen psychoanalytischen Ausbildung der Anfangsjahre der Psychoanalyse war die Selbsterfahrung nicht nur auf die Lehranalyse fokussiert, sondern fand in starker Weise auch in der Supervision, eben der Kontroll-*Analyse*, statt. Auch hier konnte auf die spezifischen Übertragungs- und Gegenübertragungsneigungen des Therapeuten dezidiert Bezug genommen werden.

Das Abkommen von diesem Modell hatte sicherlich viele Vorteile, so führte es zu einer weniger regressiven Atmosphäre in der Supervision, einem stärkeren Respekt gegenüber den persönlichen Grenzen der Supervisanden und einem Schutz vor „uneingeladenen Deutungen" zur eigenen Dynamik des Supervisanden. Auf der anderen Seite ging dabei natürlich ein wichtiger Entwicklungsanstoß verloren.

Unser Vorschlag, der aus diesem Dilemma folgt, geht dahin, in den *Gruppensupervisionen* mit dem gemeinsamen Besprechen von Videoaufnahmen aus den Therapien weiterhin vorwiegend patientenzentriert zu arbeiten, in begleitenden, besser geschützten *Einzelsupervisionen* je nach Bereitschaft der einzelnen Therapeuten dagegen expliziter auf die blinden Flecken und Übertragungsneigungen des jeweiligen Therapeuten zu fokussieren. Auf diese Weise kann in einer externen Einzelsupervision mit Selbsterfahrungselementen („der Kontroll-Analyse") in kompakter Form wichtige Selbsterfahrung nachgeholt bzw. angestoßen werden. Pro Therapeut sollten in der Einführungsphase von TFP in der Arbeit der Institution daher etwa 10 Stunden für diese Art der Supervision eingeplant werden.

Durch das Herausnehmen dieses Selbsterfahrungs-fokussierten Teils aus der Gruppensupervision besteht ein ausreichender Kränkungs- und Intimitätsschutz gegenüber der Gruppe der Kollegen, mit denen man ja den Alltag in unterschiedlichen Rollen zusammen gestaltet. In dem einen oder anderen Fall kann sich daraus die Motivation für eine ausführlichere Selbsterfahrung ergeben – diese kann bei der Einführung einer neuen Methode aber nicht vorausgesetzt oder „angeordnet" werden!

Zur Ausbildung und Einbeziehung der Pflegemitarbeiter

Die institutionelle Anwendung von TFP steht und fällt neben der guten Ausbildung der Therapeuten mit einer guten Einbeziehung und kontinuierlichen Fortbildung des Pflegepersonals. Gerade das Pflegepersonal ist dem destruktiven Agieren, dem Oszillieren zwischen projizierten Täter- und Opferanteilen und der Angst vor Grenzüberschreitung durch die Patienten in besonderer Weise ausgeliefert.

Als institutionelle Abwehr kommt es deswegen leicht zu einer Überbewertung von Regeln und Sanktionen, die das Pflegepersonal dann aber in einer Rolle des projizierten Überichs fixiert. Neben den für alle Berufsgruppen obligatorischen Fortbildungen sollten die Pflegeteams mit den externen Ausbildern eine TFP-gemäße Arbeitsweise in ihrem Setting der Milieutherapie, bzw. der therapeutischen Gemeinschaft erhalten. Dies bedeutet auch, von Zeit zu Zeit eine spezielle Supervision für die Arbeit in ihrem Setting in Anspruch nehmen zu können.

Im Zentrum des Austausches zwischen Pflegepersonal und Teammitarbeitern stehen Teamsitzungen, in denen selektiv und allgemein aus den Einzeltherapiesitzungen berichtet wird, bzw. der Therapeut sein Verständnis aus dem therapeutischen Prozess den übrigen Teammitgliedern zur Verfügung stellt und umgekehrt ihre Anregungen für das Verständnis seiner Rolle im therapeutischen Prozess einbezieht.

Daraus ergibt sich, dass uns eine *mittlere Haltung* der *Verschwiegenheit* als sinnvoll erscheint: keine völlige Offenlegung des vor allen Dingen einzeltherapeutischen Prozesses, aber auch keine „wasserdichte" Grenze der Verschwiegenheit. Das Gut des Persönlichkeitsschutzes des Patienten steht hier in einem Spannungsverhältnis mit der Notwendigkeit des Teams, für den Patienten ein gemeinsames Verständnis über die Dynamik des psychotherapeutischen Prozesses und der in ihn einbezogenen unterschiedlichen therapeutischen Berufsgruppen zu gewinnen.

Fazit

- Die institutionsweite Einführung einer neuen therapeutischen Methode induziert notwendig eine *Krise* innerhalb der Einrichtung.
- Diese Krise kann produktiv zur Entwicklung der Institution genutzt werden, wenn eine gute *Struktur* und ein passendes *Containment* durch Leitung und Steuergruppe zur Verfügung gestellt werden.
- Stationsärzte und Psychologen sowie pflegerische Stationsleitungen müssen den neuen Ansatz kennen und vertreten können – die Veränderung geht immer „von oben nach unten"!
- Es braucht ausreichend klinikweite Foren des Austausches über die Erfahrungen, die mit einer neuen Arbeitsweise und plötzlichen Unterschieden zwischen einzelnen Bereichen der Einrichtung gemacht werden.
- Die Vertreter einer neuen Orientierung müssen respektvoll und sensibel mit den bisherigen therapeutischen Identifizierungen und dem Erfahrungswissen der Teilnehmer an einer Fortbildung umgehen.
- TFP kann im Prinzip von Therapeuten ohne analytische oder tiefenpsychologisch fundierte Ausbildung gelernt werden – das Problem einer möglicherweise unzureichenden Selbsterfahrung muss aber in geeigneter Weise adressiert werden, z. B. durch das Modell einer „Selbsterfahrungszentrierten Supervision".
- Die Einrichtungen müssen darin unterstützt werden, frühzeitig eigene TFP-Kompetenz (z. B. interne Supervisoren und fachliche Anleiter) zu entwickeln, um sich das Verfahren „aneignen" zu können.
- Eine „mittlere Haltung der Verschwiegenheit" hält die Balance zwischen dem offenen Austausch im Team aller an der Behandlung Beteiligten und dem Persönlichkeitsschutz des Patienten.
- Eine störungsspezifische Methode in der stationären Psychotherapie vermindert Abbrüche, hält Patienten besser in Therapie und schützt Therapeuten und Teams vor Burn-out!

3 Aufbau und Inhalt des Curriculums

Das Curriculum orientiert sich im Aufbau didaktisch an den Behandlungsphasen der übertragungsfokussierten psychotherapeutischen Behandlung der Borderline-Persönlichkeitsstörung. Zusätzlich zu theoretischem Input werden die wesentlichen Therapieprinzipien in videografierten Behandlungsausschnitten veranschaulicht und im Rollenspiel eingeübt.

Im **Grundkurs Basiskompetenz** führen wir im ersten Abschnitt **(G1)** in den grundsätzlichen Behandlungsgedanken ein: Wir erörtern die Grundlagen des TFP-Verfahrens: Behandlungsstrategien, wichtige Regeln der Behandlung, spezifische Behandlungstechnik, um dann beispielhaft Videoausschnitte aus durchgeführten Behandlungen zu zeigen, die diese essenziellen Konzepte veranschaulichen.

Im **Grundkurs 2 (G2)** folgt eine detaillierte Erläuterung der klinischen und strukturellen Diagnostik mit besonderem Schwerpunkt auf der Methode des halb standardisierten psychodynamischen strukturellen Interviews. Diese wichtige Interviewtechnik wird mit videografierten Ausschnitten veranschaulicht und im Rollenspiel eingeübt. Dem wird das „strukturierte Interview" als standardisiertes Interview gegenübergestellt. Einen besonderen Platz nehmen auch die „Borderline-Bindungsmuster" ein. Fragen der Diagnose und der differenziellen Indikation werden an exemplarischen Fällen diskutiert.

Nachdem die diagnostische Phase im Curriculum abgeschlossen ist, folgt im **Grundkurs 3 (G3)** entsprechend dem zentralen Stellenwert des Behandlungsvertrags eine ausführliche Erörterung des Aufbaus eines tragfähigen Arbeitsbündnisses. Dabei geht es um Themen wie z. B. den Umgang mit Suizidalität, destruktivem Agieren und eskalierender Symptomatik. Auch hier greifen wir auf Videobeispiele und Rollenspiele zurück, um mithilfe konkreter Anschauung und Einübung den Therapeuten Sicherheit zu vermitteln beim schwierigen Beginn der Behandlung. Darüber hinaus wird das „Taktische Vorgehen" in jeder einzelnen Sitzung dargestellt. Die längerfristigen Therapieprinzipien und die Behandlungstechniken werden nun schon detaillierter vorgestellt und eingeübt.

Im **„Aufbaukurs für Fortgeschrittene mit Supervision"** vertiefen wir im **F1-Kurs** noch einmal die typischen *Problemsituationen zu Therapiebeginn*.

Die verwirrende Vielzahl von andrängenden Problemen des Borderline-Patienten führt beim Therapeuten oft zu dem Gefühl, einem schwer zu bewältigendem Chaos gegenüberzustehen. Hier geben die Behandlungsstrategien, Behandlungstechniken und -regeln dem Borderline-Therapeuten Orientierung und Halt.

In **F2** stellen wir dann die behandlungstechnischen Herausforderungen in der *frühen Behandlungsphase* dar, in der schon mehr Raum besteht, die dominanten Objektbeziehungen zu benennen und affektive Austauschprozesse zu klären. In diesem Kursteil wird auch die Kunst vermittelt, nach bestimmten Kriterien aus der Fülle der andrängenden Themen das „wichtigste" Thema zu finden und zu fokussieren. Die hier vermittelte Orientierung kann im Durchführen der Behandlung sehr hilfreich sein.

In **F3** werden die Anforderungen an den Therapeuten in der *mittleren und fortgeschrittenen Therapiephase* behandelt. Besonders wichtig ist uns in diesem Kursteil, im Sinne gebotener Klarheit und Tiefe von Deutungen an den Interventionen „zu feilen": Zunehmend wird es möglich, mit dem Patienten gemeinsam die Aufmerksamkeit auf – häufig durch massive Entwertung – abgewehrte Beziehungsaspekte zu lenken und dies im therapeutischen Dialog fruchtbar zu machen. In diesem Kursteil werden Therapieverläufe in aufeinander folgenden videografierten Sequenzen dargestellt, um dann auch auf die Fragen rund um die Beendigung der Therapie einzugehen.

Die Teilnehmer der Fortgeschrittenen-Kurse werden in kontinuierlich stattfindenden Supervisionsgruppen betreut. (s.u. „Supervision").

Klinische Seminare zur Anwendung des TFP-Verfahrens in unterschiedlichen klinischen Settings („S-Kurse") schließen sich an. Hier geht es um spezielle Themen, die vertieft behandelt werden wie z. B.:

- Stationäre Psychotherapie und Psychosomatik, Teamarbeit, Gruppensetting
- Stationäre Krisenintervention
- Forensische Psychotherapie und Psychiatrie
- Spezifische Traumatherapie und psychodynamische Borderline-Therapie
- Co-Therapeuten und Pflegetherapeuten als Mitglieder im TFP-Team

4 Supervision

Die Supervision ist fester Bestandteil des Curriculums. Sie wird in kleinen Gruppen angeboten. Die angehenden „Borderline-Therapeuten" zeichnen die Behandlung ab der Diagnostikphase auf Video auf. In der Supervisionsgruppe werden von allen Teilnehmern kurze Behandlungssequenzen vorgestellt. Die Teilnehmer haben somit von Anfang an die Möglichkeit, ihre Schwierigkeiten mit der jeweiligen Behandlung zu erörtern und Fragen dazu zu stellen. Wohltuend ist regelmäßig die Erfahrung, sich in den Gegenübertragungsschwierigkeiten in der Gruppe gut verstanden zu fühlen, diese aber auch durch ein tieferes Verstehen der Beziehungsdynamik auflösen zu können.

Häufig erhalten wir auch Anfragen zur Supervision von Institutionen, die einen Betreuungsauftrag haben (z. B. von Leitern von Einrichtungen wie „Betreutes Wohnen"), die mit ihrer Klientel mit Borderline-Störung besser zurecht kommen wollen, ohne einen explizit psychotherapeutischen Behandlungsauftrag erfüllen zu müssen, und die sich mit der spezifischen Borderline-Pathologie überfordert fühlen. Ein großer Teil dieser Klientel ist bereits in Therapie, bringt ihre Betreuer aber durchaus an ihre Grenzen.

Auch speziell ausgebildete Suchttherapeuten wenden sich mit der Bitte um Supervision an uns, deren Klientel zu etwa einem Drittel aus Patienten mit Borderline-Pathologie besteht. Sie profitieren von den spezifischen Regeln der psychodynamischen Therapie der Borderline-Störung.

Darüber hinaus besteht ein enormer Supervisionsbedarf im Rahmen der Forensischen Psychotherapie. Forensische Psychotherapeuten profitieren besonders von einem vertieften Verständnis der Täter-Opfer-Dynamik, und von Techniken, antisoziales Verhalten zu begrenzen. (Schneider-Lehmann u. Lohmer 2008)

Anfragen zur Supervision erhalten wir aber auch von Kollegen und Kolleginnen, die eine Ausbildung in tiefenpsychologisch fundierter Therapie oder eine psychoanalytische Ausbildung durchlaufen haben, aber dennoch im Hinblick auf das entwertende Verhalten und destruktive Agieren der Patienten „nicht mehr weiter wissen" und in einzelnen Behandlungen in scheinbar nicht auflösbare Gegenübertragungsschwierigkeiten geraten. Manche dieser Kollegen nahmen die Supervisionserfahrung zum Anlass, sich für das gesamte TFP-Curriculum anzumelden.

Im Folgenden geht es speziell um unsere Erfahrungen mit der Supervision im Rahmen der curricularen Weiterbildung zur psychodynamischen Therapie der Borderline-Störung.

Im Rahmen der TFP-Ausbildung sind regelmäßige Treffen (14-tägig bis monatlich) im Einzel- oder Gruppensetting vorgesehen. Diese werden von einem mit dem Verfahren vertrauten Kollegen geleitet, sind jedoch auch als Intervision zu verstehen, da die meisten Therapeuten in diesem Bereich klinisch erfahren sind. In der Regel werden anstelle von Verbatim- oder Gedächtnisprotokollen Videoaufzeichnungen der Therapiesitzungen vorgestellt. Ein Supervisor sollte sich auf seine eigenen Erfahrungen in der Behandlung von Borderline-Patienten und die genaue Kenntnis des TFP-Verfahrens stützen können, und er kann auf die speziell entwickelten Beurteilungsbögen *(Adherence and Competence Rating Scale)* zur Einschätzung der Vorgehensweisen des Therapeuten zurückgreifen.

Wir erleben, dass unsere angehenden TFP-Therapeuten in der Supervision zu einem vertieften Verständnis der Dynamik der Beziehung zwischen ihnen und dem Patienten gelangen, gleichzeitig eine klare Orientierung gewinnen, wie schwierige Verwicklungen aufzulösen sind. Sie setzen das in der Supervision Erarbeitete in den nachfolgenden Behandlungsstunden um und berichten über Fortschritte in der Behandlung wie Stabilisierung des Behandlungsrahmens (der Patient kommt wieder regelmäßig und zunehmend pünktlicher), Rückgang der Symptomatik und des destruktiven Agierens, einhergehend mit größerer Zufriedenheit auf beiden Seiten. Beeindruckend sind hier zuweilen die „Entwicklungssprünge", wenn eine Behandlung im Turnus von ein bis zwei Monaten auf Video vorgestellt wird und eine deutliche Veränderung der Qualität der therapeutischen Beziehung allen ins Auge springt.

Wir erleben zuweilen auch das Gegenteil: Eine Kollegin oder ein Kollege stellt die Behandlung vor, und fühlt sich dann durch korrigierende Hinweise verunsichert, beschämt und beschädigt. Oft ist dies Ausdruck eines kongruenten Gegenübertragungsgeschehens: Der Therapeut erlebt hier genau das Gleiche in der Supervisionsgruppe, was der Patient mit den Interventionen des Therapeuten erlebt. Der Patient fühlt sich durch die Interventionen des Therapeuten angegriffen, so, wie sich der The-

rapeut durch die Hinweise aus der Supervisionsgruppe verunsichert und angegriffen fühlt. In der Regel können wir auf diese Weise die Dynamik in der Supervisionsgruppe für ein besseres Verständnis der therapeutischen Beziehung nutzen.
Supervision setzt entsprechend der Therapiephase unterschiedliche Akzente:
In der *Diagnostikphase* geht es hauptsächlich darum, wesentliche Symptome oder strukturelle Anteile des Pat. nicht zu übersehen, um so zu einer möglichst genauen diagnostischen Einschätzung zu kommen, aus der sich der Behandlungsauftrag ableitet.
In der *Therapie-Vereinbarungs-Phase* ist es wichtig, dem Therapeuten/der Therapeutin den Rücken zu stärken bei der Etablierung eines klaren, eindeutigen, verbindlichen und festen Behandlungsrahmens, auf den sich der Therapeut in Krisen der Behandlung beziehen kann.
In der *Anfangsphase der Therapie* achten wir besonders darauf, die Verletzungen des Arbeitsbündnissen auf ihre Übertragungsbedeutung hin zu verstehen, um mithilfe dieses besseren Verständnisses den Behandlungsrahmen zu festigen und/oder wieder herzustellen. In dieser Phase, die häufig durch Agieren des Patienten und durch affektive Ausbrüche des Patienten geprägt ist, helfen wir dem Therapeuten, die Affekte des Patienten, vor allem aber auch die dadurch *bei ihm selbst ausgelösten heftigen Affekte zu tolerieren.* Dies ist eine notwendige Voraussetzung, Affekte *klären* zu können, statt sie projektiv oder reaktionsbildend abzuwehren – was nur zu weiteren unguten Verwicklungen führen würde, denen ja oft ein Behandlungsabbruch folgt.
Wir leisten hier in der Supervision Arbeit, die dazu führt, dass sowohl der Patient als auch der Therapeut in der Entwicklung von Selbsttoleranz unterstützt werden.
Allerdings droht hier auch immer wieder ein Missverständnis, wenn es um das *Agieren von Hass* geht, z. B. in Form von massiver Entwertung des Therapeuten: Dass der Patient sich nicht mehr so abartig schlecht fühlt, wenn er seine aggressiven Affekte genauer wahrnimmt und toleriert, heißt *nicht*, dass sich der Therapeut zum stummen Opfer der Aggression des Patienten machen lassen darf – was oft einem falschen Verständnis von „Aushalten“ oder „Containment“ entspricht. Eine solches „Aushalten“, würde bedeuten, dass der Patient ohne ein tieferes Verstehen seiner selbst lediglich Genugtuung und Befriedigung beim Ausagieren seiner sadistischen Impulse erfahren würde, was letztlich kontraproduktiv und antitherapeutisch wäre. Hier ist Supervision extrem wichtig, um der Gefahr sadomasochistischer Kollusionen in ihren Anfängen zu wehren und sowohl den Therapeuten als auch den Patienten vor dem Leid, die diese Kollusionen mit sich bringen, so weit als möglich zu bewahren.
Aufgabe der Supervision ist es, dazu beizutragenden, den in der therapeutischen Beziehung ausagierten Hass erstens, zu begrenzen, zweitens, ein Gegengewicht aufzubauen durch das Auffinden „guter“ Beziehungsanteile, und drittens, den in der Übertragungsbeziehung wieder belebten Hass zu verstehen, häufig als Abwehr einer befürchteten oder erlebten ohnmächtigen „Opferposition“. Das vertiefte Verständnis der durch den Hass abgewehrten „latenten Dyade“ kann für alle Teilnehmenden eine „erlösende“ Erfahrung sein und in der Regel verfahrene Therapien aus der „Täter-Opfer-Kollussion“ herausführen.
Immer wieder begegnet uns in der Supervision die Frage nach „alternativen“ Behandlungsmethoden der Borderline-Störung, die ja nur zu oft von posttraumatischen Belastungsstörungen unter- oder überlagert ist. Hier stellt sich dann häufig die Frage nach traumaspezifischen Behandlungstechniken.
Dadurch ergibt sich häufig ein spannender Austausch, inwiefern andere Behandlungstechniken – traumaspezifisch, strukturbezogen, dialektisch-behavioral, kunsttherapeutisch oder mentalization-based – in unser Verfahren integrieren lassen, wo sich deutliche Überschneidungen ergeben, aber auch, wie weit ein Verfahren das andere ausschließt.

Diskussionen dieser Art regen uns zu unseren „Sonderseminaren“ an (s.o. Abschnitt 3 „Aufbau und Inhalt des Curriculums“).

Die TFP-Supervision bewegt sich immer auch in einem Spannungsfeld: Die Manualisierung des Verfahrens und die Empfehlung, sich an bestimmte Strategien, taktische Vorgehensweisen und Behandlungstechniken zu halten, stehen dem Bedürfnis und auch der Notwendigkeit gegenüber, einen eigenen therapeutischen Stil auch in der Behandlung schwieriger Patienten zu entwickeln. Ein rigides Befolgen manualisierter Vorgehensweisen, welches vor allem in Phasen großer Unsicherheit auftreten kann, birgt immer auch die Gefahr, die Methode über den Patienten zu stellen, was wiederum die hilfreiche triangulierende Funktion von Supervision untergräbt. Deshalb bemühen wir uns in der Supervision um eine integrative, diese Spannung haltende Einstellung.

5 Anmerkungen zur Antragstellung bei ambulanter Psychotherapie

Einige einleitende Bemerkungen scheinen uns hinsichtlich des Vergleichs mit der bei uns eingeführten und in der Regelversorgung anerkannten psychoanalytischen und tiefenpsychologisch fundierten Psychotherapie notwendig zu sein.

Die TFP mit ihrem Fokus auf das Übertragungsgeschehen und dem Therapieziel einer strukturellen Veränderung ist insgesamt wesentlich psychoanalytischer als eine tiefenpsychologisch fundierte Psychotherapie. Es erfordert bei einer meist längerfristigen Behandlung für das Gutachterverfahren einen Antrag auf Analytische Psychotherapie, auch wenn sie in modifizierter Form als Therapie im Sitzen mit meist nur zwei Sitzungen pro Woche durchgeführt wird. Bezüglich des Therapieziels einer strukturellen Veränderung ergeben sich Parallelen zur „Interaktionellen Therapie“ (nach Heigl-Evers und Heigl 1983), die bei uns in der Therapie mit strukturell gestörten (oder „frühgestörten“) Patienten Verwendung findet. Das TFP-Verfahren unterscheidet sich von dieser jedoch u.a. insofern, als es nicht so stark auf die interpersonelle (bewusstseinsnähere) Dimension abzielt, sondern primär auf die unbewusste intrapsychische Welt der dyadischen Objektrepräsentanzen.

Als psychodynamische Psychotherapie versteht sich TFP aber auch als eine zwar auf der Psychoanalyse gründende, allerdings störungsspezifische Basistherapie für die Behandlung von Borderline-Störungen, die von psychologischen und ärztlichen Therapeuten erlernt und angewendet werden kann, die hierzulande eine Ausbildung und Erfahrung in tiefenpsychologisch fundierter Psychotherapie haben. Für kürzerfristig angelegte zweistündige Behandlungen über etwas ein Jahr, in denen auch schon erste wichtige Therapieziele erreicht werden können, kommt daher für Kolleginnen und Kollegen mit entsprechender Ausbildung und Abrechnungsmöglichkeit die Beantragung und Durchführung einer tiefenpsychologisch fundierten Psychotherapie in Betracht. In diesem Fall sollte im Psychotherapieantrag ein umschriebener, aktueller und in der begrenzten Zeit behandelbarer Konflikt neben dem strukturellen Defizit angegeben werden. Eine bessere Adaptation des Patienten steht dann im Vordergrund der Therapieplanung.

Auch hier gilt aber das Prinzip: lieber eine kürzere Therapiephase mit zwei Stunden pro Woche als eine einstündige Therapie über einen längeren Zeitraum!

Eine einstündige Therapie kann nur eine (gute) supportive, aber keine konfliktbearbeitende und übertragungsfokussierte Behandlung sein. Der Patient hat in diesem Setting zuwenig Beziehungssicherheit und -erfahrung, um seine ja auch adaptativen Abwehrmechanismen aufgeben zu können.

Das Stundenkontigent, das Therapeuten im Rahmen der Richtlinienpsychotherapie zur Verfügung steht, hängt im deutschen Gesundheitssystem stark von der therapeutischen Vorbildung und der nach den entsprechenden Richtlinien erworbenen Kompetenz und Abrechungsmöglichkeit in analytischer und/oder tiefenpsychologisch fundierte Psychotherapie ab. Für Therapeuten, die nur über die Zusatzbezeichnung „Psychotherapie (tiefenpsychologisch)" verfügen, kann es Probleme bei der Überschreitung der maximal genehmigten Therapiestunden geben. Fragen der Finanzierung der ambulanten Behandlung von Persönlichkeitsstörungen im Rahmen der Richtlinienpsychotherapie wurden erst kürzlich von Barth-Stopik (2000) ausführlicher diskutiert.

6 Stationäre Psychotherapie

Stationäre Psychotherapie unter TFP-Aspekten

TFP ist ursprünglich in einem stationären Behandlungsrahmen entwickelt worden. Gesundheitspolitische Entscheidungen führten in den USA jedoch dazu, dass dieser Behandlungsform die (finanzielle) Grundlage entzogen wurde. Anders in Deutschland: Hier besteht in den psychosomatischen Kliniken ein erheblicher Bedarf an störungsspezifischen Behandlungskonzepten, weisen diese Krankenhäuser doch, je nach Konzeption, bis zu 50% Anteil an schweren Persönlichkeitsstörungen auf. Aber auch in psychiatrischen Kliniken besteht Bedarf für eine strukturierte Vorgehensweise bei stationärer Krisenintervention, in denen Borderline-Patienten oft nach (para)-suizidalen Handlungen oder affektiver Dekompensation aufgenommen werden.

In Anlehnung an eine frühere Publikation (Martius u. Buchheim, 2006) werden hier einige Aspekte der Anwendung von TFP im stationären Rahmen skizziert. Sie sind das Ergebnis eigener Erfahrungen im Rahmen eines Pilotprojektes zur Implementierung von TFP in einer psychosomatischen Klinik in den Jahren 2000 bis 2004.

Modifikationen der TFP im stationären Setting

Als Besonderheit im stationären Rahmen bezüglich der TFP müssen folgende Modifikationen des Manuals (Clarkin et al. 2001a) erwähnt werden: Aufgrund der heute üblichen zeitlichen Begrenzung der stationären Aufenthalte auf selten mehr als drei Monate wird man im stationären Setting realistischerweise v. a. als die Ziele der Frühphase der Behandlung anstreben können. Dazu heißt es im Manual (Clarkin et al. 2001a, S. 149): „*Der Fokus der frühen Therapiephase richtet sich oft auf das Verlangen des Patienten, die Therapie abzubrechen, auf die Kontrolle des Agierens ... und auf die impulsiven Verhaltensweisen ... Verläuft die frühe Therapiephase erfolgreich, so gewinnt der Patient zunehmend Kontrolle über seine heftigen und selbstzerstörerischen Impulse ... Die Fähigkeit des Patienten, die Beziehung mit dem Therapeuten trotz heftig schwankender Affekte aufrecht zu erhalten, zeigt sich daran, dass er den Dialog fortzusetzen vermag.*" Damit sind auch die Grundlagen für ein stabiles ambulantes therapeutisches Arbeitsbündnis geschaffen.

Für das stationäre Setting gilt darüber hinaus: Gegenüber der ambulanten Behandlung gibt es einen vierten Kommunikationskanal durch die Beobachtung des Verhaltens in der Klinik und durch das therapeutische Personal. Diese Beobachtungsebene stellt bei Borderline-Patienten, die typischerweise eine verzerrte Wahrnehmung der Realität aufweisen, ein einmaliges Korrektiv in der Einschätzung und Behandlung dar, das den ambulanten Therapeuten in dieser Form nicht zur Verfügung steht.

Außerdem findet in der Klinik das statt, was in der Gruppenpsychotherapie eine „Verdünnung" der Übertragung genannt wird: das dyadische Setting der ambulanten Therapie wird um weitere Personen, zu denen ebenfalls intensive Beziehungen aufgenommen werden können, erweitert. Darin liegt einerseits die Chance, im geschützten Rahmen mehrere Beziehungen gleichzeitig „auszuprobieren", weil sich nicht eine Beziehung so intensiv auflädt, und bei wechselnder Befindlichkeit wechselnde Bezugspersonen zur Verfügung stehen. Andererseits birgt das Setting die Gefahr, dass mit unterschiedlichen Personen unterschiedliche (teils positive, teils negative) Übertragungsmuster entstehen, die zu einer Spaltung im Team führen können. Darum ist die intensive Kommunikation aller Behandler bei der Behandlung von Borderline-Patienten besonders wichtig.

TFP strebt im stationären Rahmen schließlich an, die Einzelbehandlung möglichst frei zu halten für die Möglichkeiten, das Verhalten und Erleben des Patienten zu explorieren und zu verstehen. Deshalb wird – anders als in den meisten anderen stationären psychotherapeutischen Settings – die Verantwortung für die administrativen Aspekte der Behandlung (Aufnahme, Entlassung, Beurlaubungen aus der Klinik, Indikation zu sozialtherapeutischen Maßnahmen usw.) weitestgehend an einen anderen Therapeuten delegiert. Auch das erfordert eine enge Abstimmung im Team, damit der Therapeut die wirklich relevanten Themen, wie sie sich im Klinikalltag präsentieren, gemäß der Prioritätenliste (s. S. 102) bearbeiten kann.

Und last but not least unterliegt auch die in der psychodynamischen Psychotherapie immer angestrebte technische Neutralität im klinischen Rahmen besonderen Bedingungen: Ist der Therapeut Dienstarzt, muss er eventuell notfallmäßig Patienten behandeln, was er als Therapeut nicht täte. Dies erfordert besondere Sorgfalt, je nach Situation immer wieder die Rollen zu klären, die gerade maßgeblich sind.

7 Netzwerk und Patientenvermittlung

Wie das vorliegende Manual darlegt, basiert eine gelingende Borderline-Therapie ganz wesentlich auf der Tragfähigkeit eines stabilen Behandlungsrahmens bzw. einer Therapievereinbarung. So wie dieser sichere Behandlungsrahmen „im Kleinen" die adäquate Durchführung einer Borderline-Therapie ermöglicht und von daher einen integralen Bestandteil der Zusammenarbeit von Therapeut und Patient definiert, so sehr sind wir als Therapeuten auch in einem „größeren Kontext" auf haltgebende äußere Rahmenbedingungen angewiesen, die uns in unserem therapeutischen Handeln schützen, unterstützen und begleiten: Hierzu zählen Supervision bzw. Intervision und ein funktionierendes therapeutisches Netzwerk.

Der regelmäßige fachlich-kollegiale Austausch psychotherapeutisch tätiger Ärzte und Psychologen ist selbstverständlicher Bestandteil therapeutischen Arbeitens. Supervision und Intervision, ob im Gruppen- oder Einzelsetting, ob im stationären Bereich oder auf ambulanter Ebene, dienen wichtigen psychohygienischen Funktionen. Dies ist von um so größerer Bedeutung, als manche Therapien mit einer großen emotionalen Belastung einhergehen und uns vor allem die Behandlung von schweren Persönlichkeitsstörungen mit destruktiven Kräften konfrontieren kann, welche ein engmaschiges und stabiles Netzwerk der mit der Behandlung von Borderline-Patienten betrauten Ärzte und Therapeuten erforderlich macht.

Das TFP-Institut München, das regelmäßig Fortbildungen in psychodynamischer Psychotherapie von Borderline-Störungen durchführt, vermittelt darüber hinaus für den Münchener Raum auch in ambulante – im Bedarfsfall stationäre – Borderline-Therapie bei entsprechend ausgebildeten Therapeuten. Wie jedoch die klinische Erfahrung zeigt, bedürfen

nicht wenige Borderline-Therapien phasenweise zusätzlicher therapeutischer und/oder medizinisch-pharmakologischer Maßnahmen.
Aus diesem Grund sollte jeder TPF-Therapeut über entsprechende Adressen von Kollegen und Anlaufstellen in der Region verfügen, die im Bedarfsfall kontaktiert werden können. Es empfiehlt sich sehr, bereits im Vorfeld bzw. in der „Vertragsphase" persönlich Kontakt zu diesen potenziellen „Mitbehandlern" aufzunehmen – die im Idealfall mit einem psychodynamischen Behandlungsansatz vertraut sind –, um Absprachen und Kooperationswege so klar und strukturiert als möglich gestalten zu können:

- **Psychiatrische Notaufnahmen** zur Krisenintervention und eventuell weiterführender stationärer Behandlung.
- **Niedergelassene Psychiater** zur medikamentösen Zusatzbehandlung.
- **Suchtfachambulanzen**: Missbrauch und Abhängigkeit von psychotropen Substanzen als häufig anzutreffendes Problem bei Borderline-Patienten erfordern einen adäquaten Umgang und entsprechende Vereinbarungen im Therapievertrag, z. B. den Besuch begleitender „Suchtgruppen" oder Selbsthilfegruppen. Stellt sich erst im Verlauf einer Behandlung heraus, dass ein derartiges Problem vorliegt, muss der bestehende Therapievertrag entsprechend modifiziert werden.
- **Beratungsstellen für Essstörungen**: Auch hier gilt das Vorgehen, wie wir es im Zusammenhang mit Missbrauch/Abhängigkeit von psychotropen Substanzen beschrieben haben.
- **Beratungsstellen oder Ambulanzen für Traumafolgestörungen**: Die in vielen Fällen festgestellte enge Korrelation zwischen einer Borderline-Störung und Posttraumatischen Belastungsstörung hat in den letzten Jahren eine verstärkte Kooperation zwischen Borderline-Therapeuten und spezifisch ausgebildeten Therapeuten von Traumfolgestörungen als sehr sinnvoll und hilfreich erscheinen lassen.
- **Selbsthilfegruppen** in der Region (z. B. Anonyme Alkoholiker). In diesem Zusammenhang sind auch Gruppen für Angehörige von Borderline-Patienten zu erwähnen.
- **Absprachen über Urlaubsvertretungen** können vor allem in der frühen Therapiephase sinnvoll sein, wenn die Gefahr von agierendem oder selbstschädigendem Verhalten – ausgelöst durch die als bedrohlich erlebte Trennungserfahrung vom Therapeuten – noch nicht ausreichend gebannt ist.

Die Erfahrung hat gezeigt, dass klare Absprachen mit dem Patienten über notwendige Zusatzmaßnahmen, welche auch Eingang in den Therapievertrag finden müssen und als Voraussetzung (oder Bedingung der Weiterführung) einer TFP-Therapie gewertet werden, beruhigend und entängstigend auf den Patienten wirken können, was wiederum die Gefahr von Spaltungstendenzen und agierendem Verhalten reduziert (so z. B. auch das bekannte „Doctor Shopping" mancher Patienten, d.h. das Aufsuchen ständig neuer Therapeuten).

Netzwerktreffen

Neben dem Netzwerk für die direkte Arbeit mit den Patienten unterstützt das TFP-Institut München die regionale Vernetzung von psychodynamischen Borderline-Therapeuten und organisiert regelmäßige Netzwerktreffen und Symposien, die dem Erfahrungsaustausch, der Fortbildung und der Supervision der Therapeuten dienen. Diese Treffen werden auf der Webseite des Instituts angekündigt.
Eine schulen- und methoden-übergreifende Netzwerkfunktion nimmt die GePs (Gesellschaft zur Erforschung und Psychotherapie von Persönlichkeitsstörungen) wahr (www.geps.info).

8 TFP in Österreich, Südtirol und der Schweiz

Österreich

In Wien haben seit 2004 zwei mehrjährige Curricula in Kooperation mit dem Personality Disorders Instiute New York und der ÖGATAP (www.oegatap.at,), die das Projekt organisatorisch betreut hat, stattgefunden.
In Zukunft werden in Wien weitere Curricula des TFP-Instituts München in Zusammenarbeit mit ÖGATAP (Ansprechpartner ist Dr. Bernhard Brömmel: b.broemmel@aon.at) – und im Wechsel dazu mit einem Kooperationsverbund bestehend aus der Universitätsklinik für Psychoanalyse und Psychotherapie, der Wiener Psychoanalytischen Akademie, der ÖGATAP, dem Personality Disorders Institute New York und dem TFP-Institut München stattfinden.
Weiterhin sind regionale Fortbildungen, so z. B. im Salzburger Raum geplant – aktuelle Angaben können der Webseite des TFP-Instituts München (www.tfp-institut-muenchen) entnommen werden

Südtirol

Der Bedarf an spezifischer psychotherapeutischer Schulung ist auch in Südtirol hoch. Südtiroler Psychotherapeuten sind deshalb in der Regel in Österreich, Italien und Deutschland zu Schulungen unterwegs. In Zusammenarbeit mit der Südtiroler Landesregierung, vertreten durch den Katholischen Verband der Werktätigen (KVW), und der Fachklinik Bad Bachgart unter Leitung von Dr. Helmut Zingerle, wird deshalb zwischen Herbst 2008 und Frühjahr 2010 ein Curriculum zur Vermittlung von Kompetenz in verschiedenen Behandlungstechniken für Persönlichkeitsstörungen angeboten. Dabei sollen Grundkenntnisse in der Diagnostik von Persönlichkeitsstörungen, in TFP, in Dialektisch-Behavioraler Therapie (DBT), in Traumatherapie und in der Anwendung nonverbaler Therapien, begleitet von Supervision, erworben werden können.
Koordinator in Südtirol ist Dr. Franz Moser, Meran. Informationen können über Ph. Martius (TFP-Institut München) und über F. Moser, (franzmoser@asbmeran-o.it) und das KVW (www.kvw.org) bezogen werden.

Schweiz

In der Ostschweiz fand 2000 bis 2004 bereits ein erstes Curriculum des TFP-Instituts München in Kooperation mit dem Projekt „Borderline-Schicksale“ statt.
Für die Zukunft ist ein weiteres solches Curriculum in Kooperation mit der Psychiatrischen Klinik Münsterlingen (Ärztlicher Direktor: Dr. Gerhard Dammann) geplant (www.stgag.ch; gerhard.dammann@stgag.ch).
An dieser Klinik wird gegenwärtig auch der Aufbau einer Station für integrative störungsspezifische Behandlung von schweren Borderline- und Essstörungen mit Schwerpunkt TFP vorbereitet.

Literatur

Ahadi SA, Rothbart MK (1994). Temperament, development, and the Big Five. In: Halveson CF, Kohnstamm GA (Hrsg). The Developing Structure of Temperament and Personality From Infancy to Adulthood. Hillsdale, NJ: Erlbaum, 189–207.

American Psychiatric Association (1952). Diagnostic and Statistical Manual of Mental Disorders. Washington, DC: American Psychiatric Association.

American Psychiatric Association (1968). Diagnostic and Statistical Manual of Mental Disorders. 2nd ed. Washington, DC: American Psychiatric Association.

American Psychiatric Association (1994). Diagnostic and Statistical Manual of Mental Disorders. 4th ed. Washington, DC: American Psychiatric Association. (Dt. Bearbeitung: Diagnostisches und Statistisches Manual Psychischer Störungen DSM-IV. Saß H, Wittchen HU, Zaudig M. Göttingen, Bern, Toronto, Seattle: Hogrefe 1996.)

American Psychiatric Association (2001). Practice guideline for the treatment of patients with borderline personality disorder. Am J Psychiatry; 158 (10 suppl): 1–52.

American Psychiatric Association (2003). Diagnotisches und Statistisches Manual Psychischer Störungen DSM-IV-TR. Göttingen: Hogrefe 2003).

Barth-Stopik A (2000). Die ambulante Behandlung von Persönlichkeitsstörungen: Probleme bei der Finanzierung im Rahmen der gesetzlichen Krankenversicherung. Persönlichkeitsstörungen; 4: 95–9.

Bartlett FC (1958). Thinking. An Experimental and Social Study. New York: Basic Books.

Bateman A, Fonagy P (1999). Effectiveness of partial hospitalization in the treatment of borderline personality disorder. A randomized controlled trial. Am J Psychiatry; 156: 1563–9.

Bateman A, Fonagy P (2004). Psychotherapy for Borderline Personality Disorder. Mentalization-Based Treatment. New York: Oxford University Press.

Beck AT, Freeman A, Davis DD et al. (2004). Cognitive Therapy for Personality Disorders, 2nd ed. New York: Guilford.

Bion WR (1962). A theory of thinking. Int J Psychoanal; 43: 306–10. (Dt.: Eine Theorie des Denkens. Psyche; 17: 426–35.)

Bion WR (1967a). Notes on memory and desire. Psychoanalytic Forum; 2: 271–80.

Bion WR (1967b). Second Thoughts. Northvale, NJ: Aronson.

Blatt SJ, Auerbach JS, Levy KN (1997). Mental representation in personality development, psychopathology, and the therapeutic process. Gen Psychol Rev; 1: 351–74.

Blum HP (1973). The concept of eroticized transference. J Am Psychoanal Assoc; 21: 61–76.

Bohus M, Haaf B, Stiglmayr CH, Pohl U, Böhme R, Linehan M (2000). Evaluation of inpatient dialectical-behavioral therapy for borderline personality disorder – a prospective study. Behav Res Ther; 38: 875–87.

Bowlby J (1979). The Making and Breaking of Affectional Bonds. London: Tavistock.

Bowlby J (1988). A Secure Base. Parent-Child Attachment and Healthy Human Development. New York: Basic Books. Deutsch (1995): Elternbindung und Persönlichkeitsentwicklung. Heidelberg: Dexter Verlag.

Buchheim P., Cierpka M., Kächele H., Jimenez, P (1987). Das „Strukturelle Interview" – ein Beitrag zur Integration von Psychopathologie und Psychodynamik im psychiatrischen Erstgespräch. Fundamenta psychiatrica; 1: 154–61.

Buchheim P., Clarkin JF, Kernberg OF, Doering S (2006). Das Strukturelle und das Strukturierte Interview zur psychodynamischen Diagnostik der Persönlichkeitsorganisation. Persönlichkeitsstörungen; 10: 43–54.

Buie DH, Adler G (1982/3). Definitive Treatment of the borderline patient. Int J Psychoanal Psychother; 9: 51–87.

Caligor E (2005). Treatment manuals for long-term psychodynamic psychotherapy and psychoanalysis. Clin Neurosci; 4: 387–98.

Campos JJ, Sternberg C (1981). Perception, appraisal and emotion. The onset of social referencing. In: Lamb ME, Sherrod LR (Hrsg.). Infant Social Cognition. Empirical and Theoretical Considerations. Hilllsdale, NJ: Erlbaum; 273–314.

Chichetti D, Beeghly M, Carlson V, Toth S (1990). The emergence of the self in atypical populations. In: Chichetti D & Beeghly M (Hrsg.). Transition. In-

fancy to Childhood. Chicago: University Press; 309–44.
Clarkin JF (1998). Intervention research. Development and manulization. In: Bellack AS, Hersen M (Hrsg.). Comprehensive Clinical Psychology, Vol 3. New York: Pergamon.
Clarkin JF, Kendall PC (1992). Comorbidity and treatment planning. Summary and future directions. J Consult Clin Psychol; 60: 904–8.
Clarkin JF, Levy KN (2004). The influence of client variables on psychotherapy. In: Lambert MJ (Hrsg.). Bergin and Garfields Handbook of Psychotherapy and Behavior Change. 5th ed. New York: Wiley; 194–226.
Clarkin JF, Posner M (2005). Defining the mechanisms of borderline personality disorder. Psychopathology; 38: 56–63.
Clarkin JF, Yeomans FE, Kernberg OF (2001a). Psychotherapie der Borderline-Persönlichkeit. Manual zur psychodynamischen Therapie. Stuttgart, New York: Schattauer.
Clarkin JF, Foelsch PA, Kernberg OF (2001b). The Inventory of Personality Organization. White Plains, NY: The New York Hospital – Cornell Medical Center. (Deutsche Version: Dammann G, Smole S, Kraus C, Buchheim P (2002). Psychosomatische Poliklinik, TU München).
Clarkin JF, Foelsch PA, Levy KN, Hull JW, Delaney JC, Kernberg OF (2001c). The development of a psychodynamic treatment for patients with borderline personality disorder. A preliminary study of behavioral change. J Personal Disorder; 15: 487–95.
Clarkin JF, Levy KN, Lenzenweger MF, Kernberg OF (2004a). The Personality Disorders Institute/Borderline Personality Disorder Research Foundation randomized control trial for borderline personality disorder. rationale, methods, and patient characteristics. J Personal Disorder; 18: 52–72.
Clarkin JF, Caligor E, Stern BL, Kernberg OF (2004b). Structured Interview of Personality Organization (STIPO). Unpublished Manuscript. Personality Disorders Institute, Weill Medical College of Cornell University, New York. (Deutsche Übersetzung von S. Doering, Universität Münster, freier download unter: http://zmkweb.uni-muenster.de/einrichtungen/proth/dienstleistungen/psycho/diag/index.html).
Clarkin JF, Levy KN, Lenzenweger MF, Kernberg OF (2007). Evaluating three treatments for borderline personality disorder: A multiwave study. Am J Psychiatry; 164: 922–8.
Coccaro EF, Siever LJ, Klar HM, Maurer G, Cochrane K, Cooper TB, Mohs RC, Davis KL (1989). Serotonergic studies in patients with affective and personality disorders. Correlates with suicidal impulsive aggressive behavior. Arch Gen Psychiatry; 46: 587–99.
Critchfield KL, Levy KN, Clarkin JF (2004). The relationship between impulsivity, aggression, and impulsive-aggression in borderline personality disorder. An empirical analysis of self-report measures. J Personal Disorder; 18: 555–70.
Depue RA, Spoont MR (1986). Conceptualizing a serotonin trait. A behavioral dimension of constraint. Ann NY Acad Sci; 487 :47–62.
Depue RA, Lenzenweger MF (2001). A neurobehavioral dimensional model. In: Livesley WJ (Hrsg.). Handbook of Personality Disorders. Theory, Research and Treatment. New York: Guilford; 136–176.
Depue RA, Lenzenweger MF (2005). A neurobehavioral dimensional model of personality disturbance. In: Lenzenweger MF, Clarkin JF (Hrsg.). Major Theories of Personality Disorders. New York: Guilford; 391–442.
Diamond D, Clarkin JF, Levine H, Levy KN, Foelsch P, Yeomans F (1999). Borderline conditions and attachment. A preliminary report. Psychoanalytic Inquiry; 19: 831–84.
Diamond D, Clarkin JF, Stovall-McClough KC, Levy KN (2003). Patient-therapist attachment in the treatment of borderline personality disorder. Bull Menninger Clin; 67: 227–59.
Doering S, Buchheim P (2005). Transference-Focused Psychotherapy. Eine psychodynamische Psychotherapie zur Behandlung von Borderline-Persönlichkeitsstörungen. PDP Psychodynamische Psychotherapie Forum der tiefenpsychologisch fundierten Psychotherapie; 4: 233–38.
Donegan NH, Sanislow CA, Blumberg HP, Fulbright RK, Lacadie C, Skudlarski P et al. (2003). Amygdala hyperactivity in borderline personality disorder. Implications for emotional dysregulation. Biol Psychiatry; 54: 1284–93.
Eisenberg N, Smith CL, Sadovsky A, Spinrad TL (2004). Effortful control. Relations with emotional regulation, adjustment, and socialization in childhood. In: Baumeister RF, Vohs KD (Hrsg.). Handbook of Self-Regulation. Research, Theory and Application. New York: Guilford; 259–82.
Fairbairn WRD (1952). Psychoanalytic Studies of the Personality. London: Tavistock.
Fan J, McCandliss BD, Sommer T, Raz A, Posner MI (2002). Testing the efficiency and independence of attentional networks. J Cogn Neurosci; 3: 240–347.
Fertuck EA, Lenzenweger MF, Clarkin JF (2005). The association between attentional and executive controls in the expression of borderline personality disorder features. A preliminary study. Psychopathology; 38: 75–81.

Fertuck EA, Lenzenweger MF, Clarkin JF, Hoermann S, Stanley B (2006). Executive neurocognition, memory systems, and borderline personality disorder. Clin Psychol Rev; 26: 346–75.

Fonagy P, Target M, Gergely G (2000). Attachment and borderline personality disorder. A theory and some evidence. Psychiatr Clin North Am; 23: 103–22.

Fonagy P, Target M, Steele H, Steele M (1998). Reflective-Functioning Manual for Application to Adult Attachment Interviews (Version 5.0). London: University College.

Fonagy P, Steele M, Steele H, Leigh T, Kennedy R, Mattoon G, Target M (1995). The predictive validity of Mary Main's Adult Attachment Interview. A psychoanalytic and developemental perspective on the transgenerational transmission of attachment and borderline states. In: Goldberg S, Muir S, Kerr J (Hrsg.). Attachement Theory. Social, Developmental and Clinical Perspectives. Hillsdale, NJ: Analytic Press; 223–78.

Fonagy P, Leigh T, Steele M, Steele H, Kennedy R, Mattoon G, Target M, Gerber A (1996). The relation of attachment status, psychiatric classification, and response to psychotherapy. J Consult Clin Psychol; 64: 22–31.

Freud S (1905). Bruchstücke einer Hysterie-Analyse. GW V; Frankfurt a.M.: Fischer; 176.

Freud S (1915). Bemerkungen über die Übertragungsliebe. GW X;. Frankfurt a.M.: Fischer.

Freud S (1917). Trauer und Melancholie. GW X; Frankfurt a.M.: Fischer.

Freud S (1920). Jenseits des Lustprinzips. GW XIII; Frankfurt a.M.: Fischer.

Gabbard GO (2005). Psychodynamic Psychiatry in Clinical Practice. 4th ed. Washington, DC: American Psychiatric Publishing.

Gabbard GO, Westen D (2003). Rethinking therapeutic action. Inf J Psychoanal; 84: 823–41.

George C, Kaplan N, Main M (1996). Adult Attachment Interview Protocol. 3rd ed. University of California at Berkeley.

George C, West M, Pettem O (1997). The Adult Attachment Projective. Unpublished Attachment Measure and Coding Manual. Oakland, CA: Mills College.

Giesen-Bloo J, van Dyck R, Spinhoven P, van Tilburg W, Dirksen C, van Asselt T, Kremers I, Nadort M, Arntz A (2006). Outpatient psychotherapy for borderline personality disorder: randomized trial of schema-focused therapy vs transference-focused psychotherapy. Arch Gen Psychiatry; 63: 649–58.

Gill M (1982). The connection of all transference to the actual analytic situation. In. Analysis of Transference, Vol 1. New York: International Universities Press.

Green A (1993). Le travail du négatif. Paris: Edition de Minuit.

Green A (2000). La Position phobique centrale. In: La Pensée clinique. Paris: Editions Odile Jacob.

Grilo CM, Sanislow CA, Gunderson JG, Pagano ME, Yen S, Zanarini MC, Shea MT, Skodol AE, Stout RL, Morey LC, McGlashan TH (2004). Two-year stability and change in schizotypal, borderline, avoidant, and obsessive-compulsive personality disorders. J Consult Clin Psychol; 72: 271–99.

Gross JJ (1998). The emerging field of emotion regulation. An integrative review. Review of General Psychology; 2: 271–99.

Gunderson JG (1996). The borderline patient's intolerance of aloneness. Insecure attachments and therapist availability. Am J Psychiatry; 153: 752–58.

Gurvits IG, Koenigsberg HW, Siever LJ (2000). Neurotransmitter dysfunction in patients with borderline personality disorder. Psychiatr Clin North Am; 23: 27–40.

Hare RD (1986). Twenty years of experience with the Cleckeley psychopath. In: Reid WH, Dorr D, Walker JI, Bonner JW (Hrsg.). Unmasking the Psychopath. Antisocial Personality and Related Syndromes. New York: Norton.

Harter S (1999). The Construction of the Self. A Developmental Perspective. New York: Guilford.

Heigl-Evers A, Heigl FS (1983). Zum Interventionsstil in der analytischen Gruppenpsychotherapie. Gruppenpsychother Gruppendyn; 19 (2): 2–18

Hill D (1994). Special place of the erotic transference in psychoanalysis. Psychoanalytic Inquiry; 14: 483–98.

Hoermann S, Clarkin JF, Hull JW, Levy KN (2005). The construct of effortful control. An approach to borderline personality disorder heterogeneity. Psychopathology; 38: 82–6.

Hörz S (2007). A Prototype of Borderline Personality Organization – Assessed by the Structured Interview of Personality Organization (STIPO). Hamburg: Kovac.

Hörz S, Stern BL, Caligor E, Critchfield KL, Kernberg OF, Mertens W, Clarkin, JF (im Review). Borderline Personality Organization: Examining a Prototype with the Structured Interview of Personality Organization (STIPO).

Horowitz LM (2004). Interpersonal Foundations of Psychopathology. Washington, DC: American Psychological Association.

Hull JW, Clarkin JF, Yeomans F (1993). Borderline personality disorder and impulsive sexual behavior. Hosp Community Psychiatry; 44: 1000–2.

Jacob F (1971). La logique du vivant. Paris: Gallimard.

Jacobson E (1971). On the paranoid urge to betray. In: Depression: Comparative studies of Normal, Neurotic, and Psychotic Conditions. New York: International Universities.

Jacobson E (1973). Das Selbst und die Welt der Objekte. Frankfurt: Suhrkamp.

Kelly GA (1955). The Psychology of Personal Constructs. New York: Norton.

Kernberg OF (1985). Schwere Persönlichkeitsstörungen. Stuttgart: Klett-Cotta.

Kernberg OF (1988). Innere Welt und äußere Realität. Anwendungen der Objektbeziehungstheorie. Stuttgart: Klett-Cotta.

Kernberg OF (1994). Aggression, trauma, and hatred in the treatment of borderline patients. In: Share I (Hrsg.). Borderline Personality Disorder. The Psychiatric Clinics of North America. Philadelphia: Saunders.

Kernberg OF (1995a). Liebesbeziehungen. Normalität und Pathologie. Stuttgart: Klett-Cotta 1998.

Kernberg OF (1995b). Omnipotence in the transference and in the countertransference. Scandinavian Psychoanalytic Review; 18: 2–21.

Kernberg OF (1997). Wut und Haß. Über die Bedeutung von Aggression bei Persönlichkeitsstörungen und sexuellen Perversionen. Stuttgart: Klett-Cotta.

Kernberg OF (2004). Aggressivity, Narcissism, and Self-Destructiveness in the Psychotherapeutic Relationship. New Developments in the Psychopathology and Psychotherapy of Severe Personality Disorders. New Haven: Yale University Press.

Kernberg OF, Caligor E (2005). A psychoanalytic theory of personality disorders. In: Lenzenweger MF, Clarkin JF (Hrsg.). Major Theories of Persoanlity Disorder. 2nd ed. New York: Guilford.

Kernberg OF, Selzer M, Koenigsberg HW, Carr AC, Appelbaum AH (1989). Psychodynamic Psychotherapy of Borderline Patients. New York: Basic Books.

Klein M (1983a). Bemerkungen über einige schizoide Mechanismen. In: Das Seelenleben des Kleinkindes. Stuttgart: Klett-Cotta.

Klein M (1983b). Die Trauer und ihre Beziehungen zu manisch-depressiven Zuständen. In: Das Seelenleben des Kleinkindes. Stuttgart: Klett-Cotta.

Klein M (1983c). Neid und Dankbarkeit. Das Seelenleben des Kleinkindes. Stuttgart: Klett-Cotta.

Kochanska G (1997). Multiple pathways to conscience for children with different temperaments. From toddlerhood to age 5. Dev Psychol; 33: 228–40.

Kochanska G (2001). Emotional development in children with different attachment histories. The first three years. Child Dev; 72: 474–90.

Kochanska G, Knaack A (2003). Effortful control as a personality characteristic of young children. Antecendents, correlates, and consequences. J Personality; 71: 1087–112.

Kohut H (1973). Narzißmus. Eine Theorie der psychoanalytischen Behandlung narzißtischer Persönlichkeitsstörungen. Frankfurt: Suhrkamp.

Koenigsberg HW, Kernberg OF, Stone MH et al. (2000a). Transference-focused psychotherapy in sequence with other modalities. In: Koenigsberg HW, Kernberg OF, Stone MH, Appelbaum AH, Yeomans FE, Diamond D (Hrsg.). Borderline Patients: Extending the limits of Treatability. New York: Basic Books.

Koenigsberg HW, Kernberg OF, Stone MH et al. (2000b). Using dream material. In: Koenigsberg HW, Kernberg OF, Stone MH, Appelbaum AH, Yeomans FE, Diamond D (Hrsg.). Borderline Patients: Extending the limits of Treatability. New York: Basic Books.

Koons CR, Robins CJ, Lynch TR, Tweed JL, Gonzalez AM, Morse JQ, Bishop GK, Butterfield MI, Bastian LA (2001). Efficacy of dialectical behavior therapy in women veterans with borderline personality disorder. Behav Ther; 32: 371–90.

Korfine L, Hooley JM (2000). Directed forgetting of emotional stimuli in borderline personality disorder. J Abnorm Psychol; 109: 214–21.

Lenzenweger MF, Clarkin JF (Hrsg.). Major Theories of Personality Disorder. 2nd ed. New York: Guilford.

Lenzenweger MF, Clarkin JF, Fertuck EA, Kernberg OF (2004). Executive neurocognitive functioning and neurobehavioral systems indicators in borderline personality disorder. A preliminary study. J Personal Disord; 18: 421–38.

Lequesne ER, Hersh RG (2004). Disclosure of a diagnosis of borderline personality disorder. J Psychiatr Pract; 10: 170–6.

Levy KN, Blatt SJ (1999). Psychoanalysis and attachment theory. Developemental levels of attachment. Psychoanal Inq; 19: 541–75.

Levy KN, Meehan KB, Weber M, Reynoso JS, Clarkin JF (2005). Attachment and borderline personality disorder. Implications for psychotherapy. Psychopathology; 38: 64–74.

Levy KN, Clarkin JF, Yeomans FE, Scott LN, Wasserman RH, Kernberg OF (2006a). The mechanisms of change in the treatment of borderline personality disorder with transference-focused psychotherapy. J Clin Psychol; 62: 481–501.

Levy KN, Meehan KB, Kelly KM, Reynoso JS, Weber M, Clarkin JF, Kernberg OF (2006b). Change in attachment patterns and reflective function in a randomized control trial of transference-focused psychotherapy for borderline personality disorder. J Consult Clin Psychol; 74: 1027–40.

Levy KN, Clarkin JF, Schiavi J, Foelsch PA, Kernberg OF (im Review). Transference Focused Psychotherapy for Patients Diagnosed with Borderline Personality Disorder: A Comparison with a Treatment-as-Usual Cohort.

Linehan MM (1993). Cognitive-Behavioral Treatment of Borderline Personality Disorder. New York: Guilford.

Linehan MM; Armstrong HE, Suarez A, Allmon D, Heard H (1991). Cognitive-behavioral treatment of chronically parasuicidal borderline patients. Arch Gen Psychiatry; 48: 1060–4.

Linehan MM, Schmidt H, Dimeff LA, Craft JC, Kanter J, Comtois KA (1999). Dialectical behavior therapy for patients with borderline personality disorder and drug-dependence. Am J Addict; 8: 279–92.

Links PS, Heslegrave R, van Reekum R (1999). Impulsivity. Core aspect of borderline personality disorder. J Personal Disord; 13: 1–9.

Lohmer M (2008). Implementierung und Anwendung von TFP im forensischen Kontext – Eine organisationsdynamische Perspektive. In: Lackinger F, Damman G, Wittmann B (Hrsg.). Psychodynamische Psychotherapie bei Delinquenten. Stuttgart, New York: Schattauer; 431–7.

Loranger AW (1999). International Personality Disorder Examination (IPDE). DSM-IV and ICD-10 modules. Odessa, FL: Psychological Assessment Resources.

Luborsky L (1984). Principles of Psychoanalytic Psychotherapy. A Manual for Supportive-Expressive Treatment. New York: Basic Books.

Mahler MS (1971). A study of the separation-individuation process and its possible application to borderline phenomena in the psychoanalytic situation. Psychoanal Study Child; 26: 403–24.

Mann JJ, Waternaux C, Haas GL, Malone KM (1999). Toward a clinical model of suicidal behavior in psychiatric patients. Am J Psychiatry; 156: 181–9.

Martius Ph, Buchheim P (2006). Die Psychodynamische Psychotherapie der Borderline-Persönlichkeitsstörung – eine Kasuistik aus der TFP-Perspektive. In: Reicherzer M, Kraemer S (Hrsg). Psychotherapie für die Praxis: Borderline-Störung. München: CIP-Medien.

Masterson JF, Rinsley DB (1975). The borderline syndrome. The role of the mother in the genesis and psychic structure of the borderline personality. Int J Psychoanal; 56: 163–77.

Mitchell S, Aaron L (Hrsg.) (1999). Relational Psychoanalysis. The Emergence of a Tradition. Relational Perspectives Book Series, Vol 14. Hillsdale, NJ: Analytic Press.

Munroe-Blum H, Marziali E (1995). A controlled trial of short-term group treatment for borderline personality disorder. J Personal Disord; 9: 190–8.

Nelson K, Fivush R (2004). The emergence of autobiographical memory. A social cultural developmental theory. Psychol Rev; 111: 486–511.

Nigg JT (2000). On inhibition/disinhibition in developmental psychopathology. Views from cognitive and personality psychology and a working inhibition taxonomy. Psychol Bull; 126: 220–46.

Ochsner KN, Gross JJ (2004). Thinking makes it so. A social cognitive neuroscience approach to emotion regulation. In: Baumeister RF, Vohs KD (Hrsg.). Handbook of Self-Regulation. Research, Theory and Application. New York: Guilford; 229–55.

Panksepp J (1998). Affective Neuroscience. New York: Oxford.

Paris J (1994). Borderline Personality Disorder. A Mulitdimensional Approach. Washington, DC: American Psychiatric Press.

Patrick M, Hobson RP, Castle D, Howard R, Maughan B (1994). Personality disorder and the mental representation of early social experience. Dev Psychopathol; 6: 375–88.

Perry JC, Herman JL (1993). Trauma and defense in the etiology of borderline personality disorder. In: Paris J (Hrsg.). Borderline Personality Disorder. Etiology and Treatment. Washington, DC: American Psychiatric Press; 123–39.

Perry JC, Banon E, Ianni F (1999). Effectiveness of psychotherapy for personality disorders. Am J Psychiatry; 156: 1312–21.

Piaget J (1926). The Language and Thought of the Child. New York: Harcourt & Brace.

Piaget J (1975). Das Erwachen der Intelligenz beim Kinde. Stuttgart: Klett.

Piper WE, Duncan SC (1999). Object relations theory and short-term dynamic psychotherapy. Findings from the quality of object relations scale. Clin Psychol Rev; 19: 669–85.

Piper WE, Azim HFA, Joyce AS, McCallum M (1991). Transference interpretations, therapeutic alliance and outcome in short-term individual psychotherapy. Arch Gen Psychiatry; 48: 946–53.

Posner MI, Rothbart MK (2000). Developing mechanisms of self-regulation. Dev Psychopath; 12: 427–41.

Posner MI, Ahadi SA, Evans DE (2000). Temperament and personality. Origins and outcomes. J Pers Soc Psychol; 78: 12–135.

Posner MI, Rothbart MK, Vizueta N et al. (2002). Attentional mechanisms of borderline personality disorder. Proc Natl Acad Sci; USA 99: 16366–70.

Racker H (1957). The meaning and uses of countertransferences. Psychoanal Q; 26: 303–57.

Reich W (1933). Charakteranalyse. Technik und Grundlagen für Studierende und Analytiker. (erschienen im Eigenverlag).

Rentrop M, Martius P, Baeuml J, Buchheim P, Doering S, Hörz S (im Review). Participation of Borderline Patients in a Randomized Controlled Psychotherapeutic Trial.

Rockland LH (1992). Supportive Therapy for Borderline Patients. A Psychodynamic Approach. New York: Guilford.

Rosenstein DS, Horowitz HA (1996). Adolescent attachment and psychopathology. J Consult Clin Psychol; 64: 244–53.

Roth A, Fonagy P (2005). What Works for Whom? A Critical Review of Psychotherapy Research, 2nd ed. New York: Guilford.

Rothbart MK, Bates JE (1998). Temperament. In: Damon W, Eisenberg N (Hrsg.). Handbook of Child Psychology, Vol 3. 5th ed New York: Wiley; 140–76.

Rothbart MK, Ahadi SA, Hershey KL (1994). Temperament and social behavior in childhood. Merrill Palmer Q; 40: 21–39.

Rothbart MK, Ahadi SA, Evans DE (2000). Temperament and personality. Origins and outcomes. J Pers Soc Psychol; 78: 122–35.

Ryle A (1997). Cognitive Analytic Therapy and Borderline Personality Disorder. The Model and the Method. Chichester, UK: John Wiley & sons.

Scheel KR (2000). The emprical basis of dialectical behavior therapy. Summary, critique, and implications. Clin Psychol. Science and Practice; 7: 68–86.

Schneider-Lehmann A, Lohmer M (2008). Supervisorische Erfahrungen mit Forensischer TFP. In: Lackinger F, Damman G, Wittman B (Hrsg.). Psychodynyamische Therapie bei Delinquenten. Stuttgart, New York: Schattauer; 218–225.

Shea MT, Stout RL, Yen S, Pagano ME, Skodol AE, Morey LC, Gunderson JG, McGlashan TH, Grilo CM, Sanislow CA, Bender DS, Zanarini MC (2004). Associations in the course of personality disorders and Axis I disorders over time. J Abnorm Psychol; 113: 499–508.

Siever LJ, Davis KL (1991). A psychobiological perspective on the personality disorders. Am J Psychiatry; 148: 1647–58.

Silverman JM, Pinkham L, Horvath TP, Coccaro EF, Klar H, Schear S, Apter S, Davidson M, Mohs RC, Siever LJ (1991). Affective and impulsive personality disorder traits in the relatives of patients with borderline personality disorder. Am J Psychiatry; 148: 1378–85.

Skodol AE, Pagano ME, Bender DS, Shea MT, Gunderson JG, Yen S, Stout RL, Morey LC, Sanislow CA, Grilo CM, Zanarini MC, McGlashan TH (2005). Stability of functional impairment in patients with schizotypal, borderloine, avoidant, or obsessive-compulsive personality disorder over two years. Psychol Med; 35: 443–51.

Soloff P (2005). Pharmacotherapy in borderline personality disorder. In: Gunderson JG, Hoffman PD (Hrsg.). Understanding and Treating Borderline Personality Disorder. A Guide for Professionals and Families. Washington, DC: American Psychiatric Publishing.

Spoont MR (1996). Emotional instability. In: Costello CG (Hrsg.). Personality Characteristics of the Personality Disordered. New York: Wiley; 48–90.

Stalker CA, Davis F (1995). Attachment organization and adaptation in sexually-abused women. Can J Psychiatry; 40: 234–40.

Steiner J (1998). Orte des seelischen Rückzugs. Pathologische Organisationen bei psychotischen, neurotischen und Borderline-Patienten. Stuttgart: Klett-Cotta.

Stern DN (2004). The Present Moment in Psychotherapy and Everyday Life. New York: Norton.

Stern BL, Caligor E, Clarkin JF, Critchfield KL, Maccornack V, Kernberg OF (2007). The Structured Interview of Personality Organization (STIPO): Preliminary Psychometrics in a Clinical Sample. (Under review).

Stone MH (1990). The Fate of Borderline Patients. Successful Outcome and Psychiatric Practice. New York: Guilford.

Stone MH (1993) Long-term outcome in personality disorders. In: Tyrer P, Stein G (Hrsg.). Personality Disorder Reviewed. London: Gaskell; 321–45.

Stone MH (2006). Personality Disordered Patients. Treatable and Untreatable. Washington, DC: American Psychiatric Publishing.

Tellegen A (1982). Multidimensional Personality Questionnaire Manual. Minneapolis: University of Minnesota Press.

Torgersen S, Lygren S, Oien PA, Skre I, Onstad S, Edvardsen J, Tambs K, Kringlen E (2000). A twin study of personality disorders. Compr Psychiatry; 41: 416–25.

Trull TJ (2001). Relationships of borderline features to parental mental illness, childhood abuse, Axis I disorder, and current functioning. J Personal Disord; 15: 19–32.

Trull TJ, Sher KJ, Minks-Brown C, Durbin J, Burr R (2001). Borderline personality disorder and substance abuse disorder. A review and integration. Clin Psychol Rev; 20: 235–53.

Waldinger RJ (1987). Intensive psychodynamic therapy with borderline patients. An overview. Am J Psychiatry; 144: 267–74.

Weissman M (1995). Social adjustment scale handbook. Unveröffentlichtes Manuskript.

Westen D (1993). The impact of sexual abuse on self structure. In: Cicchetti D, Toth SL (Hrsg.). Disorders and Dysfunctions of the Self. (5th Rochester Symposium on Developmental Psychopathology 1991). New York: University of Rochester Press.

Westen D (2000). The efficacy of dialectical behavior therapy for borderline personality disorder. Clin Psychol: Science and Practice; 7: 92–4.

Westen D, Schedler J (1999). Revising and assessing Axis II, part I. Developing a clinically and empirically valid assessment method. Am J Psychiatry; 156: 258–72.

Yeomans F (2007). Questions concerning the randomized trial of schema-focused therapy vs transference-focused psychotherapy. Arch Gen Psychiatry; 64: 609–10.

Yeomans FE, Selzer MA, Clarkin JF (1992). Treating the Borderline Patient. A Contract-based Approach. New York: Basic Books.

Yeomans FE, Gutfreund J, Selzer MA, Clarkin JF, Hull J, Smith T (1994). Factors related to drop-outs by borderline patients. J Psychother Pract Res; 3: 16–24.

Yeomans FE, Clarkin JF, Levy KN (2005). Psychodynamic psychotherapies. In: Oldham J, Skodol A, Bender D (Hrsg.). Handbook of Personality Disorders. Washington, DC: American Psychiatric Publishing.

Young JE (1999). Cognitive Therapy for Personality Disorders: A Schema-Focused Approach, 3rd ed. Sarasota: Professional Resource Exchange.

Young JE, Klosko J, Weishaar ME (2003). Schema Therapy. A Practioner's Guide. New York: Guilford.

Zanarini MC (1993). BPD as an impulse spectrum disorder. In: Paris J (Hrsg). Borderline Personality Disorder. Etiology and Treatment. Washington, DC: American Psychiatric Press; 67–85.

Zanarini MC, Williams AA, Lewis RE, Bradford-Reich R, Vera SC, Marino MF, Levin A, Yong L, Frankenburg FR (1997). Reported pathological childhood experiences associated with the development of borderline personality disorder. Am J Psychiatry; 154: 1101–6.

Zetzel ER (1971). A developmental approach to the borderline patient. Am J Psychiatry; 127: 867–71.

Sachverzeichnis

A

B

C

D

E

F

G

H

I

L

M

N

O

P

R

S

T

U

V

W

Z